U0284951

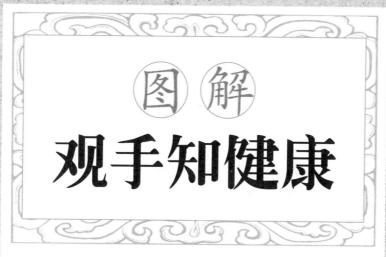

观手知健康

张汝峰 编著

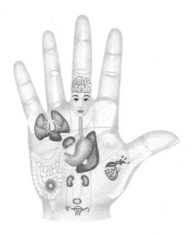

天津出版传媒集团

天津科学技术出版社

图书在版编目（CIP）数据

图解观手知健康 / 张汝峰编著 . -- 天津 : 天津科
学技术出版社，2017.8（2023.12 重印）

ISBN 978-7-5576-2980-9

Ⅰ . ①图… Ⅱ . ①张… Ⅲ . ①掌纹 – 望诊（中医）– 图
解 Ⅳ . ① R241.29-64

中国国家版本馆 CIP 数据核字（2017）第 121348 号

图解观手知健康

TUJIE GUANSHOU ZHI JIANKANG

策划编辑：杨　禩

责任编辑：孟祥刚

责任印制：兰　毅

出　　版：天津出版传媒集团
　　　　　天津科学技术出版社

地　　址：天津市西康路 35 号

邮　　编：300051

电　　话：（022）23332490

网　　址：www.tjkjcbs.com.cn

发　　行：新华书店经销

印　　刷：德富泰（唐山）印务有限公司

开本 720×1 020　1/16　印张 29　字数 600 000

2023 年 12 月第 1 版第 2 次印刷

定价：68.00 元

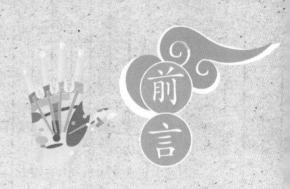
　　在一般人眼里，手纹通常与家庭、婚姻、事业、金钱联系在一起。工作之余，人们互相看看手纹，可以起到娱乐生活的作用。手纹与命运的关系到底如何我们无从得知，但是手纹却能直接而明确地反映人体的健康状况，这是毋庸置疑的。我们每个人的双手都有着不同的特质，手上的每种特质，结构、形态、气色、温度或是其他的特点，都预示着每个人的个性、喜好、欲望、健康等。人的手掌就像是一台显示器，全身的脏腑、器官、四肢和关节都在手上占有一席之地。通过观手的颜色、纹理和形态变化，就可以知道内部脏腑的生理、病理变化。

　　现代统计学表明，人体有80%左右的健康信息是可以直接从视觉中得到的，而手上又可以反映视觉信息的80%以上。通过观手，可以简单、直观地观察人体的大部分健康状况。正如看一棵植物的叶子一样，只要叶子干了黄了，一定是根部缺水缺肥了，只要及时浇水施肥，植物立即就能缓解过来。手也像植物的叶子一样，也能敏感地反映身体内在的健康问题。

　　《黄帝内经》里面讲到，人体的每个变化都与全身脏腑、经络气血密切相关。掌中热者腑中热，掌中寒者腑中寒，就是最早的关于观手诊病的认识。不过观手治病真正作为一门具体医学出现，则是在清代，最著名的就是《望诊循经》一书。对于手纹的学习和认识也不只是中医，西医在这方面也有很多的研究。例如，西医对心脏病患者手部的拍照显示，手纹与心脏病之间有某种玄妙的联系，仅观察新生婴儿的手纹就能判断其是否有先天性心脏缺陷。《医学卫生百科全书》也指出，许多遗传性疾病都在手上留下了印记。随着现代的遗传学、心理学与健康方面的发展，观手诊病更将迈向更高的层次。

　　我们可以把手纹看成是遗传基因的一种外在的表达方式，因为基因在人类的个体中是无一完全相同的，而掌纹的表达也是无一相同的，故才保证了每个生命个体的唯一性和稳定性。由于手的变化敏感、直观可见，是体内忠实的反映，所以就可以随时随地进行自我观察。事实上我们的双手本身就是一本人生的记录手册，因此，通过观察手的经络、气色、指甲、形态、掌纹、反射区等方法，去了解人体内在的遗传特征和健康状况，就有着许多独特的地方和特殊的诊断意义。

观手是了解健康最简单又最实际的方法，从手上可以看出一个人的健康状况，想由手探知健康的状况并不是一件难事，只要经常细心地观察手掌，不但能透彻地了解自己，更能从中预知各种变化，提早趋吉避凶，预防疾病，这是手诊最奥妙的功用。通过手部的变化，我们能获知身体的那些健康信号。如果食指根部过于高大，是脑出血的征兆，若为凹坑，并在皮下有红色斑点，则是胆结石的信号。手掌上的感情线与智慧线之间若有十字纹，则提示心律失常；如果手掌的两侧没有性线，则提示可能易患不孕不育症。总之，通过对手掌的观察，可以让我们了解自己的体质现状，了解自己的先天禀赋，从而更有针对性地防病于未然。

本书既有手纹的基础知识，常见疾病的手纹特征与防治方法，又有心理疾病介绍及不同人群的健康预测。另外还介绍了一些常见病的食疗、运动或按摩等方法，让人们可以在对症诊断的过程中，还能寻找到适合自己的保健之道。本书从经络全息的角度，全面介绍了握手、观手指(指形)、指甲、半月痕、青筋、"三斑"(黑斑、白斑、血痣)、掌纹、手掌气血等，通过手掌了解自己和别人的健康状态以及预知各种变化，用以趋吉避凶，提前做好预防、保健，以防疾病和不测。同时，为了便于读者掌握观掌手诊，还介绍了疾病全息诊断和第二掌骨全息诊疗方法。通过手掌全息反射区，不但可以保健身体，还能迅速治疗一些病症，非常适合在外缺医少药时运用。

我们必须知道，手掌知识反映人体的一种健康状况，它不能硬性决定人的健康。有人在学习观手知识的过程中，发现一些疾病的手纹时，切忌盲目下结论。因为观手作为一门学问，即便是专业人士在判断时也不能绝对正确，而且手上呈现的只是疾病的某些症状。观手只是一种观察疾病的辅助手段，而不是唯一的最好的办法，所以综合分析和判断是十分重要的。

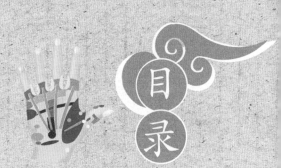

目录

第一篇 手会说话——走近手掌医学

第一章　发现手掌的奥秘——手部结构与掌纹生成

第二章　破译掌纹密码——掌纹医学入门释疑

第三章　14条掌纹线蕴藏的健康密码

第四章　手掌上8种病理纹的启示

第五章　掌部九宫八卦区位及纹线传递的信息

第二篇　小小手掌大功用，五脏六腑相对应

第一章　看掌纹知心脏

第二章　看掌纹知肝脏

第三章　看掌纹知脾脏

第四章　看掌纹知肺脏

第五章　看掌纹知肾脏

第六章　看掌纹知胆囊

第七章　看掌纹知胃腑

第八章　看掌纹知大小肠

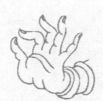

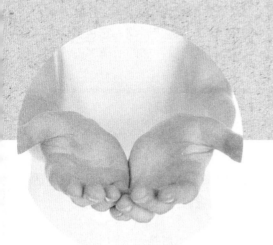

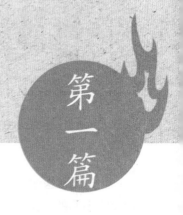

第一篇

手会说话——走近手掌医学

●手掌部包括腕前区、手掌和手指掌面三区。手掌界于腕部与手指之间手掌的中央部凹陷，即手心，手掌的外侧部隆起称为鱼际，内侧部的隆起叫作小鱼际。腕前区指腕骨及桡腕关节和腕掌关节的前面，是前臂屈肌腱、神经、血管到达手掌的通路。手指掌面，又称为指腹，包括手指前面所有的软组织。这三个部位关系密切。

发现手掌的奥秘
——手部结构与掌纹生成

◎掌纹，包含掌与纹，除了掌的厚薄、色泽、静脉（青筋）外，大多说的是掌中褶纹，也称掌屈纹，它包括大鱼际曲线，近端横褶纹，与远端横褶纹，亦即所谓"三大屈褶线"。

人体的经络之源——手

中国传统医学认为，手是阴阳经脉气血交合联络的部位。按中医经络学说，经络系统中十二正经均起止于手足，其中与手相关的有手三阳经和手三阴经。这些经脉与全身的脏腑相应、气血相通，当脏腑、气血发生病变时就会从手的形态、色泽、络脉等变化中反映出来。

如何通过手来看人体是否有了疾病呢？我们可以从以下几点看起。

❶ 大手和小手

对于大多数人来说，无论手大手小，只要和身高体重胖瘦呈正比例，就是正常的。不过，如果你是位小美人，但却有着不协调的大手，那么小心了，你可能属于突发性疾病——心脑血管疾病、骨关节病的高发人群。对于有一双小手的大女人来说，手小心脏相对小，心脏功能弱，但不一定有心脏病；可能会给你带来的是血压低、头晕、心悸、容易疲劳、不耐思虑等。此外，手小的女人还说明子宫功能可

能比较弱，易痛经或月经不调，性生活也可能不如意。

❷ 胖手与瘦手

如果手瘦，人也瘦，那么就是正常的。不过，如果你的手比人更加瘦，手指间还有漏缝，那么就可能是消化系统功能薄弱的表现，也许还说明了你性格懦弱和神经衰弱。仔细打量一下，如果手部肌肉

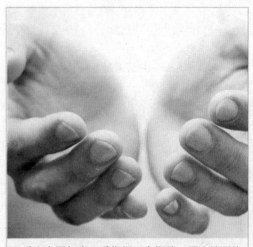

◎手比人更加瘦，手指间还有漏缝，那么就可能是消化系统功能薄弱的表现

瘦薄，并且手冰凉，那么多为气血不足或阳虚；手部肌肉瘦薄，发热，多为阴虚火旺或内伤发热。

正常的胖型身体，配上胖胖的手，就比较正常。如果你是位纤细美人，手却胖而水肿，那么需要小心肾脏和心脏的病变；如果人瘦手却胖而坚实，那么很可能是脂肪堆积，要考虑高血压、高血脂的可能性。

③ 冷手与暖手

正常人的手温应该和脸部的温度一致。观察手的温度是否正常，需要注意区分手的不同位置：如果手心热，是心火炽盛、湿热内蕴、胆胃失和的初期表现；手背比手心热，多是发热和炎症急性期，手掌温度高于手心温度，多是血脂高或血压高；手掌红热，多为炎症，血热。

手凉，一般是疾病或者体质不好的表征：如果全手发凉，多为阴虚或气血亏虚；高热病人手凉，是即将惊厥昏迷的危险征兆；手心温度低于脸部温度，多为心

血衰竭或心功能不全。

④ 五指疼痛

（1）小指痛的人：是心脏或小肠有毛病。靠无名指一侧的小指指尖有少冲穴，另一侧有少泽穴。少冲与心脏有密切关系，所以心脏病发作时，用力按压小指指尖，可使发作缓和些；少泽是小肠的经穴，小肠情况不佳时，可用力按压此指尖。

（2）无名指疼痛：可能是喉痛或头痛。在无名指的三焦经上有一个关冲穴，感冒发热时揉此部位即可缓解。

（3）中指疼痛：中指上有一个中冲穴，位于包围心脏的心包经上，因炎热以致心脏受不了时，这里会感到疼痛。

（4）食指疼痛：食指上有大肠经上的商阳穴，有便秘现象而压这个手指深感疼痛者，大肠一定有问题。

（5）拇指疼痛：拇指中的少商经穴，与肺息息相关。如肺有疾患压这个部位时，会疼得跳起来。

揭秘掌纹与人体的关系

人们通常所说的掌纹，包含掌与纹，除了掌的厚薄、色泽、静脉（青筋）外，大多说的是掌中褶纹，也称掌屈纹，它包括大鱼际曲线，近端横褶纹，与远端横褶纹，亦即所谓"三大屈褶线"。此外，还有许多形态各异的辅助线与障碍线。但相对三大主线而言，掌上嵴纹更包含着相对微观的部分。

日本医学家认为：掌纹是人体内部器官的荧光屏，也是个人的"病历卡"。因为人生病后，疾病的信号会经自主神经传给大脑，再通过脊髓神经反映在手上。所以人们只要细心观察掌纹的形状、走势、长短、粗细、色泽、肉丘等就可以对健康状况有个大概的了解。人的手掌面积虽小，但研究起来，内容却广泛而深邃。一

掌之内，可以体察脏腑、气血、皮毛、肌肉、五官、筋骨、经络精气等变化，从而判断病因、病能、病势、转归、预后等信息，其有相当重要的意义。

我们手足掌面的皮肤上还分布着许多明显凹陷的纹线——屈褶纹（亦称褶纹又称"屈肌线""屈肌皱裂"。手指掌关节一定部位上固有的粗大明显的沟纹）。人手拇指有两组屈肌褶纹，其余各指均有三组屈肌褶纹。

屈褶纹的发生始于人胚胎早期。胚胎发育的第7周左右，在胎儿手掌上便可见到大鱼际曲线。在第9周左右，近端和远端横褶纹也基本发育完成。而且，屈褶纹通常先出现在手掌桡侧，而后向尺侧延伸。

胎儿期手的形态和所形成的屈褶纹是其出生后手功能活动的决定因素。一般来说，大鱼际曲线是拇指和大鱼际肌垫对掌功能（即拇指与其他四指相对合的功能，它是手的最重要的功能）的结果。

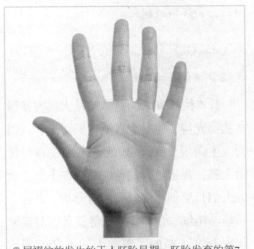

◎屈褶纹的发生始于人胚胎早期。胚胎发育的第7周左右，在胎儿手掌上便可见到大鱼际曲线

远端横褶纹是连接第三至第五指掌指关节的基线，因此与上述手指活动有关。近端横褶纹的桡侧部分则与第二指的掌指关节活动相关。

屈褶纹与花纹一样，凡能造成胚胎畸形发育的各种因素均可影响屈褶纹的形成，这也是我们借助屈褶纹诊断某些疾病的原因之一。

掌上屈褶纹有不同长度、深度、宽度、方向和形态。屈纹与嵴纹不同，嵴纹终身不变，而屈纹在特定的情况下会随着人体的健康状况与年龄等的变化而变化。

掌屈纹除三大主线外，与之相关的还有玉柱线、健康线、障碍线、放纵线、性线、金星线、土星线、指根水平纹、太阳线、灵感线等，这些有的是辅助线，有的是干扰线或破坏线。

由于每个人的健康及其社会环境状况不同，故掌屈纹的形态差异很大。有些纹线只出现于某些人的手掌而另外一些人则不具备。而同一个人在不同时期，纹线也有不同的表现。

掌屈纹在出生后，随着年龄、心理、职业、健康状况、社会环境的变化，亦可发生潜移默化的改变。还应看到，虽然同是横贯褶纹（包括各类变异通贯褶）在一定年龄出现的病变症候，却与生活、心理、社会、环境、职业有关。也就是在甲身上是肿瘤病面在乙身上是心血管病或其他病。所以，当今对手纹与人体科学研究除遗传因素外，离不开生活、心态、社会、环境、职业等重要因素。

皮肤纹理的形成与掌纹诊病

皮肤在胚胎第13周开始发育，它由皮肤的真皮乳头向表皮突出，形成许多较整齐的乳头线，称为嵴纹。在嵴纹之间形成许多凹陷的沟，这些凹陷的纹理分布在手指和手掌上，分别叫指纹和掌纹。一个人的掌指嵴纹在出生时已经定型，终生不变。这种皮肤纹理的发生是受遗传基因控制的。

人的皮肤由表皮层和真皮层构成。皮肤中有大量皮脂腺分泌脂肪，使皮肤润滑。而指头、手掌的皮肤，比身体其他部位的皮肤组织要紧密得多，并且指掌皮肤一般都不长毛，汗腺却相当丰富。在表皮层有明显的纹理，能够耐受较大的压力，使握物时有力而且不易滑脱。

有报道说，全世界几十亿人口中仅有二三十人是没有指纹的，其中有5人在美国，他们是一家人，手指的皮肤都非常光滑，手上没有任何纹路。

人体手掌部位的皮肤与其他部位的皮肤的不同表现在手掌皮肤纹理较多，而且这些皮肤纹理的走向、形态、结构等均与其他部位的皮肤有本质的差别。手掌部皮肤较厚，有汗腺和皮脂腺，但不像其他部位皮肤那样长有毛发或体毛。这两点是借助手上皮肤辨别疾病的基础。

除皮纹外，在我们手和足的掌部皮肤上还分布着许多明显凹陷的纹线——屈褶纹，由于它的胚胎发育有别于皮纹，因此有必要单独介绍。

屈褶纹在起源上和表皮嵴纹不同，严格说来，不属于皮纹系统。但它与皮纹的走向有关，并且和皮纹一样在许多疾病中有同样的诊断价值。

褶纹是在胎儿发育早期形成的，既有遗传基因的作用，也受发育过程中内外环境因素的影响。在怀孕七周时，胚胎的掌上首先在鱼际隆起部的内缘出现桡侧纵向褶纹，即鱼褶纹，又称拇指垂直褶纹，通称大鱼际曲线。

怀孕九周时，就能观察到近端和远端横褶纹。近端横褶纹通称小鱼际抛物线，远端横褶纹通称小指根下横曲线。

褶纹的发育与手的形式，特别是手的功能有关。远端横褶纹是按照其上面的第三和第五掌骨、指骨关节的倾斜而排列。近端横褶纹在其桡侧受到第二掌骨、指骨关节的屈褶影响。而大鱼际纵褶纹一般地说是大拇指和大鱼际肌垫对掌功能（即大拇指与其他四指相对合的功能，它是手

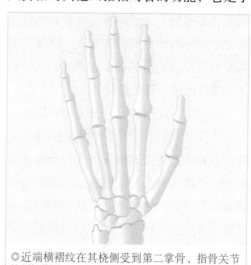

◎近端横褶纹在其桡侧受到第二掌骨、指骨关节的屈褶影响

的最重要的功能作用的结果）。远侧横褶纹是连接第三至第五指掌指关节的基线，因此与上述手指活动有关；近侧掌横褶纹的桡侧部分则与第五指的掌指关节活动相关。

掌上屈褶纹与各掌线的形式特征由多种生理与病理的原因而呈现在掌面，也就是说，机体的变化可以印证在手上。因而，通过手纹查看身体功能的状况是一件可行的事情。

手纹研究者认为：手中有纹亦像木之有纹理，木之纹美者名为奇才，手之纹美者提示健康。纹理清晰，心理调和；纹理杂乱，精神应激。正常的掌褶纹应该是深透明润，色呈淡红。如果是纹线不清，主线细弱，肉枯如削，筋浮骨露，这多是

"七情"内伤，脏气不足之症候。一般来说，手中的掌褶纹，有的人多如乱丝，有的人简单纯粹。纹乱者大多心理复杂，纹简者偏向思想简单。按原则讲，掌上除主要的掌褶纹外，直的线纹居多正常；横纹理偏多病态。

每个人都对自己的身体有很多好奇，通过观察掌纹可以满足好奇的心理，但是每个人多多少少都有某些不足或缺点，当发现缺点时不应该垂头丧气，要关注它警示的需要注意的方面，注意调摄防患，在饮食、起居、生活、情感与心理等方面要保持良好的状态，做到未雨绸缪，从而使手纹反映的缺点向好的方面潜移默化，便能健康永相伴。

影响掌纹形成和变化的因素

经研究发现，掌纹只在灵长类动物中存在，而人类的手纹则是灵长类动物中更为丰富多变的，掌纹的神秘性和独特性暗示掌纹的形成跟先天因素有关，而掌纹又是受外界环境的影响而变化着的。这一认识为掌纹医学的研究指明了方向。

掌纹有先天遗传和后天形成两种情况。

先天掌纹有正常纹和病理纹两种。正常纹包括三条主线和由三条主线衍生出来的线。三条主线长短、弧度、纹理的分支在血缘近亲的人手上都表现出相似性。通贯掌并非主线，但是也表现出家族遗传倾向。这种遗传既有直接遗传，也有间接遗传。正常纹的形成既和遗传有关，也和胎

儿在母体内的情况有关。胎儿的生命力强，握住脐带的力气大，手上的纹理，尤其是三条主线就会比较深长；如果母亲怀孕时，身体素质比较差，营养供应不足，胎儿的生命体质较弱，手握脐带的力气小，手上的纹理就会轻淡些。另外，孕妈妈的情绪对胎儿在体内的活动也有很大关系。三条主线即生命线、智慧线、感情线，大约在胚胎四个月形成，稳定性较高。

病理纹大多同时出现在血缘近亲的人手上，包括隔代遗传现象。例如，在遗传性高血压患者家庭中，往往可以在不同辈分的人手上发现相同的病理纹。不过，研

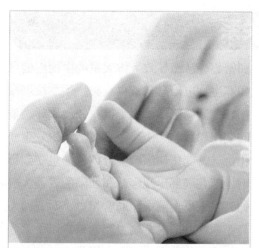

◎病理纹大多同时出现在血缘近亲的人手上，包括隔代遗传现象

究发现，在疾病遗传中，真正遗传的其实不是病，而是相同的生活习性，如果外界环境、饮食习惯等诱因形成或改变，那么遗传病也会随之发生变化。

可以用一句话来概括后天掌纹的特征，就是掌纹是人体信息交换的记录表。从信息论角度讲，人体是一个最完善、最高级的自控系统，各组成部分相互联系、互相制约。在正常情况下，身体的调节系统通过自行调节、自我平衡来维持人体正常的生理活动，并且进行着信息的识别和处理机制。而当人体某些调节系统发生故障或出现病理变化时，人体就必然在其相应部位发出异常的信息，手掌则是人体信息集中的部位，各种正常和异常的信息，都能够在手掌上显现出来。人在自然界中，不停地与宇宙间各种物质进行交换，最直接的方式是呼吸和饮食，这种交换都有可能在手上留下痕迹。呼吸功能紊乱，造成人体内酸碱平衡失调，引起手上酸碱区域面积比值的变化；饮食不当会导致肠胃疾病，造成体内脂肪代谢失调，手上的相应区域就会形成过分隆起或塌陷，出现杂纹且纹理散乱。这些都说明，掌纹的变化同人体与宇宙的物质交换有关，交换失衡，导致体内环境失调，进而在手上留下痕迹。

手部神经系统与掌纹的关系

手部神经系统主要有正中神经、尺神经和桡神经。正中神经是手的主要运动神经，是前臂的前肌群和大鱼际的主要运动神经，也是手掌表面的主要感觉神经。正中神经受损后，运动障碍表现为：前臂不能旋前、屈腕及外展力弱，拇指、食指和中指不能屈曲，拇指不能对掌。大小鱼际萎缩造成平坦形成手掌，称为"猿手""爪前手"。

俗话说："十指连心。"根据解剖发现，手指部神经非常丰富，这说明手掌皮肤的敏感度远高于其他皮肤。当我们用针刺的方法比较掌心和掌背时，刺激反应就一目了然。手掌中末梢神经的集中，还表现在手部的触觉优于人体的其他部位。当我们接触并需要了解某一物体时，无论任何人都将手作为工具。手对冷热、软硬、干湿、涩滑的感觉比其他任何部位都细微敏感。丰富的末梢神经活动，对掌纹的生成和变化有着不可估量的作用。

手部血液系统与掌纹的关系

手部的血液循环十分旺盛，构成手部血液循环的主要血管是桡动脉和尺动脉。

掌纹的形成和变化与手部的神经系统和血液循环有着密切的关系。手掌是末梢神经的集中区，感觉灵敏。手的活动直接调动着大脑的思维反应，丰富的末梢神经活动对掌纹的变化有着不可忽视的影响。

手的动脉非常丰富，它们构成互相交通的两个动脉弓——掌浅弓和掌深弓。掌浅弓是由尺动脉的末端和桡动脉的掌浅支吻合而成的，位置较浅；掌深弓是由桡动脉的末端和尺动脉的掌深支组成的，位置较深。此二弓有保证血液均匀分布至手指的作用，以适应作为劳动器官的手的功能需要。例如手在劳动时，在手掌或手指掌侧遭到压迫的情况下，由于掌深弓和掌浅弓借掌心动脉相互交通，并借穿支连接掌背动脉，仍可保证手指的血液循环不受影响。

手掌皮下血液循环和微循环极为丰富和密集，从而导致人体大量的生物电信息和非生物电信息在掌中聚集。手掌纹理微循环控制的区域，由于供血和微循环调节的变化和影响，使得手掌皮下组织发生变化，这种变化使细胞的分解代谢也受到影响，即在局部出现隆凸和凹陷的表征。例如，当末梢血液中脂肪含量过高时，即为高脂血症，同时，高血脂的信息以手掌皮下组织变化的形式表现在手掌中，使手掌相应部位出现隆起。

因为大量人体生物电信息和非生物电信息都聚集在手部，因而手部的微循环是否通畅，直接影响到掌纹的形成变化。除此之外，掌纹还受到经络穴位的影响。虽然掌纹不是按照经络穴位来分布的，但手部是经络循行的集中区，所以掌纹不可避免地会受其影响。而经络又反映着人体各个部位的健康状况，所以掌纹的变化就预示着人体健康的发展变化。

经络穴位和掌纹的关系

经络学是阐明经络在人体生命活动过程中的生理作用和病理变化规律的一门学说。《灵枢经别》指出："十二经脉者，人之所以生，病之所以成，人之所以病，病之所以起，学之所始，工之所止也。"经络是气血运行的通道，经络系统功能正常，则气血通畅，身体健康。

有六条经脉循行贯穿于手。手三阳经有手阳明大肠经，手少阳三焦经，手太阳小肠经。当手臂下垂、手心向内时，它们依次分布在手背的前、中、后。手三阴经有手太阴肺经、手厥阴心包经、手少阴心经。当手臂下垂且手心向内时，它们也依次分布在手掌的前、中、后。

经络是经脉、络脉及其连属部分的总称，是人体沟通上下内外，联络脏腑、肢节，运行气血，抗御外邪，调节体内功能的一个密闭的功能系统。手作为整体的一部分，与全身通过经络相联系。手为四末，是气血输注、交汇的场所。阴阳的交汇，表里的沟通，经脉的聚集，五脏的分布，大多在四末。手作为人的重要器官，靠经脉的流畅，气血的充盈，才能强劲有力。

腧穴是脏腑、经络之气输注于体表的聚集点，是转输、运送气血的孔隙。手部六条经脉的腧穴有24个，经脉腧穴分布在十二经脉的循行路线上，它与经络同属于一个系统。经外奇穴与经络也同样联系密切，穴位和感应点也是人们通过临床实践和经络的感传现象发现并确定的，它们与十二经脉、奇经八脉、十二经别、十二经筋等有着直接和间接的联系，因而经络与腧穴的作用密切相关。

当人体受到外邪侵袭或饮食起居失节，生理的相对平衡被打破而处于病态时，经络与腧穴有传递病邪和病症的作用。临床上通过手部腧穴出现的压痛或知觉异常反应以及手表的气、色、形、态，可辨别疾病之所在，然后又可通过针灸、按摩、推拿、割治、埋线、穴位注射药物等手部疗法治病祛邪。另外，利用手部腧穴还可以练气功、自我按摩，达到健身防病、益寿延年的作用。总之，内脏的变化通过经络反映到手上，这就是腧穴可治疗全身疾病的依据，也是手可诊病的道理。

手上经络的循行、穴位的集中，五个手指可分别代表不同的身体系统，拇指为肺经循行部位，与呼吸系统有着密切的联系；食指为大肠经循行部位，联系着消化系统；中指为厥阴经循行部位，主要反映循环系统和内分泌系统；小指为太阳经和少阴经循行部位，可以反映心和小肠，肾和膀胱的病变，主要联系着循环系统和泌尿生殖系统。另外，大鱼际为太阴经循行部位，反映消化系统的病变；小鱼际为少阴经循行部位，反映肾功能的强弱。

因此，身体内部任何一个部位的情况都可由经络穴位传递到手部，疾病的信号会通过神经、血管和经络反映到手掌的相应部位。手掌上不同部位的变化，其中特异性和规律性的改变，就是望手诊病的根本依据。

病理纹是怎么回事

某些疾病的病理纹，可以在血缘亲近的人手上同时出现。这种病理纹既可表现为隐性遗传，也可表现为显性遗传。糖尿病属遗传疾病，在糖尿病患者家族中，可以在不同辈分者的手上，同时见到该病理纹，当外界因素（环境、饮食等）一旦形成糖尿病的诱因时，这种遗传病便会产生。在研究隐性和显性遗传方式时，发现掌纹有隔代遗传现象，在祖孙之间，常可见相似的胆囊炎、肿瘤等病理纹。这种隔代病理纹遗传，极具探讨研究价值。

掌纹的生成与胚胎发育有关。胚胎期纹理的形成，与胎儿在子宫内手的握姿及所形成的压力有关。胎儿在子宫内，手呈紧握状，就可使三条主线皱纹深而长；若是五指分开成掌状，三条主线就变得浅或断续状。

掌纹的生成和后天的生存环境、手掌的活动量、疾病的发生及发展密切相关。经常工作的人，多可使1线和5线深而长；手部活动量大的人，肌肉发达，从而使大小鱼际隆起，导致1线、3线深而长，2线则相对短平（1、2、3线为手上的三大主线，5线则是民间所说的玉柱线）。各种各样的疾病也可使手纹从无到有，从有到无。例如，没有得过阑尾炎的人，手区就没有病理纹；相反，如果患了阑尾炎，手区就会出现"米""井"字纹；手术后，该区又会出现"十"字纹或方格形样纹；手术多年后，如果没有发生肠粘连等并发症。

掌纹变化受哪些因素影响

掌纹是手部神经、血液、骨骼等系统感知身体的健康状况后体现在手掌上的，掌纹的形成既有先天因素的决定也有后天环境的影响。下面将从物理和生化的角度对掌纹的变化做出阐释。

❶ 物理因素

（1）手掌上三条主线的生成，主要与胎儿在母体内及手在生长过程中的压力有关。通常情况下，人的掌纹在胎儿3个月时就已经形成，在之后的7个月之内，由于胎儿的双手呈握拳状，因此这种握拳的姿势就会使掌纹受到压力而变深。

（2）生活中的一些习惯也会使掌纹发生变化，如一些人出生后手会习惯性地握住，或是长大后长期从事一些固有的劳动，也会使纹线加深。

（3）当人们患有炎症或是遭遇外伤时，会留下各种粘连，从人引起内脏局部的压力改变，这些反映在手掌上，就是出现"米""井"字纹。

（4）细胞过度增生，会形成肿块，从而对内脏产生压迫，反映在手上就是岛形样纹。

（5）血压异常可导致循环系统发生改变，从而引起掌纹的变化。

（6）某些疾病，如结石，会对胆、肾、膀胱造成压迫，手掌相应区域会出现"米"字纹。

（7）各种增生性、肥大性疾病，反映在手上则是相应部位出现的岛形样纹。

❷ 生化因素

（1）大家都知道，人体的体液是有酸碱的，有些人的体液偏酸性，而有些人的体液则偏碱性，而且酸碱并非是一成不变的，它会由于某些因素而相互转换。这种改变会导致手上交感神经区和副交感神经区的改变，从而使掌纹发生变化。

（2）人体内各种酶成分、糖分及内分泌等的变化，也会造成掌纹的变化。

（3）化学药物也是使掌纹发生变化的因素，如有些病人经过化疗之后，会生长出一些线，或是原有的一些线慢慢消失。

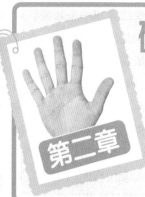

破译掌纹密码
——掌纹医学入门释疑

第二章

◎手诊起源于印度，发展于中国，现代手诊是东西方手诊学相结合的完美体现。它简单、直观，易普及，并使手诊这门学科在疾病诊治、养生保健中体现其真正价值。

看掌纹是男左女右吗

在我们的日常生活中，男左女右，好像约定俗成地渗透到了我们社会生活的各个方面。上公共厕所，男左女右；戴婚戒，男左女右；结婚照，男左女右等。其实，男左女右还真是大有来头的。据传说：中华民族的始祖盘古氏化仙之后，他的身体器官化为日月星辰、四极五岳、江河湖泊及万物生灵。这个传说虽然有神话的成分在内，但却为我们提供了一份研究中华民族日神和月神的参考资料。《五运历年记》认为：中华民族的日月二神是盘古氏双眼所化，日神是盘古氏的左眼所化；月神是盘古氏的右眼所化，民间流传的"男左女右"习俗，就是由此而来。那么中华民族的日月二神是谁呢？日神就是伏羲；月神即是女娲，均是传说中的上古之神。

在民间，看掌纹也要分男左女右，即男人看左手，女人看右手。但经过掌纹医学研究发现，在掌纹诊病中，疾病的发生发展并不是按照男左女右的说法而进行

的。那么究竟该如何观察手纹呢？西方大多是以右手为准，因为在他们的文化传统看来，左手手纹反映的是先天禀赋，而右手手纹则是一个人的社会阅历、生活环境等所留下来的印记。左手手纹一般来说可揭示出一个人过去的或者是先天遗传的身体健康状况，而右手则揭示现在以及将来的健康状况。

这种说法有一定的逻辑性，但是，

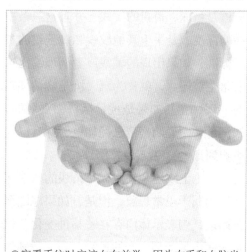

◎察看手纹时应该左右并举，因为右手和左脑半球相连，左手和右脑半球相连。

经过大量的临床研究表明，察看手纹时应该左右并举，因为右手和左脑半球相连，左手和右脑半球相连。互相参照，这样才能得出较为准确的结论。值得注意的是，大多数人在生活、工作、学习中习惯于使用右手，这样长久以来右手掌纹就会受到一定程度的损伤，对于经常使用右手拿取粗糙物件的人来说，这样的情况更为严重些。因此，在掌纹诊病时应该左右手同时看，并且根据具体的情况应当有所侧重。

举例来说，脾胃病可以以左手掌纹为准；肝胆疾病则以右手掌纹为准；肺脏疾病多以拇指处为左、小指处为右为指导；

如果是心脏病就需要结合双手来诊断。肾脏上的疾病大多时候是左右对应的。在观察某些疾病时，左半身的对应看左手，右半身的对应看右手，对于乳腺和卵巢上的疾病，左手的对应在左边，右手的则对应在右边。不论什么样的疾病，如果双手同时出现同样的病理纹，那就可以确诊了。看了以上的分析，大家应当明白了，在看掌纹时，应当具体问题具体分析。

另外，在观察掌纹时应该选择光线充足的地方，被观察者双手自然摊开或稍稍汇拢，这样，纹线和手掌中的凹凸就会比较明显一些。

揭掌纹的沉、浮、消、长

掌纹的变化可以用4个字来概括：沉浮消长。

沉，即是深的意思，指掌纹纹线明显、印痕较深。在我们的掌上1、2、3线应该是最深、最粗的纹线，并且这三条主线的深度，是手上其他纹线和病理纹的参照标准，如果出现的辅线或者病理纹比这三条主线还深，就称为沉，沉是病情加重的表现，尤其如果是预示抵抗力强弱的4线沉了，则说明病情已经加重，并且已经影响到身体的免疫系统。

不论主线还是辅线，每条线的始端深于尾端属于正常现象，但是，如果尾端深于始端，则表示体内存在着某种变化，这是疾病由量变到质变的过程。当一条辅线的深度接近或者超过三条主线，这是在暗

示这条辅线所对应的体内脏器已经出现问题了，当然，因为体质差异，有时这些变化也不一定全是疾患所致，也可能是预后。例如，2线过深的人多患有头疼症，过浅也提示头疼。三线末端变浅，说明生命力增强；若三线末端深过主线并且伴有岛形样纹，又可提示病情较重，也可能此时身体正处于正邪相抗的状态。由此可以看出，沉只能表示纹线的动态，却不能以纹线的深度诊断病症的吉凶。

浮，即是浅的意思，指纹线深度较浅，掌纹浅表，断续不清，一般情况下，浅纹提示疾病处于早期且病情较轻。如果久病的人，手上的病理纹由沉转浮，则表示病情好转。不论什么样的病理纹，如果其向浅和消失的方向发

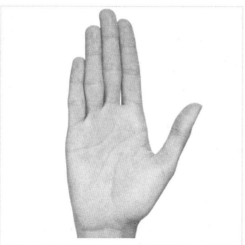

◎浮，即是浅的意思，指纹线深度较浅，掌纹浅表，断续不清

展，都说明疾病情况有所好转；如果向深沉的方向发展，则表示病情在往不好的方向发展，要格外引起注意。主线、辅线的末端比始端浅是正常现象，如果始端过浅则不好，而末端向深发展则是好的趋势。比如3线尾部变深，则暗示生命力增强；若3线起点浅，到末端变得浮沉甚至消失，则说明体质较差，身体免疫力太弱；4线虽称作"健康线"，但是4线的出现却是身体不健康的征兆，因而手上有4线的人，如果观察到4线在慢慢变浅，则是好的兆头。

消，是隐的意思，是说掌纹是可以消失的，当然，这里所说的消失指的是纹而不是线。掌中的线一旦生成，主要是发生沉、浮、长的变化而不会消失。即便是疾病好转甚至痊愈，也只会部分消失。掌纹细小的纹，如"十"字纹等，经常是时隐时现，隐则为消，表示所对应的疾病已经退去，如果出现了，说明疾病回弹。

长，有增长的意思，是指掌中出现新的纹理或原有的纹线变长。人手上的纹是随着身体的健康变化而沉、浮、消、长的，这里的长，针对的就是纹，当一个人长期处于情绪不稳或身体欠佳的状态时，掌中就会新生出很多细小的纹。比如，患有亚健康的人，手上的细小纹理就会比健康的人多一些。当一个人手上出现这种细纹时，如果对身体加以调理，它们就会消失，如果任由身体往不好的方向发展，那么它们就会长久留存在手上，并且，随着身体状况的恶化，这些纹有可能会变成线而留下终生的印记。如果主线、辅线变长了，或者主线和辅线之间长出枝杈状的纹理，并且使其连接起来，那么小纹线经过长时间的增长，也会变成深纹。

掌纹的"沉""浮""消""长"是随着身体健康的变化而变化的，是观察身体健康状况和诊断疾病的重要依据。

怎样在手掌上定方位

要想准确而熟练地进行掌纹诊病，除了解一些必备的医学知识外，还必须能够准确无误地认识手掌中的基本纹线。因为手掌中不论主线还是辅线，抑或是病理纹都与人的健康状况有关，呈现的位置不同以及形态、色泽不同，所揭示出的健康与疾病状况也不一样。只有掌握了手上的14条线的方位以及所预示的病症和八种病理纹的形状和其沉浮消长的病理意义时，才可以避免张冠李戴。

病理纹是手中常见的细小纹线，在掌纹医学中，它们被归纳为八种，其出现在手掌中所暗示的身体状况在本书中均有详尽的解释。

中国古代的手掌八卦图分为先天八卦图和后天八卦图，后天八卦图常被医学界当作诊病的手段。中医认为，八卦的每一卦代表一个或两个脏器的功能，所以通过观察卦位上的表象就能知道对应的脏腑功能的强弱。同时，比较双手掌纹判断出病症的轻重，这样的确诊会比较有意义一些。如，左手巽位的"井"字纹比右手多，说明胃病重于胆病；反之，则胆病重于胃病。在诊断肝病时，如果右手肝区的纹理多于左手，则暗示肝病重于胃病；如果左手肝区的纹理多于右手，说明肝部肝气郁结、肝瘀，这跟西医的肝炎等肝病是不同的。在进行掌纹诊病时，最核心的是能够准确地判断出疾病的部位。

关于手掌的八卦方位，则是与后天八卦的方位一致，即左东右西、上南下北，具体地说就是：

离：为上、为南、为头、为心、为目等；

坎：为下、为北为会阴，为肾、为耳等；

震：为左、为东、为左肋、为左手臂、为肝、为足等；

兑：为右、为西、为右肋、为右手臂、为口、为肺等；

艮：为左下、为东北、为左腿、左足、为胃、为手等；

巽：为左上、为东南、为左肩、左肩臂、为胆、为股等；

坤：为右上、为西南、为右肩、右肩臂、为脾、为腹等；

乾：为右下、为西北、为右腿、右足、为大肠、为首等。

在掌纹诊病中，分清手上的方位也非常重要。在本书中，判断左右时，不论左手还是右手，都以大拇指一侧的方向为左为东、小指一侧的方向为右为西。"上"指指尖部；"下"指手腕部。向上延伸或向上生长，是指从手腕部到指尖部方向的变化；而向下延伸或向下分支，是指从指尖部向手腕部方向的变化。书中提到的线的上下方，是以线的起点为上，终点为下的原则来进行具体分析。

掌色与疾病的关系

掌色包括褶纹色泽、手肤色泽。掌色宜为透明的粉红色，光润，活跃，有神，富有弹性。掌色的呈现与健康关系密切。中医认为，神能御精，精能生神，精足则形健，形健则神旺，手掌上的气色也是五脏所生之外荣。《灵枢·天年篇》中说"失神者死，得神者生"。所谓失神是形威色败。清朝林之翰《四诊抉微》中说"夫气由脏发，色随气华"，即掌上所呈现的气色，在一定意义上比面上气色更客观，更能早期表达健康与疾病的信息。

诊断急性病时，因掌纹还未生成，应当以观察掌色为主；诊断慢性病时，则应当以观察掌纹为主，辅以观察掌纹或病理纹上的纹色变化，但是在判断慢性病急性发作时，观察纹色就很重要了。

观察纹色时要看纹线的色泽变化，而不只是观察掌色，所以观察的重点在病理纹的颜色，各线的颜色及内脏反映区的颜色。

掌部颜色的变化较快。体内脏器发生功能变化，掌部相关反映区的掌色即呈现细微变化，病情好转，掌色会随之消退。掌部纹线的变化较慢。若病症一直未得到根本改善，且病程迁延、反复发作，导致持续的病理色变，就会形成病理纹。还会加深纹变。病情较轻且处于早期或处于良好的痊愈期则纹线浮于掌上，很浅淡。纹逐渐变浅消退说明病症在减轻，加深表示病情还在进展。应当引起重视。掌部纹线上出现颜色的反复变化。说明病情不稳

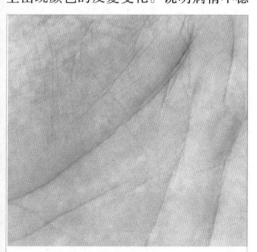

◎观察纹色时要看纹线的色泽变化，而不只是观察掌色

定，需要进一步调理。

刚开始接触掌纹时，很多人看不出纹色的变化，只是觉得掌上所有纹线都是一个颜色。不过通过慢慢观察和分析，时间久了就能看出掌上纹色的变化了。

（1）掌色、甲色光亮如绸缎，为患有风湿、痛风疾病的信号；

（2）手掌红色，气血循环瘀滞，患有急性病，有脑中风之危险。服用激素时，全掌红色；

（3）手掌白色，患有营养不良、贫血或陈旧性疾病；失血过多、术后体虚、产后体弱者的手掌多呈白色无华；局部白色异常多表示对应脏腑炎症；

（4）手掌青色，患有瘀血证；局部表示痛症；

（5）手掌黄色，患有肝胆上的慢性病；

（6）手掌黑褐色，患有恶变病，多为癌症先兆；

（7）手掌干燥呈朽木色，出汗极少，可能是胃癌、皮肤癌先兆；

（8）手掌呈绛红色者提示心火旺盛；

（9）指端皮肤呈发绀色，说明体内缺氧，可见于肺功能不全、肺心病、动脉痉挛等；

（10）手掌红、白交错呈像花岗石样红色斑状者，俗称朱砂掌或肝掌，提示曾患过肝炎；

（11）胡萝卜素血症的病人，手掌也会呈橘黄色，也可见于面部；

（12）手掌萎黄，明堂稍暗，表明胃肠运纳功能失调，多有腹胀、嗳气等体征；

（13）掌色淡黄，枯槁无光泽者属脾

胃气虚、气血不足，如黄中夹有青色者，属胃寒并有疼痛；

（14）手掌呈橙黄色，提示有糖尿病；

（15）手掌呈灰色，提示肝脏有病。

在望诊时，必须排除季节、气候、职业、饮酒、抓物、情绪等的因素而确定掌色。青春期少女月经初潮、妇女更年期，掌色亦会起变化，也是望诊时应注意的。

纹色与疾病的关系

掌纹各条线中的色泽亦显示体内真气、体魄、气血、津液的盛衰，因而每条掌纹颜色的出现及其含义需要针对个人不同的情况进行细察。在查看时需要排除与化学物的接触、物理的刺激、体内的炎症、饮酒、热量以及情绪的变化等。最好的看掌纹的时机应当是早上起来的十分钟左右。

一般地说，掌色、纹色、皮肤色泽以明润活跃为好，灰暗苍白多提示有慢性消耗性疾病。人到老年，肌肉松弛，肌肤多皱，缺乏弹性，颜色亦多黄滞，则当属正常现象了。

正常的纹色明晰粉红而润泽，说明循环良好，充满活力。如果三大线纹呈灰白色者，提示体力不足，缺乏精力与活力。掌纹呈红色者，多正常健康，性格热情；掌纹呈金黄色，多提示有肝胆疾病；掌纹呈蓝色，提示循环系统不佳，性格多沉郁，如果连甲床均呈蓝色或紫晦色，提示肾功能有疾患；掌纹呈黑色、颜色暗涩者，多因瘀血或血液循环缺氧引起。

为了能够比较准确地通过掌纹进行诊病，专家提出了4不看，即酒后不看，吉凶难分；生气暴怒后不看，阴阳难分；环境嘈杂，人多的地方不看，人多分心、神难专注、视而不清；心神不宁，有要紧事要做时不看，心不在焉，视而不见。

总之，手上气色暗淡，或者有失光泽，或者出现许多障碍线、破坏线、岛纹等，都不必顾虑重重。手纹只是一种象征，它的出现并不能决定你一生的健康、生活状况，良好的体魄必须依靠自己去创造，去争取，即使体内有病理变化而出现病态手纹，也应振作精神，及时检查诊治，战胜病邪。如果思虑过多，忧心忡忡，萎靡不振，或者郁郁寡欢，很有可能促使病情激化，反而影响了你的健康。

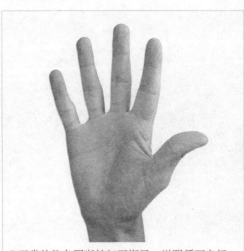

◎正常的纹色明晰粉红而润泽，说明循环良好，充满活力

指纹和掌纹有什么区别

掌纹医学指出，指纹和掌纹都可以作为诊病依据。指纹主要是针对先天遗传病的诊断。掌纹除了可以作为先天遗传疾病的有效诊断外，还能够用来诊断后天的各种疾病，众所周知，指纹是天生的，并且从此以后不会改变，指纹的特征是独一无二的，因而，刑侦上常常将其作为鉴别个人身份的手段，不过，据观察表明，指纹还可以用来诊断与基因遗传有关的疾病。

指纹研究是皮纹学中的一个分支，也是医学领域重要的组成部分。目前，指纹已经被广泛用于遗传学、人类学、民族学、优生学等多种学科。基因诊断被称为第四代诊断技术，它弥补了过去传统诊断方法的不足之处，不以疾病的表征为前提，而以基因型为基本前提，即通过分析某种基因的缺陷，而对某种疾病做出诊断。指纹诊病作为基因诊断的一个方面，对于遗传疾病及其他一些重大疾病的预防和基因诊断具有重要意义。

掌纹也是先天就有的，并且具有一定的稳定性，和指纹不同的是，它会随着人的年龄、心理、职业、社会环境和身体状况的变化而发生沉、浮、消、长的变化。掌上的3大主线自出生后是保持相对稳定的状态的，而且1、2、3线也可以反映家族的遗传基因情况，做历史考察的研究人员也可以根据人手上的主线研究其家族生活习性。主线的变化非常缓慢，而辅线如，4、6、9线以及"十""米"字病理纹的变化相对较快，它们主要是根据后天的身体状况产生，并且是随着身体状况的变化而变化的。掌握这种变化规律，就可以凭借它来观察疾病的发生发展，从而起到防病诊病的作用。

掌握指纹和掌纹的存在变化规律，我们就可以利用它来观察疾病的发生发展，从而达到保健养生的目的。说到指纹和掌纹，不妨提一下，手指和手掌的比例关系和疾病也是有关联的。当手掌长于手指，提示肠道尤其是十二指肠的功能较差，易患十二指肠炎和慢性胃炎；当手指长于手掌，则提示此人胃部功能较差，易患胃下垂等。注意：手指的长度指中指指根到指尖部的距离，手掌长度指手掌面腕横纹到中指掌指节纹的距离。

青筋爆满，是福是祸

青筋凸起，是静脉血管的血液回流受阻碍，压力增高，表现为区长、凸起、扭曲，变色。说明人体内的瘀血、热毒、积滞等生理废物不能排出体外，是人体内废物积滞的表现。特别是在好几天不大便的情况下，十分明显。经络通则不痛，痛则不通，如果血脉里的胆固醇、血脂等废物堆积的话，就会引起高血压、高血脂，心脑血管疾病；如果是毒素、细菌、黏液导致的大便不通畅，在经络中出现堆积，一般是溏、湿、瘀、毒的积淀，造成我们身体上的一些病症，如炎症、肿瘤等。这些反映在手上就是青筋浮起。青筋凸起、扭曲、呈暗紫色，说明大病将至。手掌到处可见青筋，表示肠胃积滞、血脂高、血压高、血液酸性较高，容易引起头晕、头痛、疲倦、四肢乏力等症状，下面是不同部位出现青筋反映的健康状况。

（1）生命线的内侧有青筋多见于肝胆功能代谢问题，容易引起口苦口干、烦躁、胸闷等病症。

（2）拇指下方大鱼际处有青筋提示

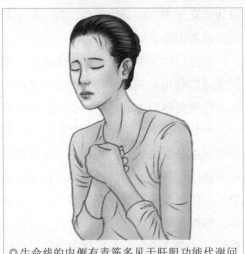

◎生命线的内侧有青筋多见于肝胆功能代谢问题，易引起口苦口干、烦躁、胸闷等病症

腰腿疼痛和下肢风湿性关节痛。另外也要注意心脏方面的健康状况。

（3）腕横纹有青筋，说明泌尿生殖系统有问题，会出现常见的妇科疾病，如月经不调、带下等。

（4）内关是心包经经过的地方，对人的神志精神影响很大。内关出现青筋，提示心脏方面的疾病，如果青筋凸起、扭曲的厉害，说明问题严重。

（5）中指出现青筋，如果是小孩则表示肠胃消化不良；如果是大人，说明大脑神经系统出现问题，可能患有神经官能症；如果青筋明显凸起、扭曲、呈紫黑色，提示脑动脉硬化。

（6）手背出现凸起扭曲的青筋，提示腰背部积滞容易导致腰肌劳损，疲劳乏力，青筋越多，情况越严重。

（7）如果拇指指掌关节横纹有凸起、扭曲的青筋，提示心脏动脉硬化，青筋呈紫黑色提示冠心病会随时发作。

（8）成人食指和小指指掌横纹有青筋提示容易患有肩周炎。

（9）虎口生命线起端有青筋，女士多见于经期前后乳房胀痛。

《黄帝内经》观手诊病

中医认为，人的一只手就是一个阴阳俱全的小宇宙，手掌为阴，手背为阳，五个手指刚好是阴阳交错。不知你是否留意过这个现象：新生儿出生后两手紧握拳头在空中左右挥舞，很难把手对准自己的嘴。这是因为大脑皮层还未发育成熟，还

不能指挥自己的手。到了两三个月时，随着大脑皮层的发育，婴儿学会了两个动作，一是盯着自己的手，二是偶尔碰着脸部就转头用嘴吸吮手。开始是吸吮整只手，到最后是灵巧地吸吮一个手指，说明了婴儿支配自己行动的能力有了提高，这

是个很大的进步。通过吸吮手指的动作，促使婴儿眼和手协调地行动，为5个月左右学会准确地抓握玩具的动作打下基础，不断促进智力的发展。

手是使人能够具有高度智慧的三大重要器官之一，在中医看来，手指一般代表头，手掌一般代表内脏，手背一般代表我们的背部。人内脏经脉的气出来首先到手指，所以手指非常敏感，一个人内脏的问题很快就可以在手上看出来。

① 看手指

（1）拇指：关联肺脾，主全头痛。指节过分粗壮，气有余便是火，心情偏激，易动肝火；扁平薄弱，体质较差，神经衰弱；拇指指关节缝出现青筋，容易发生冠心病或冠状动脉硬化；拇指指掌关节缝的纹乱，容易发生心脏疾病；拇指掌节上粗下细者吸收功能差，身体一般较瘦弱；上粗下粗者则吸收功能好，减肥较难；拇指中间有横纹的，吸收功能较差，横纹越多对人的干扰越大。

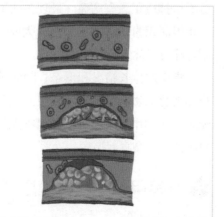

◎拇指指关节缝出现青筋，容易发生冠心病或冠状动脉硬化

（2）食指：关联肠胃，主前头痛。正常的指尖应该是越来越小，如果相反，则是吸收转换功能比较差；如果食指很清白、弯曲、没有力，一般是脾胃的功能弱，容易疲劳、精神不振；如果在食指根部与拇指之间有青筋，则要注意会有肩周炎。

（3）中指：关联心脏，主头顶。心包经所过，主要管人的情志、神志。如果中指细且横纹较多，说明生活没有规律，往往提示心脑血管方面的疾病；中指根部有青筋，要注意脑动脉硬化，青筋很多有中风倾向。

（4）无名指：关联肝胆、内分泌，主偏头痛。无名指太短说明先天元气不足。

（5）小指：关联心肾，主后头痛。小指长且粗直比较好，一定要过无名指的第三个关节或者与第三关节平齐，如果小于第三关节或者弯曲，说明先天的肾脏和心脏都不是很好；如果小指细小且短，女性很容易出现妇科问题，如月经不调等，如果小指特别小，生育功能会出现障碍，男性就容易出现肾亏、腰酸腿软等；如果其他四指都非常好，就是小指不好，说明先天不足。所以，人的身体素质的保养很关键的是看小指，平常应多揉小指。

② 观指形

（1）指的强弱：哪个手指比较差就说明与其相关联的脏腑有问题。

（2）指的曲直：手指直而有力，说明这个人脾气比较直。而我们经常说的"漏财手"，则是消化和吸收系统不好。

（3）指的长度：手指细长的人多从事脑力劳动，手指粗短的人多从事体力劳动。

（4）指的软硬：拇指直的人比较自信，但容易火气盛；拇指弯的人容易失眠

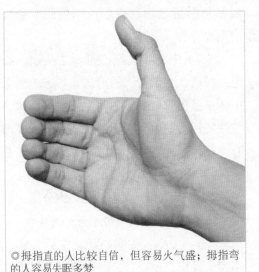

◎拇指直的人比较自信，但容易火气盛；拇指弯的人容易失眠多梦

多梦。

（5）指的血色：手指颜色较白说明气血不足，身体瘦弱，手脚比较怕冷；较红的人说明血气充足，但太红反而说明血气不畅，人容易疲劳；手指头自我对比特别红说明这个人特别累，而且血黏稠度高，血脂高；红得发紫、发黑说明脑动脉供血不足，易发生心肌梗死；如果延伸到整个手掌都发暗、没有血色，就要注意肿瘤的问题，应大量紧急排毒；手指中间特别青的人说明消化功能非常差。

所以，平时我们要注意观察自己的手，多了解一下身体状况。此外，经常按摩手部的重要穴位：合谷和劳宫穴，不仅保健，还可防止手部衰老。如果你嫌找穴位麻烦，那么最简单的方法就是拍手。

健康的晴雨表——指甲

人类五脏的变化，会相应地反映到指甲上来。平时只要注意观察指甲上的微妙变化，即可预测一个人的健康状况。若从指甲上看健康状况好坏，关键在于指甲的颜色及形状。健康指甲应平滑光洁，甲面无纵横沟纹，甲上无干扰斑，指甲对称，不偏斜，无凹陷或末端向上翘起现象。

通常指甲占手指末节约3/5，呈长方形拱起，顶端横径稍大于基部横径，指甲基的白色像半月形部分称指甲半月，也就是民间俗称的甲白，恰位于各指中央对称，无大的偏移。说起来，当所有的手指甲有恰如其分的甲白时，便可推断人体的

健康状况良好。如果10个手指甲完全没有或仅仅有一点点甲白时，这意味着身体疲劳不堪抑或正患有病痛。最理想的甲白应占指甲面积的1/5左右，甲白太大或全无都不意味着身体十分强壮。

指甲的生长情况和形态，随时都会受机体变化的影响。特别从指甲的颜色，有无正常人的甲白，就可以看出本人是否健康抑或正在孕育着疾病。

❶ 从指甲的颜色看健康状况

（1）白色

甲床苍白，提示气血虚衰。白而润病

轻，白而枯槁无华且粗糙者，病重。全甲苍白见于贫血、营养不良、肝硬化、慢性结肠炎、咬甲症、雷诺症、无脉症等。部分白甲，可见于结核、肾炎、淋巴肉瘤、癌症。点状白甲（甲板上出现大小不等的一个或数个白点或白云状、白絮状斑点），可见消化系统疾病、营养不良、锌缺乏、梅毒等。

（2）红色

甲床红赤，提示气血热证，红赤而润者病轻浅，红赤枯槁者病重深。甲床出血，也属红甲，若甲游离缘出现梭形成纵行线状出血，可见于凝血功能障碍、药物过敏、亚急性心内膜炎等。

（3）黄色

甲床色黄，提示湿热熏蒸。黄而鲜明，提示病轻，病程短。暗黄提示病重，病程长。黄甲可见于肝胆疾病、溶血、甲状腺功能减退、慢性肾上腺功能不全、肾病综合征、胡萝卜素血症等。

（4）青色

甲床发青，提示寒证、瘀血、痛证、惊厥。久病甲青而枯槁，提示肝气将绝，预后不良。

（5）黑色

甲床发黑，主寒证、瘀血、痛证。久病出现黑甲而枯槁无泽，提示肾气将绝，其病凶险。甲面上出现一条或几条细而黑的纵行线，提示内分泌紊乱，可见于月经失调、痛经、恶性肿瘤、放射病等。癌症接受放疗、化疗后，每一疗程可在指甲上形成一个黑印，一圈一圈记录着每一疗程。

（6）蓝色

说明肝经受邪，血瘀受阻。现代研究发现，内服氯喹、血色素沉着病、肝豆状核变性、亚硝酸盐中毒、缺氧，可导致蓝甲。

（7）褐甲

常见于黑棘皮病，肾上腺功能减退或内服酚酞、抗疟药等。

（8）红白对半甲

指甲远端为红褐色，甲板近端为玻璃白色，界限分明，常见于肝硬化氮质血症。

❷ 从指甲的形状看健康状况

（1）指甲出现凹痕

此种病甲表现提示身体内钙质、蛋白质、硫元素的缺乏，这些营养物质可以从蛋类、大蒜中取得，经常食用为好。

（2）指甲脆、裂

一是指甲与水接触的时间过长；二是饮食中蛋白质及钙、硫、锌等元素或维生素A、维生素C、B族维生素不足；三是慢性疾患或情绪处于应激状态；四

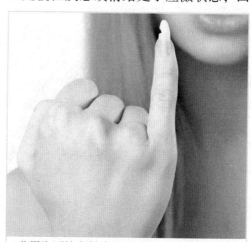

◎指甲脆、裂与慢性疾患或情绪处于应激状态有关

是口服避孕药；五是指甲被打磨或使用磨除剂所致。

（3）指甲长得奇形怪状

若长期缺乏蛋白质或铁元素，通常易造成匙样或扁平状指甲，通过改善饮食营养即可以矫正。据说佩戴人造指甲能助长指甲储存潮气、变软，造成指甲向上弯曲，对此问题应酌情增加营养，去掉所戴的人造指甲。

（4）指甲无光泽

若指甲呈现波浪状且无光泽，揭示可能缺乏蛋白质，缺少维生素A及B族维生素或者揭示矿物质不足。对此可改善日常的膳食并每天补充多种维生素，外加维生素B_6及15毫克锌元素等即可。指甲无光全部白色则提示可能罹患肝脏疾患，此时可请内科医生检查帮助诊治。

（5）脊状、槽状及沟状指甲

你若佩戴人工指甲或不注意修整外表的角质层均可造成脊状、槽状或沟状指甲问题。这些异常症状可因疾病、营养缺乏

所致，故尚须对症处理为宜。

（6）线条状隆起样指甲

此种外观挺好看的异样指甲常常发生在情绪欠佳或疾病之后，如能每天吃富含蛋白质的适当饮食，同时摄取维生素C外加15毫克锌增补剂即可加速新生指甲的生长，从而可使水平隆起线条状指甲逐渐消失。

（7）竖沟状指甲

有时这类指甲在40岁以后才会发生，此乃因细胞再生能力减弱之故，为此，每年至少需要检查一次，看有无贫血抑或有无缺乏维生素及矿物质的情况。此种病甲可能揭示维生素A、钙质或铁元素不足。

（8）软、弱状指甲

这种不健康的指甲常因过度与水或指甲化妆品类中的化学物接触所致。其次与情绪不佳、饮食不良亦有关联。日常生活中不妨多吃些葵花子，以增加维生素A的摄入。

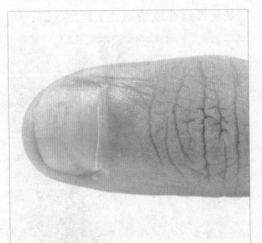

◎脊状、槽状或沟状指甲这些异常症状可因疾病、营养缺乏所致

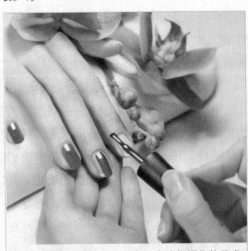

◎软、弱状指甲是因为过度与水或指甲化妆品类中的化学物接触所致

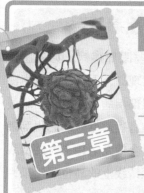

14条掌纹线蕴藏的健康密码

第三章

◎14条掌纹线包括有：感情线、智慧线、生命线、健康线、玉柱线、干扰线、太阳线、旅游线、过敏线、土星线、性线、肝病线、悉尼线、通贯掌。

1线：揭秘循环系统的健康状况

1线又称为感情线、心线，是由小指的根部以弧形、抛物状弯向食指方向，到达食指和中指指缝之间。正常的1线应当颜色红润，明晰深刻，连贯无断裂，少有杂纹，末端不可短于中指中心垂直线为标准。

"感情线"是西方手相学的叫法，中国手相学里称其为"天纹"，是人体手掌上的三大主线之一，又称为"爱情线"。人的身体状况的变化是受情绪的影响的，因而通过感情线来检查一个人的身体状况，也是一种行之有效的办法。感情线与心脏的关系最为密切，它能清楚地反映出以心脏为主的循环系统的运行状况。

1线与循环系统的关系表现在三个方面，即消化系统、心脑血管系统、呼吸系统。

消化系统和心脑血管系统在病理上有相似之处。中医学上有七种情志，即喜、怒、忧、思、悲、恐、惊，它们与脏腑的功能活动有着密切的关系，七情分属五脏，以喜、怒、思、悲、恐为代表，称为"五志"。七情是人体对外界客观事物的不同反映，是生命活动的正常现象，不会使人发病。但在突然、强烈或长期性的情志刺激下，超过了正常的生理活动范围，而身体又不能调节和适应时，使脏腑气血功能紊乱，就会导致疾病的发生，这时的七情就成为致病因素，而且是导致内伤疾病的主要因素之一，故称为内伤七情。

《素问·阴阳应象大论》中说："怒伤肝""喜伤心""思伤脾""忧伤肺""恐伤肾"。思伤脾，是说人的思虑活动主要是靠脾来表达的。当人在思考谋虑或者当一个人心情比较低落时就会出现食欲下降，严重者会表现为气血不足，头晕、乏力、心慌，呕吐、腹泻等症状，如果没有得到及时的调节和控制的话，长此下去，就会引起消化系统方面的疾病，究其根源，可以发现这些疾病最初都是由情绪的不稳定引起的不良反应。

所谓喜伤心，是指过喜的异常情志可损伤心，会出现心慌、心悸、失眠、多梦、健忘，多汗出，胸闷、头晕、头痛，甚至神志错乱，喜笑不休，悲伤欲哭，多疑善虑，惊恐不安等症状，可导致一些精神、心血管方面的疾病发生，严重者还可危及人的生命，如大喜时造成中风或突然死亡，中医称之为"喜中"。因此说，1线能够反映消化和心脑血管系统功能。

大量的临床试验证明，当1线上出现羽毛状纹时，提示呼吸系统有炎症。有的人曾经患有呼吸道感染病的人，治愈后到现今手上依然还有这种纹理，说明当时的疾病对身体尤其是肺部的影响很大。这样的人平时要注意对肺部的保养。

① 1线的生理意义

（1）反映人的情志状况。心血管状态和情志。

（2）反映一个人的感情生活是否顺利。

（3）反映人的个性和精神状况。

（4）反映人的情绪控制能力。一般1线平直的人性格直爽，容易动怒；纹弯的人性格比较灵活，适应能力强，心态较为平和。

（5）感情线与智慧线之间的间隔称为方庭，方庭狭窄多为肺活量较小，气量不足，容易疲倦乏力。

② 1线反映的疾病状况

（1）感情线与眼部疾病。如果感情线在无名指下方出现岛，很可能会发生白内障、青光眼等眼部疾病，或表示用眼过度引起疲劳。肝脏有病或糖尿病恶化等都会导致眼部异常，会使无名指下方感情线出现岛。因此，感情线上的岛也可用来判断其他器官病变。要根据岛的位置，结合诊疗，来判断问题出在心血管系统、肝脏还是视觉系统。

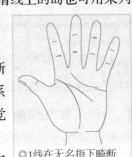

◎1线在无名指下畸断

感情线在无名指下端发生畸断，提示肝的代谢功能较差，或早年患过严重疾病，引起肝脏的免疫功能下降。

（2）感情线长短。感情线的长短要合适，从中指根部中心朝下设一直线，感情线恰好止于与此线的交点处为佳。据此标准判断感情线长短，可以判断人体的健康状况。感情线短于标准的人，循环系统容易出问题。有此手相者应注意心脏和血管情况。感情线本身无瑕疵、黑点，且长于标准者，例如延伸至食指和中指，接近生命线，心脏往往强健有力。感情线太长，一直延伸到食指下方，有此手相者必须提高对高血压的警惕。

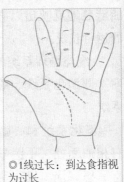

◎1线过长：到达食指视为过长

（3）感情线重复、晦暗。具有重复感情线的人，容易发生耳朵和肾脏疾病，特别是双重感情线呈现出晦暗色，则更有患肾脏疾病的可能。

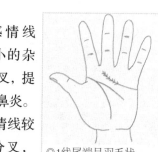
◎出现2条1线

（4）感情线出现很多细小的杂纹，或末端分叉，提示患有咽炎、鼻炎。

（5）感情线较短，且出现分叉，说明此人曾经或者直到现在患有脾胃虚寒、脾胃不和的疾病。

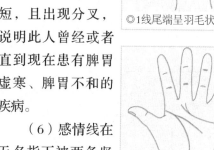
◎1线尾端呈羽毛状

（6）感情线在无名指下被两条竖线切断，说明血压不稳定。

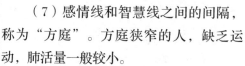
◎1线出现分支

（7）感情线和智慧线之间的间隔，称为"方庭"。方庭狭窄的人，缺乏运动，肺活量一般较小。

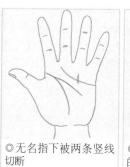
◎无名指下被两条竖线切断

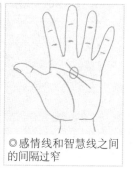
◎感情线和智慧线之间的间隔过窄

（8）无名指到中指段被切断，或出现岛形样纹，提示循环系统、呼吸系统疾病。

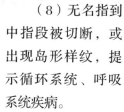

（9）感情线起始端出现岛形样纹，提示眼、视神经出现问题，也可反映头部、咽喉疾病。

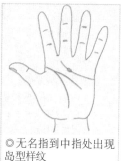
◎无名指到中指处出现岛型样纹

总之，感情线与我们的消化系统及呼吸系统关系非常密切，要想及时了解消化和呼吸系

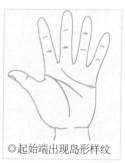
◎起始端出现岛形样纹

统的健康状况，就需要平时多关注感情线的变化，发现有异常情况时要检查一下自己的生活习惯和生活状态，及时做出必要的调整，好身体自然常伴左右。

❸ 闲聊感情线

感情线过长而延伸到木星丘外侧的人，主滥施爱情、独占欲顽、嫉妒悍戾、一味横行、不达目的不已。

感情线延伸到无名指下方的人，表示多为肉体的享乐者，对精神上的爱毫不重视，由于自私、任性，所以多半情操不贞、爱情易变。

感情线起自中指下方，而延伸到土星丘的人，主贪图肉欲、官能的爱情，不但会滥用感情，而且心情反复无常。

感情线起自食指下方，而延伸到星丘再下降的人，主同情心重、富牺牲精神，

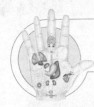

1线的主要病理变化

标准的1线

1线起于手掌尺侧，从小指掌指褶纹下1.5~2厘米处，以弧形、抛物状延伸到食指与中指指缝之间下方。主要代表呼吸系统功能的强弱。

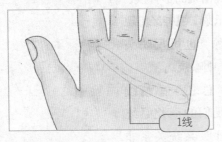

1线

1线过长

1线过长，到达食指的第三关节腔下缘，表明可能患有胃肠自主神经功能紊乱。

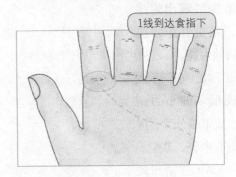

1线到达食指下

1线畸断

1线在无名指下发生畸断，提示肝的能力较差，或早年曾经患过严重的疾病，引起肝脏的免疫功能下降。

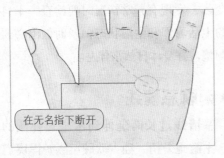

在无名指下断开

1线被切断

1线在无名指下方被两条竖线切断，提示血压不稳定。

两条竖线切断1线

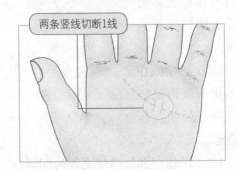

1线呈锁链状

1线呈锁链状，提示自幼呼吸功能薄弱。

1线呈锁链状

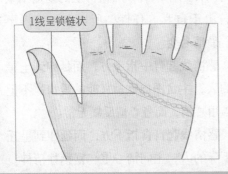

流入食指与中指指缝内

1线分成两支

1线分成两支，一支延伸到食指的第三指关节腔下缘，另一支流入食指与中指指缝内，提示胃的功能薄弱，消化吸收不良。

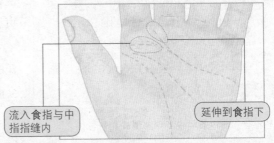

延伸到食指下

所以往往会牺牲自己而成全别人。

感情线延伸到木星丘，而末端下降的人，暗示会遭遇到突发性的不幸事故，所以随时要多加提防。

感情线断续又破裂的人，主神经质、喜怒哀乐变化无常、任性、爱情不坚、内心集中，所以很难得到美满的爱情生活。

感情线止于智慧线上的人，主工作重于爱情，因对爱情淡薄、喜独居，即使结

婚也徒具形式而已。

感情线的支线延伸到火星丘的人，主情感特丰富、热烈。相应地，因易受支摇，所以很难维持永久性的恋爱。

感情线末端分叉，一条延伸到木星丘，另一条延伸到食指和中指之间的人，主对爱情适可而止、不过度沉溺，所以一辈子都能过着圆满的爱情生活。

2线：反映心脑、神经系统的状况

2线又称智慧线、头脑线，起于食指的第三关节腔边缘，以抛物线状止于无名指下垂直线处。智慧线应当粗而长，颜色红润，明晰不断弯曲成优美的弧线，近掌心末端可有分支。凡具备标准智慧线者，大多身体健康，充满活力，心情愉快。智慧线的形态、长短、弯直的意义非常重大。

为什么把2线称为是"智慧线"或"头脑线"呢？这和它能够反映心理和思维活动有关。心理和思维的活动主要受人的"七情"影响，七情又影响着人体的心

脏和消化功能，因而智慧线反映的人体健康状况主要有心血管系统、消化系统、神经系统以及人的精神生活状态。

① 2线的生理意义

（1）表示一个人的思维、反应、记忆、适应和决断能力。

（2）表明脑神经，脑血管功能正常运行的调控能力。

（3）智慧线短则反应能力强，并且说明此人性急、肝火旺盛、固执。

（4）智慧线过于平直的人一般性格坦率，有什么说什么，脾气比较暴躁，可适当多吃些舒缓情绪的食物，比如紫菜、黄瓜、菠菜、洋葱，牛奶也有稳定情绪的作用。2线过于平直的人多患有头痛病，如果平直的2线出现断裂，则可以肯定此人是典型的头疼病人。

（5）智慧线延伸到乾位的话，说明此人性格内向，喜欢独处，乐于思考，不喜喧闹，这种人还有多疑排他、优柔寡断

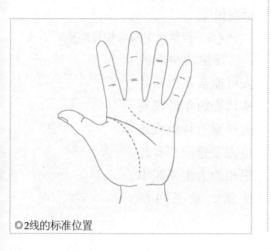

◎2线的标准位置

的性格特征，他们容易出现神经衰弱和抑郁症。对于学生而言，过长的智慧线说明其有思虑过度的精神状态。对女性而言，过长的智慧线说明其有神经障碍、爱唠叨、易失眠，容易提早进入更年期，并且更年期反应明显。对男性而言，智慧线过长说明工作压力大，易患神经衰弱，并且肾精消耗严重，伴有性功能下降等症。智慧线过长的人，要注意合理安排休息时间，放松时选择较为轻松的方式，避免用脑过度。

❷ 2线反映的疾病状况

（1）智慧线和忧郁症

智慧线异常歪曲且末端与生命线相连者，往往性格怯懦，太过注重别人对自己的看法，不喜欢和人交际，容易罹患忧郁症。假如同时中指下方出现环状纹线，则忧郁情绪更为强烈，甚至无故萌生自杀念头。

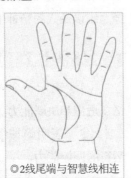
◎2线尾端与智慧线相连

（2）智慧线与秃发

智慧线尾部有浅而大的岛的人容易患秃发。有此手相者遇事深思熟虑，心胸不够开阔，徒增莫大的精神压力，容易秃发。如果智慧线尾

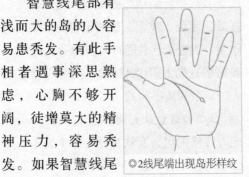
◎2线尾端出现岛形样纹

部的岛小而明确，应注意警觉严重的脑部疾病。

（3）智慧线和眼疾

智慧线在无名指下方出现岛，这是眼部疾病的信号。智慧线在起点附近或在中指下方出现斑点，表示有头痛病症，且此种头痛往往与眼疾有关。

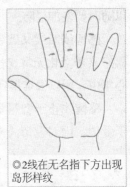
◎2线在无名指下方出现岛形样纹

（4）智慧线和神经官能症

智慧线中断且相互交错者往往性格优柔寡断，好钻牛角尖，常为一些小事烦恼不已，容易得神经官能症。智慧线呈链状者，也容易患神经官能

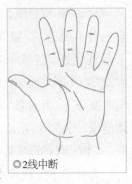
◎2线中断

症。整条智慧线形成链状、波状者，往往精力不济，做事不能聚精会神。智慧线呈链状且极端下垂者，意志力薄弱，常与官能症相伴。

（5）智慧线中断与神经疾病

智慧线中断的人可能会在中断处所代表的年龄段发生严重的神经质或迫害妄想症。有此手相的人生来胆小怯懦，缺乏决断力，不善与人交

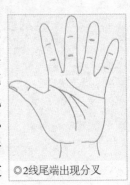
◎2线尾端出现分叉

往，自卑感强，精神脆弱。

（6）智慧线变化和脑瘤

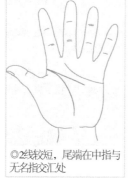

◎2线较短，尾端在中指与无名指交汇处

如果左右手的智慧线都在中指下方突然消失，暗示着持此手相者脑部容易发生严重疾病。脑部疾病往往来势迅猛，难以治愈，非常可怕。因此，发现此种手相要提高警惕，及时就医。

（7）智慧线与十二指肠溃疡

智慧线上出现两三个岛的人往往精神疲劳。智慧线上的岛往往产生于精神衰弱或持续紧张时。精神紧张容易导致消化器官溃疡。要根据生命线

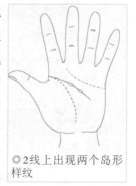

◎2线上出现两个岛形样纹

上岛的具体情况区别溃疡的位置：如果生命线下部有岛且颜色异常，则为十二指肠溃疡；若上部有岛且异色，则为胃溃疡。

（8）智慧线和歇斯底里症

感情线长且智慧线多处中断者，若为男性，则脾气火暴，容易失去理智，做出冒失行为；若为女性，则有歇斯底里症状，喜欢折磨自己，尤

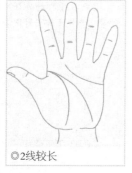

◎2线较长

其在月经期间，常常做出不理智的行为。

（9）智慧线与五官疾病

智慧线起于食指的第三关节腔边缘，以抛物线状止于无名指下垂直线处。若智慧线短于标准长度，容易患五官疾病，如中耳炎、鼻炎等，特别是结膜炎等眼部疾病。若智慧线过长，则表示精神不安。

（10）智慧线和头痛

智慧线呈链状且横贯手掌左右两端者，容易患头痛病，具有神经质的性格，感情容易爆发。如果有纹线向上伸展横切智慧线，则说明此种神

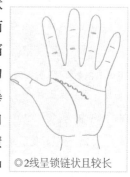

◎2线呈锁链状且较长

经质倾向更为强烈，容易患严重的偏头痛，常做出让人难以理解的行为。

③ 闲聊智慧线

智慧线：是西洋手相学的叫法，在中国手相学里叫"人纹"，是人体手掌三大主线之一，主具有双重性格，也就是温顺而敏感，大胆而冷静的组合。如果是女性，虽然聪明绝伦，但难成为贤妻良母，但如果朝职业方面发展，必能有所成就。

智慧线的前半是笔直的横线，后半是入下斜而终止在太阴丘上部的人，主深谋远虑，且具有实务方面的才能。

智慧线的末端分叉，如果叉小，主决断力迟钝。如果叉大，则可以当作双重智慧线来看。

与生命线的起点距离很远的智慧

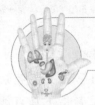

2线的主要病理变化

标准的2线

2线起于手掌桡侧，从食指掌指褶纹与拇指掌指褶纹内侧连线的1/2处开始，以抛物线状延伸到无名指中线，主要提示心脑的健康状况。

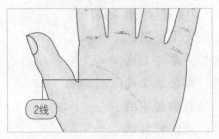

2线

2线过长

2线过长，下垂到乾位，而且线上有凌乱纹理时，提示患有神经官能症。

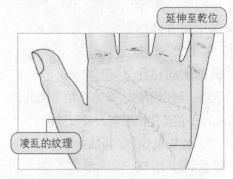

延伸至乾位

凌乱的纹理

2线断裂

2线断裂，提示易头痛，或脑细胞曾有过严重的损害，要注意心脑血管疾病的检查。

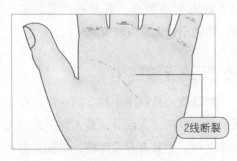

2线断裂

2线呈锁链状

2线呈锁链状，提示自幼胃肠的消化吸收功能差，营养不良，易导致记忆力减退。

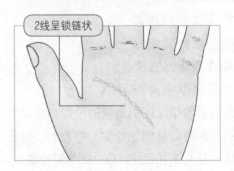

2线呈锁链状

2线与3线并连过长

2线与3线始端并连过长，而且呈锁链状，提示自幼消化吸收功能较差，要特别注重对脾胃的调理和保养。

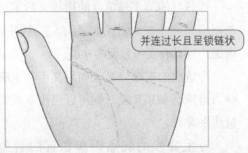

并连过长且呈锁链状

2线分支

2线在手心处分开2、3支，提示有心脏病，常见于先天性风湿性心脏病。

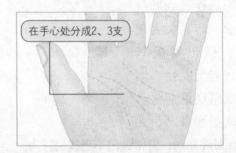

在手心处分成2、3支

线，主任性、缺乏自制能力。也是在叛逆少年中最常见之相。智慧线呈锁链状或波浪状的人，主低能、记忆力不好，且经常会头痛。

智慧线起自生命线起点之下方的人，主常识丰富且具有计划性，但因容易冲动，为芝麻小事也会斤斤计较，又胆量小、做事谨慎细心，所以无法充分发挥其能力。

智慧线水平地延伸到水星丘的人，主意志坚强，不畏任何困难。同时因善于社交应酬，所以成功的机会很大。

与生命线并行下升，且穿过生命线延伸到手腕的智慧线，主谨慎小心、性情懦弱，因具有优柔寡断的个性，所以容易罹患神经症。

智慧线分有支线，且朝上的人，主头脑敏锐、英勇明智，适合经商及从事营利事业。

智慧线的末端，分成三条支线的人，主温雅成名。虽然富有热情，但缺乏稳定性。

支线延伸到木星丘的智慧线，表示具有支配欲、名利及权力欲等，所以经常表现出充满活力，勇往直前的积极个性。

支线延伸到食指和中指之间的智慧线，主聪明伶俐，但好高骛远、不切实际，所以经常会惹来灾祸。

支线延伸到太阳丘的智慧线，主才艺超群，只要朝向艺术方面发展，将来必能出人头地。

支线很多的智慧线，表示具有多方面的才能，也就是多才多艺的人。

智慧线末端有很多支线的人，暗示会遭受突如其来的病灾所袭击，所以平常就要提高警觉。

智慧线末端的上部有一条并行线的人，表示对事物的看法比较乐观，且具有双重性格。

智慧线的末端有数条平行线的人，主心细多虑，缺乏协调性，且具有忧愁的性格。

智慧线上出现一条短而明显的横断线，主其人会热衷于某件事物。

智慧线有明显中断的人，主中年会遭遇到突发性的病灾，以至死亡。

智慧线上有数条横断线的人，主心绪烦躁不安、神经质，且容易遭受到精神上的打击。

智慧线断续又破裂的人，主低能、欠缺思考力、没有主见，且不讲求信誉。智慧线以点线连接而成的人，主消极、怯弱、缺乏智能。

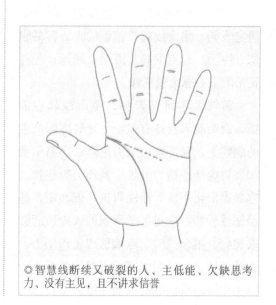

◎智慧线断续又破裂的人、主低能、欠缺思考力、没有主见，且不讲求信誉

3线：体现生命力的盛衰

3线又叫生命线、肾线，起始于食指与拇指之间，一般与2线交合呈现抛物线形，沿大鱼际向下延伸至手腕线。正常的生命线应当微粗，明晰不断，颜色红润。生命线是手掌上重要的三大主线之一，主要提示人的精力、体质、能力、健康和疾病的状况。

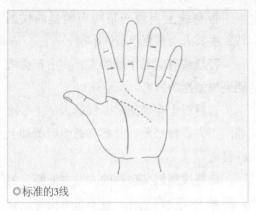

◎标准的3线

❶ 关于生命线的起点

正常的生命线起于手指桡侧。心理学研究表明，生命线起点偏低的人，容易胆怯、冷漠；起点偏高易激动、暴躁；起点正常的人心态比较平和。

掌纹医学研究表明，生命线起点偏低，说明此人身体有虚证（正气虚弱产生的病症），会导致免疫力下降，容易出现如脾胃虚弱、精力不足、易疲劳等症状，容易患消化不良、慢性胃炎、低血压，甚至恶性肿瘤。懂得医学常识的人应该能够联想到，生命线的起点偏低跟工作压力、生活环境、生活习惯有着直接的关系。所以生命线起点偏低的人要注意调整自己的

心态，养成良好的饮食习惯，培养具有规律的生活习性。

相对于起点偏低的生命线来说，起点偏高的则是说明身体有实证（病邪亢盛所产生的症状），如发热，腹胀痛，胸闷烦躁，呼吸气粗或大便秘结，小便不利等。生命线起点偏高的人易焦躁动怒，容易引发高血压、冠心病，严重者可导致中风、瘫痪。鉴于此，这类人一定要调整好心态，凡事不强求，处事以中和为准则，方是延年益寿的好办法。

❷ 3线的生理意义

（1）表示人的精力和个性的强弱。

（2）表示人是否患有大病或发生意外危险。

（3）暗示人的健康状况，包括先天遗传和后天因素。

❸ 3线反映的疾病状况

（1）生命线的弯曲状况

生命线的起点一般在食指和拇指间的中心处。若起点接近食指，生命线曲率小，标志着身体健康，抵抗力强。若起点偏向拇指，生命线曲率较大，金星丘面积较小，意味着体弱多病，不耐劳累。总之，生命线曲率越小越好。

（2）生命线的粗细、长短、深浅

生命线深而粗的人，一般认为身体健康、精力充沛、不易得病。但注意这种粗而有力的生命线的末端是自然变细而逐渐

消失的。生命线纤细的人往往体质较差，缺少活力。生命线出现支线，若支线上翘，一般无事；若下延，可能意味着会出现某种疾病。

（3）生命线末端突然消失

虽然生命线尾端粗而深，但若末端突然中断，则是危险的信号，表示有可能会因为脑中风等疾病突发而危及生命。另外，如果此时智慧线和感

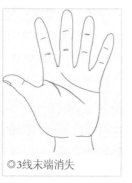

◎3线末端消失

情线出现明显的红色，或整个手掌异常发红，应尽快到医院检查血液是否异常。

（4）生命线的岛纹、斑点

生命线不仅是一条纹路，而且存在小的岛纹和斑点，与健康有很大的关系。如果生命线以十字纹结束，可能预示着某个年龄段会有致命的疾病；生命线出现岛

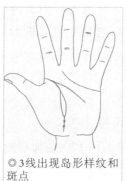

◎3线出现岛形样纹和斑点

纹时，暗示要得慢性疾病；岛纹粗于生命线本身，意味着病情较严重。

（5）生命线起点呈浅黑色

生命线起点处及金星丘的上部和胃息息相关，如果起点呈浅黑色，表示胃部可能有疾病，例如胃炎、胃溃疡等。

（6）波状生命线

生命线在途中呈现波浪状，并且感情

线有岛者，循环系统有隐患，易发动脉硬化所导致的心肌梗死及脑出血。此种人应注意节制饮食，规律作息，不可过度操劳。

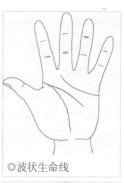

◎波状生命线

（7）变色岛

生命线上部到中部有变色岛者，重症将至。晦暗色（淡灰黑色）的岛表示胃情况不好，褐黑色岛表示可能已患胃癌。

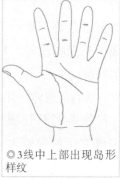

◎3线中上部出现岛形样纹

（8）生命线上部或中部的岛纹

生命线沿金星丘弯曲，其中部到上部一段出现岛纹时，表示消化系统出现疾病。饮食过度或过冷、过热都会导致岛纹的出现，此时虽无疼痛

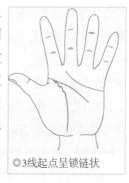

◎3线起点呈锁链状

症状，但消化功能已经大有降低。浮现明显的小岛，很可能是胃溃疡、十二指肠溃疡的先兆。生命线有岛时，必须注意节制饮食，戒酒戒烟，减轻胃肠负担，改掉不良习惯，恢复消化器官功能，岛便会慢慢消失。

（9）生命线与便秘

饮食失调，思虑过度，身体阳气不足，寒从内生，凝结胃肠，大肠传送无力

等多种原因可导致便秘。持续便秘患者，生命线中多出现许多支线，且手掌各处有变色现象。

（10）生命线与呼吸系统疾病

如果在生命线的起点，即食指和中指间下方那一段出现连续的岛，结成链状，表示呼吸系统或消化系统出现了问题。若同时在健康线起点附近有淡褐色的岛，且各指指甲呈圆状或指甲根部出现淡褐色纵纹时，可以确定呼吸系统出了问题。

（11）生命线有多道障碍线

如果人精神压力过大，生命线上就会出现多道横切而过的障碍线。倘若仅有两三道此种障碍线，尚无大碍，但出现过多，就应该提高警惕

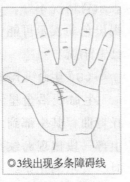
◎3线出现多条障碍线

了。应注意敞开心胸，适当地发泄情绪，多参加业余活动，减轻精神压力。

（12）生命线与神经衰弱

若生命线有障碍线横切而过，且本身呈绳状，表示有此手相者神经衰弱，情志忧郁苦闷。

（13）生命线与失眠

神经异常敏感的人，往往在生命线末端周围有多道支线重叠交错。有此手相者，无精打采，容易感到疲劳不堪。若生命线纤细、分支复杂且末端变为浓灰黑色，表示患有失眠症。若同时智慧线出现灰黑色，则可能是神经衰弱的征兆。

（14）生命线上的斑点与精力衰退

如果沿生命线出现许多小斑点，往往是生命力衰退的信号。当身心均感到疲惫时，要留意手相。

（15）生殖器官癌症与生命线

生命线下部所分出的支线和健康线的下部两处皆有岛纹，且岛纹呈现淡颜色，暗示生殖器官会生癌。

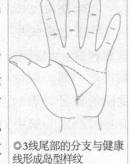
◎3线尾部的分支与健康线形成岛型样纹

（16）生命线短且以斑点或黑点结束

生命线短促且以黑点或斑点结束的人，通常身体虚弱，精力不足，容易因为偶然的身体不适而导致与世长辞。有此生命线的人，对于感冒或其他常见的小病也不可掉以轻心。

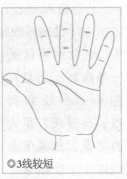
◎3线较短

（17）生命线短且尾端出现分支或出现十字纹

十字纹的危险性因其出现部位不同而不同。若其在生命线上或触及生命线，则是相当危险的征兆。若未与生命线接触，则无大碍。生命线短促且末端以十字纹结

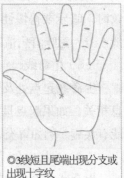
◎3线短且尾端出现分支或出现十字纹

束是最危险的情况。持此生命线的人很可能因急病而逝去。若发现生命线上有羽毛状纹应提高警惕，注意身体变化，稍有不适应立即寻医。

（18）链状生命线

生命线整个呈锁链状，说明人体抵抗力很弱，大多患有胃炎或胃下垂或胃酸过多症状，且常年身体虚弱，体重偏瘦，面色苍白。

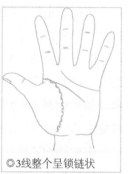

◎3线整个呈锁链状

（19）生命线尾端的穗状线

生命线尾端出现类似穗状的纹线，是精力衰退的信号。若丈夫年纪尚轻，却出现如此手相，妻子应多加关切，从精神上、性生活上、饮食上对丈夫多加体贴。

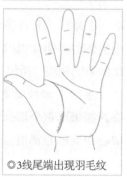

◎3线尾端出现羽毛纹

（20）生命线内侧上翘且中断

生命线中断且在金星丘侧上翘起来，意味着在此部分所代表的年龄段会出现危机，例如罹患绝症。若中途

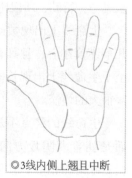

◎3线内侧上翘且中断

断裂，然后重现而延伸，或者是线虽中断但有线重叠，表示即使生病并无大碍。另外，双手的生命线在同段位置中断1厘米

以上，表示有可能感染致命疾病。

（21）双生命线

如果在生命线内侧出现一道平行的掌纹，则此人生命力很强，具有极佳的抵抗力，不容易得慢性疾病，也不会因体质虚弱而让疾病有机可乘。即使得了绝症，也可能奇迹般地康复。

①生命线包绕的大鱼际部分较大，说明身体状况良好，抵抗力强；生命线的起点偏向拇指，大鱼际面积较小，说明体弱多病，抵抗力差，易患感冒。

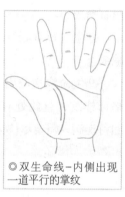

◎双生命线-内侧出现一道平行的掌纹

②生命线下方出现多条分支，呈羽毛状，说明体力消耗过大，且生殖区也在此处，故而能体现生殖泌尿系统疾病。

③生命线发生断裂，断裂处所代表的年龄段会出现比较严重的疾病，如癌症、猝死等，所以要做到防患于未然，平时多注意保养身体，将疾病侵扰的可能性降到最低。

④生命线起始端呈锁链状或者出现小的岛形样纹，提示呼吸或消化系统可能发生病变；如果感情线起点附近出现岛形样纹，色泽暗褐，且手指甲呈圆形或者指甲底部出现纵向纹理，则可以肯定呼吸系统发生病变。

⑤生命线附近还有一条相距很近的辅线，提示此人体质强壮，身体各项器官运行正常，并且即使生病，复原也很快。

⑥生命线的末端清晰深刻，一般情况下，身体健康状况良好。如果出现断裂，则需要预防脑中风等容易导致猝死的疾病。如果生命线尾端出现断裂，且整个手掌泛红，提示患有高血压、高血脂等疾病。

⑦生命线内侧出现弯曲的辅线，提示患有糖尿病。

⑧生命线肝区纹理杂乱，提示肝功能减弱。

⑨生命线坎位出现"十"字纹，或方格形样纹，且此处有6线切过，提示患有妇科疾病，需要尽快去医院检查。

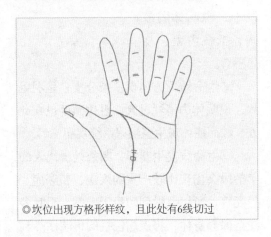

◎坎位出现方格形样纹，且此处有6线切过

❹ 闲聊生命线

生命线细长、深秀明朗、不中断，且呈现淡红色的人，主健康良好、长命百岁。但若是凭着身体健康而暴食暴饮的人，也会导致短命。

生命线短的人，主个性正直脚踏实地，但过于胆小。因体质较弱，可能多病，但不等于短，通常都会过着不满和不安的人生。

生命线曲折的人，主住居经常变动、生活不安定。多半具有远渡重洋的机会。

生命线分有支线的人，表示一家会分成两个家生活，也就是持有两个家庭之意。

由梯形小线连接成生命线的人，主健康情况恶劣，最容易得恶病。

即使两手的生命线都较短，但若是其他的主线都很深秀明朗的话，也不至于短命。虽然经常会生病，可是都很迅速地脱离危险。

生命线的末端起叉纹的人，就是"要特别注意起居生活"的一种警言。

生命线上有许多圈连成链形的人，主天生体弱多病。因内脏诸器官，尤其是消化器系统较弱，所以一辈子疾病缠身。

通常生命线都起自拇指和食指的中央，如果比这个部分还要上方的人，主进取心和克己心都很强，只要奋斗努力，事业终有可成。

生命线起自拇指根部的人，主缺乏自制力和反省力，因为经常都以自我为中心来思考、行动，所以比较容易树敌。

生命线上出现数条细小横纹的人，主凡事谨慎小心，且具有神经过敏的性质。至于生命线上出现长横纹的人，表示会招来很大的烦恼。

生命线的终点不是在金星丘的下方，而是朝着太阴丘方向去的人，主心志不坚、缺乏自信心，住居经常变动、职业经常更换。

生命线的末端起大叉纹的人，暗示其中年以后的运气较弱，所以在青年、壮年

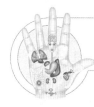

3线的主要病理变化

标准的3线

　　3线起于手掌桡侧，从食指掌指褶纹与拇指掌指褶纹内侧连线的1/2处开始，以弧形、抛物线状延伸至腕横纹，此线主要反映人的体质、精力、能力、健康状况及身体疾病状况。

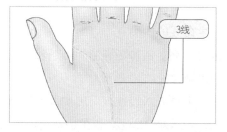

3线

3线过短

　　3线过短，提示免疫力差，易患慢性消耗性疾病而影响生命。

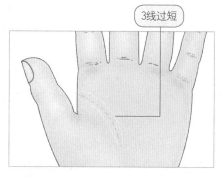

3线过短

3线内侧的护线

　　3线内侧有一条护线，提示患有肠道功能失调、便秘或腹泻的病症。

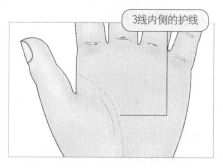

3线内侧的护线

3线始端断裂

　　3线在起点处断裂，提示幼年曾有过较严重的疾病，甚至危及生命。

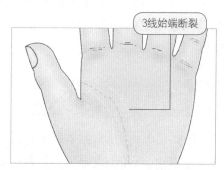

3线始端断裂

3线呈锁链状

　　3线呈锁链状，提示机体抵抗力差，易生病。

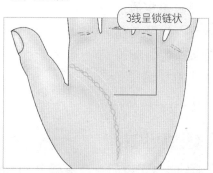

3线呈锁链状

3线末端分叉

　　3线末端出现分叉纹，提示患有关节炎。

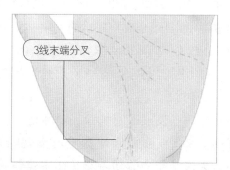

3线末端分叉

时期，应该多加充实自己的生活。

生命线的下部起蛇形支线的人，暗示其不注意起居生活、不自我约束，一再地消耗体力和精力，所以很早就会呈现衰老的现象。

从生命线分歧，朝着手腕下伸的那条支线，主老当益壮，晚年财运递增、地位高升。

另有一条掌纹与生命线平行的人，主对疾病的抵抗力极强，但因天生体质比较虚弱，所以一定多注意起居生活。

生命线下部出现数条细小支线的人，因具有容易疲劳的体质，所以做事情之前一定要先考虑自己的体力，不可以勉强。

生命线下部之两侧，出现数条细支线的人，表示会因不注意起居生活，而引起荷尔蒙不足的现象，所以一定要自我警惕。

生命线上有数条支线同上延伸的人，主精力旺盛，可以度过富有活动性的生涯。

生命线的支线延伸到木星丘的人，主刚愎自用、自信过人。由于具有旺盛的生命力，所以成功的机会很多。

有其他掌纹明朗深长的横断生命线的人，暗示会引起突延性的疾病或事情，而带来生命的危险。

生命线的中央有隙缝的人，主中年期会罹患大病。倘若断裂的间隔越长，其危险性也越大。

在生命线断裂处，另出现一条并行线的人，表示即使罹患病也很快就会痊愈。

在线条紊乱的生命线上，如果出现四方形，表示症状很快就会好转。

生命线好像形成两座山峰的人，表示会在人生的路上茫然不知所措。

4线：预示抵抗力的强弱

掌纹医学中认为4线起于大小鱼际交接处（以不接触3线为原则），斜行向小指方向（以不接触1线为原则），长短不一。4线虽被称作"健康线"，但它的出现并非表明身体就是健康的。在掌纹诊病的过程中，4线是观察病情的发生、发展的一条线索，因而被叫作"健康线"。

临床医学发现，当一个人健康状况不好的时候，就会出现4线，并且随着症状的深入发展一直加深，身体逐渐恢复时，4线也会慢慢地变浅。出现4线的人大多是脑力劳动者或是体质较弱的人。如果健康线深而长，说明身体状况出了问题，要特别的注意检查肝、肾、呼吸系统的运行状况，以及免疫力是否下降。如果健康线短且浅，那就没什么大碍。

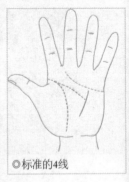
◎标准的4线

❶ 4线的生理意义

4线的出现说明身体有慢性消耗性

病，多数发生在消化系统和呼吸系统，不同的健康线形态反映出不同的脏腑状况。

❷ 4线反映的疾病状况

（1）健康线与心脏病

健康线较长且与生命线交叉，此手相意味着将患有危及生命的重病。健康线细且呈蓝黑色者，要警惕心脏病等循环器官疾病。出现感情线，再仔细观察感情线是否呈链状、金星丘是

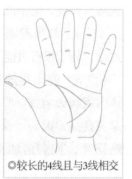

◎较长的4线且与3线相交

否狭窄或拇指根部是否呈现灰黑色，只要出现一种情形，就相当危险。

（2）健康线与神经官能症

健康线与智慧线交叉处有岛者，容易患有神经官能症。神经官能症最初一般只是性情急躁、沉默寡言，症状并不明显，应注意防范。

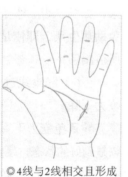

◎4线与2线相交且形成岛形样纹

（3）红色健康线

健康线整条呈红色的人，往往是神经质者，但神经质本身并非是病，而是一种不理想的性格。

（4）健康线上的岛纹与呼吸系统

健康线上出现大岛纹者，往往易患呼吸系统疾病，应特别注意肺、气管、喉咙

和鼻子等的健康。健康线呈链状，且上部接近感情线的部分出现岛，此种手相也表示呼吸系统有问题，易患结核病。如果出现"十""井"字

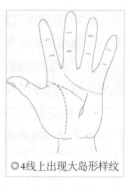

◎4线上出现大岛形样纹

纹，说明呼吸道有炎症。若健康线呈锁链状，并且有明显的岛形样纹，提示患有肺结核病的可能。

（5）健康线与女性健康

出现很长的健康线，向月丘下部或金星丘下部延伸并在该处中断者，往往是患有寒证的女性。女性易患寒证，特点一般为脸色苍白、手足冷、小便清长、舌淡润、苔白滑、脉迟紧等。

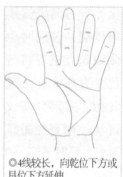

◎4线较长，向乾位下方或艮位下方延伸

（6）健康线呈弯曲状

健康线呈弯曲状，说明肝部出现问题。肝具有解毒和储藏血液的功能，在人体中起着非常重要的作用，如果手上出现这样的纹理，需要及时去医院就诊。

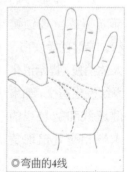

◎弯曲的4线

（7）健康线与发热

健康线出现红色或黑色斑点，不久将会有发热症状的疾病发生，且往往是严重疾病，应提高警惕。

（8）健康线与消化系统疾病

手掌中央出现短而粗的健康线，且附近出现浅黑色、暗红色、褐色等不好的颜色，表示消化系统可能有病变，应及时寻医检查。如果同时生命线中央部分有晦暗色岛，则说明病变已经较严重或者慢性化了。健康线局部中断或呈链状者，消化器官容易受到疾病侵袭；若同时生命线起点呈现晦暗色、有岛或生命线食指下方部分变成链状，则更应提高警惕，及时寻医。如果健康线在智慧线下方接近生命线的位置出现褐色大岛，患消化系统癌症的可能性较大。

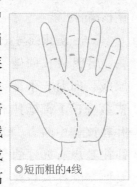
◎短而粗的4线

关于4线反映疾病状况还有以下几种情况。

（1）健康线局部断裂或呈现锁链状，掌部色泽发白，人体消瘦，提示消化系统发生病变。如果健康线和智慧线的末端相交处出现黄褐色斑点或岛形样纹，提示脏器有发生癌变的可能；如果生命线脾区出现岛形样纹，患有癌症的可能性将

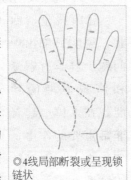
◎4线局部断裂或呈现锁链状

加大。

（2）健康线上出现红色或暗红色斑点，提示身体发热，如果是感冒引起的，及时治疗后斑点会消失；如果不是感冒引起的，那么需要去医院做进一步检查。

（3）如果健康线和智慧线相交处形成岛形样纹，提示此人患有神经官能症。

（4）如果健康线与感情线有红色接触点，表示极有可能患心脏病。

（5）健康线过长切过感情线时提示体内疾病影响到呼吸系统。这时应当少食辛辣食品，因为辛辣食物性质温热，易化热伤津，使病情加重；因为酒属辛热之品，可刺激咽喉及气管，引起局部充血水肿，加重呼吸道症状，因而需要忌酒；食用水果时也要有所选择，比如甘温的水果，如桃、杏、李子、橘子等不宜吃，以免助热生痰，即使是寒性水果，也应当有所节制。

（6）健康线过长切入生命线提示免疫力下降。

导致免疫力下降的因素有很多，要想恢复到好的状态，就要求对症下药。一般说来，导致免疫力下降的原因有以下几点：

一是心理紧张。不安、焦急，对生存环境缺乏安全感等心理劳累会给植物性神经造成不良影响，而植物性神经和内分泌系统及免疫系统有着紧密的联系。

二是肉体劳累。睡眠不足或过度劳累，会跟心理紧张一样加重植物性神经的负担，而且也会给内分泌系统及免疫系统带来不良影响，造成免疫力下降。

三是消极悲观。过于消极悲观的性格

会造成免疫力降低，所以保持心情舒畅很重要。

四是饮食失衡。饮食混乱、进食时间不规律、挑食等都会使提供人体免疫系统所需的营养不足。

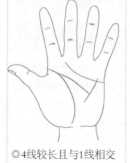

◎4线较长且与1线相交

五是运动不足。运动不足导致体力下降，体力跟不上就难以抵抗劳累，进而造成免疫力下降。

六是过度抗菌。现在社会能给人们提供充足的抗菌药品和商品，但也不要过度清洁，人体的免疫系统一旦适应了过于清洁的环境，那么免疫力就会下降。

要想拥有好的免疫力，就要注意以上几点。

③ 如何增强身体免疫力

（1）合理晒太阳是增强免疫力的一大举措。

（2）借助睡眠。睡眠是消除疲劳、增进生命活力的一种休息方式。睡眠与人体免疫力密切相关。保质保量睡好觉，尽量避免熬夜等不良行为，可使免疫力上升。

（3）多食草本食物。最新研究表明，草本类食物在增强免疫力方面独具魅力，其主要有三大功能：

①均衡人体，调节内分泌腺，使内分泌功能保持正常，从而稳定免疫系统；

②可清除潜入体内的汞、砷、镉、铅等有害物，保护免疫系统；

③提供维生素、矿物质以及其他特殊养分，营养免疫系统。

临床已证实，山楂、生姜对心病有治疗作用，橘子、香菇等在抗肿瘤与毒物方面很有优势，大豆、人参、甘草、丝瓜都是提升免疫功能的佳品。因此，在医生指导下对上述草本类药物、食物进行合理组合食用，对增强免疫力大有益处。

④ 可以增强免疫力的食物

喝茶能增强对细菌的抵抗力。一项新研究认为，茶里含有的一种茶氨酸能增强身体的抵抗力，其效果为咖啡所不具备。

木瓜汁中含有一些可以提高免疫力和抗氧化能力的物质。

吃橘橙番茄可防病。身体健康的人最好通过吃水果、蔬菜来吸收维生素，现在市场上销量较大的西红柿、草莓、胡萝卜、橘橙等都含有大量的维生素。

螺旋藻：螺旋藻的蛋白质含量高达60%~70%，生物价值为68%。螺旋藻含有丰富的胡萝卜素、维生素E和其他维生素，可提高体液的pH值，纠正酸性体质，

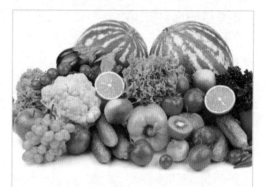

◎身体健康的人最好通过吃水果、蔬菜来吸收维生素，如西红柿、草莓、橙橘等

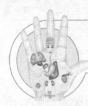

4线的主要病理变化

标准的4线

4线起于大小鱼际交接处，斜行向小指方向延伸，且不接触1线和3线。此线主要反映肝脏免疫功能、机体抵抗力的强弱及身体状况的好坏。

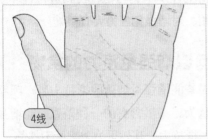

4线

4线上的"岛"形纹

出现深长的4线，且线上出现"岛"形纹，多提示肝的健康状况较差。

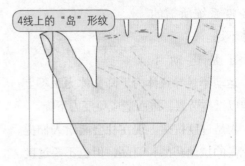

4线上的"岛"形纹

4线切过1线

4线深长切过1线，提示易患呼吸系统疾病。

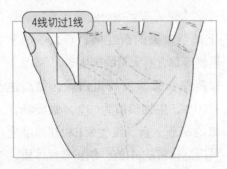

4线切过1线

4线切过3线

4线过长切过3线，提示易患免疫系统疾病，且有危及生命的可能。

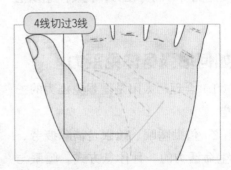

4线切过3线

4线与潜血线形成倒"八"字纹

4线深长配合潜血线形成倒"八"字纹，提示有内出血倾向。

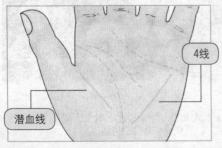

4线

潜血线

4线呈梯形状

4线断断续续，呈片断形或梯形，提示消化系统功能衰退。

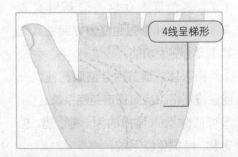

4线呈梯形

使人体处于略碱性，从而提高人体免疫力，并具有抗肿瘤、抗艾滋病的作用。

芦荟：芦荟与郁金香、大蒜、洋葱、野百合一样属于百合科多年生草本植物，主要生长在干燥炎热的地区，具有极强的生命力，可清热排毒、缓泻、消炎抗菌，增强免疫力，还可护胃保肝和护肤美容。

生姜：既是调味品又是营养品，主要作用是抗凝血、降血脂、预防脑中风。切成薄片生吃效果最好。

香菇：从古到今，香菇一直被称为"长生不老药"。它对病毒体有极好的过滤作用，云南的"香菇火锅宴"是强身壮体的药膳。

牛奶和黄豆：牛奶和黄豆都属于高蛋白食品，研究发现：牛奶中的酪蛋白和卵清蛋白可增强呼吸道和内脏器官抗感染的能力，防止病毒和细菌粘到呼吸道上。黄豆中的大豆蛋白被人体消化、吸收和利用的程度极高，它和乳蛋白也可以构成体内的抗体。

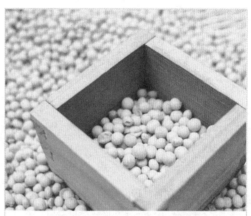

◎黄豆可增强机体免疫、防止血管硬化、促进骨骼发育、抗氧化及抗衰老作用

5线：预示社会生活状况与生存关系

5线又叫事业线，也是人们口中所说的玉柱线、命运线。《麻衣神相》中说："玉柱纹从堂直去，为人胆识必聪明，学堂更得文光显，一定中年作相公。"即由掌根部向中指底部丘（即"离宫"）伸展的一条纹线。它如同一根顶天立地的玉柱，将整个宇宙（人这个小宇宙）支撑着，故称"玉柱线"。此线主要表明人的聪明和胆志情况，若其线长得清晰、明了、通达，则表示此人智慧丰富、聪明过人，而且胆识也过人，故而能利用自己的过人才智和胆识成就一番事业。如果"玉柱线"生得清晰、明光，无杂纹冲断，那么此人文化程度也将比较高。

正常的事业线应当是细而浅，如果事业线向上延伸到中指处，说明此人事业心很强，在工作上比较投入且颇有成就。但

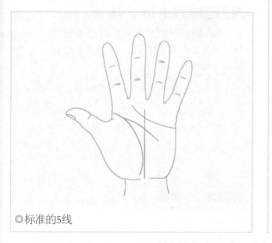

◎标准的5线

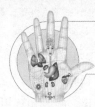

5线的主要病理变化

标准的5线

　　5线起于坎位，向上通过掌心，直达中指下方，主要反映心血管系统和呼吸系统的健康状况。

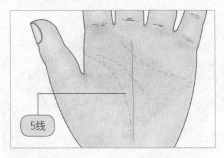

5线

无名指下2条平行5线

　　无名指下有2条平行的5线延伸向1线，提示可能患有高血压。

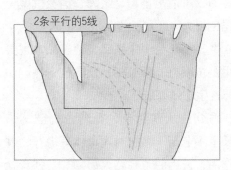

2条平行的5线

5线始端的"岛"形纹

　　5线始端出现"岛"形纹，提示胃肠的消化吸收功能差，常会有腹部胀气的症状。

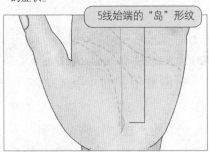

5线始端的"岛"形纹

5线末端的"岛"形纹

　　5线末端出现如羽毛球拍形状的长竖"岛"形纹，提示患有胃下垂。

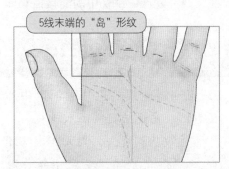

5线末端的"岛"形纹

5线在离位分支

　　5线深长到离位处分成3个分支，提示容易患有肺心病。

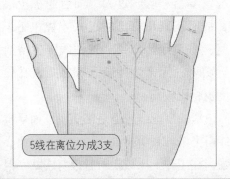

5线在离位分成3支

5线延伸到中指下方

　　5线深长到中指下方代表患有慢性病，主要是心肺功能减退，中晚年易患心脑血管疾病。

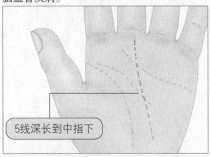

5线深长到中指下

是因为工作上体力消耗太多，以至于身体状况欠佳，此类人在中晚年时期容易发生心脑血管方面的疾病。

① 5线的生理意义

（1）是一个人适应能力强弱的表现。

（2）是一个人人生际遇的表现。

（3）能够体现一个人事业的顺逆。

② 5线反映的疾病状况

（1）5线根部出现了岛形样纹，说明此人消化系统功能减弱，需要规律合理的饮食。

（2）5线的尾端出现大量的细小纹理，提示经常出现胸闷气短的症状。

（3）5线过长，说明此人大多是伏案工作者或是学生，提示在工作和学习时要注

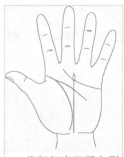

◎5线根部出现了岛形样纹

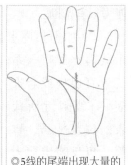

◎5线的尾端出现大量的细小纹理

意运动，劳逸结合。

（4）5线与1线相交处有很多细小纹理，整个看起来呈羽毛状，提示此人患有肺炎。

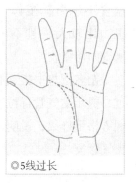

◎5线过长

③ 闲聊命运线

命运线自生命线上升者，须赖自己努力奋斗而成功，白手生财成家。

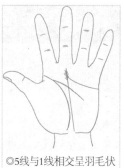

◎5线与1线相交呈羽毛状

命运线自坎宫上贯不断，穿越天纹、人纹者，一生顺畅，生活稳定。再有好的太阳线配合，主事业有成，名利富贵。

命运线止于智慧线，主此人判断失误，以至影响事业，大多在中年失败。

命运线止于感情线，因沉溺于爱情，影响其事业和前程的发展。发生的年份依据感情线流年推断。

命运线多间断，主事业波折多，甚至失败。在间断的年份，生活多发生变化，工作有变动，或主疾病。

命运线交错，主事业或环境变迁，在变换生活环境或事业后，重新渐入佳境。

命运线起自生命线内金星丘，透出天人二纹，主早年纵情色，中年后改正而致力于事业，终有所建树而成功。

命运线前半部分没有，而后半部分有，起自智慧线，为35岁后有发展。

命运线弯曲、折断向上，多主做事阻碍重重，一生理想不容易实现。

命运线有数条向上的支线，此人职业多变。

命运线底部有三叉形，此人幼年家庭不幸。

6线：反映近期身体健康状况

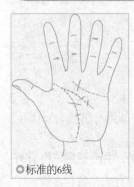

◎标准的6线

6线又称"障碍线""干扰线"，不仅是因为它横切了3大主线和某些辅线的缘故，还在于它干扰疾病的恢复。当然，它的出现也有好的方面，那就是可以提示疾病的方位，以便诊病者能够更准确迅速地找到疾病的症结。6线在某种程度上说明，之前讲过的5条线所暗示的疾病病情有所增加，也就是说手上的6线越多，身体状况越不好，一些细小的6线也有可能演化为"十""井""米"字状纹，这就是后面会详细讲述的病理纹。

❶ 6线的生理意义

说明此人心思细腻，考虑问题周到全面，但如果不把握好度，则会忧思过度，伤及肾脾。

❷ 6线反映疾病状况

（1）超过1厘米长的6线切入3线时，可以查看出其所在位置对应的脏腑曾经出现过问题，已经治疗痊愈，但是对身体产生了影响。

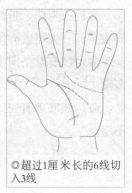

◎超过1厘米长的6线切入3线

（2）超过2厘米的6线切入3线，提示可能患有心脑血管疾病或者癌症。预防的办法为提高身体免疫力，改掉平时不良的生活习惯，以增强身体的抗病能力。现

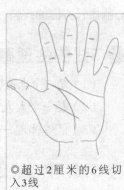

◎超过2厘米的6线切入3线

代医学研究表明，银耳能够促进T细胞和B细胞增多，增加淋巴细胞转化率，提高免疫球蛋白G、A及总补体；增加巨噬细胞吞噬能力，促进抗体的形成；兴奋骨髓的造血功能；促进蛋白质和核酸的合成，因而在食疗里银耳香菇羹对于增强身体抗病能力很有帮助。

（3）超过1厘米长的6线切入1线，提示其消化和呼吸系统患有疾病或者炎症。1线附近所代表的位置是肠、胃等，也反映出此人的生活习惯较差，饮食不规律，工作压力比较大，且不懂得如何释放。

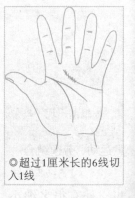

◎超过1厘米长的6线切入1线

无名指与中指下的1线上有过多6线穿过，提示支气管部位有炎症。如果此处出现方格形样纹，说明此人曾经患有严重的支气管炎。

支气管炎是由炎症所致的呼吸系统疾

病，分为急性和慢性两种类型。急性支气管炎通常发生在感冒或流感之后，可有咽痛、鼻塞、低热、咳嗽及背部肌痛。慢性支气管炎往往因长期吸烟所致，可有呼吸困难、喘鸣、阵发性咳嗽和黏痰。支气管区出现"井"字样纹，提示支气管的炎症已转为慢性。

支气管炎患者要依据病情的寒热选择不同的食物。如属寒者用生姜、芥末等；属热者用茼蒿、萝卜、竹笋、柿子、梨子等。体虚者可用枇杷、百合、胡桃仁、蜂蜜、猪肺等。饮食宜清淡，低钠，能起到止咳平喘，化痰的功效。常见的食品有梨、莲子、柑橘、百合、核桃、蜂蜜、菠萝、白果、鲜藕、大白菜、小白菜、菠菜、油菜、胡萝卜、西红柿、白萝卜、枇杷等。要补充维生素，多吃一些新鲜蔬菜和水果。多补充蛋白质，瘦肉、豆制品、山药、鸡蛋、动物肝脏、绿叶蔬菜等食物中含优质的蛋白质，应多吃。

（4）超过2厘米的6线切入三大主线时，提示患有慢性消耗病。

（5）超过2厘米的且深沉的6线出现在艮位、震位的交界处，伴有掌部发红，提示有出血倾向。

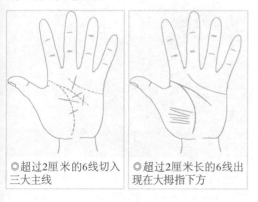

◎超过2厘米的6线切入三大主线

◎超过2厘米长的6线出现在大拇指下方

（6）掌面上出现大量的细小、短浅、紊乱的6线，提示近期生活不规律，比如熬夜、不按时吃饭，也暗示工作或生活压力较大。

❸ 中医里的情绪控制法可使6线遁形

6线被称作"障碍线"，主要是因为它影响了疾病的痊愈。而出现6线很大程度上是因为人们对于自己的病情和生活状态感到忧虑。因而要想使6线"遁形"，主要的还是调治好自己的情绪和精神状态。

七情六欲是人的本性，人们都不可避免的会产生这样或那样的情绪。但任何情感都要发挥有度，以不为过为原则。如果出现不良情绪要及时调整，以免进一步恶化。对此，中医自有一套情绪控制法。

（1）按摩膻中穴

生气郁闷时，人会习惯性的拍打胸脯，其实表面看是在打胸脯，而实际上打的是膻中穴。膻中穴位于两个乳头连线的中间点，正中心的心窝处，是心包经上的重要穴位，是主喜乐、主高兴的。如果膻中穴不通畅，人就会郁闷，这对人的身体是不利的。在西医里，膻中穴就是胸腺，是人体的免疫系统，从人出生以后它就会慢慢退化，所以我们要经常按摩刺激这个穴位，以增强人体的免疫力。

（2）双手合十

我们知道佛家对人表示问候和尊重时，都会双手合十。其实，从中医的角度来说，双手合十其实就是在收敛心

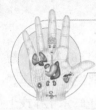

6线的主要病理变化

标准的6线

6线是横切各主线或辅线的不正常纹线，位置不固定，主要反映近期身体的状况。

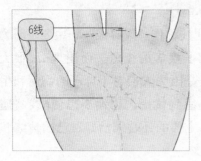

6线

6线经过1、2、3线延伸向拇指下

有一条平直的6线从1线下出发，穿过2线，侵入3线，向拇指关节腔延伸，且此线呈断续状，提示可能患有肿瘤。

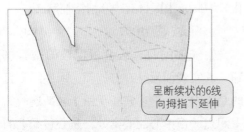

呈断续状的6线向拇指下延伸

多条6线切过1线

无名指与中指下的1线有多条6线穿过，提示患有慢性支气管炎。

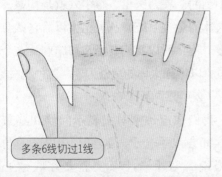

多条6线切过1线

6线切过1、2、3线

2～3厘米长的6线切过1、2、3线，提示患有慢性消耗性疾病。

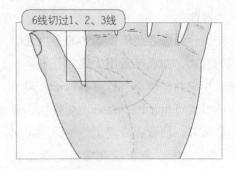

6线切过1、2、3线

6线切过3线

深长的6线切过3线，提示相应年龄时期，可能发生重大疾病。

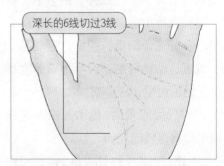

深长的6线切过3线

出现大量6线

手上突然出现大量细小、浅短的6线，提示近期常有饮食不规律、熬夜或工作压力较大的情况。

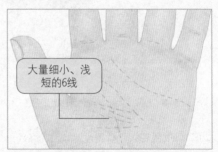

大量细小、浅短的6线

包。双手合十的动作一般停在膻中这个位置，那么掌根处正好是对着膻中穴。这样做，人的心神就会收住，一合十，眼睛自然会闭上，因为心收敛了，眼睛自然也会收敛。

（3）按压太阳穴

太阳穴位于眉梢与眼外眦之间向后1寸许的凹陷处。当人们患感冒或头痛的时候，用手摸这个地方，会明显地感觉到血管的跳动。这就说明在这个穴位下边，有静脉血管通过。因此，用指按压这个穴位，对脑部血液循环产生影响。不光是烦恼，对于头痛、头晕、用脑过度造成的神经性疲劳、三叉神经痛，按压太阳穴都能使症状有所缓解。

按压太阳穴时要两侧一起按，两只手十指分开，两个大拇指顶在穴位上，用指腹、关节均可。顶住之后逐渐加力，以局部有酸胀感为佳。产生了这种感觉后，就要减轻力量，或者轻轻揉动，过一会儿再逐渐加力。如此反复，每10次左右可休息较长一段时间，然后再从头做起。

（4）拨心包经

腋窝下面有一根大筋，用手掐住然后拨动它。每天晚上拨十遍，这样坚持下去就可以排去郁闷和心包积液，增强心脏的活力，从而增强身心的代谢功能。

另外，对经常处于萎靡状态、有忧郁倾向的人来说，每天在上午接受日照半小时，每周到郊外呼吸一下新鲜空气，对缓解不良情绪也很有效。

7线：提示血压是否稳定

7线又称"太阳线"，是位于无名指下的一条竖线，也可当作是5线的辅线。掌纹临床医学发现，7线与人体的血压有关。

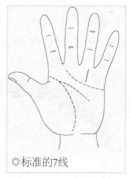
◎标准的7线

❶ 7线的生理意义

（1）反映一个人气质、精神状态。

（2）反映人的智能，技术。多年临床验证，有成就的作家、教授以及事业成功的人均有发达的太阳线。

❷ 7线反映的疾病状况

（1）7线过长切过1线，交感神经区扩大，提示高血压

高血压是一种以动脉血压增高为主的常见临床综合征，西医认为这种病不能彻底治愈，只能靠服用降压药来维持。中医则指出：高血压的产生与人体的肝肾两脏关系密切，并且以肝肾阴虚和肝阳上亢为主，只要合理地调

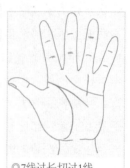
◎7线过长切过1线

肝养肾，使其恢复到正常的生理状态，高血压是可以根治的。

研究表明，高血压除了种族、遗传、年龄作用之外，主要是生活方式和行为所致，如过量食用钠盐；身体肥胖，缺少运动；大量吸烟；情绪不稳定，易动怒；过多食用高脂高热量的食物等。对于高血压的调理，可采用五大饮食疗法：早餐时吃些甜瓜和酸奶；多喝橙汁；清晨避免过度疲劳；少喝咖啡；经常吃些大蒜。中药、针灸以及走罐等方法也可以起到很好的疗效。

（2）7线没有穿过1线，交感神经区缩小，手部平坦，提示低血压

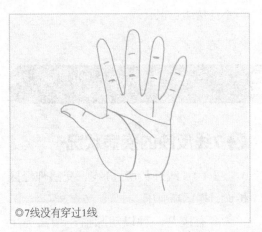

◎7线没有穿过1线

低血压指由于血压降低引起的一系列症状，如头晕和晕厥等。低血压可以分为急性低血压和慢性低血压。无论是由于生理或病理原因造成血压收缩压低于100毫米汞柱，那就会形成低血压。低血压的危害有：头晕、乏力、面色苍白，工作能力下降；一般情绪比较低落，易患忧郁症；低血压比较严重的时候，会出现昏厥的症状，突然昏厥容易造成骨折等外伤；低血压严重者，会出现听力下降，视力也跟着模糊，并且会大大增加老年性痴呆症的发生；患者会出现口齿不清、呼吸困难，严重者需要长期卧床，影响正常生活。

患有低血压的人要注意以下几点。

①荤素兼吃，合理搭配膳食，保证摄入全面充足的营养物质，使体质从纤弱逐渐变得健壮。

②如伴有红细胞计数过低、血红蛋白不足的贫血症，宜适当多吃富含蛋白质、铁、铜、叶酸、维生素B_{12}、维生素C等造血原料的食物，诸如猪肝、蛋黄、瘦肉、牛奶、鱼虾、贝类、大豆、豆腐、红糖及新鲜蔬菜、水果。可以起到纠正贫血，有利于增加心排血量，改善大脑的供血量，提高血压和消除血压偏低引起的不良症状的作用。

③莲子、桂圆、大枣、桑葚等果品，具有养心益血、健脾补脑之力，可常食用。

④伴有食少纳差者，宜适当食用能

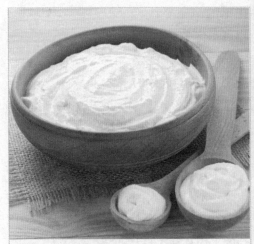

◎患有低血压的人适量常吃，脑、肝、蛋、奶油、鱼子、猪骨等食品

刺激食欲的食物和调味品，如姜、葱、醋、酱、糖、胡椒、辣椒、啤酒、葡萄酒等。

⑤与高血压病相反，本病宜选择适当的高钠、高胆固醇饮食。含胆固醇多的脑、肝、蛋、奶油、鱼子、猪骨等食品，适量常吃，有利于提高血胆固醇浓度，增加动脉紧张度，使血压上升。

小贴士

据科学研究，香气能让自律神经中的副交感神经更加活跃，对于释放压力、血压稳定都有很好的效果。所以在家里或办公室内放一些有香气的鲜花，如百合等，可以有效缓解疲劳。

③ 闲聊太阳线

（1）太阳线由手掌底部向太阳丘上升

具有此线的人，不但在社会上有名声，而且也获得事业成功或财运的吉相，如果再和事业线并行，其幸福更加倍增加。

（2）太阳线起自掌之基部，直上太阳丘

表示此人年轻时走运，一切发展都很顺利，一生荣华富贵，可名利俱收。

（3）太阳线由火星平原上升

在历尽艰辛之后，过了中年可获成功之吉相，但太阳线务必强而有力直升太阳丘才行。

（4）太阳线起自掌心

表示这人中年之后才能渐有发展，中年前波折重重。

（5）太阳线发起自月丘

表示需靠他人相助才能得到成功。

（6）太阳线起自生命线内的金星丘

表示有丰富爱情，以及善良之心，必能获良好之伴侣，婚后夫妇亦能互敬互爱，白头偕老。

（7）太阳线重叠又出现破损之状

具此手纹之人，对任何事都喜沾手但又不能深入研究，太阳线中断后又互相连系，表示中断那一年，生活上会有了转变。

（8）深长形的太阳线

可说是吉星高照，它能使你成为受人欢迎的人物，并发挥自己的才能，且受到上级的赏识，对事业上种种波折都能够一一克服，而且一帆风顺，获得极大成功。

④ 民俗中关于太阳线

太阳线又名成功线表示成功或人缘关系。这条线可由各不同的位置升起，但其尖端都伸向太阳丘（无名指根部）。这条线又可叫作运势线，可以看出成功运势的好坏；这条线固然以长的为好，但是长而无劲者，总不如短而有劲的；命运线表示竞争激烈的社会生活，太阳线则表示受赏识或得人缘线条，容易成功，因此纵然命运线很好，而没有太阳线的话，凭你如何奋斗，还是得不到人家的赏识，相反地，虽然命运线极为贫弱，而太阳线至为明显，则必将遇到赏识与援助，得到超越自己能力以上的评价，太阳线与命运线均明显，则容易得到人缘受人器重。

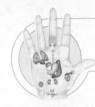

7线的主要病理变化

标准的7线

　　7线是一条位于无名指下的竖线，一般不超过1线。此线主要反映血压的高低。

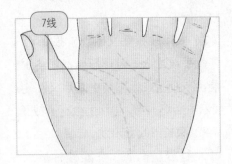

7线

7线未切过1线

　　7线没有切过1线，且交感神经区缩小，提示多患有低血压。

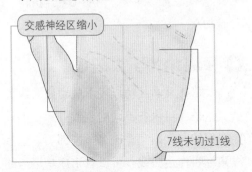

交感神经区缩小

7线未切过1线

7线旁有"米"字纹

　　7线旁出现"米"字纹，提示患有高血压，并伴有心肌供血不足。

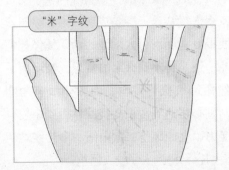

"米"字纹

7线穿过1线

　　7线穿过1线，交感神经区扩大，提示多会出现高血压。

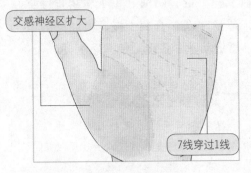

交感神经区扩大

7线穿过1线

出现一条或多条7线

　　有一条或多条7线，且线较长，提示容易患颈椎增生。

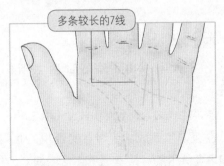

多条较长的7线

7线与干扰线形成"丰"字纹

　　7线有干扰线切过，形成"丰"字纹，提示易患慢性支气管炎。

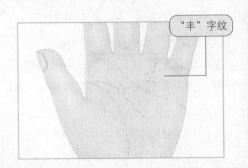

"丰"字纹

8线：提示生活不规律

8线又称为"放纵线"，出现于小鱼际根部，由手掌下方向3线延伸，粗而短。8线的出现说明生活不规律，长期熬夜、用脑过度、心力交瘁，体力过度消耗。手上有8线的人，通常以安眠药助睡，且性生活无节制，多伴有神经衰弱症。如果不改变这些不好的生活习惯将会产生很严重的后果，比如糖尿病、高血压、高血脂等病症。这些病症又极易引起导致肾、眼、足等部位的衰竭病变，且无法治愈。所以除了要注意改良生活习惯外，还要注意对糖尿病、高血压的预防，要注意饮食有节，吃饭要定时定量，荤素搭配，多吃蔬菜和水果，注重对水的摄入，注意保持体重的标准化；要培养平和的心态，避免情志失调，肝气郁结；要适当有效地运动以抵抗疾病侵犯。

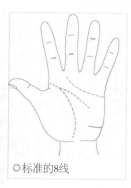

◎标准的8线

① 8线的生理意义

（1）说明此人意志力薄弱，容易受外界环境的影响。

（2）说明生活不规律。

（3）提示可能接触毒品或麻醉品。

② 8线反映疾病状况

（1）手上出现了3条8线，提示此人患有糖尿病，不过是在初期。

平时生活很有规律，为了工作得加班，通宵达旦地工作，这会影响到你胰岛素的正常分泌，长此以往会导致血糖代谢的失调，而出现糖尿病。但是出现8线不代表着就一定已经患有糖尿病。出现8线说明近期的生活状态出现了改变，如果不注意，将会导致胰岛素代谢的问题；如果注意了，并且加以调整，胰岛素代谢是不会出现异常的。嗜烟、酒，长期服用安眠药等，都会导致胰肠功能异常，引发糖尿病。

糖尿病是一种血液中的葡萄糖容易堆积过多的疾病。从目前的调查看来，糖尿病已经渐渐的低龄化，这与现代人不注重身

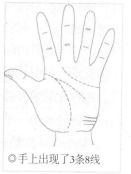

◎手上出现了3条8线

体健康是有直接的关系的。

患有"糖尿病"的人尽管已吃了不少食物仍有饥饿感，体重减轻、嗜睡等，总让人觉得周身哪处不对劲，去医院检查又是没有问题的。等到能够感觉到某处的明显情况时，"糖尿病"的病情已发展到一定程度了，并且可怕的并发症亦随之悄悄地在全身各处潜移默化着。

对糖尿病患者来说，饮食调理尤为重要。糖尿病人的饮食口诀为"多吃家中饭，少吃饭店饭；多吃蔬菜，少吃主食；多吃粗粮，少吃细粮；多吃粗食纤维，少

吃大鱼大肉；多吃半饱饭，少吃到嗓子眼饭；多锻炼身体，少堆积脂肪；多坚持均衡营养，少坚持想吃啥吃啥。基本经验是：吃得少，吃半饱；吃粗细，吃荤素；吃均衡，吃营养；晨吃好，午吃少，晚更少。"在坚持上述原则的基础上还需把握两点，一定要有饥饿感（在不饿的情况下没必要像完成任务似的必须吃）；要学会吃半饱。

（2）3线肾区出现一条深长的8线，说明糖尿病已经影响到了肾脏的代谢功能。

肾脏是一个产生尿液、排泄废物的器官，从心脏输出血量的25%经过肾脏，通过肾脏的滤过、重吸收和稀释浓缩功能，保留人体所必需的物质，排泄无用的代谢废物及毒性物质；同时它又是一个调节器官，通过分泌激素样的物质调节体内的代谢。因此肾脏是一个多功能器官，它在维持人体内环境的稳定性中起着重要的作用。当糖尿病引起肾功能严重障碍时，人体内环境就会发生紊乱，其主要表现为代谢产物在体内蓄积，水、电解质和酸碱平衡紊乱，并伴有尿量和尿质的改变以及肾

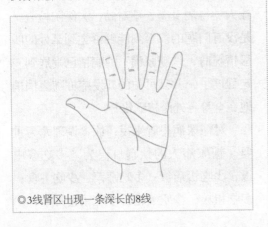

◎3线肾区出现一条深长的8线

脏内分泌功能障碍，进而引起一系列病理生理变化。患有糖尿病的人，如果手上的8线横穿过3线肾区的话，定期检查时一定不要忘了检查肾脏功能。

（3）乾位出现1条或3条8线，且十指端红，多提示生活不规律，长期熬夜。

（4）8线呈曲线状，说明生活不规律，并且已经对身体的脏器产生一定的影响。

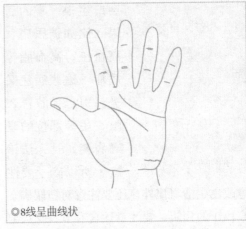

◎8线呈曲线状

（5）如果小儿手上出现放纵线，提示长时间俯卧睡觉或经常夜啼。

❸ 情绪与糖尿病、8线的关系

手上出现8线是糖尿病的暗示，糖尿病的出现暗示着人的情绪方面出现了问题。

如果一个人患有疾病，那么毫无疑问，各种繁多的检查和治疗会给他的工作和生活带来很多烦恼。糖尿病正是这种让人讨厌的疾病，当患者得知自己必须终生与糖尿病做斗争时，他心情的沉重可想而知。

糖尿病不可根治，如果不及时配合治疗控制病情，还会伴有各种严重的并发症，给患者的心灵蒙上一层阴影，患者会

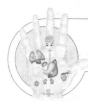

8线的主要病理变化

标准的8线

8线位于小鱼际的腕横纹上1~2厘米处，是一条向内延伸的短横线，主要见于生活不规律或嗜酒、长期服用安眠药、麻醉品的人。此外8线还可反映糖尿病的发生。

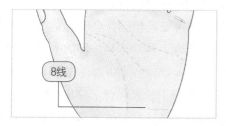

8线

8线穿过肾区

一条深长的8线横穿过3线肾区时，提示糖尿病已经直接影响到肾脏的代谢功能。

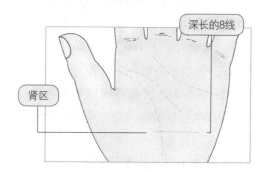

深长的8线

肾区

乾位的8线

乾位出现一条8线，且有13线形成，提示患有糖尿病。

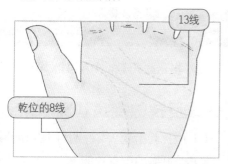

13线

乾位的8线

三条8线

出现三条8线，提示容易患糖尿病。

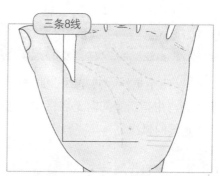

三条8线

弯曲的8线

出现弯曲的8线，提示生活不规律，需要调整作息。

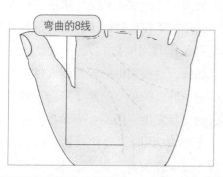

弯曲的8线

8线杂乱

出现杂乱的8线，提示易失眠、多梦，是神经衰弱的信号。

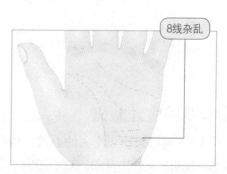

8线杂乱

产生恐惧心理，然后四处求药、八方投医。这种求医心切的心理，一则会延误治疗，导致病情加重；二则期望往往落空而陷入迷茫之中，极易产生消极心理，而这样的患者往往很难配合医生的治疗。

在糖尿病的治疗过程中，医生发现患者的情绪和病情有密切关系，不良情绪会影响其康复，尤其是40~50岁的女性患者和60~70岁的男性患者，情绪变化幅度大，这可能是更年期精神紧张或情绪波动引起交感神经兴奋，促使血糖水平升高，病情反复出现。此外，有的患者对自己的病满不在乎，无所顾忌，我行我素；有的患者则表现为精神萎靡、情绪低落，甚至拒绝治疗；大多数患者的情绪受

血糖、尿糖指标所左右，当指标正常或接近正常时，认为完全治愈了，便放松饮食治疗，甚至自己停服降糖药物；当指标急剧上升、症状重现时，情绪又紧张恐惧。这些患者因为情绪波动很大，所以病情很难控制。

由此可见，情绪因素在糖尿病的发生、发展和治疗中至关重要。紧张、激动、压抑、恐惧等不良情绪，会引起脑垂体分泌的生长激素、神经末梢分泌的去甲肾上腺素、胰岛α-细胞分泌的胰岛血糖素、肾上腺分泌的肾上腺素和肾上腺皮质激素的分泌大量增加。这些激素都是升高血糖的激素，也是与胰岛素对抗的激素，因此当患者有不良情绪时，糖尿病容易复发。

9线：提示过敏体质

9线又叫金星线、过敏线、肝线，是起于食指与中指指缝间向无名指与小指的指缝下连接的弧线。

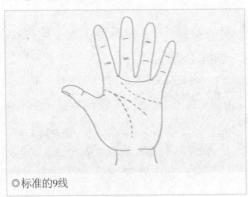

◎标准的9线

❶ 9线的生理意义

（1）能够反映一个人的心理，情绪状态，说明此人性格直爽，脾气急躁。

（2）提示此人不能或者尽量少饮酒。

❷ 9线反映的疾病状况

（1）手上出现9线说明肝脏功能减退，尤其是肝脏的解毒功能。

（2）提示此人是过敏体质。

在实验观察中，研究人员发现不孕症的夫妻双方手上都有9线，并且这些人有很多都是常年在电脑前工作的人，并且使用电脑工作时间越长的人，9线就会越深并且加长。这说明电脑辐射使人体发生过敏反应，肝脏的免疫功能下降会导致过敏症状的反复发生。因而，不孕症的夫妻双方手上都有9线时，要检查精液或卵子是否因为过敏体质而产生了抗体，从而导致

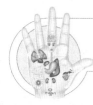

9线的主要病理变化

标准的9线

9线起始于食指与中指指缝间，以弧形延伸到无名指与小指指缝间。有这条线的人多为过敏体质，肝脏不好，对有害物质的代谢、排除能力下降。

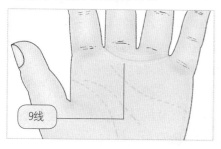

9线

9线中央的"岛"形纹

9线中央有一个"小岛"形纹，代表患有甲亢或肿瘤。

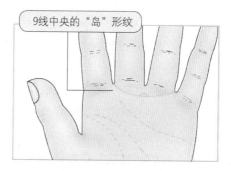

9线中央的"岛"形纹

9线与1线相交

9线向下弩张交于1线，提示易患肺结核病。

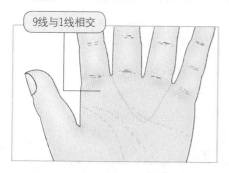

9线与1线相交

寸断的9线

女性出现寸断的9线，提示泌尿生殖系统功能较弱，可能会不孕。

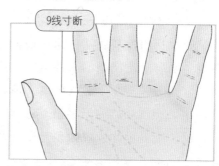

9线寸断

9线间断且分层

9线间断且分成多层，提示易患神经衰弱。

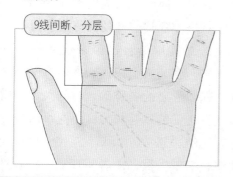

9线间断、分层

出现多条9线

有多条深而长的9线出现，提示肝脏免疫功能低下，易导致反复过敏。

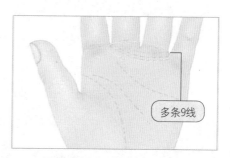

多条9线

的不孕症。

如近些年来，有这条线的人数逐渐增多，尤其是在工业发达的城市，这说明在空气污染和药品的影响下，人的体质也会过敏。当手上出现多条9线时，提示是由肝脏免疫功能下降引起的过敏，并且过敏会反复发作。

过敏体质一般是将容易发生过敏反应和过敏性疾病而又找不到发病原因的人，称之为"过敏体质"。具有"过敏体质"的人可发生各种不同的过敏反应及过敏性疾病，如有的患湿疹、荨麻疹、有的患过敏性哮喘，有的则对某些药物特别敏感，

可发生药物性皮炎，甚至剥脱性皮炎。过敏体质人群常见的食物过敏症状有：呼吸系统出现鼻炎、气喘、咳嗽症状；眼睛瘙痒或红肿；皮肤出现风块疹、湿疹、血管水肿、红斑、瘙痒现象；消化系统则可能产生腹痛、恶心、呕吐、腹泻、消化道出血、口咽部瘙痒有异物感等不适。

肝脏的生理功能有：解毒功能、代谢功能、分泌胆汁、免疫防御功能等，因而如果肝功能下降，就会使人体的抗过敏细胞下降，从而导致身体出现过敏反应。如果是过敏体质的话，最直接的避免办法就是远离过敏源。

10线：反映精神与视力状况

10线又叫"土星线"，形状类似于9线，位于中指的根基底部，为一条半月形弧线。手上出现10线的人性格比较孤僻，其主要的病症在于肝气郁结，情志不舒。如果10线旁边的无名指下方出现岛形样纹，则提示此人视力差与家族遗传有关。

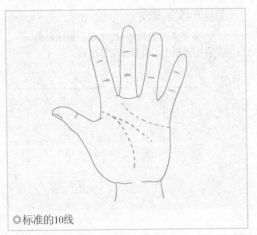

◎标准的10线

❶ 10线的生理意义

提示此人性格孤僻，不合群，经常会出现情绪不佳、低沉、悲观、厌世，莫名的忧伤和苦恼，易患抑郁症。

❷ 10线反映的疾病状况

（1）10线明显且深沉，提示肝气郁结，情志不畅。这个病理主要是和人的性情有关，因而，手上出现10线的人，要注意培养豁达、开朗的心性。可以多结交一些能够给自己带来快乐情绪的人，平时多与之交谈，凡事留有三分热度，保留一定的新鲜感，时间久了，就会觉得生活的乐趣和美好。遇事时要冷静客观地去思考，如果不能控制自己的情绪，那就数数，或者写日记，把心里

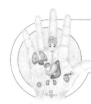

10线的主要病理变化

标准的10线

10线在中指掌指褶纹下，为一弧形半月圆。这条线多提示其人性格孤僻，常有肝气不疏的症状。

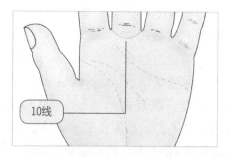

10线

10线上的"米"字纹

10线上有"米"字纹，且3线上有"岛"形纹，提示患有眼病，而且非常严重。

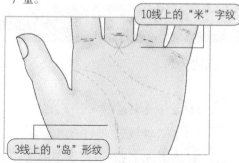

10线上的"米"字纹

3线上的"岛"形纹

10线伴有"丰"字纹

手掌上有10线出现，并且1线与2线之间有"丰"字纹，提示精神严重抑郁，甚至有自杀倾向。

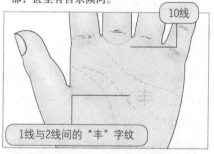

10线

1线与2线间的"丰"字纹

10线伴有大量6线

手掌上有明显的10线和大量的6线，这种掌纹特征多见于过大的精神压力所致的精神紧张型失眠患者。

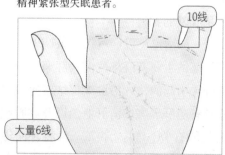

10线

大量6线

10线伴有1线上"岛"形纹

10线伴有无名指下1线上的"岛"形纹，提示视力差，而且是由于遗传的原因。

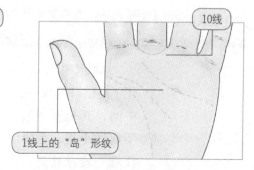

10线

1线上的"岛"形纹

深刻明显的10线

出现深刻而明显的10线，提示常年有精神压力导致的心理紧张，有精神抑郁的现象。

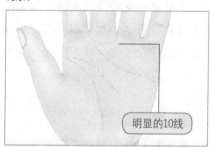

明显的10线

不痛快的感受都写出来；或者找一个无人的地方去呐喊，把体内的垃圾情绪全都清除出去，这样就会不伤害到自己的身体了。在闲暇时可以为自己做点好吃的，让自己时刻保持清爽的心情，时间久了，就会形成习惯。以此避免对身体尤其是肝脏的损害。

肝气郁结也可以通过饮食来调理，目前肝气郁结主要有肝郁气滞、肝火上炎、脾虚肝乘引起的，一般肝气郁结者应多吃一些具有疏肝理气，清肝泄热以及健脾益气功效的食物，如：芹菜、茼蒿、西红柿、萝卜、橙子、柚子、柑橘、苦瓜、苦菜、西红柿、绿豆、绿豆芽、黄豆芽、芹菜、白菜、包心菜、金针菜、油菜、丝

瓜、李子、青梅、扁豆、高粱米、薏米、荞麦、栗子、莲子、芡实、山药、大枣、胡萝卜等。

（2）10线附近无名指下方出现岛形样纹，则提示此人视力状况不好，并且与家族遗传有关。体内缺乏维生素A，会使眼眶内压力增大，进而导

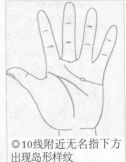

◎10线附近无名指下方出现岛形样纹

致眼球外凸，前后距拉长，形成近视。含维生素A的主要事物有猪肝、鸡肝、牛奶、南瓜、菠菜、辣椒，胡萝卜等，适宜多吃。

11线：揭秘生殖、泌尿系统的健康状况

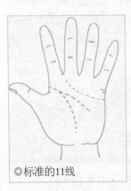

◎标准的11线

11线又叫性线，位于小指根部与1线中间，其长度一般不超过小指，色泽浅红，较深且直，明晰不断。一般人手上都有两至三条11线，如果手上没有11线或只有一条的话，女性多为月经不调，子宫发育不良，并有不孕症；男性则多患有少精或无精症，或者阳痿。这也是被称为性线的原因。

① 11线的生理意义

反映生殖功能的强弱，粗而深为强，

细而浅为弱。

② 11线反映的疾病状况

（1）若性线过长，到达了无名指下方，提示肾炎、前列腺炎，听力下降或者耳鸣。

（2）若手上只有一条或者没有性线的话，对男性

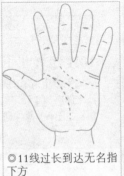

◎11线过长到达无名指下方

来讲，多患有少精、无精症，或者阳痿；对女性来讲，多为月经不调，子宫发育不良，且有可能导致不孕症。

中医认为肾主藏精，主发育与生殖。

肾精充盛，则人体生长发育健壮，性功能和生殖功能正常。肝主藏血，肝血充养，则生殖器官得以滋养。脾主运化，水谷精微得以布散，精室得以补养，才能使精液充足。凡肾、肝、脾、心等脏腑功能失调，均会影响生殖功能，出现生殖功能低下的症状。在药物治疗的同时，配以适当的饮食调理，对改善生殖功能具有较好的效果。

男性不育要多食动物内脏，适量食用肝、肾、肠、肚、心等动物内脏，有利于提高体内雄激素的分泌，增加精子数并促进生殖功能。我们知道，肾藏精而主生殖，肾气的强弱，直接和月经及孕育有着密切的关系；肝藏血而主疏泄，一旦肝气郁滞，那么血行就会不畅，从而导致月经不调，为孕育造成障碍。因而，当女性出现月经不调时，需要及时就诊，以免引发更严重的后果。

（3）尾端出现岛形样纹。对于男性来讲，多是前列腺增生。前列腺增生又称前列腺肥大，常见于老年男性，亦是泌尿外科的一种常见病。此症属于中医"癃

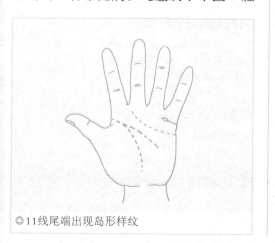

◎11线尾端出现岛形样纹

闭""淋症"等范畴，临床分为肾气不足、气滞血瘀、热毒郁结三个证型，尿频、尿急、夜尿增多及急迫性尿失禁。尿频是前列腺增生的早期信号，尤其夜尿次数增多更有临床意义。患有前列腺增生的人应注意饮食清淡，多食青菜水果，戒烟少酒，少食辛辣，并保持大便通畅。

对女性来讲，11线尾端有岛形样纹多为尿路感染。女性尿道较短，容易招致上行感染，经期、更年期、性交时更易发生。妊娠时由于内分泌与机械性原因使输尿管口松弛扩张，尿液排出滞缓，容易上行感染。

预防大于治疗。建议平时，女性朋友日常要注意以下事项：

①充分的饮水，维持每日3000毫升以上的水分。

②至少应每3到4小时，须排空膀胱一次。

③注意个人卫生，女性上完厕所后，卫生纸应由会阴部往后擦至肛门口，不可来回擦拭。

④避免食用刺激性食物，及饮酒或咖啡。

⑤多摄取含维生素C的水果，橘子、柠檬、梅子汁保持尿液酸性化。

⑥洗澡用淋浴的方式。

⑦房事前后须解小便。

⑧勿憋尿，尤其是怀孕的妇女。

⑨按医师指示服药，不可因症状解除后私自停药。

⑩糖尿病、尿路结石、甲状腺肥大患者等易导致尿路感染疾病，应小心并

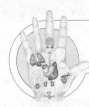

11线的主要病理变化

标准的11线

11线位于小指掌指褶纹与1线中间，其长度大约到小指中线的1/2处。此线主要反映泌尿生殖系统功能的强弱。

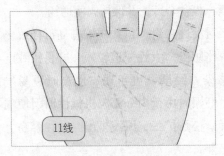

11线

11线与1线相连

若11线下垂与1线相连，且3线起点呈"岛"形纹，提示患有肾阳虚。

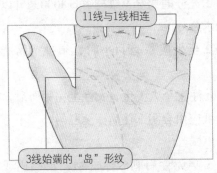

11线与1线相连

3线始端的"岛"形纹

11线过长

11线过长，一直延伸向无名指，表示患有肾炎或前列腺炎。若线上出现"米"字纹或有6线出现，则病理意义更大。

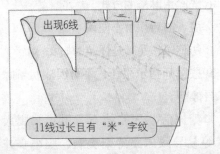

出现6线

11线过长且有"米"字纹

11线尾端分支

11线尾端有多条分支，提示易患尿路感染。

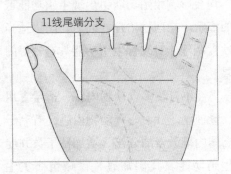

11线尾端分支

11线尾端呈"岛"形纹

11线尾端呈"岛"形纹，若为女性多易患尿路感染，男性易患前列腺增生病。

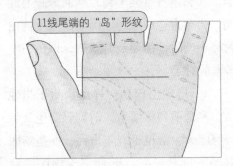

11线尾端的"岛"形纹

11线向1线弯曲

11线低垂，向1线方向弯曲，提示肾虚，易疲劳，会出现耳鸣、头晕、记忆力减退、腰腿酸软等症状。

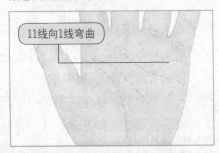

11线向1线弯曲

接受适当的治疗。

（4）11线下垂切过1线，不论男女，均提示肾虚。

预防肾炎，人们在平时的饮食要多样化，吸收全面的营养，应适当补

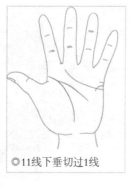

◎11线下垂切过1线

充含优质蛋白的鸡蛋、瘦肉、鱼类等，脂肪类以植物油为佳。多吃芝麻、木耳等黑色食物滋养肾脏，注意每天进食适量的蔬菜水果。西瓜清热解暑，对治疗肾炎、糖尿病及膀胱炎等疾病有辅助疗效。果皮可腌渍、制蜜饯、果酱和饲料。种子含油量达50%，可榨油、炒食或做糕点配料。

12线：显示肝脏免疫力的强弱

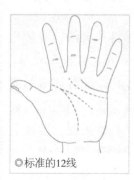

◎标准的12线

12线也可以看成是一条延伸到无名指或者中指下方的11线，起点与11线相同，即在小指根部与1线中间。12线又称肝病线，酒线。有12线的人多嗜酒或不能饮酒，一饮即醉。这些人的肝脏对酒精的解毒能力很弱，常易患酒精中毒型肝硬化。接触某些毒品者或者患慢性肝炎的人手上，多见12线。

① 12线的生理意义

（1）提示此人嗜酒或不能饮酒，动辄即醉。

（2）提示此人肝脏的免疫和解毒功能下降。

（3）接触某些毒品的人手上可见12线。

② 12线反映的疾病状况

（1）12线深长，提示肝脏的免疫功能下降

肝脏的免疫力是机体识别和清除异物、维护机体内部环境平衡和稳定的生理功能。平日

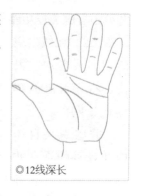

◎12线深长

里，可多吃一些能够提高肝脏免疫力的食物，如：

①荔枝：据《本草纲目》记载，荔枝有强肝健胰的效能，对增强精力、血液有卓越的效果。当女性因腹部受冷发生疼痛时，可用荔枝的肉干20克，用水1碗煎5分钟取汤服用，效果很快，服后即能奏效。此为证明除有滋养强壮作用之外，并有消除体内病毒，及镇静精神的作用。

②猪血：《本草纲目》中记载，猪血有解毒的作用，可用于中风、头眩、中满腹胀、交接阴毒、杖疮等。因而时常吃猪

血汤或上述中药的强肝药，维持肝脏功能，非常必要的。

③乌梅：如果肝脏衰弱，即使是少量的酒也会发生宿醉，另一方面，喝了大量的酒，而使肝脏处理不了时，也会发生宿醉。因此，预防宿醉，应首先强化肝脏，加强肝脏的解毒作用。在饮酒前乌梅煎汤加入砂糖饮喝，即可以强化肝脏的解毒作用。

此外，当归、生地、黄芩、山栀、淡竹叶、羚羊酒、丹皮等亦有解毒作用。枸杞也对肝脏有益。甜瓜蒂、云芝糖浆、灵芝、桑寄生、蘑菇等均有增强和调节肝脏免疫功能作用。

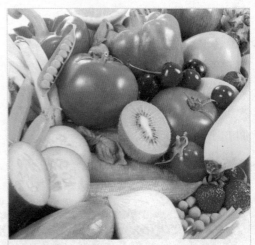

◎养护肝脏日常生活中应养成好的饮食习惯，多吃些水果和蔬菜

（2）12线出现断裂，或者褶皱很浅，提示肝脏的解毒能力下降

肝脏对来自体内和体外的许多非营养性物质如各种药物、毒物以及体

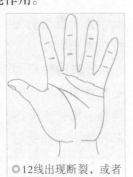

◎12线出现断裂，或者褶皱很浅

内某些代谢产物，具有生物转化作用。通过新陈代谢将它们彻底分解或以原形排出体外。这种作用也被称作"解毒功能"，某些毒物经过生物转化，可以转变为无毒或毒性较小，易于排泄的物质；但也有一些物质恰巧相反，毒性增强（如假神经递质形成），溶解度降低（如某些磺胺类药）。肝脏的生物转化方式很多，一般水溶性物质，常以原形从尿和胆汁排出；脂溶性物质则易在体内积聚，并影响细胞代谢，必须通过肝

脏一系列酶系统作用将其灭活，或转化为水溶性物质，再予排出。

当肝脏受到损害时，肝脏解毒功能下降，就会出现中毒症状。因而平时要注意对肝脏的保养，具体来说，要注意以下几点：养成好的饮食习惯，多吃些水果和蔬菜，切忌过油、过辣等刺激性的食物；切忌吸烟喝酒，烟中含有的尼古丁和酒的代谢产物乙醇对肝脏来说极其不利；适当地做一些运动，运动有助于保肝护肝，对病情的恢复极其有利；尽量少吃加工食品，这些食品中含有防腐剂，对肝脏有损害。

❸ 肝经与12线的关系

12线反映的是肝脏的免疫功能，肝经则是使肝脏功能复原的切入口。中医里讲心主神、肝主魂，到晚上的时候这个神和魂都该回去的，但是神回去了魂没有回去，这就叫"魂不守神"，解决办法就是按摩肝经，让魂回去。

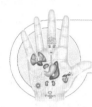

12线的主要病理变化

标准的12线

12线起于小指掌指褶纹与1线中间，向无名指下横向延伸。此线主要反映肝脏的健康状况。

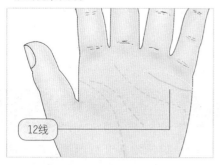

12线

12线上呈"岛"形纹

12线上呈"岛"形纹，提示由于过量饮酒，引起了肝损伤，或说明肝脏正发生慢性病变。

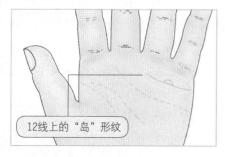

12线上的"岛"形纹

障碍线切过12线

12线上有障碍线切过，提示曾患过肝炎病。

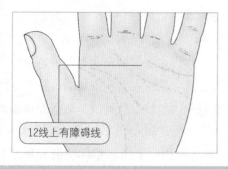

12线上有障碍线

12线深长

12线深长，提示肝脏免疫功能下降。

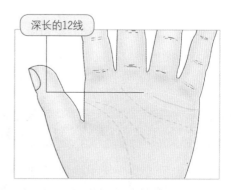

深长的12线

12线浅、断、隐约

12线浅、断、隐约，提示肝脏解毒能力下降。

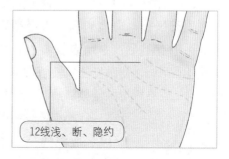

12线浅、断、隐约

12线与1线相交

12线在中指下方，与1线相交，提示容易患痛风或关节炎。

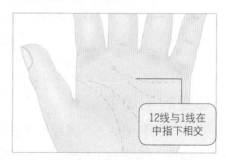

12线与1线在中指下相交

如果你的肝脏免疫力下降，那么建议你在19～21点的时候按摩心包经，因为心包经和肝经属于同名经，所以在19～21点时按摩心包经也能起到刺激肝经的作用。

另外，在肝经上有个很重要的穴位——太冲穴，是治疗各种肝病和提高肝脏的运转功能的特效穴位，能够降血压、平肝清热、清利头目，和中药中菊花的功效很像，而且对女性的月经不调也很有效，它的位置在脚背上大脚趾和第二趾结合的地方向后，足背最高点前的凹陷处。那些平时容易发火着急，脾气比较暴躁的人要重视这个穴位，每天坚持用手指按摩太冲穴2分钟，要产生那种明显的酸胀感，用不了一个月就能感觉到体质有明显改善。

13线：暗示肿瘤隐患

13线实质上是变异了的2线，即是2线一直延伸到手掌尺侧边缘而成。13线又称作悉尼线，名为"悉尼"是因为在1970年前后，有研究者在澳大利亚的悉尼发现的一种特异的掌屈纹。据他们报道，在先天风疹、白血病和先天愚型患者中，手上有悉尼线掌纹者较多；若儿童双手有悉尼线，提示发热致使智力发育受到影响，或易患过敏性紫癜病。掌纹临床医学观察到在肝癌、血液病、牛皮癣的患者手上，常可见到13线，并且有的13线是后天形成的，如果13线上有岛形样纹，则临床意义更大。

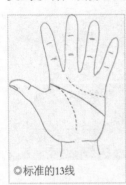
◎标准的13线

❶ 13线的生理意义

（1）有悉尼线的人，其性格特征与心理不平衡，比较固执、暴躁。

（2）提示幼儿发育迟缓，学习能力较低。

❷ 13线反映的疾病状况

（1）13线上出现岛形样纹，提示可能患有肿瘤。此时一定要做好防患于未然的工作，将苗头扼杀在摇篮中，此时在饮食上，不吃烧、烤、熏、腌和发生霉变的食物，这些食物中含有多种致癌物和促癌物；少喝酒、少吃盐和少吃高脂食物，这些东西过量具有促癌作用；多吃水果、蔬菜、豆制品、粗加工的

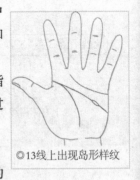
◎13线上出现岛形样纹

谷类食物，这些食物中含有多种抗癌作用的维生素、微量元素和生物活性物质。同时要避免接触放射性物质，避免使用激素类药物。要定期去医院进行身体检查。

（2）13线上的岛形样纹被多条深长

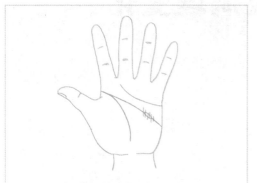

◎13线上的岛形样纹被多条深长的6线切过

的6线切过或出现"米"字状纹；3线出现断裂；深的4线切过3线且有岛形样纹；掌部出现凸起的暗黄褐色斑块或青紫色斑块。出现这些掌纹特征时，应注意体内肿瘤有恶变。

（3）单手，尤其是左手出现13线，提示患有肿瘤的可能性很大，并且有可能是遗传。肿瘤是人体器官组织的细胞，在外在和内在有害因素的长期作用下所产生的一种以细胞过度增殖为主要特点的新生物。这种新生物与受累器官的生理需要无关，不按正常器官的规律生长，丧失正常

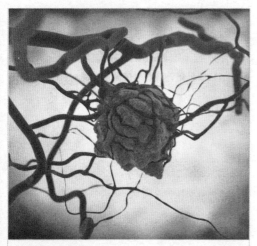

◎肿瘤可以分为良性肿瘤和恶性肿瘤，而癌症则是由恶性肿瘤演化而来

细胞的功能，破坏了原来器官结构，有的可以转移到其他部位，危及生命。

肿瘤可以分为良性肿瘤和恶性肿瘤，而癌症则是由恶性肿瘤演化而来。正常细胞变为癌细胞后，就像一匹脱缰的野马，人体无法约束它，产生所谓的"异常增长"。人体细胞有一个生长、繁殖、衰老、死亡的过程。老化的细胞死亡后就会有新生的细胞取代它，以维持机体组织和器官的正常功能。可见，人体绝大部分细胞都可以增生。但是这种正常细胞的增生是有限度的，而癌细胞的增生则是无止境的。正是由于这种恶性增生，使人体大量营养物质被消耗。同时，癌细胞还能释放出多种毒素，使人体产生一系列症状。如果发现和治疗不及时，癌细胞还可以转移

小贴士

葵花子，向来是人们茶余饭后的休闲食品。如果每人每天能吃上30～50克的葵花子或者25克的葵花子油，就能延迟机体细胞衰老，保持青春美丽，增强机体抗病能力，从而达到延年益寿的目的。同时还能提高大脑记忆功能，防止老年痴呆症的发生，并能稳定情绪，对治疗精神抑郁、神经衰弱、失眠有一定作用，对预防肿瘤、皮肤炎症等疾病也有一定的效果。

中医认为，葵花子性甘、味平、无毒。作为药物有润肺、平肝、消滞及驱虫、治血痢和通气透脓的作用。葵花子中所含有的各种矿物质、维生素等，可参与人体代谢，提高骨骼、皮肤等组织的抗病能力，预防高血压、糖尿病，以及某些恶性肿瘤，降低这些疾病的发生率。

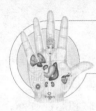

13线的主要病理变化

标准的13线

13线是2线的变异，起于手掌桡侧，一直延伸到手掌尺侧。此线主要提示家族有肿瘤史。

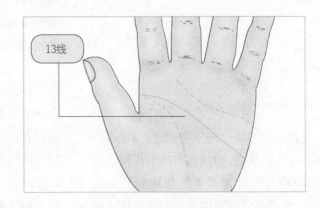

13线

左手出现13线

左手出现13线的人，属于肿瘤的高危人群。若双手同时出现13线，则肿瘤遗传的概率会降低。

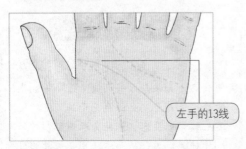

左手的13线

13线起点与3线起点分开

13线的起点与3线的起点空开距离，提示患有肿瘤的可能性更大。

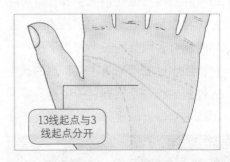

13线起点与3线起点分开

13线模糊

13线较模糊，提示易患血液方面疾病，还应预防病情恶变。

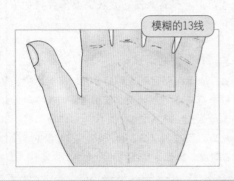

模糊的13线

13线上的"岛"形纹

13线呈抛物线状延伸至掌边缘，且线上呈"岛"形纹，提示患有肿瘤的可能性很大。

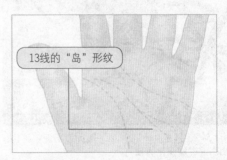

13线的"岛"形纹

到全身各处生长繁殖，最后导致人体消瘦、无力、贫血、食欲不振、发热及脏器功能受损等，其后果极为严重。

（4）如果双手同时出现13线，那么患肿瘤的可能性降低。

14线：揭秘遗传倾向

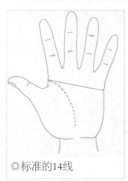

◎标准的14线

14线的出现即是民间所说的"通贯掌"，是一种很特殊的掌纹，是指2线与1线合并后出现在比正常1线位置较低的部位的线。

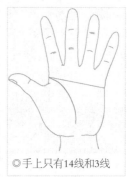

◎手上只有14线和3线

况。但是中年时期，要留心胃病、肾病、癌症、脑血管系统的疾病。

提到遗传，大家都会觉得这是先天性的，无法改变的事实。实际上，经过大量的研究证明，通常我们所认为的遗传，实际上并不是特定的某种疾病，而是一种生活方式。疾病的形成是受内外因素的影响，外部环境只是起到了推波助澜的作用，而真正导致疾病生成的，却是我们自身的一些不良的生活习惯、规律，和一些对于生活方法的错误的认识。如果祖孙三代或者三代以上的人，一直都是生活在一起，吃喝以及对事物的认识态度等都很相似的话，患有同一种病的可能性就会很大，但其实，这种病理并非是遗传下来的。因而，当发现手上有反映遗传疾病的信号时，比如历来的各种慢性病或癌症等，不用过于慌张，要注重科学的、合理的生活习性和平淡随和的人生态度，再配以各种形式的辅助调理，疾病还是有预防的可能。

① 14线的生理意义

（1）反映家族遗传倾向，表现在疾病、智力、性情、体质等。

（2）说明有很强的自我意识。调查发现，通贯掌代表极强的自我意识和对爱情的珍重。常听人说，有通贯掌的人打人很痛，从心理意识上来说，这应该是极强的自我意识的一种体现。另外，由于通贯掌的人手心是平的，打人时，整个手都是着力点，因而被打的人会觉得很疼。

② 14线反映的疾病状况

（1）手上只有14线和3线提示患有头疼、腰疼等病症，如果14线上出现大量的"十""米"字纹，提示对应脏腑有炎症。

（2）手上出现14线的人在少年时很少生病，偶尔的头疼、胃炎也是正常情

值得注意的是，有的家族中人的身体都比较健康并且长寿，那么后代是否就不

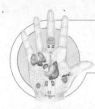

14线的主要病理变化

标准的14线

14线是指与2线起点相同的一条深粗的横线直达手掌尺侧，1线消失，3线存在。此线主要提示人体特征的遗传倾向极强。

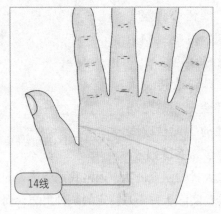

14线

14线呈链状

有14线或14线呈链状的人，提示容易患头痛。

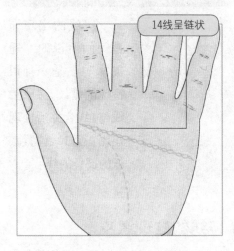

14线呈链状

仅有14线和3线

手掌上仅有14线和3线，提示易患的疾病有腰痛、胃炎、头痛等。

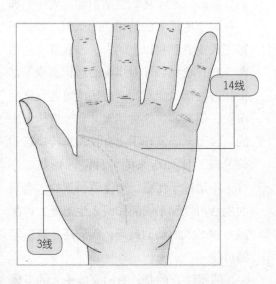

14线

3线

手掌上的14线

手掌上出现14线，表示身体的遗传性极强，易患遗传性疾病。

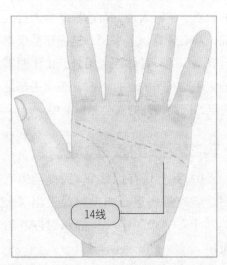

14线

用担心会受到疾病的侵扰？答案是否定的，身体健康的好坏，先天的遗传只是一部分，要知道在遗传学上，遗传指的是遗传物质从上代传给后代的现象。例如，父亲是色盲，女儿视觉正常，但她由父亲得到色盲基因，只是有一半机会将此基因传给他的孩子，使显现色盲性状，并不是说100%。后天的保养也是很重要的，一定不能因为遗传长寿或健康就不爱惜身体。

❸ 闲聊通贯掌

真通贯掌

通贯掌又叫断掌纹，通贯掌是一种很特殊的掌纹。智慧线和感情线合为一，横贯全掌，为真通贯掌。其他各种通贯掌都是假通贯掌。有通贯掌纹者，命运很不同，概因掌纹与其他相关因素所致。

（1）先天愚型：智力低下或白痴。此类人小指两节，一横纹。目小四白，眉心宽，眉斜上，口小而厚，吐舌。

（2）先天发育缺陷型：智力低下，冒险，终生劳累辛苦，人生坎坷。此类多见中指无名指呈鼓槌形，指甲逆三角形，或掌纹有岛，或十字纹等提示心、脑发育障碍。

（3）超天才型：智商很高，思维精良，有不可思议的魅力和非凡的管理才能，东方人居多，男性多于女性。

假通贯掌

（1）有断掌纹并出现智慧线者，胆大心细，有敏锐的直觉，有灵感，对美敏感，富有艺术气质，富于创造性，有开拓精神，是政治家、艺术家、实业家、企业家常有的手相，多数见于锥型掌。

（2）有断掌纹并出现平行向上感情线者，个性强，主意多，好恶强烈，极情绪化，有非凡的艺术才能。美术家多有此手相。

（3）有断掌纹并出现指向木星丘而末端向下者，权力欲强，有吸引人的个性和魅力。

（4）有断掌纹同时又有智慧线和感情线且末端分叉者，不但智能高，分析力强，而且双手灵活，具有多方面的才能，多才多艺，对什么都关心，都有兴趣，适应力极强，善于处世。

（5）断掌而有两条生命线两条感情线者，生命力极旺盛，有自我康复能力，且极聪明，事业专注，而对爱情冷漠，尤以耳过小者为有意义。

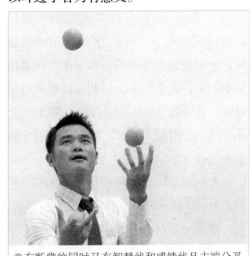

◎有断掌纹同时又有智慧线和感情线且末端分叉者，具有多方面的才能，双手灵活、多才多艺

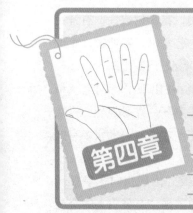

第四章 手掌上8种 病理纹的启示

◎手作为人体重要的全息器官,能全面反映人体各个内脏器官的健康状况,因此通过手掌可以进行疾病诊断。手掌颜色可反映当前所患的急性病,手掌纹线结构、手掌的形状可反映慢性疾病,手掌上的乳突纹可以反映某些遗传疾病等。

"十"字状纹:预知早期病症

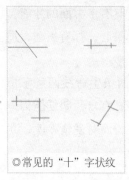

◎常见的"十"字状纹

十字纹即形似"十"字的纹理,十字纹的意义相当于障碍线。一般来说,如果手上突然出现十字纹提示身体出现了小毛病。对应的脏腑和身体部位出现炎症。"十"字纹提示病情较轻,一般是处于早期的。如果十字纹是由"米"字纹退化而来,说明身体疾病有所好转,是好的现象,不过仍需要调理。

不同部位出现"十"字纹反映的疾病状况

(1)"十"字状纹出现在食指与中指下方提示胆囊炎或者胆囊炎正在形成

通常,如果巽位出现"十"字状纹,可以多吃红薯、苹果、燕麦、猪蹄。猪蹄的胶质利胆,可以防止胆囊炎向胆结石转化。

中医认为,情绪的过度压抑和过度亢

奋均属神志不畅,而两种极端的性格都可导致胆囊炎或者胆石症。总体看来这是一种心身疾病,情绪不好后,心理问题就会直接影响到生理。肝和

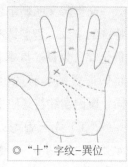

◎"十"字纹-巽位

胆是互为表里的,胆的功能要通过肝脏的功能来体现,如果情绪不好,就会影响到肝脏的疏泄功能,同样就会影响到胆汁的排泄和分泌功能。胆汁是帮助消化的,胆汁正常的时候应该从胆囊排出来,排到肠道里帮助消化,尤其是消化脂肪类物质。导致胆的病变除了情志以外,就是肝气疏泄太过或者不及,此外还和饮食有关,比如吃得过于油腻、饮食不节就容易导致胆囊病变。另外还和外感湿邪有关系。

另外,可以通过按压支沟穴进行调理。此穴在外关上1寸,所以与外关穴的功用较为类似,也可舒肝解郁、化解风

寒，同时还善治胆囊炎、急性头痛、急性腰扭伤、胆石症、小儿抽动症。古书皆言其善治便秘，但其最为特效是治疗"肋间神经痛"，俗称"岔气"。当岔气时，用拇指重力点按支沟穴，即时见效。

（2）中指下方，1线和2线之间出现"十"字纹，通常，提示心律不齐，心神经功能失调。

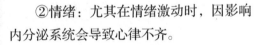

◎中指下方，1线和2线之间出现"十"字纹

心律不齐常由以下原因引起：

①新陈代谢异常：体内电解质例如钾、钠、钙不平衡，导致内分泌失调例如甲状腺功能亢进。

②情绪：尤其在情绪激动时，因影响内分泌系统会导致心律不齐。

③心脏病：缺血性心脏病（冠状动脉疾病），风湿性心脏病，心肌炎，心肌病变及先天性心脏病等。

④药物：除了部分的药物可能会引起心律不齐外，咖啡中的咖啡因、香烟中的尼古丁酒精，到一定的剂量时，也会造成心律不齐。

手上出现这种掌纹的人，可以多吃深海鱼。

（3）"十"字状纹出现在震位，提示急性胃炎

食用过冷、过热饮食，浓茶、咖

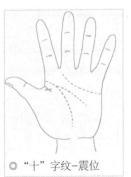

◎"十"字纹-震位

啡、烈酒、刺激性调味品、粗糙食物等，是导致胃炎的主要原因。预防急性胃炎应戒烟限酒，尽量避免阿司匹林类药物的损害，生活应有规律，避免进食刺激性、粗糙、过冷、过热食物和暴饮暴食，注意饮食卫生，不吃腐烂、变质、污染食物。饮食中科多吃卷心菜，起到预防胃炎的作用；山药能促进消化，增强胃动力；玫瑰花茶缓解胃部不适，避免胃炎滋生。

急性胃炎患者可多吃高蛋白食物及高维生素食物，可防止贫血和营养不良。如瘦肉、鸡、鱼、肝肾等内脏以及绿叶蔬菜，西红柿、茄子、红枣等。

注意食物酸碱平衡，当胃酸分泌过多时，可喝牛奶、豆浆，吃馒头或面包以中和胃酸；当胃酸分泌减少时，可用浓缩的肉汤、鸡汤、带酸味的水果或果汁，以刺激胃液的分泌，帮助消化。急性胃炎患者宜吃有清胃热作用的清淡食品，如菊花糖、马齿苋等。慢性胃炎患者宜喝牛奶、豆浆等。胃酸少者可多吃肉汤、山楂、水果等，少吃花生米。

（4）1线尾端鼻咽区，"十"字状纹出现在1线尾端鼻咽区提示鼻炎、咽炎。

如果你伤风感冒后，觉得头昏脑涨、流浊涕、呼吸不顺畅甚至嗅觉失灵，那你很有可能

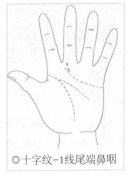

◎十字纹-1线尾端鼻咽

患了鼻炎。鼻炎可见于任何季节，多由于外感六淫之邪，或热邪窒肺使肺气不

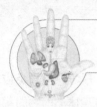

"十"字纹的主要病理变化

震位出现"十"字纹

震位出现"十"字纹，并伴有青暗色，提示患有急性胃炎或浅表性胃炎。

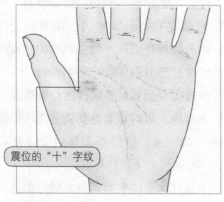

震位的"十"字纹

鼻咽区出现"十"字纹

鼻咽区出现凌乱的"十"字纹，提示可能患有鼻咽炎。

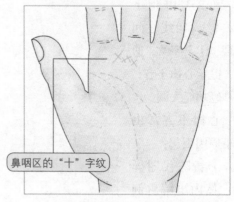

鼻咽区的"十"字纹

巽位出现"十"字纹

巽位出现"十"字纹，提示患有胆囊炎。

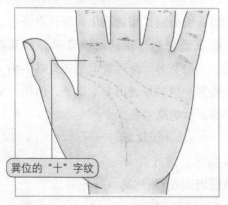

巽位的"十"字纹

2线旁出现"十"字纹

"十"字纹出现在2线劳宫穴处，提示心脏有问题，易出现心律不齐的症状。

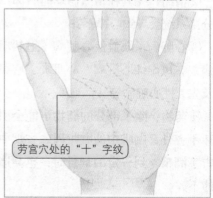

劳宫穴处的"十"字纹

● 不同形状的"十"字纹

"十"字纹是由两条短线相交成"十"字样，或一长一短的线相交成不规则的叉形。

"十"字纹的出现，表示某脏器功能失调，某部位发生炎症，但病情较轻，病程较短。

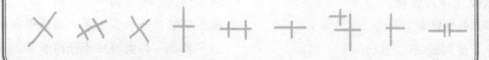

宣，肺窍闭塞所致，个别人喜欢吃味道浓郁或过于辛辣的食物，使脾胃受伤，温热内生，浊气上攻，熏蒸鼻窍，津液壅遏，也可生此病。要常用冷水洗脸、洗鼻或冷水浴，以增强对寒冷的适应力；还要防止过于疲劳，注意锻炼，特别是多做户外活动。

咽炎患者要增加富含B族维生素食物的摄入量，如动物肝脏、瘦肉、新鲜水果、绿色蔬菜、乳品、豆类等。吃富含胶原蛋白和弹性蛋白的食物，如猪蹄、猪皮、鱼类等，有利于慢性咽炎损伤部位的修复。经常饮用利咽生津的饮品，如蜂蜜绿茶、百合绿豆汤等，可清热润肺、养阴生津。

（5）食指与中指或中指与无名指根部之间出现"十"字纹，提示心情急躁，体质欠佳。

（6）玉柱线中部出现"十"字纹，提示晚年易患脑血管疾病。

（7）3线与玉柱线之前出现"十"字纹，提示此人大多心细而保守。

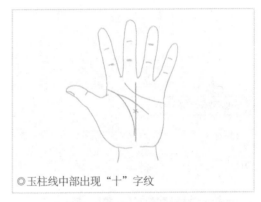

◎玉柱线中部出现"十"字纹

三角形样纹：显示病症物理变化

三角形样纹的形状类似于三角形，三角形纹一种是由三条短线构成，另一种是两条短线与一条主线相互依附形成的形似三角形的纹理。三角形纹可大可小，其反映的病情比"井"字纹轻，比"十"字纹重，并且有向"米"字纹发展的趋势。横过主线或者与附着主线形成的三角形样纹为疾病的征兆，在临床上比较有意义。

不同部位出现三角形样纹反映的疾病状况

大三角形样纹主要是由上面提到的是由主线和辅线形成的，大的三角形样纹主要提示早期的心脏功能下降。此种病理纹在年轻人手上比较常见，此为预测和警示的作用，经过日常的调理即可消失。

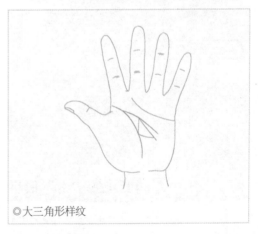

◎大三角形样纹

（1）巽位

巽位出现了三角形样纹提示慢性咽炎。曾经得过严重的呼吸道疾病也会出现这样的病理纹。由1线和辅线在食指和中指处形成的三角形样纹提示消化功能的减弱。

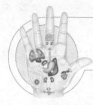

三角形纹的主要病理变化

明堂处出现"△"形纹

明堂处出现"△"形纹，说明冠心病已经发生，而且病情趋于严重。

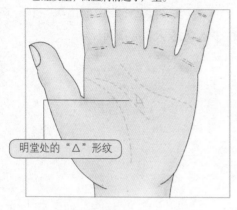

明堂处的"△"形纹

1线末端出现"△"形纹

1线末端出现"△"形纹，提示有心脑血管疾病的隐患，且病情正在发展，是晚年易患心脑血管疾病的信号。

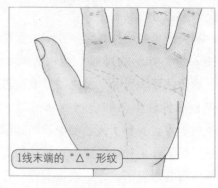

1线末端的"△"形纹

3线尾端出现"△"形纹

3线尾端出现"△"形纹，提示患有心肌缺血，要预防隐性冠心病。

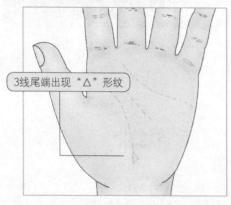

3线尾端出现"△"形纹

2线尾部的大"△"形纹

2线尾部出现大的"△"形纹，提示容易头痛。

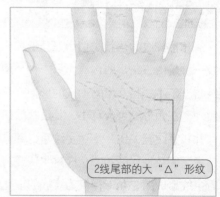

2线尾部的大"△"形纹

● 不同形状的"△"形纹

"△"形纹是由三条短线构成形似三角形的纹。此纹所表示的病情比"十"字纹重，有进一步发展的趋势。

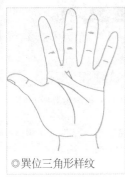

◎巽位三角形样纹

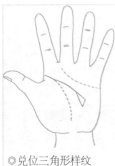

◎兑位三角形样纹

（2）兑位

兑位出现了三角形样纹是冠心病的早期信号。发现此病理纹者要注意对冠心病的防治，如果三角形样纹转化成了"米"字纹，则提示发生了病变。可以吃一些对心脏有保护作用的食物，比如：板栗、山楂、西红柿等。

（3）坎位

坎位上出现与3线尾部相连的三角形样纹提示有突发性心脏病，或暗示有家族心脏病。坎位有大的三角形样纹，对于年轻人来说有心肌供血不足的症状，平时要注意对心脏的保养，否则病症会发生恶变；对老年人来说，要

注意预防冠心病。

如果坎位出现较小的三角形样纹，提示年轻人体内缺钙；对于老年人来说，坎位有多个小三角形样纹提示体虚，并且有患慢性病的可能。坎位上出现不依附于3线上的三角形样纹，提示心脏有实质性病变，如冠心病，肺心病、高血压等，或者由各种慢性疾病演化到心脏的疾病。

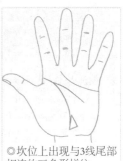

◎坎位上出现与3线尾部相连的三角形样纹

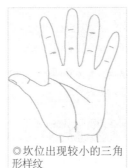

◎坎位出现较小的三角形样纹

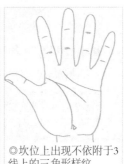

◎坎位上出现不依附于3线上的三角形样纹

"井"字状纹：辨识实质病变

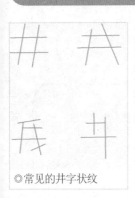

◎常见的井字状纹

"井"字状纹是四条短线组成的形状如"井"字的病理纹。"井"字纹发展下去会变成"米"状纹或"井""米"状纹同存。"井"字状纹也可以看成是由多个"十"字纹组合而成，因而它所代表的病理纹意义跟"十"

字纹差不多，它表明炎症时间长，但变化缓慢，没有发生实质性的变化。

不同部位出现"井"字状纹反映的疾病状况

（1）艮位

"井"字状纹出现在艮位反应了脾胃功能的强弱。脾位于中焦，在横膈之下。其主要生理功能是主运化、升清和统摄血液。脾和胃相为表里。两者均是主要的消化器官。人出生后其生命活动的维

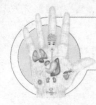

"井"字纹的主要病理变化

巽位出现"井"字纹

巽位出现"井"字纹，提示患有胆囊炎，但无结石症状出现。

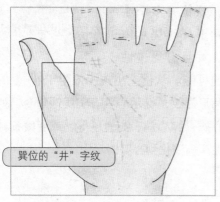

巽位的"井"字纹

震位出现"井"字纹

"井"字纹出现在震位，提示患有慢性胃炎。

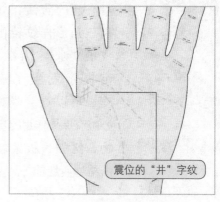

震位的"井"字纹

坤位出现"井"字纹

坤位出现"井"字纹，若为女性，提示患有泌尿系统感染；若为男性，则提示患有急性前列腺炎。

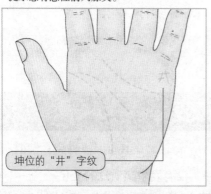

坤位的"井"字纹

7线上出现"井"字纹

无名指下7线处出现"井"字纹，且1线延伸到巽位，提示血压偏低。

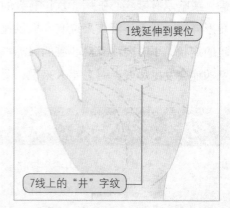

1线延伸到巽位

7线上的"井"字纹

● 不同形状的"井"字纹

"井"字纹是由四条短纹构成的像"井"字的纹线，一般提示患有慢性炎症，它表明炎症时间较长，变化很缓慢，但还没发生实质性的变化。

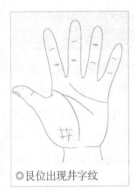

◎艮位出现井字纹

持和气血津液的化生，都有赖于脾胃运化的水谷精微，故称脾胃为"气血生化之源""后天之本"，《素问·灵兰秘典论》中说："脾胃者，仓廪之官，五味出焉。"脾开窍于口，其华在唇。脾在体合肌肉，主四肢。脾的作用失常就会影响肠胃的运行，会引起便秘、腹泻等症状，当脾胃功能减弱造成身体营养吸收不好时，一些慢性消耗病就会入侵身体。反映在手上就是艮位的"井"字纹增多。

（2）巽位

在巽位上出现了任何纹理都是和胆囊、胆管、肝内胆管的病变有关。"井"字纹出现在巽位提示患有慢性胆囊炎，胆壁增厚，并且容易反复发作，但没有结石。巽位上的病理纹从"十"字发展到"井"字说明病情加重。判断胆囊疾病时，观察右手的巽位要比左手所得结果更为准确。

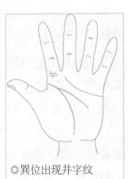

◎巽位出现井字纹

需要注意的是，胆囊炎的反复发作和外感风寒的症状十分相似，经常容易被误诊，因而，如果在巽位上发现了"井"字纹。最好做一下胆道系统的检查。

（3）震位

"井"字纹出现在震位提示患有慢性胃炎。"十"字纹和"井"字纹都提示的是胃炎，但是病的程度却是不同的。"十"字纹提示的多见于急

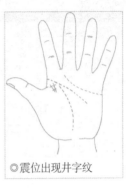

◎震位出现井字纹

性胃炎，主要是由化学和物理因素所致，比如，药物、饮酒、过食辛辣；或者是所吃食物不当引起过敏性胃炎。"井"字纹代表的多是慢性胃炎，慢性胃炎的病程要比急性胃炎长，而且在病理形成和变化中，身体已经遭受到比较严重的侵害。

（4）兑位

"井"字纹出现在兑位提示有慢性肠炎。慢性结肠炎的病程长，经常反复发作，急性发作时，可见高热、脱水、腹部绞痛、恶心呕吐、大便急迫如水或粘冻血便。患有慢性肠炎的人身体多半虚弱、消瘦、抵抗力差。为

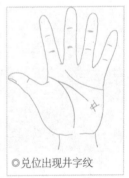

◎兑位出现井字纹

改善营养状况和肠道环境，要给予高蛋白、高热量的饮食。还应在供给富含维生素、无机盐、微量元素的食物，尤其是含维生素C、B族维生素及含铁丰富的食物，以补充体力、滋养身体。

"米"字状纹：提示脏器瘀血

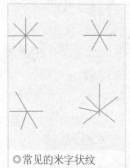

◎常见的米字状纹

"米"字纹是由三四条短纹连接而成"米"字状纹或者"米"字形状的病理纹。"米"字纹也可以是从"十"或"井"字纹演化而来，由此看出，出现"米"字纹，不论是在什么部位，都是提示对应部位的内脏有了器质性病变，其主要强调的是脏器存在气滞血瘀现象，并表明病程长，病情严重。

不同部位出现"米"字状纹反映的疾病状况

（1）巽位

巽位是判断胆道疾病的部位，"米"字纹出现在巽位，提示患有胆结石。深而粗的"米"字纹提示单个结石，杂而乱的"米"字纹提示有泥沙样的结石。

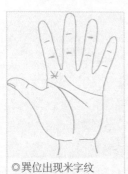

◎巽位出现米字纹

胆道系统主要是为了行使运送、贮存、浓缩以及排泄胆汁的作用，因此倘若胆道系统本身解剖生理构造或者胆汁成分有所变异，则会在胆道系统任何部位形成固体结晶的"胆结石"，甚至造成胆道阻塞，更进一步刺激胆道系统衍生癌症病变。胆结石有一个特点："重女轻男"。据有关资料统计，女性患胆结石的概率是男性的2~4倍，胆结石的形成与不良的习惯关系密切，常见的原因有：喜静少动、身体肥胖、饮食过量、不吃早餐等。胆结石急性发作时，继腹痛后常有恶心、呕吐等胃肠道反应。呕吐物多为胃内容物，呕吐后腹痛无明显缓解。急性发作后常有厌油腻食物、腹胀和消化不良等症状。有的人在胆结石发作后会认为是肠炎，因此，在治疗时需要多加注意。

（2）震位

"米"字纹出现在震位上提示胃溃疡。胃溃疡属于中医学的"胃脘痛""肝胃气痛""心痛""吞酸"等范畴。民间多称为"心口痛""胃气痛""胃痛""饥饱痨"

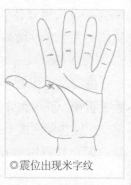

◎震位出现米字纹

等。溃疡病以反复发作的节律性上腹痛为临床特点，常伴有嗳气、返酸、灼热、嘈杂等感觉，甚至还有恶心、呕吐、呕血、便血。

胃溃疡患者要少食多餐，忌食辛辣；在食物的选择上，要戒刺激性食物，如咖啡、酒、肉汁、辣椒、芥末、胡椒等；戒酸性食物；有些食物容易产气，使患者有饱胀感，应避免摄食，但食物是否会产气而引起不适，因人而异，也可依个人的经验决定是否应摄食。此外，炒饭、烤肉等太硬的食物，年糕、粽子等糯米类制品，各式甜点、糕饼、油炸的食物及冰品类食物，常会导致患者的不适，应留意选择。在生活方面，不抽烟、不喝酒。生活要有秩序，不要熬夜，减少无谓的烦恼，心情保持愉快。睡前2~3小时不要进食。

（3）离位

离位是心脏、血液循环、视力功能的反应区，如果在离位出现了"米"字纹，提示心脏功能受到损害，会出现心绞痛、冠心病、高血压等症状。

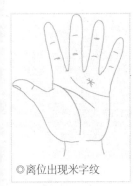
◎离位出现米字纹

患有心脏病或者心绞痛的人饮食应符合以下要求：

①每日胆固醇的摄入量不超过300毫克。

②脂肪的摄入不超过总热量的30%。

③少吃或不吃蔗糖、葡萄糖等精糖类食品。

④多食富含维生素C的食物，如水果、新鲜蔬菜、植物油。

⑤少吃含饱和脂肪酸和胆固醇高的食物，如肥肉、蛋黄、动物油、动物内脏等。

⑥饮食要高钾低钠，鼓励食用豆制品，多饮茶。

⑦饮食有规律，不可过饥或过饱。

⑧适当摄入纤维素食物（包括谷类淀粉类）以保持大便通畅。

（4）坤位

坤位出现"米"字纹提示前列腺结石、泌尿系统结石或者尿血等症状。前列腺结石的危害有：引起肾衰；引发癌变；引起炎症；性功能障碍；提前进入衰老期；是男性不育的最大祸根；隐藏大量对身体有害的细菌。泌尿系统结石又称尿石症，包括肾、输尿管、膀胱和尿道的结石、尿血症，多因热扰血分，热蓄肾与膀胱，损伤脉络，致营血妄行，血从尿出而致尿血，发病部位在肾和膀胱，但与心、小肠、肝、脾有密切联系，并有虚实之别。常见的有心火亢盛，膀胱湿热，肝胆湿热，肾虚火旺，脾肾两亏等症。当在坤位发现"米"字纹时，要及早去医院进行检查治疗。

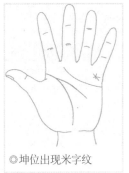
◎坤位出现米字纹

（5）坎位

在掌纹医学中有个"三星高照"的概念，是指坎位、2线尾端和离位同时出现了"米"字纹。"三星高照"提示中风，如果出现三星高照的掌纹特征，要注意预防心绞痛和猝死的发生。如果坎位的"米"字纹很多，

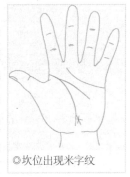
◎坎位出现米字纹

也要预防猝死的发生。猝死的原因有很多，而且年龄多极化，很多年轻的脑力劳动者要警惕坎位出现的"米"字纹。

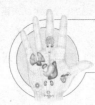

"米"字纹的主要病理变化

离位出现"米"字纹

"米"字纹出现在离位，提示存在心肌缺血的症状。

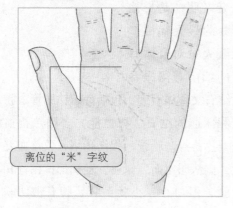

离位的"米"字纹

震位出现"米"字纹

"米"字纹出现在震位，提示患有胃溃疡。

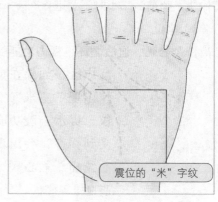

震位的"米"字纹

巽位出现"米"字纹

"米"字纹出现在巽位，提示患有胆结石。

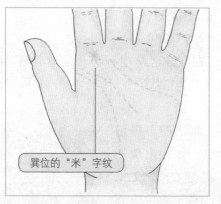

巽位的"米"字纹

2线尾端出现"米"字纹

"米"字纹出现在2线尾端，提示易患血管性头痛。

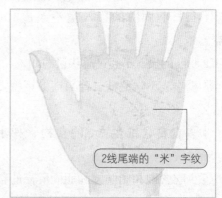

2线尾端的"米"字纹

● 不同形状的"米"字纹

"米"字纹多由三四条短纹组成，此外还包括"米"字纹的各种变形纹。这种纹主要表明某脏器存在气滞血瘀的现象。

（6）兑位

兑位出现了"米"字纹，提示血管性头痛。血管源性头痛分为原发性和继发性两大类。因头部血管舒缩功能障碍引起的头痛，称为原发性血管性头痛；有明确的脑血管疾病（如脑卒中、颅内血肿、脑血管炎等）所致的头痛，称为继发性头痛。日常口中所说的偏头疼即为原发性头疼。血管性头痛可以多吃板栗、核桃仁、葵花子，苹果。

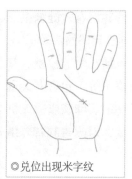
◎兑位出现米字纹

（7）艮位

艮位，也就是3线辅线上出现了"米"字纹，提示心绞痛或心脏猝死。另外，患有慢性结肠炎、结肠癌的人，手上也会出现这样的病理纹。

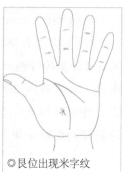
◎艮位出现米字纹

（8）3线尾部，坎位正上方

3线尾部，坎位正上方出现了"米"字纹，提示肾结石，肾结石是泌尿系统常见的疾病之一。肾结石患者可多吃富含维生素A的食物，含维生素A的食物，可维持尿道内膜健康，也有助于避免结石复发，这类食物包括：胡萝卜、西蓝花、洋香瓜、番瓜、牛肝。减少饮食中钙摄入量的方法也可以预防肾结石的复发。

方格形样纹：提示病情稳定

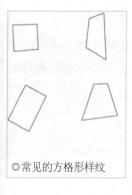
◎常见的方格形样纹

顾名思义，方格形样纹是由四条短线组成的长方形或正方形的纹理。经过手术、外伤等多种因素所致的伤疤，体现在手掌上就是方格形样纹。

手上的脏腑对应区出现方格形样纹，提示病情稳定，并且在向好的方向发展。

不同部位出现方格形样纹反映的疾病状况

（1）1线

1线上出现了方格形样纹，提示肺结核，或者是肺结核康复后在肺部留下了钙化点。有此掌纹特征的人在饮食上比较适合吃鸡、瘦肉、蛋类、豆制品、小米、玉米、大枣、银耳、百合、栗子、白果等食物，以及新鲜的蔬菜，如白菜、藕、黄瓜、西瓜、苹果、梨等。但进食多少要根据个人的情况而定，主食、肉、蛋、蔬菜、汤要注意搭配好，多吃一些水果，不要偏食。

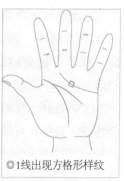
◎1线出现方格形样纹

（2）2线

2线上出现方格形样纹的人，提示头部有过较重的外伤，也可能有过脑震荡的病史，或者有过全麻手术史，腰椎骨折等。如果此纹比较深，说明曾经的创伤对脑部的影响很大，此纹较浅，则影响较小。但是只要手上出现了这样的病理纹，就需要加强对脑部的保护。在日常生活中，可多吃些补脑的食物，可参照以下几点：

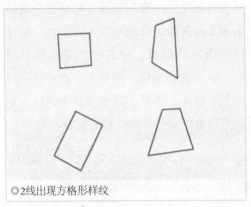

◎2线出现方格形样纹

①蛋类：如鹌鹑蛋、鸡蛋。鸡蛋含有丰富的蛋白质、卵磷脂、维生素和钙、磷、铁等，是大脑新陈代谢不可缺少的物质。

②动物肝、肾脏富含铁质。经常吃些动物肝、肾脏，可使体内铁质充分，从而红细胞可以为大脑运送充足氧气，就能有效地提高大脑的工作效率。

③鱼类可为大脑提供丰富的蛋白质、不饱和脂肪酸和钙、磷、维生素B_1、维生素B_2等，它们均是构成脑细胞及提高其活力的重要物质。

④大豆和豆制品含有约40%的优质蛋白质，可与鸡蛋、牛奶媲美。同时，它们还含有较多的卵磷脂、钙、铁、维生素B_1、维生素B_2等，是理想的健脑食品。

⑤小米含有较丰富的蛋白质、脂肪、钙、铁、维生素B_1等营养，有"健脑主"之称，小米还有防治神经衰弱的功效。

⑥硬果类食品，包括花生、核桃、葵花子、芝麻、松子、榛子等，包含有大量的蛋白质、不饱和脂肪酸、卵磷脂、无机盐和维生素，经常食用，对改善脑营养供给很有益处。

⑦黄花菜富含蛋白质、脂肪、钙、铁、维生素B_1，均为大脑代谢所需要的物质，因此，它被人们称为"健脑菜"。

需要注意的是，糖不宜多吃。因为糖进入血液中，可使血液浓度升高，血流速度减慢，呈酸性。血流速度变慢会产生脑血栓；酸性环境不利于神经系统的信息传递，从而使头脑反应迟缓。

（3）3线

3线中部出现方格形样纹，提示由于胸部外伤引起的胸膜粘连，喜好打篮球的人患这种病的可能性会大些。

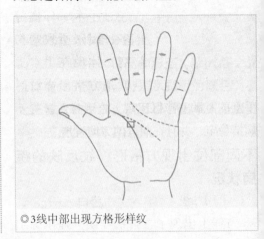

◎3线中部出现方格形样纹

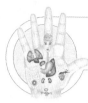

方格形纹的主要病理变化

1线上出现"□"形纹

"□"形纹出现在无名指下的1线上，提示可能患有肺结核。

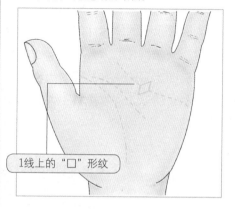

1线上的"□"形纹

中指下2线出现"□"形纹

"□"形纹出现在中指下2线上，提示头部曾有较严重的创伤，脑部受到过震荡。

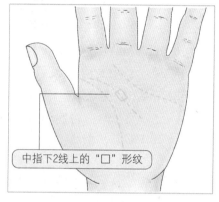

中指下2线上的"□"形纹

3线肾区出现"□"形纹

"□"形纹出现在3线肾区，提示曾做过肾结石手术。

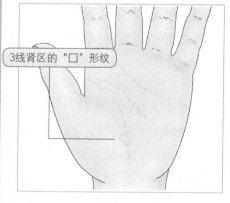

3线肾区的"□"形纹

1线末端出现"□"形纹

1线末端中指下出现"□"形纹，提示有家族性食道癌史，易患食道癌。

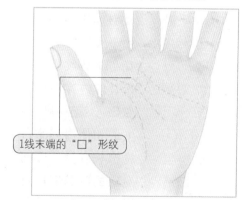

1线末端的"□"形纹

● 不同形状的"□"形纹

"□"形纹是由四条短线组成的长方形或正方形的纹，它主要表示曾有手术和外伤史，或病情已稳定，正在恢复健康。

（4）巽位

巽位出现方格形样纹，提示胆囊曾经受过严重损害，可能做过胆囊手术。胆囊的作用有：储存胆汁、浓缩胆汁、分泌黏液、排空脂肪。进食3～5分钟后，食物经十二指肠，刺激十二指肠黏膜，产生一种激素叫缩胆囊素，使胆囊收缩，将胆囊内胆汁立即排入十二指

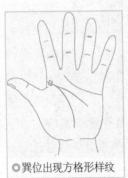

◎巽位出现方格形样纹

肠，以助脂肪的消化和吸收，在排出胆汁同时，也将胆道内的细菌与胆汁一起排出体外。一般讲，进食脂肪半小时，胆囊即可排空。胆囊切除以后，胆汁就没有了"贮藏所"，但随着时间的推移，胆管可发生代偿性扩大，部分替代胆囊的作用。但是因为胆管没有浓缩胆汁的能力，稀薄的胆汁对脂肪的消化能力要减弱一些，患者在进食脂肪丰富的食物后容易出现消化不良的症状。所以，建议患者不要轻易切除胆囊。

岛形样纹：警示肿瘤癌变

岛形样纹的形状像小岛，又有点类似鸡蛋，形状可大可小。岛形纹越完整，越没有缺损，越是对健康不利。如果四大线任何一线有明显岛纹，都意味着体内存在病理变化。岛形样纹的生成和体内细胞过度增长有关，因而对应的脏腑区域可以暗示肿瘤。

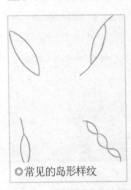

◎常见的岛形样纹

主线上的岛形样纹提示相关脏器功能减弱。岛形样纹过大，预示对应脏腑的功能虚弱，或是由慢性病引起的身体虚弱现象；岛形样纹比较小，则临床意义比较大。岛形样纹一般伴有"十""米"同时出现，手上的岛形样纹尤其是主线上出现的越多，患肿瘤的概率越高。

不同部位出现岛形样纹反映的疾病状况

（1）1线

1线起端部位，即坤位和兑位之间出现岛形样纹提示听力功能下降，表现在出现听力下降、耳鸣症状。

耳鸣的原因有以下几种：外耳或中耳的听觉失灵；内耳受伤，失去了转化声音能量的功能；一些肾病患者，耳朵听觉器官附近头部或颈部的血管，血液的质量因肾病的影响而较差，使得血液供应和流通不太顺畅，就会产生耳鸣症状；吸烟者血管变窄，使血液流通受到一定程度的阻碍，也会造成耳

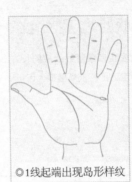

◎1线起端出现岛形样纹

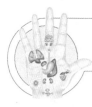

岛形纹的主要病理变化

坎位出现小"岛"形纹

坎位上出现小"岛"形纹，提示患有生殖系统肿瘤。

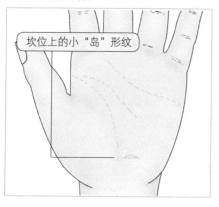

坎位上的小"岛"形纹

1线上出现"岛"形纹

无名指下的1线上有小"岛"形纹，提示眼睛有屈光不正的症状。

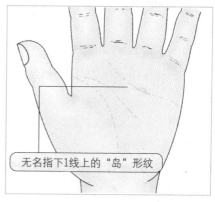

无名指下1线上的"岛"形纹

2线始端出现"岛"形纹

2线始端出现小的"岛"形纹，提示有眩晕的症状。

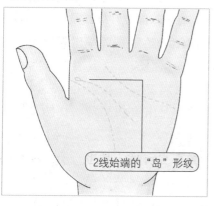

2线始端的"岛"形纹

1线始端出现"岛"形纹

1线始端有"岛"形纹，提示患有耳鸣或中耳炎，听力下降。

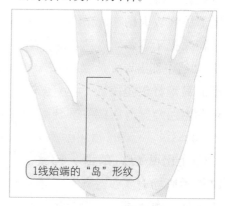

1线始端的"岛"形纹

● 不同形状的"岛"形纹

"岛"形纹的纹形像一个小岛，其范围有大有小，或独立，或连续，或相套。此纹多提示某脏器有炎症肿块或肿瘤向恶性转化。

鸣；年老者也会因身体衰竭血液质量较差或血液不流畅而出现耳鸣；对味精、盐、咖啡因及酒精等过敏也会引起耳鸣。

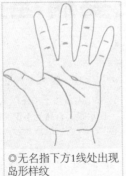

◎无名指下方1线处出现岛形样纹

无名指下方1线处出现岛形样纹提示视力及视神经方面有异常。

无名指下方的1线与2线之间出现树叶状岛形样纹，提示乳腺增生。

（2）2线

2线始端出现岛形样纹，提示此人容易头晕，晕眩。2线尾部出现较大的岛形样纹提示容易脱发。2线中部出现较小的岛形样纹提示有头疼症。

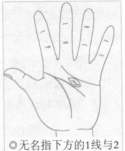

◎无名指下方的1线与2线之间出现树叶状岛形样纹

（3）3线

3线上出现岛形样纹提示脏器有实质性病变。3线始端出现锁链状的岛形样纹仅提示幼年时

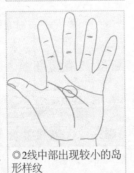

◎2线中部出现较小的岛形样纹

身体状况不好。3线尾端子宫区出现岛形样纹，提示卵巢囊肿、子宫肌瘤等疾病。男性手上的3线尾端出现岛形样纹时，提示患前列腺增生或前列腺肿瘤。

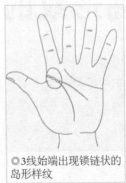

◎3线始端出现锁链状的岛形样纹

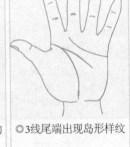

◎3线尾端出现岛形样纹

（4）4线

较深长的4线上出现了岛形样纹，提示肝囊肿，或此人是肝癌患者。

（5）5线

5线始端出现了较小的岛形样纹，

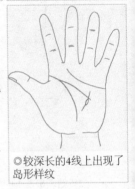

◎较深长的4线上出现了岛形样纹

易患痔疮，男性要注意可能患有输精管、精囊、前列腺部位肿瘤或是癌症，另外还提示肠道肿瘤。5线始端出现较大的岛形样纹，提示便秘。

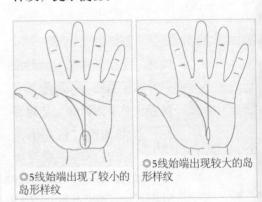

◎5线始端出现了较小的岛形样纹

◎5线始端出现较大的岛形样纹

（6）震位

震位对应的内部器官是胃和十二指肠，因而震位上出现岛形样纹的部位隆起，提示肥厚性胃炎。

五角星状纹：关注脑部病变

五角星样纹不同于十字纹而呈星形，其中心部分有一集中点，并以此点为中心出现六条以上的放射状细纹的纹线，称五角星样纹。由多条褶纹交叉组成的形似

◎常见的五角星样纹

五角星的纹理，提示人们关注脑部病变，注意预防脑血栓、脑血管痉挛、脑软化等疾病。五角星纹通常出现在2线或3线尾部，一般并不常见。

不同部位出现五角星状纹反映的疾病状况

（1）2线或3线尾部

2线或者3线尾部出现五角星状纹，提示脑部有实质性病变，尤其是老年人或者患有高血压的病人，要特别注意预防脑血栓。

血液在人体血管内流动，就像是河水，流速越快，沉淀越少；反之，流速越慢，沉淀越多。血黏度增高势必导致血液流速减慢，血液中的血小板、胆固醇、纤维蛋白等物质便在血管壁上沉淀下来，久而久之，沉淀物越积越多，若再合并有高血压、动脉硬化等疾病，会导致脑血栓形成。脑血栓是老年人的一种常见疾病。它的发生不仅同高血压、动脉硬化的进展有关，也与老年人的血液黏度增高密切相关。事实上，老年人的血黏度越高，越容易发生脑血栓。

患有脑血栓的人饮食上需要注意：要增加膳食纤维和维生素C的食物，其中包括粗粮，蔬菜和水果。有些食物如洋葱、大蒜、香菇、木耳、海带、山楂、紫菜、淡茶、魔芋等食品有降脂作用；平时宜吃清淡、细软、含丰富膳食纤维的食物，宜采用蒸、煮、炖、熬、清炒、氽、熘、凉拌等烹调方法，不适宜煎、炸、爆炒、油淋、烤等方法。

如果年轻人手上出现这样的纹理，那么要及时改善脑部的血液循环，平时要注意科学用脑。科学用脑要注意：劳逸结合，有张有弛，比如学生看书时可以把文理科的课程交叉学习，因时而异的用脑习惯也是很重要的；保证睡眠，长时间工作或是学习，使大脑皮层神经细胞疲劳，充足的睡眠可以消除这种疲劳，促进脑力的恢复；参加运动，各种体育锻炼和文娱活动。

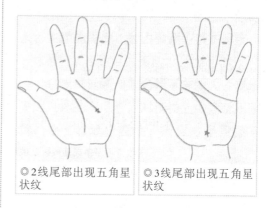

◎2线尾部出现五角星状纹　　◎3线尾部出现五角星状纹

对于大脑的休整都是有好处的；心理学研究表明，精神紧张、焦虑、苦闷和悲伤都能使脑细胞能量过度消耗，使大脑处

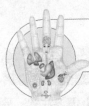

五角星纹的主要病理变化

3线上出现"☆"形纹

"☆"形纹出现在3线上，提示易患突发性疾病。

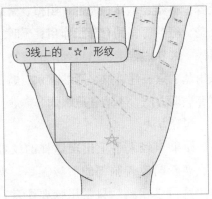

3线上的"☆"形纹

离位出现"☆"形纹

"☆"形纹出现在离位，提示心脏本身发生了器质性的病变。

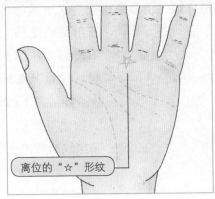

离位的"☆"形纹

2线尾端出现"☆"形纹

"☆"形纹出现在2线尾端，提示预防脑血管意外引起的中风。

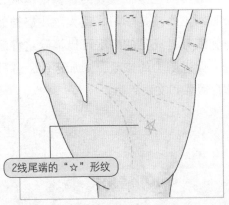

2线尾端的"☆"形纹

三星呼应

在离位、2线尾端和3线尾端出现"☆☆☆"，即三星呼应的现象，提示有中风、猝死的可能。

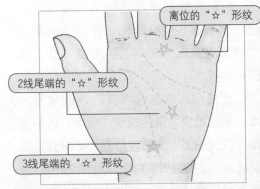

离位的"☆"形纹

2线尾端的"☆"形纹

3线尾端的"☆"形纹

● 不同形状的"☆"形纹

"☆"形纹是由多条或多条以上的纹线交叉组成五角星形状的纹。这种纹主要反映脑血管的突发病。

于衰弱状态，因而，保持良好的情绪也是十分重要的；注意营养的摄入，可以从饮食结构上调理脑部健康，可多吃豆制品、蛋白、鱼、精肉等。

（2）玉柱线尾端，中指下方

玉柱线尾端，中指下方出现五角星状纹，提示心脏的器质性病变。心血管疾病是令人闻风丧胆的健康杀手，下面给大家一些保护心脏的建议。

①警惕压力过大。当一个人感到压力时，身体会释放减压物质，所以一般的压力对身体不会造成大伤害。但是当压力过大或长期侵扰身心时，心脏就会被"压"出毛病，如坐立不安、容易流泪，对日常的琐事力不从心，比平常更加犹豫不决、食欲大减、注意力难以集中、睡眠受到干扰等。如果出现了这些症状，就需要及时采取行动为身体减压。

②学会最佳的放松技巧。平躺，双臂轻松地置于两侧，深呼吸几次。接着收紧脚趾头部位的肌肉，数三下，然后放松。按照该方法放松身体的每一组肌肉群，整个过程均要保持深呼吸。锻炼完毕后，深呼吸放松，然后慢慢起身。

③别忽视自己的腹部不适。当心肌疲劳、受损、心律失常等情况出现时，心脏无法获取充足的血液，一些人会出现腹痛、消化不良、腹胀，特别是年轻人，应当引起注意。

④多吃复杂碳水化合物。碳水化合物是饮食的重要组成部分。复杂碳水化合物富含淀粉和纤维，到达体内后可以缓慢释放能量。全麦食品、谷类食品、糙米、燕麦片、荞麦和土豆都属于复杂碳水化合物。

⑤抑郁情绪必须"消化"掉。抑郁的原因各种各样，但是如果你的心脏不好，那就更要小心了。统计数字表明，1/4的病人在心脏病发作后会出现抑郁情绪。这样反而对他们的康复不利。所以心脏病人患了抑郁症，应尽快寻求心理帮助。

⑥最好别喝酒。虽然适度的酒精可以预防心血管疾病，但一般人很难把握酒量。酒精会直接损伤心肌，令心房扩大、干扰心脏的正常节律，造成房颤。

⑦运动比减肥更重要。经常锻炼的人，心血管发病率较低。

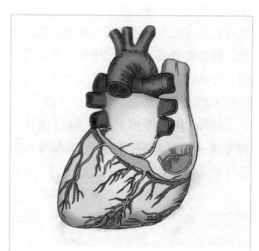

◎玉柱线尾端，中指下方出现五角星状纹人又肥胖者，应经常锻炼的人，心血管发病率较低

"〇"形纹：外伤痕迹

"〇"形纹形状就像圆环，而且环心大多有杂纹，需要从总体观察才能发现。"〇"形纹与外伤有关，受过较重外伤后一般可在掌上留下"〇"形纹。

"〇"形纹在手掌上是很少见的，若出现这种纹，提示曾受到过软物撞击，而且撞得较严重，有反弹的力量。如果是硬物撞击，在手掌上就会留下"□"形纹。

不同部位出现"〇"形纹反映的疾病状况

（1）巽位

巽位出现不规则"〇"形纹，提示患有脂肪肝。这种病是因为各种内因和外因造成的脂肪在肝脏中的过量堆积。脂肪肝不仅会促进动脉粥样硬化的形成，还会诱发或加重高血压、冠心病，甚至导致肝硬化、肝功能衰竭、肝癌，所以一旦发现此病，应积极防治。

（2）1线中部

如果1线中部被"〇"形纹盖住，提示可能患有肺病。肺病包括肺脏的各种病症，中医认为是由于外邪侵袭，或痰饮内聚，或肺气肺阴不足所引起的，也可能因为其他脏腑、血脉的病症迁延所导致，包括肺炎、肺结核、肺气肿等疾病。

（3）手掌2线平直断裂

手掌上出现"〇"形纹，且2线平直断裂，提示可能患有肿瘤。

（4）2线

2线上出现"〇"形纹，提示头部曾受过伤，与软物较重的撞击有关。

（5）手掌上出现"〇"形纹，提示可能会有旧病复发或反复性疾病发生。

（6）手掌上若出现包绕着某一部位的、由纹路形成的头尾不相交的半边环形，提示其所出现区域的对应脏腑有炎性增生。

（7）有时手掌上"〇"形纹的出现，也可提示泌尿系统病变和疾病发展初起。

（8）在胃切除术后，胃二区若有环形纹，将会被方格纹框起来，且胃二区有条状凸起的光滑瘢痕。

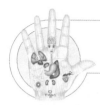

"O"形纹的主要病理变化

巽位出现"O"形纹

巽位出现不规则"O"形纹，提示患有脂肪肝。

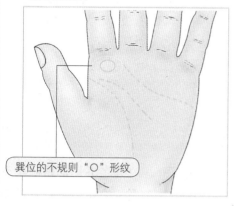

巽位的不规则"O"形纹

1线中部出现"O"形纹

1线中部被"O"形纹盖住，提示可能患有肺病。

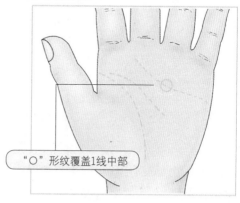

"O"形纹覆盖1线中部

"O"形纹伴有2线断裂

手掌上出现"O"形纹，且2线平直断裂，提示可能患有肿瘤。

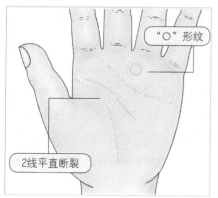

"O"形纹

2线平直断裂

2线上出现"O"形纹

2线上出现"O"形纹，提示头部曾受过伤，与软物较重的撞击有关。

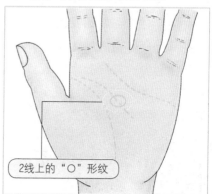

2线上的"O"形纹

● 不同形状的"O"形纹

"O"形纹的形状就像圆环，而且环心大多有杂纹。此纹多提示曾受到过软物严重撞击。

掌部九宫八卦区位及纹线传递的信息

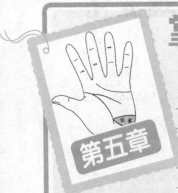

第五章

◎我国很早就有"医易相通"的说法，就是说研究易学的人，都要把中医学的重要经典《黄帝内经》作为最主要的参考书，研究中医学的人，也要把《周易》作为理论研究的渊源。

八卦五行与掌纹医学的渊源

世间万物都受阴阳五行生克制化，人也不例外，故《黄帝内经》有："阴阳者，天地之道也，万物之纲纪，变化之父母，生杀之本始"，就是说，阴阳五行生克是主宰万物生化之权的，《周易·系辞》有："原始及终，故知死生说。阴阳交合，物之始，阴阳分离，物之终，合则生，离则死。"现代医学也认识到，人之所以生病，以至死亡，或

发生其他意外，凶灾之事，都是阴阳五行生克制化在起决定的作用，八卦就是根据阴阳五行生克变化的规律，预测人的疾病和人死亡的时间。

宇宙是一个大天体，人是一个小天体，小天体和大天体一样都在不停地运动着，不过它的运动是受大天体的影响而进行的，《咸》卦把大天体对小天体的影响总结为"天地二气相感"。大量的历史事实也证明：这种天人感应是存在的。

长期以来，阴阳五行一直被人们认为是一个抽象的哲学名词，实际上，阴阳五行之气，同样是物质，是有质量的，虽然现代科学还无法对它进行测度，但也承认它是一种非常精微的物质，决定着人的生死存亡。

这种精微的物质，人们虽然看不见，摸不着，但用八卦、天干地支对人体进行排列和标记，就很容易看出人体阴阳五行衰变和发生生克制化的信息，所以八卦就根据阴阳变化的原理，五行生克的法则进

◎八卦就是根据阴阳五行生克变化的规律，预测人的疾病和人死亡的时间

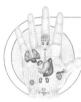

九宫八卦划分法

九宫八卦划分法是目前手诊中最常用的手掌划分方法，它继承并发展了古代手掌八卦分区法。中医学认为，八卦的每一卦代表相应脏腑的功能，所以卦位上的表征变化即可反映脏腑的病变。手诊中借鉴了这一观点，根据后天八卦把手掌分为九区，以此指导诊断。

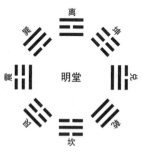

后天八卦图

五行星丘划分法

五行星丘划分法是近代国外学者结合宇宙中太阳系的星体，根据"天人合一"的原理而创制的。五行主要表现金、木、水、火、土五种物质状态之间相生、相克的关系。传统中医经常用五行相生相克的理论来指导诊病。

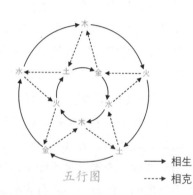

五行图

→ 相生
--→ 相克

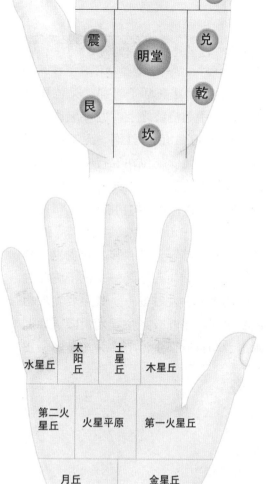

行预测疾病。

我国很早就有"医易相通"的说法，就是说研究易学的人，都要把中医学的重要经典《黄帝内经》作为最主要的参考书，研究中医学的人，也要把《周易》作为理论研究的渊源。所以八卦的原理，早就应用于中医学的各个领域，它为预测疾病和准确地诊断疾病，在信息上提供了可靠的依据。

我们看一看八卦与人体简单的配置，就可以一目了然地了解到其中的奥妙。

外五行：乾为首，离为目，坎为耳，兑为口，坤为腹，艮为手，震为足，巽为股。

内五行，即八卦配五脏：乾兑为肺，离为心，巽为胆，震为肝，艮为脾，坤为骨，坎为肾。

五行：水为肾，木为肝，火为心，土为脾胃，金为肺。

"乾"属金，反映肺与大肠的健康状况

乾位位于小鱼际下半部，兑位和坎位之间，手腕横纹之上。乾位应该与兑位、艮位等高，色泽红润，无杂纹，饱满而富有弹性。乾位在五行中属金，而肺在五行上也属金，因此，传统医学认为乾位代表肺和大肠的功能。

《素问·五脏生成》说："诸气者，皆属于肺"，又"肺之合皮也，其荣毛也"。肺为五脏之一，位于胸腔之内，膈之上，左右各一。其主要生理功能是主气、司呼吸、主宣发肃降、通调水道、朝百脉而主治节，并与鼻窍、皮肤密切相关。

需要强调的是，乾位反映的并不是肺本身的器质性病变，而是肺对元气的统领情况。由于元气、肾气和气血运行的功能密切相关，因而，乾位是观察人体健康状况的主要窗口。乾位饱满、无杂纹，手指压后不会出现塌陷，并且血色能够很快恢复。说明此人身体健康、精力充沛。

乾位反映的疾病状况

（1）2线过长深入乾位

2线过长伸入乾位，皮肤粗糙而色暗，多属七情郁气，多患有神经衰弱。

神经衰弱患者，一般易于兴奋也易于疲劳，碰到一点点小事，就容易激动，容易兴奋，但兴奋不久就很快疲劳，所以有很多患者非午睡不可，否则下午便支持不住；稍微做一点费力的工作，就感到疲倦不堪；走不了多远的路，就觉得很累。有的患者说话缺乏力气，声音低弱无力，在情绪方面，表现得很不稳定，常常为一点点小事而发脾气，不能自我控制；有时变

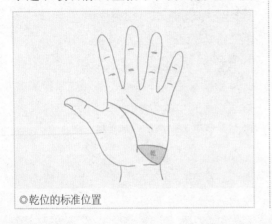

◎乾位的标准位置

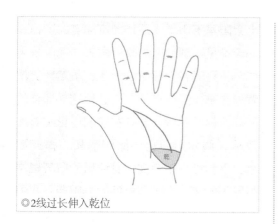

◎2线过长伸入乾位

得较为自私，只想着自己，如果别人对他疏忽了些，或没有按照他的意图办事，就大为不满或大发雷霆，因此常和身边的人闹矛盾。

神经衰弱的人在工作中也常常感到苦恼，看着别人工作起来那么有活力，自己却心有余而力不足，更为焦急、恐惧和苦恼。倘若听说自己的同学或同事不幸患病停学或去世的消息，就会马上联想到自己，唯恐自己也会有同样的结局，惶惶不可终日。

治疗神经衰弱，中医常用拉耳垂的方法：先将双手掌相互摩擦发热，再用两手掌同时轻轻揉搓对侧耳郭2～3分钟，然后用两手的拇指和食指屈曲分别揉压对侧耳垂2～3分钟，最后开始向下有节奏地反复牵拉耳垂30～50次，直至耳郭有热胀感为止，这时全身也产生一种轻松、舒适、惬意的感觉。照此法每天锻炼3～5次。

用拉耳垂的方法治疗神经衰弱，常常可以收到意想不到的效果，但预防神经衰弱还是十分重要的，注意保持良好情绪，才是防治神经衰弱的根本之法。

（2）乾位出现杂纹

乾位上出现杂乱的纹理，并且其皮肤色泽暗沉、干黄，则提示情志不畅、精神疲惫、阳气不足、内分泌紊乱。

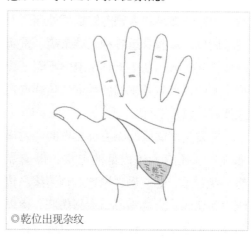

◎乾位出现杂纹

对于阳气不足的调治方法如下。

世间万物都离不开阳光的照耀，我们人体也是一样。在人体这个设计精密的小宇宙里，同样需要阳气的温煦才能够充满鲜活的生命力。医学经典《黄帝内经》中就曾说道："阳气者，若天与日，失其所则折寿而不彰。"明代著名医学家张景岳注曰："生杀之道，阴阳而已。阳来则物生，阳去则物死。"也就是说，人的生命系于"阳气"，只有固护阳气，才能百病不生，人们才能拥有鲜活的生命力。而我们养生的重点就在于养护身体内的阳气。

人体内的阳气在中医里又叫"卫阳"或"卫气"，这里的"卫"就是保卫的意思，阳气是人体的卫士，它能够抵制外邪，保卫人体的安全。人生活在天地之间，"六淫邪气"即大自然中的风、寒、暑、湿、燥、火时时都在威胁着我们的健康，但是为什么有的人就很爱生病呢？

像是现在的流感，有的人总是在"赶流行"，而有的人却安然无恙，区别就在于他们体内的阳气充足与否。总是爱生病的人体内阳气不足，病邪很容易侵入人体，而体内阳气充足的人则能够抵挡外邪的入侵。所以，那些身患各种疑难杂病、重病或慢性病的人，基本上都是卫阳不固、腠理不密的，以致外来的各种邪气陆续占领人体并日积月累而成。

导致疾病的原因除去自然界的"六淫邪气"，还有人体内部的七情：即喜、怒、忧、思、悲、恐、惊这七种情绪。传统中医认为：大喜伤心，大怒伤肝，忧思伤脾，大悲伤肺，惊恐伤肾，也就是说情绪波动过大就会伤害五脏，导致病变。而人的情绪就是在阳气不足的情况下起伏最大，阳气充足的人通常比较乐观、通达，阳气不足的人则容易悲观绝望。所以，养好阳气，人的情绪也会慢慢地好起来，整个人充满了精神与活力，由于七情过度而导致的病也就离我们远去了。

那么阳气要如何养呢？其实，天地之间最大的阳气就是太阳，太阳的变化直接影响着人体阳气的变化。长期待在写字楼里的人总是感觉忧忧的，没有生气，如果能每天抽时间晒晒太阳，就会觉得整个人都精神很多，这是太阳给我们的力量。所以我们说：人只有跟着太阳走，才能找到内在的力量。

但是，现在跟着太阳走的人非常少了。古人"日出而作，日落而息"是跟着太阳走的，但是现代人很难做到，每天要起很早去上班，春夏秋冬都是一个点，晚

上太阳早下山了，还得加班加点的工作，一天都见不到太阳的脸；古人"锄禾日当午"，夏天在太阳底下干活，虽然汗流浃背但是身体阳气充足，不会得这样那样的怪病，但是现代人却坐在空调屋里吃着冰西瓜，偶尔出门也要涂防晒霜、撑遮阳伞，恐怕被太阳晒到，身体里的阳气根本生发不起来。太阳是最好的养阳药，我们却利用不起来，这真是一种极大的损失与浪费。

为了养好阳气，我们建议大家可以经常抽出时间晒晒太阳，特别是在寒冷的冬季，晒太阳就是一种最好的养阳方式。阳光不仅养形，而且养神。养形，就是养骨头。用西医的说法就是：多晒太阳，可以促进骨骼中钙质的吸收。所以，多晒太阳就是老年人养骨的最好方式。对于养神来说，常处于黑暗中的人看事情容易倾向于负面消极、处于光亮中的人看事情正面积极，晒太阳有助于修炼宽广的心胸。

（3）乾位塌陷，隐约可见青筋

乾位塌陷，隐约可见青筋，且皮肤色泽苍白无血色，提示呼吸系统出现问题；气血盈亏，久病、重病、生命垂危的人通常会出现这样的情况。

气血掌握着人体的生杀大权，气血流通顺畅，人就安然无恙，而气血瘀滞，人就会生病。我们知道血在体内的流通是由气来推动的，那么，气又是被谁掌控着呢？温度！

对于人体而言，温度适宜时，血流畅通，我们会感觉温暖舒适；当温度降低

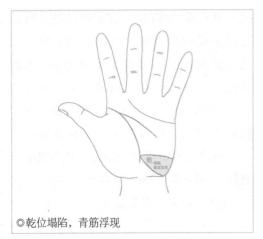

◎乾位塌陷，青筋浮现

时，血液流速减慢，就出现滞涩、瘀堵，我们的第一感觉就是"冷"；当温度进一步降低，血液就会凝固，人就面临死亡。所以说，使血液流动起来的动力就是温度，温度可以决定人体的气血盛衰。

再联系到中医对气的解释，"气是由先天之精气、水谷之精气和吸入的自然界清气所组成"，其中的先天之精气、水谷之精气都能用温度解释。

先天之精气代表人体先天之本的"肾"。肾为人体之阳，就像人体内的一团火，温煦地照耀着全身。对于肾脏，中医里永远只存在着补，从没有泻的说法。只有通过不断地适度添加燃料，才能让肾火旺盛，肾气充足。而给人的肾不断补充营养、添加燃料的，就是被称为"后天之本"的脾胃，是脾胃把食物化成了充足的血液，这就是中医里常说的"血为气之母，气为血之帅"。

补气就是补肾、暖肾、保暖、祛寒，气血充足就是身体内血液的量足、肾气足、基础体温偏高、各脏器功能正常、代谢旺盛、血脉畅通；气血两亏就是身体血液的量少、质劣、肾气虚、基础体温低、脏器功能低下、代谢缓慢、血脉运行不畅。在生活中，我们经常见到小孩子的火力很足，冰天雪地还在外面玩耍，根本不怕冷，而老人则要围着火炉取暖，这说到底还是肾气的缘故。小孩子肾气足，火力旺，代谢旺盛，总是处于生长、发育的状态，所以不会非常怕冷；而老人肾气衰了，火力不足，循环代谢慢，体温就偏低，身体逐渐衰弱。

所以，人体一定要经常处于温暖的状态下，这样气血才能畅通无阻，我们才能鲜活地立于天地之间。

下面就为你提供一些简单、有效的气血储存方法：

①好好吃饭

中医讲究，脾胃为后天之本，气血生化之源，所以要想气血充沛，必须要先把脾胃调养好才行，而好好吃饭就是调养脾胃的基础。所以，一日三餐要注意饮食营养的搭配，坚持喝山药薏米芡实粥。

②好好睡觉

肝脏的特点是，卧则回血，坐立则向外供血。因此，一定要好好睡觉，养护肝脏。

③好好休息

应适当参加体育锻炼和文娱活动，积极休息。如果是心理疲劳，千万不要滥用镇静剂、安眠药等，应找出引起感情忧郁的原因，并求得解脱。

养生之道的根本，就是经常留一分气血能量给自己。好好吃饭，好好睡觉，快乐生活，就能有一个健康的人生。

（4）乾位出现8线

乾位出现8线提示有糖尿病家族史，此类人需要多加关注，如果乾位中间部位出现边缘不清的斑块，提示患有糖尿病。

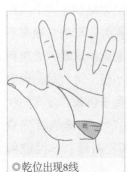

◎乾位出现8线

荷兰国立公共卫生研究所的专家发现，鱼肉含有较多的Ω-3脂肪酸，可增强人体对糖的分解、利用能力，维持糖代谢的正常状态。鲱鱼、鳗鱼、墨鱼、金枪鱼等皆为预防糖尿病的佳品。

（5）乾位中间部位出现"米"字纹，且出现斑块，提示阑尾炎

研究发现，当精神处于高度紧张状态或情绪不良时，人体内的肾上腺皮质激素分泌增加，造成机体免疫功能下降及对疼痛的敏感性增高。过去曾经有人认为阑尾是人体多余的废物，应该在新生儿出生时就进行阑尾切除手术，以避免阑尾炎的发生。

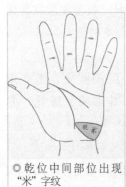

◎乾位中间部位出现
"米"字纹

这种做法似乎有些道理，但确实是十分荒谬的，人体是一个整体，每个器官存在都有它的价值，如果阑尾是多余的，那么它自己会退化掉，而且现在研究证实，阑尾也是人体免疫系统的组成部分之一，在正常情况下，它具有体液免疫的功能。

因为阑尾具有体液免疫的功能，所以它也会受到肾上腺皮质激素的影响。因此，要从根本上预防精神性阑尾炎，关键是保持良好的心境，培养乐观开朗的性格，遇到烦恼、伤心事的时候要善于驾驭自己的情绪，尽可能减少不良情绪的刺激，使自己的情绪处于稳定的状态之中。这样，精神性阑尾炎就不会"光顾"了。

（6）乾位纹路散乱

提示易患肾炎、膀胱炎、结石、痛风、贫血等疾病。

（7）乾位颜色发黑

提示患有慢性痢疾或肠炎。

（8）乾位内分泌区出现一条或多条8线

提示性功能亢进，性生活过于频繁。

（9）若乾位出现网格纹

提示精力不足，失眠、忧郁、心悸气短，性功能下降。

乾卦人的养生方案

《易经》中讲乾为首、为君。意思是说乾卦人通常组织能力比较强，领导能力比较强，具备领导者的素质。这样的人在公司、团体中往往会成为领袖。但是这种人容易唯我独尊，高傲自大。

乾卦在人体对应的部位是头、胸肺和大肠。乾卦人胸廓一般都很发达，头既圆且大。

从阴阳的角度讲，乾卦人代表了一种阴阳平和的状态，所以乾金体质的人比较平和，一般来说寿命也会偏长。但这些人容易燥热，因为乾卦在五行中代表了"金"，金属干燥，所以乾金之

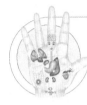

乾位的位置

乾位位于小鱼际靠掌根侧，手腕横纹之上，即月丘所在的位置。乾位五行属金，主要反映肺与大肠的健康状况。

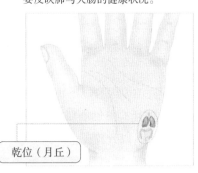

乾位（月丘）

乾位上的"十"字纹

出现粗重的"十"字纹，且1线在食指下方双条并进，提示易患痛风病。

1线在食指下方双条并进

粗重的"十"字纹

乾位垂直而下的纹线

出现长而深的纹线垂直而下，此线又被一条横线切过，提示易患腿部疼痛麻痹症。

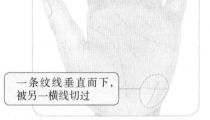

一条纹线垂直而下，被另一横线切过

乾位上的8线

出现从小鱼际的外缘向大鱼际生长的横纹，即8线，提示有患糖尿病的家族史。若出现多条8线，提示隔代或直系亲属中必有糖尿病患者。

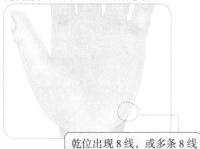

乾位出现8线，或多条8线

乾位杂乱的纹线

出现杂乱的纹线，且皮肤干枯，颜色发青、黄而暗，提示易患神经官能症。

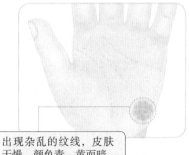

出现杂乱的纹线，皮肤干燥，颜色青、黄而暗

乾位上的方形纹

中央或下方有纵横线交叉，形成散乱的方格，提示易患肾脏病或糖尿病，若妇女则多有子宫方面疾病。

纵横线交叉，形成散乱的方格

人容易患肺燥、肠燥、便秘，甚至哮喘病、糖尿病。我们观察一下就会发现，乾卦人中患糖尿病的比较多，得气管炎的也比较多，他们爱抽烟、爱喝酒。因此，乾卦人要注重秋季养生，平时养生时要注意多吃一些清凉润肺、通便的食品，如银耳、藕、百合、木瓜等。另外还要少抽烟、少喝酒，这对解决身体中的燥热大有好处。

"坎"属水，反映肾的健康状况

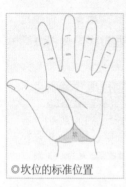

◎坎位的标准位置

坎位位于乾位和艮位之间，掌心下方，腕横纹中间上方。坎位在五行上属水，而肾主人体水的运化和代谢，因而，坎位反映泌尿生殖系统功能的强弱和肾脏的运行情况。《素问·上古天真论》曰"肾者主水"，一指人体水液；《素问·逆调论》曰："肾者水藏，主津液"。这说明肾气的兴衰直接关系到人体的生长发育衰老以及生育能力。

坎位上最常见的是"米"字纹、三角形纹、岛形样纹等他们分别代表着身体不同的病理变化。

坎位反映的疾病状况

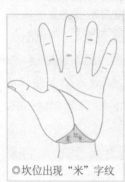

◎坎位出现"米"字纹

（1）坎位出现"米"字纹，提示心绞痛。当坎位的"米"字纹和离位、2线尾端的"米"字纹遥相呼应时，要注意预防猝死。

导致猝死的原因有以下10种。

①心肌梗死；急性心肌梗可以迅速出现休克、昏迷，以致猝死。

②脑出血；高血压病患者易患脑出血，出血积存在颅内，无法排出，压迫脑组织而致猝死。

③肺栓塞；瘀血形成血栓，栓塞在肺动脉而猝死。

④急性坏死性胰腺炎；暴饮暴食、酗酒是发病原因，造成胰脏出血坏死，外溢，发生自体消化所致。

⑤哮喘；哮喘病人在某些刺激物的侵袭下，突发呼吸道强力收缩，进而不幸丧命。

⑥过敏；青霉素、普鲁卡因易引起药物过敏。造成病人过敏性休克死亡。

⑦猝死症候群；此病多见于年轻人（17～30岁），死前各项检查均正常。原因可能与钠离子通道代谢异常有关。

⑧葡萄球菌性暴发性紫癜；临床表现为在呼吸道感染康复过程中，突然发生病情恶化，病人多死于中毒性休克。

⑨毒品；某些药品过量，也易造成猝死。

⑩心源性和非心源性疾病，前者最常

见，特别是冠心病、急性心肌梗死患者最为多见。

有上述疾病的患者平时要多加注意，严格按照各自的病情规范自己的生活，做到防患于未然。

（2）坎位出现三角形样纹，此时，临床意义较大。坎

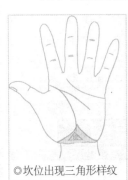

◎坎位出现三角形样纹

位上的比较小的三角纹，提示幼年缺钙或老年体弱多病。坎位上出现较大的三角纹，提示年轻时心脏使用不科学，有心肌供血不足的情况。老年人发现这样的纹线，需要注意预防心脑血管疾病；年轻人发现这样的纹线，则需要注意保护心脏，以防老来得冠心病。坎位上独立的三角纹提示心脏有实质性病变。如高血压、心脏病、中风以及各种容易迁延到心脏的慢性病等。如果纹线比较深，需要尽早就医。

（3）坎位上出现与3线相接的岛形样纹多提示生殖系统的肿瘤病变。男性要考虑前列腺增生、肥大、肿瘤等；女性则要考虑子宫肌瘤、卵巢囊肿、输卵管炎症

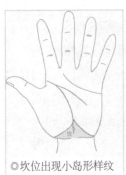

◎坎位出现小岛形样纹

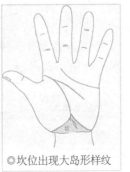

◎坎位出现大岛形样纹

等。坎位上出现岛形样纹也可能提示患有直肠息肉或直肠肿瘤。岛形样纹越小，患肿瘤的可能性越大；岛形样纹比较大，提示肾脏功能衰弱。但在区别肿瘤是恶性还是良性时，需要去医院慎重检查。坎位上出现与5线相接而成的岛形样纹提示腹部胀气，腹部胀气的原因和肠胃等消化系统有关。

（4）坎位出现杂纹，且皮肤无光泽、粗糙，提示幼年，营养不足，体质虚弱，成年后元气不足，经不得劳累，易患心脏病。

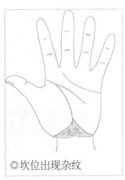

◎坎位出现杂纹

坎位下方的横腕处出现岛形样纹或者纹路散乱、细弱、断裂，呈三角状朝向掌部，提示肾虚。对男性而言，多提示性功能衰退、不育等；对女性而言，则提示不孕、习惯性流产、性冷淡等。

（5）坎位塌陷、青筋浮起，提示气血盈亏，内分泌、泌尿生殖系统功能较弱，重病、大病的人或大病未能恢复的人通常会出现这样的情况。若此处过于低陷，则可能患上不孕不育症。

（6）坎位隆起而柔软，色泽光亮莹润，反映心脑血管、泌尿、生殖系统功能良好。

（7）坎位出现红色或暗红色斑点，提示可能患有卵巢囊肿。

（8）坎位出现网状纹，提示月经不调，若兼有艮位色泽呈现青蓝色，提示患

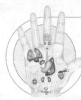

坎位的位置

坎位在手掌的掌根部，掌心下方，即地丘所在的位置。坎位五行属水，主要反映肾脏功能的强弱。

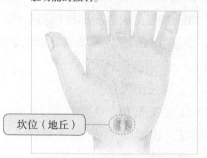

坎位（地丘）

坎位上的岛形纹

出现与5线衔接的大岛形纹，提示腹部胀气；出现与3线的边缘相连的小岛形纹，提示生殖系统肿瘤。

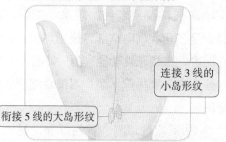

连接3线的
小岛形纹

衔接5线的大岛形纹

坎位纹理散乱

纹理散乱，皮肤粗糙，颜色暗，提示幼年营养差、体质弱，成年后易患心脏疾病。

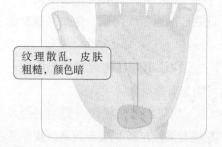

纹理散乱，皮肤
粗糙，颜色暗

坎位上的"米"字纹

出现"米"字纹，提示易患心绞痛。如果"米"字纹与2线尾端的"米"字纹、离位的"米"字纹相呼应时，尤其要预防猝死的发生。

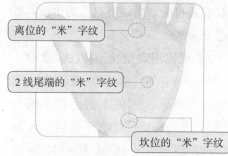

离位的"米"字纹

2线尾端的"米"字纹

坎位的"米"字纹

坎位上的三角形纹

出现独立的三角形纹，提示心脏有实质性的病变；附着在3线上的三角形纹，预示将来有患冠心病的可能。

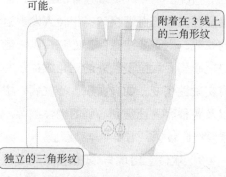

附着在3线上
的三角形纹

独立的三角形纹

坎位斜线横断地丘

生命线下方，有斜线向地丘横断，提示生殖功能较衰弱，或患有不育症。

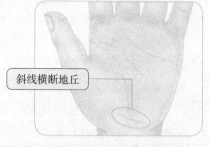

斜线横断地丘

有慢性盆腔炎。

（9）坎位两边呈红色，提示风湿或类风湿性下肢节关节炎。

坎卦人的养生方案

在五行中，坎属水，而水性偏寒，所以坎卦人的特点就是多阴少阳，表现在面相上就是面青，偏黑，脸长且瘦。坎卦是主耳的，所以坎卦人还有一个显著特点就是耳朵比较大。

在性格上，坎卦人城府比较深，非常内向，但是他们长于心计，很善于出谋划策。这类人在开会的时候，如果没人点到他们，他们绝不会主动站出来说话，他们只用耳朵听，在他们看来，这就叫耳听八方。

坎卦代表了水，水气通于肾，因而坎水人容易患肾脏方面的疾病。此外，水性寒且阴，所以坎水人也容易得寒病，患阳虚方面的病，甚至抑郁症，这是因为他们极端内向，不愿意把自己的话说出来，总是憋在心里就容易得抑郁症。所以，坎水人在养生方面应注意"三防"，即防肾病、防寒、防阳稀；在饮食方面应该多吃一些温补的、温阳散寒的东西，少吃一些寒凉之物。

"艮"属土，反映脾胃的健康状况

艮位位于大拇指球的下半部分，坎位和震位之间。艮位在五行上属土，脾位于中焦，五行也属土，脾胃相表里，因而，

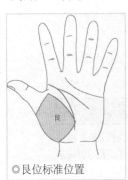

◎艮位标准位置

艮位能够反映脾胃的健康状况。艮位丰满、色泽莹润、无杂纹，说明脾胃运转正常；如果艮位上杂纹众多，掌色有异，则说明脾胃不和，运转出了问题。

艮位反映的疾病状况

（1）艮位出现"十""井"字纹

若有"十""井"字纹出现在艮位，并且此处色泽青黄无血色，肌肉无弹性，青筋浮起，提示患有消化性疾病，如果病理纹增多且逐步加重，说明病情在恶化。需要尽快加以治疗和调理。

（2）艮位纹理散乱

如果艮位纹理散乱，皮肤粗糙，无光泽，并且色泽慢慢变暗，说明脾胃不和，营养缺失，食欲不振，有患胃病的可能。

（3）艮位过低或松软塌陷

如果艮位低于小鱼际，表示此人体质虚弱，身体抵抗力差，手指下压后回弹无

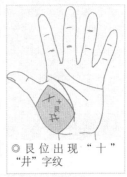

◎艮位出现"十""井"字纹

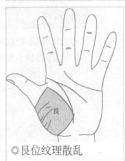

◎艮位纹理散乱

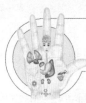

艮位的位置

艮位在大拇指球的下半部，3线范围内的下方，即金星丘所在的位置。艮位五行属土，主要反映脾胃功能的强弱。

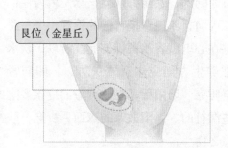

艮位（金星丘）

艮位纹理散乱

纹理散乱、皮肤粗糙而有椭圆形的暗色出现，提示脾胃功能差，若暗色明显时，表示正患有胃病。

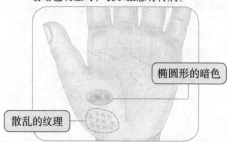

椭圆形的暗色

散乱的纹理

艮位的羽状纹

出现羽毛状纹，提示生活失调，易患神经、精神方面疾病。

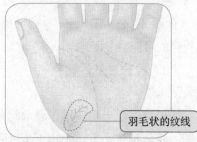

羽毛状的纹线

艮位向3线延伸的纹线

出现向3线延伸的纹线，且纹线较深，并有短小的线穿过，形成"十"字纹、"井"字纹，提示患有慢性消化性疾病，甚至已经恶化。

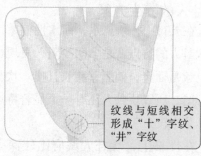

纹线与短线相交形成"十"字纹、"井"字纹

艮位低陷、青筋凸起

青筋浮起明显、位置低陷、薄而无肉，提示胃肠功能虚弱，若青筋浮露不明显，则病理意义不大。

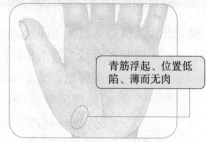

青筋浮起、位置低陷、薄而无肉

艮位的眼形纹

出现眼形纹，且此线多条横向与大鱼际曲线相接触时，表示曾遭遇不幸，情绪消极，甚至悲观厌世。

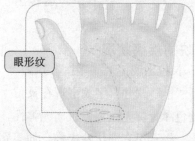

眼形纹

力，说明病情较严重，可能心脏已经发生了病变。艮位丰满有弹性是常识，如果发现手上的艮位松软塌陷，说明身体微循环能力差，心脏功能衰竭。

（4）大鱼际底部，靠近拇指侧肌肉呈暗青色，提示腰酸，腰疼

干姜温中散寒，健胃活血，枸杞子滋补肝肾，益精明目，此药膳可以治疗由于肾阳虚衰引起的阳痿、畏寒肢冷、腰疼、腰膝酸软、倦怠等。

（5）艮位隆起，色泽红润，表示脾胃运转功能良好；若艮位塌陷，提示易患

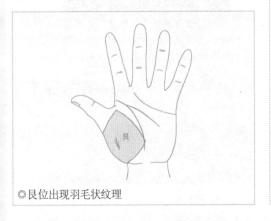

◎艮位出现羽毛状纹理

冷感症。

（6）艮位出现羽毛状纹理，提示神经、精神方面消耗严重，多属生活失调。

（7）艮位肺区出现红色斑点，提示呼吸系统有炎症；若伴有消瘦乏力，午后发热，夜间盗汗，贫血，提示肺结核，若出现褐色斑点，提示肺结核已经钙化。

（8）艮位呈现块状暗色，提示肝胃不和。艮位呈现青蓝色，且青筋浮现，提示便秘。

肝胃不和正是肝失疏泄，胃失和降，脏腑功能不协调所致的病症。多由情志不遂，肝气郁结，气郁化火，影响胃的功能；或寒邪侵袭肝胃，导致肝胃功能异常等引起。

肝属青色，所以多吃些青色类蔬菜水果利于养肝，如柿子椒，各种绿色蔬菜。苦味的食物也养肝如苦瓜，苦笋。健脾养胃的食物，有山药、莲子、大豆、谷物、山楂、香蕉、大枣、豆制品等。

"震"属木，反映神经系统的健康状况

震位位于虎口部位，3线包裹范围的上半部分，艮位上方巽位下方。震位属木，主要表征神经系统功能的健康状况。震位饱满，色泽红润，富有弹性。震位没有深褶皱出现是为健康，说明自主神经功能和消化吸收功能正常。为什么说能够看出消化吸收功能的强弱呢？西方手相学认为震位是属于神经系统功能的表象部位，而中医认为胃肠的功能是依靠自主神经协

调的，因而，震位能够反映神经系统的健康状况，就可以推理出胃肠功能是否正常运转。

《素问·五脏别论》说道："胃者，水之谷海，六府之大源也。无味入口，藏于胃，以养五脏气……十一五脏六腑之气味，皆出于胃。"说明，胃部功能强健的话，机体气血化源充足，生命力旺盛；反之，生命力不足。

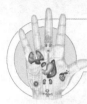

震位的位置

震位位于大鱼际曲线范围内的上半部，即虎口处，也是第一火星丘所在的位置。震位在五行中属木，主要反映胃部的健康状况。

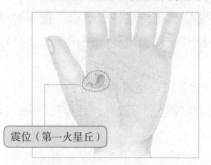

震位（第一火星丘）

震位的交叉纹、星形纹

纹路散乱不整，出现毛状线交叉纹、星形纹等，表示精神紧张、生活失调，易患神经官能症。

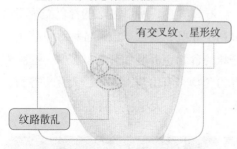

有交叉纹、星形纹

纹路散乱

震位由3线包围的面积小

苍白无力，肉硬或薄，且由3线所包围的部分十分狭窄，提示易患生殖功能疾病及内分泌功能失调。

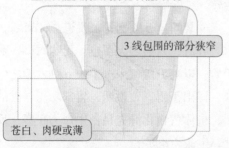

3线包围的部分狭窄

苍白、肉硬或薄

震位的岛形纹

出现岛形纹，且岛形纹内有"米"字纹，提示患有慢性胃炎伴有溃疡；若岛形纹部位塌陷，提示为萎缩性胃炎。

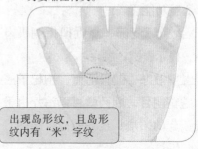

出现岛形纹，且岛形纹内有"米"字纹

震位的叶状岛形纹

上部有树叶状岛形纹，提示患有慢性胃炎，且患病时间较长。若岛形纹被方形纹框起，表示病情已经稳定。

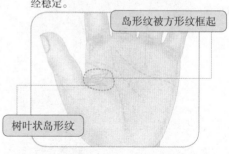

岛形纹被方形纹框起

树叶状岛形纹

震位两线搭桥

震位之上，2、3线交界线有一条细线在食指根部向1线呈弧形桥，提示易患痛风症，并易影响心脏。

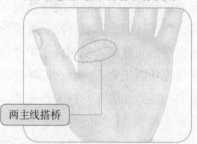

两主线搭桥

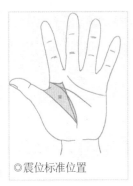

◎震位标准位置

健康的震位应该饱满而不塌陷，色泽莹润，拇指关节活动时震位没有较深的褶皱出现，提示胃部消化吸收功能正常，自主神经功能正常。若震位中下部出现萎缩、松软、压之不起、颜色苍白，并且纹理散乱，说明生殖功能及内分泌功能失调。

震位反映的疾病状况

（1）震位纹线散乱

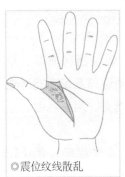

◎震位纹线散乱

震位纹线散乱，并且可见"十""井"字纹，说明生活不规律，导致精神状况不好，易患神经衰弱、强迫症、焦虑症、恐惧症、躯体形式障碍等。

（2）震位中下部萎缩，纹理散乱

震位中下部松软无力、色泽苍白、萎缩、指压后不能回弹，并且伴有多种病理纹，提示内分泌失调，或者生殖功能失调。

（3）震位出现岛形样纹

震位出现岛形样纹，提示患有慢性胃炎，如果旁边伴有"米"字纹，提示有胃溃疡；岛形样纹的尾部凸起，则为肥厚性胃炎，塌陷则为萎缩性胃炎；无论是哪种胃炎，治好后，岛形样纹都不会消失，而是被代表病情稳定的方格形样纹所包围。

（4）震位出现斑点

震位的胃区色泽发红或有红色斑点，是急性或慢性肾炎的信号；若为红白相间，或伴有暗斑，则提示慢性浅表性胃炎；若为黄色或白色斑点，多提示十二指肠溃疡；若斑点为黄色，且皮肤松软无弹性，提示胆汁返流性胃炎；若为青蓝色，提示慢性胃炎引起体内气滞血瘀。震位上有一个或几个棕黄色或暗青色凸起斑点，提示胃癌信号。

（5）震位苍白无力，肉硬且薄，且由大鱼际曲线包围起来的地方十分狭窄，提示易患生殖功能障碍及内分泌失调病症。

专家分析，压力会让人紧张，在心理上产生消极的情绪反应，如抑郁、焦虑等，在生理上则会引起血压及内分泌等一系列变化，甚至导致身心疾病。

（6）震位下陷或震位下方出现一条横凹沟纹，提示性冷淡、性欲下降。

"巽"属木，反映肝胆的健康状况

巽位位于食指下方，震位之上离位之左，犹如拇指头大小。巽位在五行中属木，脏腑中肝胆属木，但在掌纹医学中，巽位只反映胆的功能。胆属于六腑之一，又属奇恒之腑。胆呈囊形，附与肝之短叶间，与肝相连。肝和胆又有经脉相互络属，互为表里。主要功能为贮存和排泄胆汁，并参与饮食物的消化。

《素问·灵兰秘典论》说："胆者，中正之官，决断出焉。"所谓中正，即处事不偏不倚，刚正果断之意。胆主决断，是指胆有判断事物做出决定措施的功能。对胆的概念认识，如同其他脏腑一样，既有与实质器官相联系的一面，如贮存、排泄胆汁的胆囊；又有据此而取象类比归类某些功能的一面，如主决断作用的胆，属于精神活动范畴。

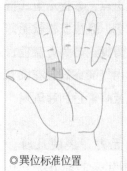

◎巽位标准位置

手诊医学专家认为巽位是胆管系统的体表反映区。巽位微隆起且呈肉红色，说明胆功能正常；若过分隆起，提示胆固醇过高，血脂，血压和胆汁的浓度偏高；若巽位明显高于震位，常见胆汁流返型胃炎，这就提示在治疗的时候，要先考虑治胆，从而能达到治胃的目的。

巽位反映的疾病状况

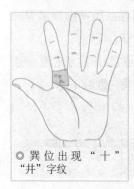

◎巽位出现"十""井"字纹

（1）巽位出现"十""井"字纹。有大量的"十""井"字纹出现在了巽位上，都提示胆管系统出现了炎症，如胆管炎、胆囊炎等。

（2）巽位出现了"米"字纹。临床试验证明，巽位上出现"米"字纹时，

提示胆囊内有息肉或结石正在形成。如果发现巽位上有这样的病理纹，要及时进行调理和诊治。实践证明，巽位出现"米"字纹，在3~5年之后，会患上胆结石。因而，在手上发现这样的掌纹时，要尽快调整自己的饮食生活习惯，尽量将疾病扼杀在摇篮之中。

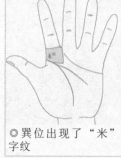

◎巽位出现了"米"字纹

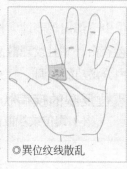

◎巽位纹线散乱

（3）巽位坍塌。巽位出现坍塌、松软，黄白色杂线，说明胆部系统功能严重受损，常见于慢性胆囊炎、胆囊息肉、胆结石等胆部疾病。

（4）纹路散乱，皮肤粗糙，色泽较暗，表示肝脏功能减弱。

（5）巽位隆起高耸，色泽莹润，表示肝胆功能良好；若颜色呈浅灰色，则提示肠胃虚弱。巽位水肿，纹线杂乱，易患心脑血管疾病。

（6）巽位上出现三角纹，提示可能接触过毒品。

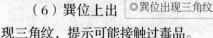

◎巽位出现三角纹

（7）巽位平坦无肌肉，说明血压偏低，容易疲劳，失眠、多梦、困乏。

工作上的不顺心、学习上的压力、家

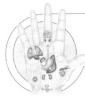

巽位的位置

巽位在手掌上食指的下方，即木星丘的位置。巽位五行属阳木，主要反映胆囊的功能。

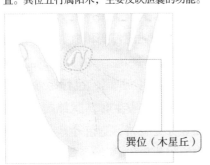

巽位（木星丘）

巽位的"十"字纹和"井"字纹

出现"十"字纹和"井"字纹，提示患有胆囊炎或胆管炎等疾病。

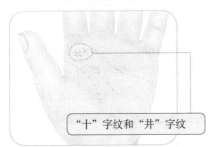

"十"字纹和"井"字纹

巽位纹路散乱

纹路散乱，皮肤粗糙，颜色较暗，提示肝脏功能较弱。

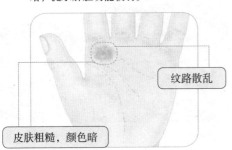

纹路散乱

皮肤粗糙，颜色暗

巽位塌陷、松软

塌陷、松软、黄白色杂现，提示胆管系统功能严重受损。

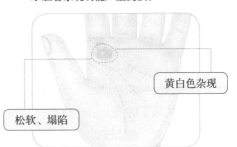

黄白色杂现

松软、塌陷

巽位的"米"字纹

出现"米"字纹，提示患有胆囊结石或胆囊息肉。

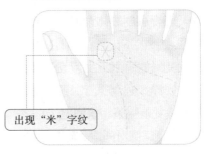

出现"米"字纹

巽位自2线向上延伸的线

有一条纹线自2线向上延伸，走向食指和中指缝中，并向上切断1线，提示易患肠胃疾病。

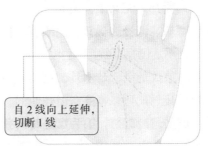

自2线向上延伸，切断1线

庭关系的紧张、经济上的重负、爱情受挫、人际矛盾、退休后生活单调、精神空虚等因素是大多数失眠者失眠、多梦、易疲劳的原因。因此，药物及其他疗法只是一种症状治疗，一种辅助措施，唯有心理治疗才能更好地解决问题。长期失眠的人，不妨试试以下方法。

①保持乐观、知足常乐的良好心态，避免因挫折而致心理失衡。

②有规律地生活，保持人的正常睡醒节律。

③创造有利于入睡的条件反射机制，如睡前半小时洗热水澡、泡脚、喝杯牛奶等。

④白天进行适度的体育锻炼，有助于晚上的入睡。

⑤养成良好的睡眠卫生习惯，如保持卧室清洁、安静、远离噪音、避开光线刺激等，避免睡觉前喝茶、饮酒。

⑥限制白天睡眠时间，除老年人白天可适当午睡或打盹外，其他人应避免午睡或打盹，否则会减少晚上的睡意及睡眠时间。

此外，喝牛奶也有较好的催眠作用，不妨在睡前喝一杯热牛奶。

巽卦人的养生方案

《易经》中说："巽为风，君子以申命行事。"巽卦柔而又柔，因而，"巽"又派生出顺从、谦逊的含义，但顺从非盲从，谦逊也不是优柔寡断。

巽卦的象数是风，是木卦，这类人的特点就是敏捷、灵巧、善变，但是他们有一个特点就是忽冷忽热，因为风是时而狂风暴雨，时而又和风细雨的。

巽卦是多阳少阴的，所以巽卦人的寿命也要稍微偏短一些，但是比离火之人要长。

巽属风，风气通于肝，巽卦人通常易患外风引动内风的症状以及过敏方面的病；因为他的善变和敏感使得他们容易得神经方面的病症，如神经官能症、癔症这一类的病症；同时，也容易得高血压。

所以在养生时，巽卦人要少吃发物，如豆芽、香椿、蒜苗等，这样才能调补体内的阴阳平和。

另外，巽木人在大风天来临时更要注意养生。有许多高血压的病人，在大风天还没有来临之前头一两天，就感到眼睛斜了、头晕了，他们去医院看医生，说自己降压药也在吃，又没有动怒，没有劳累，怎么血压就不对了？这就是因为外风影响了体内的肝风，肝脏发出的警报。等到大风过去了，一切就都好了，所以说巽木之人尤其要注意大风天前后的养生，不能生气、不能酗酒，也不要吃动风的药。

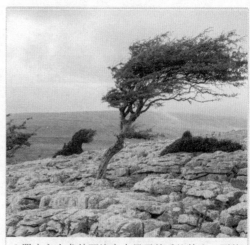

◎巽木之人尤其要注意大风天前后的养生。不能生气、不能酗酒，也不要吃动风的药

"离"属火，反映心脏与血液循环的健康状况

离位位于中指和无名指下方，巽位和坤位之间。离位在五行中属火，心在五行中也属火，因而，离位反映心脏功能的强弱。体内各种内分泌的激素和一些其他体液因素，要通过血液循环将它们运送到靶细胞，实现机体的体液调节，维持机体内环境的相对恒定。此外，血液防卫功能的实现，以及体温相对恒定的调节，也都要依赖血液在血管内不断循环流动，而血液的循环是由于心脏"泵"的作用实现的。所以离位还反映血液循环的健康状况。

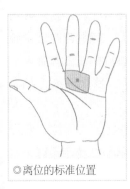
◎离位的标准位置

中医认为，五脏六腑虽然各有职能，但是心脏却起着主宰的作用。这主要体现在两个方面，一是主观血脉的运行。血液在血管中运行不息，周流全身，主要是因为心脏有节律地跳动。

二是掌管神志。脏象学说以五脏为中心，认为精神、意识、思维活动都由五脏来掌控，而心又是五脏之首，因而产生心主神志的理论，所以，离位反映的是心脏主血脉与主神志两大功能。

离位反映的疾病状况

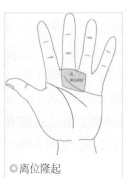
◎离位隆起

（1）离位在中指和无名指之间过度隆起，说明此人可能患有高血脂，如果无名指和小指之间的部位也隆起，则可以确定此人患有高血脂。据调查，老年人的高脂血症的患病率在30%到50%之间，因而老年人应高度重视高脂血症的防治。

高脂血症的防治措施主要有以下几点：

①合理的膳食结构，高脂血症的饮食原则是"四低一高"即低热量、低脂肪、低胆固醇、低糖、高纤维膳食。要控制热量、动物脂肪、胆固醇的摄入量；提倡吃含有花生油的植物油；宜多选用奶类、鱼类、豆类、瘦肉、海产品、蔬菜、水果等。食盐的摄入，每人每天应少于6克。

②科学的生活方式。高血脂的防治还要注意生活方式要有规律性，适当地参加体育运动和文娱活动，不吸烟、不酗酒、避免精神紧张，并要保持良好的心态。

③定期体检。45岁以上者、肥胖者、高脂血症家族史者、经常参加应酬者、精神高度紧张者，都属高发人群，建议每年检查一次血脂。

（2）离位出现"十""米"字纹。离位出现"十""米"字纹，提示此人好激动发火，大脑疲劳，失眠、多梦等，易患心绞痛、心肌缺血。如果离位、2、3线的尾部都出现了"米"字纹，一定要警惕中风和猝死的可能。对于年轻人来说，出现"米"字纹，并且压之能够回弹的话，说明症状较轻，此时一定要注意加强对心

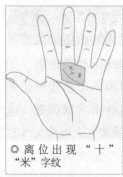

◎离位出现"十""米"字纹

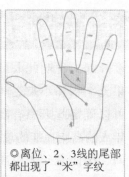

◎离位、2、3线的尾部都出现了"米"字纹

脏的保养；对于老年人来说，如果"米"字纹压之不起，则说明心脏功能衰竭，有这样纹理的老年人，平时需要把救心丸之类的护心、强心的药物放在身边，以备不时之需。

（3）离位上出现岛形样纹。离位的右下方，即1线上出现岛形样纹提示视力方面的问题，如果岛形样纹比较小，说明眼睛近视；如果岛形样纹比较大，则暗示眼睛受过强光的刺激。如果小孩手上出现这样的纹理，家长要关注孩子的视力健康，要引导孩子培养良好的学习习惯，

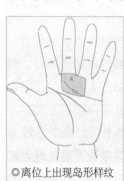

◎离位上出现岛形样纹

科学用眼的态度，保护视力的意识，同时可以多给孩子吃一些富含维生素A的食物，如动物肝脏、鱼肝油、鱼卵、禽蛋等；胡萝卜、菠菜、苋菜、红心甜薯、南瓜、青辣椒等蔬菜中所含的维生素A原能在体内转化为维生素A；富含蛋白质、肽类、某些氨基酸的食物；含有决明子、菊花、山楂、珍珠粉等的保健茶、冲剂或胶囊。

（4）离位纹路散乱，颜色发暗的人，提示心脏功能较差。此处位置过于低陷且青筋浮起者，多心力衰弱或心阴亏虚。

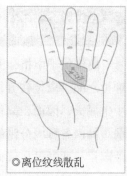

◎离位纹线散乱

元代营养学家忽思慧在《饮膳正要》中指出冬气寒，宜食以热性治其寒。主张进热食，并给予温补阳气类膳食，故多选用羊肉、狗肉、虾、韭菜、麻雀蛋、木耳、龟等食物。不可食用生冷食物，宜食用菠菜、豆芽等新鲜蔬菜。冬季饮食宜少咸增苦，以养心气。因为冬季肾水正旺，咸属水，心属火，多食咸味则助水克火，令心受病。心属苦味，多食苦味之品，以保心肾相交。

（5）中指到无名指下的部位，色泽发黑，纹路杂乱，提示心脏功能不好，容易出现心悸、血压波动等症状，易患心绞痛、冠心病、高血压等。

（6）离位高耸隆起，无乱纹，色泽粉红，提示心脏运转良好，视力良好。

离卦人的养生方案

离卦，与人体对应的部位是眼睛，因此离卦人是眼睛很厉害，看什么东西只要他一扫，心里就全明白了。通常离火之人的思维是非常快的，就像闪电般，是爆发式的。他们善于创新，什么事情总是想在前、做在前。但是这类人有时候会过于自信。

离卦在象数中属火，火为阳，所以离

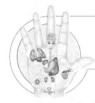

离位的位置

离位在中指与无名指的下方，1线范围内，即土星丘和太阳丘相接的位置。离位五行属阳火，主要反映心脏、血液循环和视力等方面的功能。

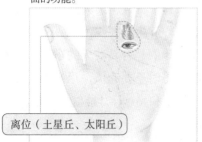

离位（土星丘、太阳丘）

离位的"米"字纹

离位出现"米"字纹，提示易患心肌缺血、心绞痛。

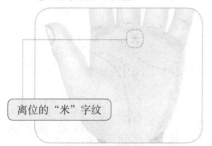

离位的"米"字纹

离位的"☆"形纹

出现"☆"形纹，或同时月丘也有"☆"形纹，预示到一定年龄易患高血压、脑血管病。

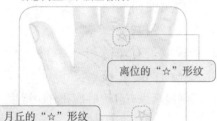

离位的"☆"形纹

月丘的"☆"形纹

离位纹理杂乱

纹理杂乱，颜色发暗，提示心脏的功能不好，易患心绞痛、冠心病、高血压等。

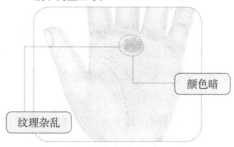

颜色暗

纹理杂乱

离位的岛形纹

出现岛形纹，提示视力方面有问题，小的岛形纹表示视力下降，大的岛形纹表示眼睛受到强光刺激。

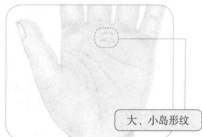

大、小岛形纹

离位隆起

靠近中指、无名指指缝处，出现隆起，提示血脂高。若无名指与小指间也出现隆起，则患高血脂的可能性更大。

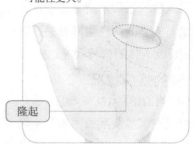

隆起

卦人是多阳少阴的，阳气旺，也就是我们常说的火气旺。表现在面相上，就是面色偏红，头偏小。

因为离卦人脾气比较急，火气非常重，所以他们易得口疮、牙疼这类火气重的疾病；同时火气又通于心和脑，心又主脑，所以容易患脑抽动一类的疾病。我们发现，医院里脑出血的病人大部分都是性子急的，这类人平常也是火体热体，爱生气，而且一生气就控制不了，容易造成气上到脑，导致脑出血。因此，这类人一旦患了高血压，就更要注意脑中风。除此之外，离火之人还容易得眼睛方面的疾病，如眼底出血什么的。因为火越上涌，气血也跟着上涌，然后就引发眼底出血，有时一下子一只眼睛就看不见了。

基于这一特点，离火卦的人在养生时应注意以静养生，要少生气、多安静，少吃过于辛燥的、容易动火的东西；酒就更要少喝，平时不要动风，尽量维持体内水火阴阳的平和，这样才能健康无疾。

"坤"属土，反映泌尿与生殖系统的健康状况

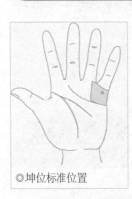

◎坤位标准位置

坤位在小鱼际上半部分，小拇指下方，正常的坤位应当是隆起、红润、富有弹性。坤位在五行中属土，坤位代表腹部，传统的中医认为，坤位和泌尿、生殖系统功能的强弱有密切关系。掌纹临床医学证实，可以从坤位的色泽、纹理变化来判断人体泌尿、生殖系统的变化；另外，坤位色泽、纹理的变化还可以反映人体的性荷尔蒙分泌情况，性荷尔蒙分泌与夫妻的两性生活有关，因而，坤位也能反映人体的精神状况。

坤位反映的疾病状况

（1）坤位出现杂乱"米"字纹

坤位出现很多杂乱的"米"字纹并且掌色呈淡红色时，说明此人泌尿道有炎症，如果掌色呈青黄色时，说明此人患有性病。

（2）无名指下方1线与2线之间出现的叶状纹

坤位的无名指下方1线和2线之间反映的是乳腺方面的疾病。如果这个地方出现了树叶状的岛形样纹，并且岛形样纹的两端刚好连接1线和2线，岛形样纹里有像树叶经脉样的短横纹，则提示患有乳腺肿瘤和乳腺增生。

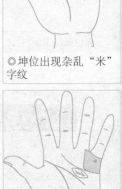

◎坤位出现杂乱"米"字纹

◎无名指下方1线与2线之间出现的叶状纹

（3）坤位纹理杂乱

如果坤位平坦、筋浮、苍白无力、

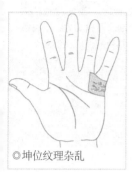

◎坤位纹理杂乱

充满杂纹，提示腹部脏器功能虚弱，大小肠功能减弱。泌尿生殖系统有炎症，如肾结石、尿道感染等。对男性来说，易患阳痿、早泄、前列腺炎、不育症；对于女性来说，患不孕、慢性盆腔炎、性冷淡的可能性大一些。

（4）坤位明显隆起，提示肾病综合征、慢性肾炎的信息

患有肾病综合征者可以按压涌泉穴作为辅助治疗的手段。

涌泉穴位于足底，在足掌的前三分之一处，屈趾时凹陷处便是，为全身俞穴的最下部，乃是肾经的首穴。中医认为：肾是主管生长发育和生殖的重要脏器，肾精充足就能发育正常，耳聪目明，头脑清醒，思维敏捷，头发乌亮，性功能强盛。反之，若肾虚精少，则记忆减退，腰膝酸软，行走艰难，性能力低下，未老先衰。因此，经常按摩此穴，有增精益髓、补肾壮阳、强筋壮骨之功，并能治疗多种疾病，如昏厥、头痛、休克、中暑、偏瘫、耳鸣、肾炎、阳痿、遗精、各类妇科病和生殖系统疾病。

涌泉穴与人体生命息息相关。涌泉，顾名思义就是水如泉涌。水是生物体进行生命活动的重要物质，水有浇灌、滋润之能。据现代人体科学研究表明，人体穴位的分布结构独特，功用玄妙。人体肩上有一"肩井"穴，与足底涌泉穴形成了一条直线，二穴是"井"有"水"上下呼应，从"井"上可俯视到"泉水"。有水则能生气，涌泉如山环水抱中的水抱之源，给人体形成了一个强大的气场，维护着人体的生命活动。

涌泉穴的保健手法主要是按摩。方法：睡前端坐，用手掌托来回搓摩涌泉及足底部108次，要满面搓，以感觉发烫发热为度。搓毕，再用大拇指指肚点按涌泉49下，

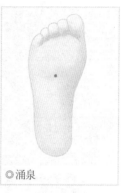

◎涌泉

以感觉酸痛为度，两脚互换。末了，再用手指点按"肩井"穴左右各49次即可。

（5）坤位、坎位同时出现"米"字纹、三角形纹或出现血疹斑点，提示患有肾结石。

（6）如果坤位低陷，筋浮骨露，肤色枯白无血，大多生殖功能较弱，妇女多属宫寒不孕。

坤卦人的养生方案

坤卦代表地，与人体相对应的部位是腹部，一般而言，坤卦人个子不高，头偏大，腰粗，肚子偏大，四肢结实。

在性格上，坤卦人稳重、内向、敦厚老实，是实干家。他们的一个缺点就是比较缓慢，不仅是动作缓慢，其自身气血的流动也比较缓慢，比其他人都更加缓慢，这也导致他们的反应比其他人要稍微慢一些。他们不会是冲锋陷阵的人，但绝对是最好的实践者。

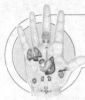

坤位的位置

坤位在小指下，小鱼际的上半部分，即水星丘所在的位置。坤位五行属阴土，主要反映泌尿、生殖系统的功能。

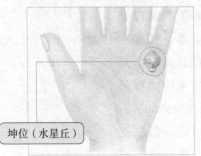

坤位（水星丘）

坤位纹理散乱

纹路散乱，皮肤粗糙，颜色较暗，提示大小肠及泌尿功能较弱。

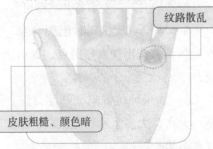

纹路散乱

皮肤粗糙、颜色暗

坤位下方的叶状岛形纹

下方出现树叶状岛形纹，一头接在1线边缘，一头连着2线边缘，纹内有一条或数条短横纹穿过，提示患有乳腺增生或乳腺肿瘤。

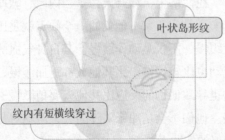

叶状岛形纹

纹内有短横线穿过

坤位平坦低陷、青筋浮起、纹理杂乱

平坦或低陷、青筋浮起、苍白无力，布满杂乱的纹理，提示腹部的脏器功能虚弱，泌尿生殖系统有慢性炎症。

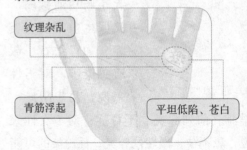

纹理杂乱

青筋浮起

平坦低陷、苍白

坤位杂乱的"米"字纹

出现大量杂乱的"米"字纹，掌色呈青黄色，提示患有性病。

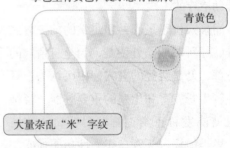

青黄色

大量杂乱"米"字纹

坤位的三角纹和"米"字纹

坤位出现三角形纹、"米"字纹或异色血疹斑点，且坎位也有同样现象，提示患有肾结石。

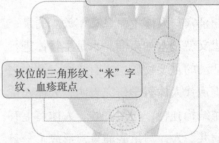

坤位的三角形纹、"米"字纹、血疹斑点

坎位的三角形纹、"米"字纹、血疹斑点

坤属土，土是湿气，湿气则通于脾。所以坤土人容易患脾方面、湿气方面的病，比如说痰饮、水肿之类的症状，或是肚子疼、腹泻等。所以，这类卦象的人在养生时就要多吃一些羊肉、辣椒、生姜之类的食物，用温燥的食物来克制体内的湿气；另外还应多吃一点儿豆类，可以有效帮助健脾利湿。如果是妇科方面的病症，还可以多吃一点儿牛肉，这对肌肉是最有利的。此外，在三伏天，在最重的时候一定要更加防范，在饮食上少食瓜果，多吃一些健脾的食物，如煮出来的肉、粥都有助于克制脾湿。

"兑"属金，反映肺与肠的健康状况

兑位和坤位上下相对，即在小鱼际上半部，小指下1线与2线之间接近掌侧处。兑位五行属金，脏腑中肺与大肠属金，因此，兑位反映了腹部脏器的情况。兑位主要反映肠道功能的强弱。传统中医认为，大肠排泄的功能主要是受肺气影响的，由此，很多人认为兑位也反映肺部的健康状况，但是掌纹临床研究发现当肺气肿病人手上兑位出现塌陷、松软、掌色苍白时，可以作为一种手纹的病例外，其余的肺部疾病并不能在兑位上看出，因而，兑位在反映肺部功能时并不明显。

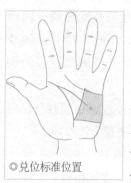

◎兑位标准位置

当有多条平行的6线、"十"字纹、"米"字纹、方格样纹出现在兑位时，主要提示倡导的吸收和排泄功能出现了异常，可能会出现便秘等大便异常现象。如果杂纹很多很乱，则提示肠道异常的情况比较严重，并且由此会引起头痛、头晕、腹胀、腹痛等症状。

兑位反映的疾病状况

（1）兑位出现岛形样纹

兑位上出现了岛形样纹，再按照岛形样纹的病理特征，可以推知，腹部脏器可能有肿瘤，可能是在肠道，也可能是在肺部。

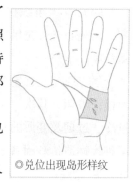

◎兑位出现岛形样纹

下面为大家介绍一下肿瘤预防三要三不要。

①首先要树立健康第一的正确观念，积极预防，不要听天由命

树立健康第一的正确观念，倡导健康科学的生活方式。德国著名的哲学家叔本华说过："在一切幸福中，人的健康实甚过任何其他幸福，我们可以说一个身怀健康的乞丐要比疾病缠身的国王幸福得多"。为什么观念要转变呢？很多的人，辛苦了一辈子，赚的钱还不够自己的医疗费用，成为社会的负担，忙乎一辈子，意义何在？

很多的人会说，得不得癌命中注定，

防不防癌意义不大。这种消极的观点毫无科学根据。虽然目前癌症的真面目还未被识破，但经科学家的努力，已有不少相关因素被揭示，特别是生活环境和生活习惯与癌症的渊源已有比较明确的结论，那就是大多数癌症的发生、发展与人们的生活方式有关，如吸烟、贪酒、便秘、熬夜、营养不良或过剩、空气污染等，都是致癌的祸根。实际上同其他许多疾病一样，癌症也是一个可防可治的疾病。

②其次要养成良好的生活习惯，不要吸烟酗酒

世界卫生组织提出健康的十六个真言：乐观心态、充足睡眠、适量运动、均衡营养。

预防癌症，首先要改变生活中的不良习惯：吸烟。其次，不酗酒，不吃过热、过冷、过期及变质的食物；年老体弱或有某种疾病遗传基因者酌情吃一些防癌食品和防癌保健品，如大枣、香菇、花椰菜等；保持良好的精神状态；定期体检。

（2）兑位出现"米"字纹

兑位出现"米"字纹，多提示肠道功能出现异常，可能患有阑尾炎、便秘、腹痛腹泻、肠道炎症等疾病。经过腹部手术且引起肠粘连的人，手上兑位的"米"字纹会被方格形样纹框住。

速食时代的到来，使得很多人的肠胃都有不同程度的问题，下面介绍一下，肠炎患者的饮食原则。

①少纤维、低脂肪食物有促进肠蠕动、刺激肠壁的作用，但不易消化，对肠道不利，故应限制。

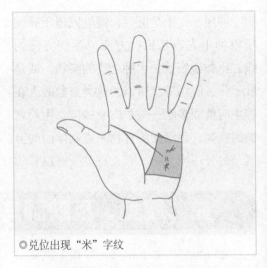

◎兑位出现"米"字纹

②注意补充蛋白质及维生素。

③慢性肠炎如有脱水低钠现象时，应及时补充淡盐水，食用菜叶汤以补充水、盐和维生素的丢失。

④排气、腹泻过强时，应少食糖及易产生发酵的食物：如薯类、豆类、牛奶等。

⑤柿子、石榴、苹果都含有鞣酸及果胶成分，均有收敛止泻作用，慢性结肠炎可适量食用。

⑥慢性肠炎病人多是身体虚弱、抵抗力差，尤其胃肠道易并发感染，因而更应注意饮食卫生，不吃生冷、坚硬及变质的食物，禁酒及辛辣刺激性强的调味品。

慢性结肠炎病人还应密切观察自己对各种食品的适应性，注意个体差异。

（3）兑位上出现杂纹

兑位上纹理散乱，皮肤粗糙、色泽黯淡，多提示呼吸系统功能下降。兑位上有很多纵纹，提示支气管哮喘。

支气管哮喘患者在日常生活中应注意

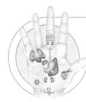

兑位的位置

兑位位于小鱼际上半部，小指根下1线与2线之间近掌侧，即第二火星丘所在的位置。兑位五行属阴金，主要反映大肠、小肠的功能。

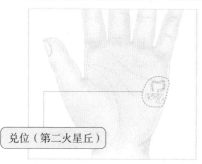

兑位（第二火星丘）

数条直线纵切而下

出现数条直线纵切而下，提示易患呼吸系统疾病，如呼吸道感染等。

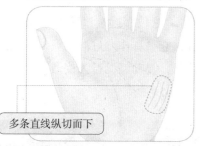

多条直线纵切而下

兑位有横线切过

有较重的横线切过，或横线分出支线，又或者有两条以上横线切过，提示呼吸系统功能较弱。

一条或多条横线切过

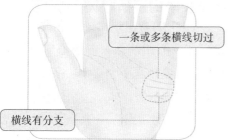

横线有分支

方形纹框起"米"字纹

若出现被方形纹框住的"米"字纹，提示可能为腹部手术引起的肠粘连。

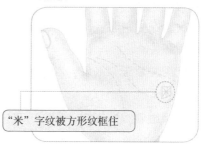

"米"字纹被方形纹框住

兑位的岛形纹和圆形纹

出现岛形纹，大多预示患有肿瘤；出现圆形的纹线，提示易发生视力障碍。

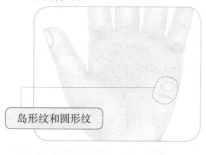

岛形纹和圆形纹

兑位的"井"字纹

兑位出现"井"字纹，同时月丘也出现"井"字纹，提示大肠功能较弱，易患腹泻、肠炎等疾病。

兑位的"井"字纹

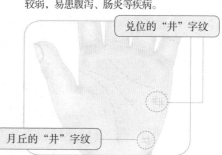

月丘的"井"字纹

以下几点：

①居室内禁放花、草、地毯等物，禁养猫狗及鸟类等宠物。

②忌食诱发哮喘的食物，如鱼虾、肥肉、韭菜和红薯等。

③多吃新鲜蔬菜和水果，以及瘦肉、动物肝脏、豆腐等。

④避免接触刺激性气体、烟雾、灰尘和油烟等，必须戒烟。

⑤精神过于紧张和剧烈运动。

⑥避免受凉和上呼吸道感染。

⑦寻找过敏源，避免接触过敏源。

⑧适当加强体育锻炼和深呼吸锻炼。

⑨外出时备上快速有效的止喘药物，以防出现意外措手不及。

（4）兑位低陷

兑位低陷，皮肤槁白，青筋浮起，提示可能患有慢性气管、支气管炎、肺气肿等疾病。

办公室空气污染对人体可产生或轻或

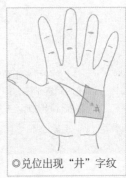

◎兑位出现"井"字纹

重的危害，小到一次喷嚏，大到生命危险。如果人们在低浓度的空气污染物的长期作用下，可以引起上呼吸道炎、慢性支气管炎、支气管哮喘以及肺气肿等疾病。

因而，每天上边的第一件事情应当是开窗换气。

（5）兑位出现"井"字纹

兑位出现"井"字纹，且有红白相间的斑点，提示可能患有慢性非特异性结肠炎。

（6）兑位在远端横曲线下出现一条短横纹。

（7）兑位在远端横曲线下出现一条短横纹，它被称作"过激线"，说明此人性格焦躁，易动怒，行为偏激，这类人易患肿瘤或心脏病。

"明堂"属火，反映人体营养与代谢状况

明堂即火星平原所在的位置。位于手掌正中央，俗称掌心。

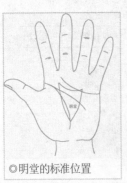

◎明堂的标准位置

明堂属火，主要反映人体营养、代谢状况以及目前的健康状况。同时，明堂区也可以反映心血管系统、胃肠功能以及人的心理健康状况。

明堂微白，冬暖夏凉，纹理很少，主线清晰完整，提示精神状况良好，心理稳定，心情舒畅，身体健康。

明堂反映的疾病状况

（1）明堂出现"十"字纹，提示心律不齐、心肌缺血，易患心脏神经官能症。若明堂出现多个"十"字纹，提示患有遗传性心脏病。

（2）明堂出现"米"字纹，易患心绞痛。

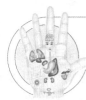

明堂的位置

明堂位于掌心，即火星平原所在的位置。明堂属火，主要反映营养、代谢状况和目前的健康状况，是心脏的反射区。

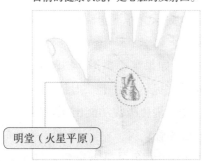

明堂（火星平原）

明堂的"十"字纹

出现"十"字纹表示有心律不齐、心脏神经官能症或心肌缺血；如果此处有两三个"十"字纹，提示患有遗传性心脏病。

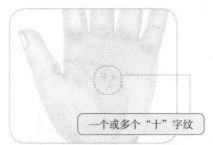

一个或多个"十"字纹

明堂下方的三角形纹

明堂下方可反映胃的健康状况。这个部位若出现三角形纹，提示胃部有炎症。

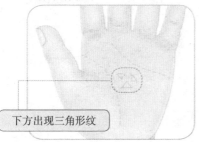

下方出现三角形纹

明堂的"米"字纹

若出现"米"字纹，提示易患心绞痛。若此区过度凹陷，表示患有心肌梗死和心力衰竭的病症。

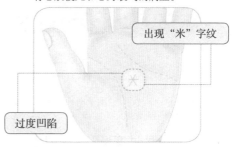

出现"米"字纹

过度凹陷

明堂纹理散乱

纹理散乱，提示七情困扰，心情忧郁，以致失眠，且身体虚弱。若明堂气色青暗，提示近期即将患有疾病或已经有胃部不适。

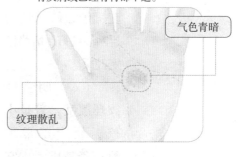

气色青暗

纹理散乱

明堂冰凉、颜色苍白

明堂处冰凉，且手掌颜色干枯而苍白，提示循环系统、消化系统功能衰弱，内分泌功能低下。

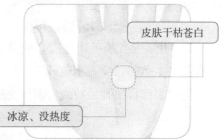

皮肤干枯苍白

冰凉、没热度

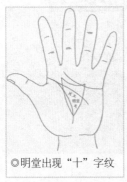 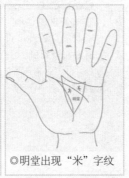

◎明堂出现"十"字纹　◎明堂出现"米"字纹

（3）明堂区过度塌陷，说明患有心肌梗死和心力衰竭症。

（4）明堂下方出现三角形样纹，提示胃部有炎症。

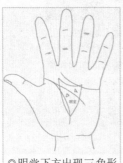

◎明堂下方出现三角形样纹

（5）明堂区凹陷，四周肌肉隆起，掌纹清晰可见，色泽莹润有光泽，表明肠胃功能良好，情绪稳定健康。

（6）明堂区纹理散乱，若是小孩，属于正常现象；若是成人，常见于神经官能症，如抑郁症、焦虑症或疑病症，多表现为七情困扰，心思郁结，容易失眠，身体抵抗力弱。

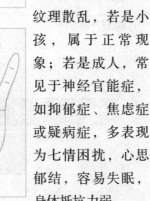

◎明堂区纹理散乱

（7）明堂应当是冬暖夏凉，明堂灼热，有热气上蒸的感觉，掌色鲜红，提示神经官能症引起自主神经功能失调，交感神经偏于亢奋，代谢增强而表现出虚火上升，可见于阴虚症、肾阴虚等。也可提示患有慢性热性消耗性疾病；如果掌心冰凉，色泽槁白无力，提示消化、循环系统功能衰弱。内分泌不足，心火不足，脾肾阳虚。也提示营养不良，严重贫血，属于癌症晚期。

（8）如果掌心平坦，或下陷无肉，且无光泽，提示胃、十二指肠、小肠发生严重病变，消化吸收功能出现障碍，也可提示易患心脏衰弱。

（9）明堂色泽呈暗青色，提示胃部功能减弱，消化功能较差，或身体有慢性炎症。

（10）明堂色泽鲜红，提示可能患有甲状腺癌。明堂冰冷，色泽长白，手水肿，提示甲状腺功能低下。

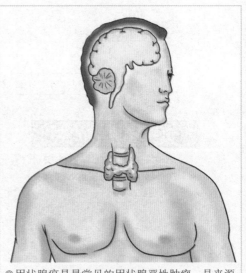

◎甲状腺癌是最常见的甲状腺恶性肿瘤，是来源于甲状腺上皮细胞的恶性肿瘤

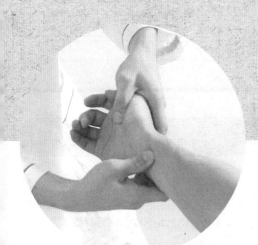

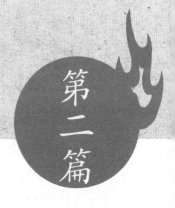

第二篇

小小手掌大功用，
五脏六腑相对应

●脏和腑是根据内脏器官的功能不同而加以区分的。脏，包括心、肝、脾、肺、肾五个器官（五脏），主要指胸腹腔中内部组织充实的一些器官，它们的共同功能是贮藏精气。精气是指能充养脏腑、维持生命活动不可缺少的营养物质。腑，包括胆、胃、大肠、小肠、膀胱、三焦六个器官（六腑），大多是指胸腹腔内一些中空有腔的器官，它们具有消化食物、吸收营养、排泄糟粕的功能。

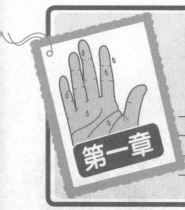

看掌纹知心脏

第一章

◎心区在手掌上的第三个反映位置在大鱼际处，大鱼际是除了肺区和震位以外的地方即是。身体健康的情况下，此区应该是红润饱满，富有弹性的。

不得不知的心脏常识

心脏是人体的发动机，有了心脏，血液才获得了循环的动力，有了血液，才使我们的生命得以延续。心脏的位置在胸腔的中间偏左侧，如果在胸骨中间画一条正中线，心脏的2/3在正中线左侧，1/3在正中线右侧，前面有胸骨和肋骨保护，左右两侧被肺遮盖，后面是食管、大血管和脊椎骨，下面是横膈，上面与由心脏分出的大血管相连接。

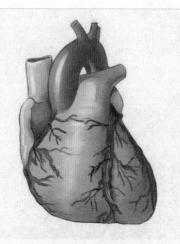

◎心脏的位置在胸腔的中间偏左侧，前面有胸骨和肋骨保护，左右两侧被肺遮盖

心脏外形像个尖端向下的圆锥体，或者说像个长歪了的大鸭梨。近梨把处叫心底部，向左下突起的部分称心尖，心底部在胸腔中央，心尖部偏向左侧，通常在乳头附近的肋骨后面。如果你想知道自己心跳的情况和心尖搏动的位置，你可以用自己的手掌在左乳头附近清楚地感触到。如果把耳朵贴在别人的左侧胸壁乳头附近，同样可以清楚地听到心跳的声音。

人进入青春期后，心脏迅速增长，重量达出生时的10倍，大约有180克，以后还会继续加重一些。心脏的容量迅速变大，心肌变粗变长，心脏更加厚实，弹力增强。心室每次收缩时排血量增加，脉搏次数减少。

人的心脏跳动频率，在婴儿期是1分钟140次；到了10岁，每分钟80次左右；到16岁，心跳数减慢而且渐趋稳定，每分钟60~80次。

幼时心脏几乎横置于横膈之上，处于水平位，随着年龄的增长和青春期内胸腔的长、宽度增加，心脏下半部跟着往下移，使心脏转成直立位，这样就减少了心脏喷射血液时的阻力。人们常说"一颗永远跳动的心"，或者说心脏是一个人体内的永动机，而且专家也说，正常的心脏从来不会停止跳动，只要人活着，它就不断地收缩和舒张，永远不会休止。因此，很多人认为心脏是永不休息的。

但从另一角度说，心脏舒张时就是休息，心脏在两次跳动之间的间歇也是休息。因此有的专家认为，如果一个人活70年，心脏差不多要休息40年。因为心脏即使在跳动最剧烈时也要休息，所以，心脏并不是永不休息的，它在一动一静的动态平衡中工作，伴随人的一生。

❶ 心脏的内部结构

心脏由间隔分为左右两半，左侧为左心，右侧是右心，左右两侧互不相通。上下也由间隔分开，上面叫心房，下面叫心室，上下有孔相通。这样心脏就被分为四个腔，即右心房、右心室、左心房、左心室。

由心房通向心室的孔道，叫房室孔，房室孔上附有柔韧的瓣膜，可以打开和关闭。右侧房室孔上附有三片花瓣形的瓣膜，叫三尖瓣；左侧房室孔上附有两片花瓣形的瓣膜，叫二尖瓣。如把房室孔比为"活门"，则右侧的活门为"三扇门"，左侧的活门为"两扇门"。

由于房室之间有了"活门"，右心房与右心室之间可以直接交通，左心房与左心室之间也可以直接交通。也就是说，右

心房的血液可以通过三尖瓣孔流进右心室，而且血液只能顺着这个方向流动，不能反流。

为什么血液只能从心房流向心室，而不能从心室反流回心房呢？这和房室瓣的特殊构造有关。

如果打开一个心脏，你可以看到，心室壁内面凹凸不平，有几组凸起的像乳头一样的肌肉，叫乳头肌。乳头肌能够收缩，其顶端有细而富有弹性的腱索和房室瓣的边缘连接。乳头肌收缩时，腱索拉紧，像江河上的船牵拉风帆一样。把房室瓣拉下来，这样房室孔开放，房室间就可以自由交通。乳头肌松弛时，瓣膜又恢复原位，将房室孔关闭。由于有腱索和瓣膜边缘连着，使它不能翻转，同时充满心室的血液把瓣膜抵着，使房室间的交通完全断绝，血液自然就不能由心室反流回心房了。

心脏的工作和血管是分不开的，特别是心脏和血管交接部位的结构非常重要。

右心房有上腔静脉和下腔静脉的开口。上腔静脉和下腔静脉收集全身的静脉血，流进右心房，右心房好像是全身静脉血液的汇集地。从右心房流入右心室的血液，只有一个出口，就是肺动脉。肺动脉和右心室交界处也有瓣膜隔开，形状似新月，叫半月瓣。半月瓣有三片，每片形状好像小儿的围涎袋，向动脉的方向凹进去。半月瓣的开关方式很特殊，在右室收缩时开放，让血液涌进肺动脉，当右室收缩终止、流入肺动脉的血液装满了半月瓣凹陷时，瓣膜就被抵住，使三个瓣膜彼此

紧紧靠拢，将通路堵死，这样肺动脉中的血液就不能返回到右心室了。

由于有三尖瓣和肺动脉瓣，全身汇集到右心房的静脉血只能流进右心室，再由右室流入肺动脉。正常情况下，这个血液流动方向始终不会改变。

明白了右心的结构，左心的结构也就容易理解了，因为它们的基本结构是相似的。

左心房接受肺静脉流入的血液。左肺和右肺各有两条肺静脉进入左心房，所以左心房有四个肺静脉开口。左心房的血液通过房室孔流入左心室，左侧房室孔上附有两个花瓣状瓣膜，叫二尖瓣。二尖瓣形成"活门"，只允许血液从左心房流入左心室，而不能反流，其工作原理与三尖瓣相似。左心室内血液只能流进主动脉，主动脉与左心室的交界处也有三片新月形的瓣膜，叫主动脉瓣。主动脉瓣同样形成"活门"，只让血液由左心室流入主动脉，不准血液由主动脉返流入左心室，其结构和工作原理与肺动脉瓣相同。

❷ 中医对心脏的认识

《黄帝内经》把人体的五脏六腑命名为十二官，其中，心为君主之官。它这样描述心："心者，君主之官。神明出焉。故主明则下安，主不明，则一十二官危。"君主，是古代国家元首的称谓，有统帅、高于一切的意思，是一个国家的最高统治者，是全体国民的主宰者。把心称为君主，就是肯定了心在五脏六腑中的重

要性，心是脏腑中最重要的器官。

"神明"指精神、思维、意识活动及这些活动所反映的聪明智慧，它们都是由心所主持的。心主神明的功能正常，则精神健旺，神志清楚；反之，则神志异常，出现惊悸、健忘、失眠、癫狂等症候，也可引起其他脏腑的功能紊乱。另外，心主神明还说明，心是人的生命活动的主宰，统帅各个脏器，使之相互协调，共同完成各种复杂的生理活动，以维持人的生命活动，如果心发生病变，则其他脏腑的生理活动也会出现紊乱而产生各种疾病。因此，以君主之官比喻心的重要作用与地位是一点儿也不为过的。

在生活中，人们常用"心腹之患"形容问题的严重性，却不明白为什么古人要将心与腹部联系起来。所谓"心"，即指心脏，对应手少阴心经，属里；"腹"就是指小肠，为腑，对应手太阳小肠经，属表。"心腹之患"就是说，互为表里的小肠经与心经，它们都是一个整体，谁出现了问题都是很严重的。

正是因为心脏对人体健康决定性的作用，我们平常要加强对心脏的养护，还要多注意自身的变化，以便尽早发现心脏疾病，中医认为"心开窍于舌"，"舌为心之苗"，也就是说心与舌的关系密切，心脏的情况可以从舌的色泽及形体表现出来。心的功能正常，舌红润柔软，运动灵活，味觉灵敏，语言流利；心脏气血不足，则舌质淡白，舌体胖嫩；心有瘀血，则舌质暗紫色，重者有瘀斑；心火上炎，则舌尖红或生疮。所以，心的养生保健方

法要以保证心脏主血脉和主神志的功能正常为主要原则。

③ 如何养护心脏

养护心脏的最佳时间：午时

在古代的计时方法当中，我们最熟悉的莫过于子时和午时，如古代的练子午功、睡子午觉，但因为子时正当半夜，我们一般都处于梦乡之中，所以相对来说，我们对"如日中天"的午时会更为熟悉。

午时，就是正午太阳走到天空正中的时候，又叫日中、日正、中午等，即中午11点至下午1点，是心经当令时间，也是人体气血阴阳交替转换的一个临界点。以人体气的变化来说，阳气是从半夜子时开始生，午时阳气最亢盛，午时过后则阴气渐盛，子时阴气最为旺盛，所以人体阴阳气血的交换是在子、午两个时辰。明清年间名医陈士铎认为，心经有热则咽干，心经有邪则肋痛、手臂痛、掌中热痛，心脉痹阻则心痛，心经与心紧密相连，养护心经是生死攸关的大事。因此，午时养心脏，就一定要先养好心经。

《黄帝内经》中说，当心经异常时，反映到人体的外部症状包括：心胸烦闷、疼痛、咽干、口渴、眼睛发黄、胁痛、手臂一面靠小指侧那条线疼痛或麻木、手心热等。心经在午时当令，也就是上午11点到下午1点，这段时间敲心经就可以缓解这些症状，还可以放松上臂肌肉，疏通经络。点揉和弹拨心经上的重点穴位还可以改善颈椎病压迫神经导致的上肢麻木等如

少海穴（位于肘横纹内侧端与肱骨内上髁连线的中点处），还有治疗失眠的功效，如神门穴（位于腕横纹尺侧端，尺侧腕屈肌腱的桡侧凹陷处）。

在心经当令的这段时间，调养身体最好的办法是午睡。因为这时正是上下午更替、阳气与阴气的转换点。因为我们的身体不可能扰乱天地阴阳的转换，最好还是以静制动、以不变应万变，这样对身体才有好处，所以说，中午吃完饭后要午睡一会，睡不着即使闭目养神也是好的。中医讲究顺时养生，不仅是顺应四时，也要顺应一天里的十二个时辰。

古人提倡午时练功以达到心肾相交。所谓心肾相交就是要让心火与肾水相交，阴阳调和。但是心在上，为火，容易往上飘，而肾在下，为水，容易向下走，这样心肾不相交，心火会让人一直很精神，处于兴奋状态，睡不着，这就是失眠。现代人不练功，午睡就是让心肾相交的一个方法。

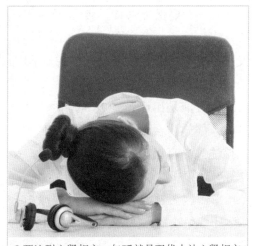

◎要达到心肾相交，午睡就是现代人让心肾相交的一个方法

养护心脏的最佳季节：夏季

夏季气温逐渐升高，并且达到一年中的最高峰，而且夏季雨量丰沛，大多数植物都在此季"疯狂生长"，人体的阳气在这个时候也较为旺盛，因此夏季养生要注意顺应阳气的生长。

我们都有这样的经验，每到夏天就会觉得心烦气躁。老辈人会告诉你："心静自然凉。"话虽简单，做起来可不容易。就算待在空调房里，他会觉得心神不宁。这是因为夏季属火，又因火气通于心、心性为阳，所以夏季的炎热最容易干扰心神，使心神烦乱，总觉得心里不得安宁，而心烦就会使心跳加快，心跳加快就会加重心脏的负担，诱发疾病，由此可见，我们夏季养生重在养心。那么我们应该如何具体去做呢？

第一，要保证睡眠。中午的时候人们总是精神不振、昏昏欲睡，因此有条件的话可以增加午休的时间，以消除疲劳，保持精力充沛。

第二，要保证营养。夏季天热气压低，人吃饭少，营养补充不足，而且，天亮得早、黑得晚，人劳作的时间加长，睡眠也不足。总的来讲，人体消耗大，一方面是出汗，一方面是活动时间多，人的体质会下降。所以，这时候更应该注意养自己的身体，增加营养，多吃绿叶蔬菜和瓜果。

第三，要及时补水，要多喝凉白开水，不能用饮料代替饮水，因为饮料中含有糖分，含糖越多，渗透压越高，越不容易为细胞所吸收，容易引起体内缺水，这也是饮料不如水解渴的原因。

第四，不能因暑贪凉。《黄帝内经》里说"防因暑取凉"，这是告诫人们在炎热的夏天，在解暑的同时一定要注意保护体内的阳气，因为天气炎热，出汗较多，毛孔处于开放状态，这时机体最易受外邪侵袭。所以不能只顾眼前的舒服，过于避热趋凉，如吃冷饮、穿露脐装、露天乘凉过夜、用凉水洗脚，这些都能导致中气内虚，暑热和风寒等外邪乘虚而入。

第五，保持心静。夏天容易使人心烦，特别是在气温高、无风、早晚温度变化不明显时，更容易使人心胸憋闷，产生烦躁和厌烦情绪，从而诱发精神疾病，因此夏季也是心脏病的多发季节，因为心脏是五脏之神，夏天人容易郁闷气恼，所以会伤及心脏，从而诱发心脏病。养心应先做到心静，想要心静，首先应该懂得清心寡欲，因为心中少一分欲望，就会少一分烦恼，也就不会伤及心脏。另外，闭目养神也是养心的好办法，因为闭目养神可以

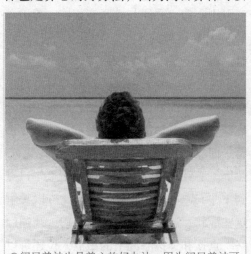

◎闭目养神也是养心的好办法，因为闭目养神可以帮助人消除心烦

帮助人消除心烦。

另外，夏天人们容易心火过旺，吃些味苦的食物有助于削减心火。因为这段时期出汗较多，中医认为此时宜多食酸味以固表。但是饮食又不可过寒，因为人体实际处于外热内寒的状态，所以冷食不宜多吃，多食则伤脾胃，会引起吐泻。此时应食西瓜、绿豆汤、乌梅等解渴消暑。食疗有荷叶茯苓、凉拌莴笋等，有清热解暑，宁心安神，补虚损，益脾胃的功效。

心脏保健的三个要穴

心脏保健时有三个比较重要的穴位，他们分别是中冲、内关和神门。关于这三个穴位的位置和保健作用，还有个顺口溜可以帮助大家记得牢：

中冲穴在中指尖，专调心律快与慢；

调节胸闷找内关，腕上二寸两筋间；

镇静安神寻神门，腕上横纹尺侧端。

中冲穴属于手厥阴心包经，它是心包经的井穴，可以调节心律，对于调治心绞痛有不错的疗效。具体位置在中指尖中央，距离指甲角大概有一分，可用拇指指甲切按；

内关穴同样也属于手厥阴心包经，是心包经络穴，八脉交会穴之一，有缓解胸翳的作用。具体位置在掌侧腕横纹正中直上2寸的两筋间，按摩时可用拇指侧按入；

神门穴属于手少阴心经上的原穴，具有镇静安神的作用。具体位置在掌侧腕横纹尺侧端稍上方的凹陷处，按摩时可用拇指端点按。

这三个穴位在按摩保健的时候要遵循下面的四个要求。

（1）每分钟的按摩频率在60~80次。

（2）早晚各按摩1次，每次按压3~5分钟，一般以徐出徐入点按或平揉手法为宜。

（3）这三个穴位容易识别也方便操作。自我按摩的时候可以左手按右手，右手按左手，甚至一只手也可以按。即用左手的拇指切按左手的中冲穴，右手的拇指切按右手的中冲穴，十分方便。

（4）当平时感觉心脏不适的时候，应立即点此三穴治疗。若症状不缓解时还可以加按少海、极泉、至阳、太溪等穴。

经过很多人的实践证明，凡是患有冠心病、心绞痛的人，如果能注意日常的自我保健不仅能减少心绞痛的发作，而且还有降血脂、降血压的作用，特别对心律不齐、早搏、心肌劳损的患者，每天坚持按摩会有意想不到的效果。

手掌上心区位置及疾病预示

心区在手掌上的反应区主要有三个区域，他们分别在无名指的指根部（即离位）、劳宫穴周围、大鱼际处除去震位和肺区的位置。下面就心区在手掌上三个位置的显示，详细介绍一下它们所代表的疾病迹象。

依照手部由上至下的顺序，第一个位置在手部的离位附近，具体来说在无名指

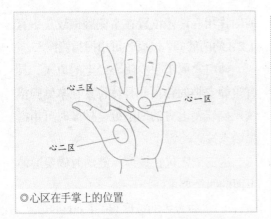

◎心区在手掌上的位置

底部褶皱纹与1线之间的位置。八卦中的离位五行属火，此区域主要是心、目和小肠的反映区。当它作为心脏的反应区时，能够提示心脑血管类疾病。比如，如果此区出现一些细小杂纹，预示着这个人的心脏功能受到了初步的损害，像心悸、心肌供血不足等。如果出现了"米"字状纹，并且2线和3线的尾端同样也有"米"字纹时，大家一定要提高警惕，因为这种手纹预示着中风、猝死的危险。

第二个心区反映位置在2线上的劳宫穴附近。劳宫穴在手心，第二、三掌骨之间，寻找的时候可以自然握拳，中指指尖下的地方便是。劳宫穴是手厥阴心包经

的荥穴，所以当心脏发生病变时，能够在劳宫穴发现蛛丝马迹。健康状态下，这个地方应该光洁、明晰，没有杂纹。如果此区出现了"十"字纹，则提示非器质性病变引起的心律不齐等疾病。此时，应该结合其他心区的掌纹提示给予治疗，尤其是当"十"字纹又深、又清晰的时候，更应该去医院做细致的心脏检查。有的时候，此区还会出现斜"十"字纹，一般是因为情绪不稳、压力过大引起的心律失常，这样的情况心脏的影响不大，只要将情绪调整过来，减小心理压力，细纹就会逐渐消失。

心区在手掌上的第三个反映位置在大鱼际处，大鱼际除了肺区和震位外的地方即是。身体健康的情况下，此区应该是红润饱满，富有弹性的。如果按压的时候出现了松软、塌陷的表现，多预示着心功能不全，是心脏功能衰弱的表现。如果此区出现了片状的红色斑块，提示因血循环缓慢有血瘀滞的现象出现。大家在发现这种情况时，要提高警惕，养成及时就医的习惯。

心脏疾病的辅助诊断法

人们喜欢将心脏类的疾病统称为心脏病，这种称谓是一种较为模糊的称法。不过疾病只要属于只要属于心脏病类疾病，其在手纹特征中都有着大同小异的表现，这种表现当然不仅仅体现在手部纹路中，手掌的颜色、手指的长短等也会出现相应地迹象。

一般情况下，1线过短的人要注意心脏和血管方面的毛病，如先天性心脏病、心脏病等。手掌的颜色发红，表明心脏的功能出现障碍。假如一个人年轻时就患有心肌梗死，并因此而死亡，手纹中的3线通常会在死亡的年龄部分会出现分叉的现象；如果患了右心肥大症的，手纹中2线

的下方会出现纵线；如果2线和3线中间有一些接合点也就是出现斜线，则说明心脏机能不健全。如果抽烟太厉害，2线也会变得较为混乱，同时还会在手掌的一侧隐隐约约浮现出一层黑色。另外，手指也会变成又短又粗，形似棒槌。这是患有心脏病的征兆。

假如手掌以及嘴唇的颜色变成紫色，则表示身体的循环器官出现障碍。有心脏病的患者，因为血液无法正常地运行到手指尖，所以手指头容易发麻。2线会有较长一段呈现出青紫色，而且纹路变得紊乱，呈链状或波形纹出现，尤其是3线的末端更为清晰。手掌中间出现十字形纹路，并且均匀地划分为四等分时，心脏是健康的，但是，如果十字形纹路向下移动得不均匀时，则表明心脏出现了问题。

心律失常的掌纹特征及护理

心律失常是指心脏冲动的频率、节律、起源部位、传导速度与激动次序的异常。正常人心脏跳动由窦房结激动产生并且规则，60～100次分称为窦性心律。如心率过快超过100次/分或过慢少于60次分或心律不规则，则称为心律失常。引起心律失常的原因很多。可见于正常人情绪激动、过度疲劳、过量饮酒、吸烟，以及某些药物中毒；常见于多种心脏病如风湿性心脏病、冠心病及心肌病等；亦可见于非心脏疾病如甲状腺功能亢进时。

常见的心律失常如下。

❶ 窦性心律失常

（1）窦性心动过速。即心率超过100次/分钟，见于剧烈运动、过度兴奋、紧张或酗酒；亦见于高热、严重贫血、甲状腺功能亢进及各种严重心脏疾病，如急性心肌炎、心肌病、心包疾病及心功能不全。治疗主要针对病因，对症治疗常用氨酰心安（阿替洛尔）等。

（2）窦性心动过缓。即心率少于60次/分钟。见于睡眠时、老年人及职业运动员；亦见于甲状腺功能过低或应用减慢心率药物如洋地黄、β-受体阻断剂（如阿替洛尔）等。病态窦房结综合征常可发生严重的进行性窦性心动过缓。

❷ 房性心律失常

这是由于控制心脏节律的部位不是来自正常的窦房结而是心房所致。有房性早搏、房性阵发性心动过速、心房扑动和心房颤动等几种类型。房性早搏及房性阵发性心动过速可见于正常人，亦常见于冠心病、风心病及高血压心脏病等及伴有左房扩大的心脏疾病。偶发的房性早搏不需治疗，如房性早搏多发且多源，是发生心房颤动的预兆，需要治疗。心房颤动时心跳快慢、强弱极不一致，而心房扑动时则可一致或不一致，两者几乎都是病理性的，常见于冠心病、风心病及高血压心脏病，亦见于甲状腺功能亢进和缩窄性心包炎，需要治疗。

❸ 室性心律失常

这是由于控制心脏的节律来自心室所致。室性早搏是最常见的心律失常。室性阵发性心动过速、心室扑动和心室颤动则十分严重，虽不常见，但为濒死状态，要立即抢救。室性早搏可分为功能性室性早搏和器质性室性早搏。功能性室性早搏指经各项检查未发现有心脏病者，即使是频发的室性早搏，亦颇安全，一般仅用毒性较小的药物。器质性室性早搏指室性早搏发生于器质性心脏病基础上，如冠心病及高血压等，需要治疗。如有严重的心脏病变，包括急性心肌梗死、严重心脏扩大、心肌病、肺源性心脏病或严重心功能不全时发生的室性早搏，称为危险性室性早搏，应立即治疗。

❹ 各种心脏传导阻滞

包括窦房阻滞、房室阻滞和室内阻滞等。传导阻滞大多见于器质性心脏病，如冠心病、心肌病或心肌炎，常表现为严重的心率缓慢和心律失常，严重的心率缓慢需要安置人工心脏起搏器治疗。

常见症状

一般人出现心律失常时，都会突然发生规律或不规律的心悸、胸痛、眩晕、心前区不适感、憋闷、气急、手足发凉和晕厥，严重的甚至会神志不清。不过，也有少部分病人在出现心律失常时没有明显症状，仅在心电图中有所体现。

如果心律失常是首次发作，病人之前一直很健康，没有患过心脏病、糖尿病、甲状腺功能亢进等疾病，那么此时多为非器质性的，或程度较轻的心律失常。如果心律失常多次、反复发作，病人曾经也患过心脏病、糖尿病、高血压病等重要疾病，则多为器质性的疾病。

掌纹特征

（1）方庭内有明显的"十"字纹，偶见有青色血管或红色斑点。

（2）1线与2线之间的承接之连线叫贯桥线，若有贯桥线出现，提示心律失常信号。

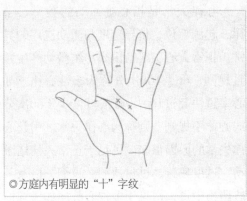

◎方庭内有明显的"十"字纹

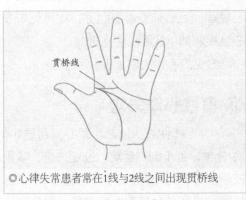

◎心律失常患者常在1线与2线之间出现贯桥线

辅助诊断

十指甲白色月眉上端弧形锯齿状，提示心律不齐信号。

运动疗法

患有心律失常的朋友，也可以采用一些简便无副作用的小运动调理身体，这其中"甩手拍脚"法就是不错的选择。

首先，身体站直，脚趾用力抓住地，两脚距离等于肩宽，两臂同方向前后摇摆，向后用点气力，向前不用力，随力自行摆回，两臂伸直不宜弯曲，眼睛向前看。开始由每次做200下，逐步做到每次1000下，每次30分钟。

其后，两脚双盘，脚心朝天，如坐莲花座，然后脚掌用手背各打15次后，中途可适当饮用些开水，每次15~30分钟。

通过"甩手拍脚"，可以促进末梢血管中的血液充盈，使血回流的压力增强，血运行的速度加快，手、脚、头逐渐的发热、发胀，心区凉丝丝的，顿感舒服。这样，可直接减轻心脏输出的压力，有利于心脏功能的恢复。

⑤ 心律失常的常见问题

老年患者服用抗心律失常药物应注意什么

老年人由于年龄的不断增长，身体各组织、器官也逐渐老化，功能逐渐减退.对药物的吸收、分布、代谢、排泄、生物利用度均减低；血浆蛋白的浓度、免疫功能、机体的耐受能力亦降低。所以，老年人很容易对药物产生不良反应。在应用抗心律失常药物时，老年人更应慎重选用。

（1）肝肾功能和中枢神经系统功能不全者，一些药物的常规剂量不一定都适用，用药剂量一般小于常规剂量，不能随意加大剂量。

（2）老年人对药物的敏感性与年轻人不同，通常敏感性高。因此，在服用了抗心律失常药后，密切注意心率、血压以及症状的变化。尤其是服用胺碘酮（乙胺碘呋酮）、地高辛等药物者。

（3）老年人代谢慢，药物的生物半衰期延长，易产生蓄积中毒。需定期复查血药浓度，肝、肾功能，电解质并进行心功能测试。

心律失常的人更要右侧卧睡觉

现代医学研究认为，俯卧会阻碍胸廓扩张，影响呼吸，人体吸入的氧气相对减少，不利于新陈代谢。同时，心脏受压，心搏阻力加大，血液循环受到影响。所以心律失常患者以及心脏病患者应采取侧卧，而不能俯卧。

侧卧时，人体内脏器官受压较小，胸廓活动自如，有利于呼吸，心脏也不会受到手臂、被子的压迫，两腿屈伸方便，身体翻转自如。睡眠的姿势以向右侧卧为最好，这是因为胃、肝偏于右侧，右侧卧时，心脏受压小，有助于血液自由循环。中医强调睡眠应"卧如弓"，建议采取这

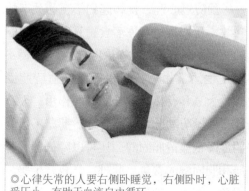

◎心律失常的人要右侧卧睡觉，右侧卧时，心脏受压小，有助于血液自由循环

样的标准姿势：身体向右侧卧，屈右腿，左腿伸直；屈右肘，手掌托在头下；左上肢伸直，放在左侧大腿上，这样的睡姿就像一轮弯月亮。

对于那些血液循环差、防寒机能弱、睡觉时怕冷的人来说，右侧卧可使全身肌肉得到最大限度的松弛，又不致压迫心脏，使心、肝、肺、胃、肠处于自然位置，呼吸畅通，还有利于胃中食物向十二指肠输送。

尤其是老年人，他们的内脏肌肉已变得松弛无力，胃肠蠕动减慢，右侧卧便于胃内的食物向十二指肠推进，有利于胃肠的消化吸收，保证供给全身足够的营养。

冠心病的掌纹特征及护理

冠心病即冠状动脉粥样硬化性心脏病，是指冠状动脉粥样硬化导致心肌缺血、缺氧而引起的心脏病，为动脉粥样硬化导致器官病变的最常见类型。当冠状动脉狭窄，仅引起心肌一时性的供血量不足时可发生心绞痛；当冠状动脉发生急性闭塞时，心肌严重缺血且持久，使心肌发生结构上的损坏——坏死，则称为心肌梗死，其程度及后果均比心绞痛严重得多。精神紧张使心脏负担增加而且使冠状动脉发生痉挛及寒冷、兴奋、饱餐等均可诱发心绞痛；过强的体力劳动、饱餐或精神紧张、情绪激动等也可诱发心肌梗死。

预防冠心病，食物起到了至为关键的功效，我们身边有许多食物具有降低血脂和胆固醇，预防冠心病的功效。比如姜不仅是生活常用调料，也能降低血清胆固醇；大豆具有显著降低胆固醇作用；大蒜能有效预防动脉粥样硬化症；蘑菇不但能明显降低血清胆固醇，还可以降低肝脏脂肪和胆固醇的含量。此外，洋葱、牛奶、甲鱼、海水鱼油、玉米油、茶叶、海藻类及一些豆制品等，都是预防冠心病的上佳食物。

常见症状

冠心病之心绞痛

胸痛，主要在胸前，起初是心绞痛，后来是剧痛。心绞痛的特点是突发的疼痛，位于胸骨中上段之后，放射至肩、上肢、颈或背部，以左肩、左臂为多。疼痛性质为压榨性或窒息性，发作持续3～5分钟，偶可持续15分钟，休息和亚硝酸盐类药物使用后三五分钟内可以缓解疼痛。

发病年龄多在40岁以上，以男性为多。

冠心病之心肌梗死

少数病人在发作前可有较频繁的心绞痛发作。其疼痛性质、部位及放射范围均与心绞痛相似，但剧烈而持久，常在数小时或1～2日以上。部分病人疼痛不典型；约1/4病人无疼痛。心肌梗死可引发休克，病人面色苍白，全身乏力，皮肤冷而多汗，脉细而快，血压下降；可有左心衰竭（肺水肿）、呼吸困难、咳嗽、咳泡沫痰或粉红色泡沫痰，同时面色青紫，肺部有湿罗音或哮鸣音，严重者还可出现右心衰竭；多数病人起床后1~2天可发低烧，有的出现恶心、呕吐及上腹痛等，而无典型疼痛和休克的表现，有的以脑、肾、内脏、四肢栓塞为主要表现。

掌纹特征

心绞痛

（1）1线多为锁链形，食指指根至1线处有"米"字纹。

（2）方庭处有十字纹，2线尾端有

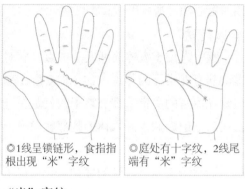

◎1线呈锁链形，食指指根出现"米"字纹　◎庭处有十字纹，2线尾端有"米"字纹

"米"字纹。

（3）手掌水肿，肌肉松软，压之凹陷无弹性，指关节的活动也不灵活。

（4）手指的指端粗大，呈鼓槌状或者壁虎指。

（5）拇指指根处有隆起的白色条索，其两侧的皮肤色泽青暗，有青筋微露。

心肌梗死

（1）双手的3线像草书一样明续暗断变浅，或十指指甲面出现有突起几条横线纹，提示有突发性心肌梗死信号。

（2）3线柔媚呈波浪状，提示突发性心肌梗死和脑出血倾向。

（3）2线起点有明显的小岛纹，或胖人中指下1线上有圆形岛纹，提示有心肌

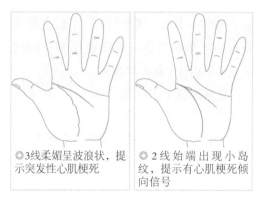

◎3线柔媚呈波浪状，提示突发性心肌梗死　◎2线始端出现小岛纹，提示有心肌梗死倾向信号

梗死倾向信号。

❶ 冠心病的调治方法

饮食疗法

　　冠心病在饮食上应严格控制盐和脂肪的摄入量。盐的主要成分是氯化钠，长期大量的食用氯化钠，会使血压升高血管内皮受损。心绞痛的患者每天的盐摄入量控制的6克以下。而高脂饮食会增加血液的黏稠度，使血脂增高，所以也要严格控制。平时要多食用富含维生素和膳食纤维的食物，如新鲜蔬菜、水果、粗粮等，尽量避免吃刺激性食物和胀气食物，如浓

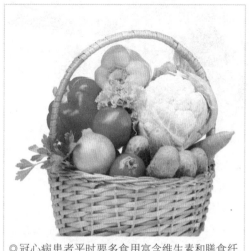

◎冠心病患者平时要多食用富含维生素和膳食纤维的食物，如新鲜蔬菜、水果、粗粮等

茶、咖啡、辣椒、咖喱等；注意少食多餐，切忌暴饮暴食，晚餐也不易吃的过饱，以免诱发急性心肌梗死。

在遵循以上的饮食原则之外，大家还可以采用饮食疗法对疾病进行调治。

（1）绿豆粥：绿豆适量，北粳米100克。先将绿豆洗净，后以温水浸小时，然后与粳米同入砂锅内，加水1000毫升，煮至豆烂米开汤稠。2～3次顿服，夏季可当冷饮频食之。清热解毒，解暑止渴，消肿，降脂预防动脉硬化，适用于冠心病、中暑、暑热烦渴、疮毒疖肿、食物中毒脾胃虚寒腹泻者不宜食用，一般不宜冬季食用。

（2）玉米粉粥：玉米粉、粳米各适量。将玉米粉加适量冷水调和，将粥煮沸后入玉米粉同煮为粥。可供早晚餐温热服。降脂，降压。对动脉硬化、冠心病、心肌梗死及血液循环障碍有一定的治疗作用，高脂血症常服也有效。

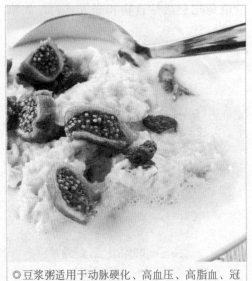

◎豆浆粥适用于动脉硬化、高血压、高脂血、冠心病及一切体弱患者

（3）豆浆粥：豆浆汁500毫升，粳米50克，砂糖或细盐适量。将豆浆汁、粳米同入砂锅内，煮至粥稠，以表面有粥油为度，加入砂糖或细盐即用。每日早晚餐，温热食。补虚润燥。适用于动脉硬化、高血压、高脂血冠心病及一切体弱患者。

（4）菊花山楂茶：菊花、生山楂各15～20克。水煎或开水冲浸。每日1剂，代茶饮用。健脾，消食，清热，降脂。适用于冠心病、高血压、高脂血症。

推拿疗法

膻中穴位于人体的两乳头中点，它对冠心病有非常好的作用。如果把心脏比喻成藏在深宫的皇帝，那么膻中穴就是在皇宫门口守卫的武士。人体的胸部就像一个大房子，在这个房子里面最核心的就是心脏，而房子就是对心脏的保护。如果房子出现了漏洞，心脏就会出现疾病。膻中穴就是控制这个房子的开关。

一般都会认为，心脏的最主要功能就是运行血液。但是能推动血液运行的是气，气一旦缺失了，血液的循环就会出现没有力量的状况。在所有的穴位当中，膻中穴是脏腑之气汇集的地方，所以膻中又被称为气会。心脏出现了毛病，按压膻中穴，立刻就能调兵遣将，让身体所有的气都来保护心脏。

具体按摩膻中穴的方法有很多，最好就是能坐下来，用拇指轻轻地按揉，这样膻中穴就会收到信号，来解决出现的问题。当然，也可以捶打膻中穴，双掌握拳，用拳头内面以轻度的力量向着胸部两乳连线的中点的膻中穴处捶打；左、右拳轮打，共100下；捶打时，意念上始终要注意胸口上。捶打完后再用手掌各推按膻中穴30次。

药物疗法

药物疗法中最常见的是熬制后直接服用药汤，不过对于冠心病患者而言还有一种更为简便的方法，属于药物外敷法。这种方法需要结合手上的双劳宫穴、双合谷穴进行，所以也包括握药法。

现在就介绍一些具体的方法：

（1）麝香0.5克、血竭5克、檀香5克、苏合香5克，四药共为细末，水调成丸，用纱布包裹后，握药在手（药在劳宫穴处），睡前应用，可预防胸闷、心绞痛发作。

（2）大蒜30克、葱白30克、冰片9克、水蛭9克。上药捣碎，敷于双手劳宫穴和合谷穴，维持5～10小时，可减少、减轻心绞痛发作。

（3）硝酸甘油贴膜。将双手用温开水洗净，晾干，用硝酸甘油贴膜贴敷双手劳宫穴和合谷穴，调治冠心病，减轻心绞痛。

拉筋疗法

冠心病患者还可以通过拉筋疗法进行调治，不过在锻炼的时候需要根据自己的状况，循序渐进地进行。

（1）双手高过头顶，尽量抬高，带动整个身体提高；一手握虚拳向后打，一手五指张开向前撞击。动作的幅度要小一些，另外做动作时应当缓慢，然后交换手操作。

（2）仰卧，全身放松，用手拍打上脘穴位附近，持续3分钟；再依次拍打大椎、大杼、膏肓、神堂等穴位，每个穴位1分钟，有酸胀的感觉最佳。

（3）按压至阳穴，缓解心绞痛。至阳穴别名叫"肺底"，位于背部第七胸椎棘突下。当你低头时，颈部显著隆起的骨突为第七颈椎，其下方即为大椎穴，往下沿脊柱数，在第七个骨突下方。为了缓解心绞痛，按压至阳穴时可取一个五分硬币，将硬币边缘放于至田穴上，然后适当用力按压。以出现酸胀感为度，不可用力过大，以免损伤皮肤。按压时间越长效果越好，一般按压4分钟即可。

按压至阳穴不仅在心绞痛发作时可立即奏效，而且还可用于预防心绞痛发作。一般每日按压3～4次，或在从事较重体力劳动前、情绪不佳时按压至阳穴，可以防止心绞痛发作。对抗心绞痛药物产生耐药性的病人，按压至阳穴可起协同作用，增强抗心绞痛药物的效果。

❷ 冠心病患者的常见问题

导致冠心病发作的十个因素

冠心病比较严重的时候，可以使人猝死。但是任何疾病的发生都不是单一因素造成的，冠心病是多因素疾病，为多种因素作用于不同环节所致。这些因素既为易患因素，也是导致冠心病发作的"十宗罪"，主要包括：

（1）年龄：多见于40岁以上，49岁以后进展较快，心肌梗死与冠心病猝死的发病与年龄成正比。近年来，冠心病的发病有年轻化的趋势。

（2）性别：在美国多种族中，男性冠心病死亡率明显高于女性。但女性绝经期后，由于雌激素水平明显下降，而低密度脂蛋白则升高，此时，女性冠心病发病率明显上升，有资料表明，60岁以后，女性发病率大于男性。

（3）职业：脑力劳动者大于体力劳动者，经常有紧迫感的工作较易患病。

（4）饮食：常摄入含有较高热量、较多动物脂肪和胆固醇饮食者易患病。

（5）血脂：由于遗传因素，或脂肪摄入过多，或脂质代谢紊乱而致血脂异常。如总胆固醇、甘油三酯、低密度脂蛋白、极低密度脂蛋白增高，而高密度脂蛋白下降，易患病。

（6）血压：血压升高是冠心病发病的独立危险因素。血压升高所致动脉硬化引起的危害，最常见者为冠状动脉和脑动脉。冠状动脉粥样硬化病人60%～70%有

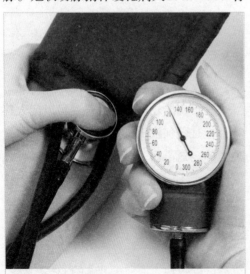

◎血压升高所致动脉硬化引起的危害，最常见者为冠状动脉和脑动脉

高血压，高血压病人患本病者是血压正常者的4倍。

（7）吸烟：吸烟是冠心病的主要危险因素。吸烟者与不吸烟者比较，发病率和死亡率增高2～6倍，且与每日吸烟的支数成正比。

（8）肥胖：肥胖者易患本病，体重迅速增加者尤其如此。已有研究资料表明，向心性肥胖者具有较大的危险性。

（9）糖尿病：有资料表明，糖尿病病人患冠心病的发病率是非糖尿病者的2倍。

（10）遗传：年轻冠心病患者其近亲的患病机会可5倍于无这种情况的家族。

以上十大因素中，血压过高、体重超标、胆固醇过高是导致冠心病、脑卒中的最危险因素。

为什么通过耳朵可以判断冠心病

中医认为："耳主贯聪而通心窍，为心之司，为肾之候也。"《黄帝内经》中也有"视耳好恶，以知其性"的记载，并认为耳与经脉有着十分密切的联系，十二经脉都直接或间接地经过耳朵，所以有"耳者，宗脉之所聚也"的说法。现代生物全息理论也发现了耳朵与人体器官的对应关系，并确认了80多种内外科疾病与耳朵的变化有关系，所以人体有病时，耳朵就会有反映。耳朵的形态、色泽和纹路的变化都能反映人体的健康状况。

关于具体的耳诊，很多中医书籍中都有记载，在这里只说一点，就是"冠脉沟"。冠脉沟是耳垂上的一条纹路，是判

断冠心病的有效指标。如果谁的耳垂上出现了这条纹路，就说明有患冠心病的可能，纹路越清晰说明问题越严重。

正是因为耳朵与脏腑有着密切的联系，通过按摩耳朵就能起到养护脏腑的作用。下面介绍几招耳朵自我按摩法，以便让大家预防疾病，保持健康。

（1）提拉耳朵

现代医学认为，提拉耳朵能刺激耳郭的末梢神经及微血管，使局部血液循环加快，并通过神经、体液的作用，对全身的生理活动起到一定的调节作用，同时还能改善神经内分泌功能。

其方法是双手食指放在耳屏内侧后，用食指、拇指提拉耳屏、耳垂，自内向外提拉，手法由轻到重，牵拉的力量以不感疼痛为宜，每次3~5分钟。此法可治头痛、头昏、神经衰弱、耳鸣等疾病。

（2）搓耳

握住双耳郭，先从前向后搓49次，再从后向前搓49次，以耳郭皮肤略有潮红、局部稍有烘热感为宜。每天早、晚各进行1次。搓过双耳后会有一种神志清爽、容光焕发的感觉。

（3）双手扫耳

以双手把耳朵由后向前扫，这时会听到"嚓嚓"的声音。每次20~30下，每天数次。

（4）搓弹双耳法

双手轻捏两耳垂，再搓摩至发红发热。然后揪住耳往下拉，再放手让耳垂弹回。每天2~3次，每次20下为宜。

冠心病患者在生活中有哪些禁忌？

冠心病是一种不可逆的慢性病，一旦戴上这顶"帽子"，就要做好长期"作战"的准备。但是，冠心病患者一样可以带病延年，关键是在合理用药的基础上，注意生活中的自我调节。

（1）忌生气、发怒

人体的中枢神经系统指挥人的一切，当过分激动、紧张，特别是大喜大悲时，由于中枢神经的应激反应，可使小动脉血管异常收缩，导致血压上升、心跳加快、心肌收缩增强，使冠心病患者缺血、缺氧，从而诱发心绞痛或心肌梗死。

（2）忌超负荷运动

"生命在于运动"，但生命更在于平衡，它体现了生命运动的根本规律。从冠心病患者的客观实际出发，运动应量力而行，恰到好处，做到动静结合，阴阳协调平衡，才能达到最佳点。如过犹不及，失去平衡，则会走向反面。因此，冠心病患者既要坚持锻炼，又要严格掌握一个"度"字，使供血量和需血量相平衡。人在安静状态下，心肌每分钟需要300毫

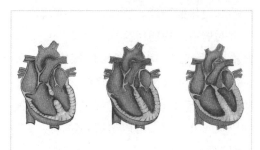

◎冠心病患者既要坚持锻炼，又要严格掌握一个"度"字，使供血量和需血量相平衡

升左右的血液供应；大的体力活动，心肌每分钟需要的最大血量达2000毫升左右。可见超负荷的运动量极易导致心脑血管急剧缺血、缺氧，可能造成急性心肌梗死或脑梗死。因此，冠心病患者在参加各种体育活动时，应在医生指导下事先服药预防。

（3）忌脱水

有些中老年人平时没有养成定时喝水的习惯，等到渴了想喝水时，已有程度不同的"脱水"了。人的血液70%左右是水，脱水了，血液怎么流动呢？由于老年人特别是冠心病患者的血黏度都有所增高，达到一定程度时，可出现血凝倾向，导致缺血或心脑血管堵塞，严重时可引起心肌梗死或脑卒中。水可以稀释血液，并促进血液流动，故平时要养成定时喝水的习惯，最好在睡前半小时、半夜醒来及清晨起床后喝一些开水。

（4）忌缺氧

一般而言，一天中，除户外活动或有氧运动的吸氧量符合生理需要外，其他时间的吸氧量往往不足，冠心病患者则易出现胸闷等症状。如果长期供氧不足，会加重动脉硬化的程度。所以，冠心病患者要经常对居室环境通风换气，当胸闷或心胸区有不适感时，立刻缓慢地深吸几口气（即深呼吸）。出现心绞痛时，除服用急救药外，应立刻深吸气，家中备有氧气瓶的则吸氧几分钟，可以缓解心绞痛，减少心肌细胞的死亡。

（5）忌严寒和炎热

严寒季节，冠心病患者不要忽视手部、头部、面部的保暖。因为这些部位受寒，可引起末梢血管收缩，加快心跳或冠状动脉痉挛。此外，寒冷还可使去甲肾上腺素分泌增多，血压升高。所以，冠心病患者冬季外出活动时，宜戴口罩、手套和帽子；早上刷牙、洗脸宜用温水；洗衣、洗菜时，不要将手长时间泡在凉水里。在炎热的夏季，人体血液循环量大幅度增多，可使交感神经兴奋，心跳加快，加重心脏的额外负担。因此，冠心病患者在严冬或炎热的天气应该采取相应的自我保护措施。

（6）忌烟酒

世界卫生组织调查表明：尼古丁可使血液中的"纤维蛋白原"增多，导致血液黏稠，很容易引起血液凝固与血管的异常变化，故吸烟者冠心病的发病率比不吸烟者高3倍。戒烟后，血液中的纤维蛋白原大大减少，可降低冠心病的发病率。

此外，常饮烈性酒，可因酒精中毒导致心脏病和高脂血症。过多的乙醇还可使

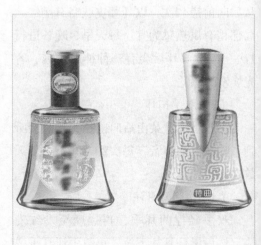

◎常饮烈性酒，可因酒精中毒导致心脏病和高脂血症

心脏耗氧量增多，加重冠心病。所以，冠心病患者应禁饮烈性酒，或以少量红葡萄酒或黑啤酒代之。红葡萄酒或黑啤酒中含有类黄酮，它具有抑制血小板聚集与血栓形成的作用。

（7）忌口腔不卫生

如果口腔不卫生或患有牙周炎等牙病，口腔中的革兰氏阳性杆菌及链球菌就可能进入血液循环，使小动脉发生痉挛或血栓，导致心肌梗死。所以，冠心病患者在生活中应该保持口腔清洁，防治牙病。

（8）忌过饱

由于过饱时胃可以直接压迫心脏，加重心脏负担，还可以导致心血管痉挛，甚至发生心绞痛和急性心肌梗死。所以，冠心病患者平时宜少食多餐，晚餐尤其只能吃到七八分饱。

肺心病的掌纹特征及护理

肺心病即慢性肺源性心脏病的简称，因肺组织或肺动脉系统的原发病变而继发肺动脉高压，使右心负荷加重，最后导致右心室肥大，肺心病是一种继发性心脏病。很多肺心病是由气管炎、慢性支气管炎并发肺气肿而来，少部分与支气管哮喘、肺结核、支气管扩张、结节性肺动脉炎等的发生有关。肺心病常年存在，多于冬春季节并发呼吸道感染而导致呼吸衰竭和心力衰竭，病死率较高。

生活中，如果有人反复感冒应该提高警惕，因为这有可能会导致肺心病。为什么这么说呢？普通感冒或流行性感冒，大多数人经过一般对症治疗，注意休息等措施，都在1周左右痊愈，对身体的影响很小。但是，如果反复感冒，长期咳嗽不愈，时间久了就会形成慢性支气管炎。

慢性支气管炎病人由于呼吸功能下降，身体免疫功能低下，尤其呼吸黏膜局部防御机能明显减退，更容易感冒。这样，感冒和气管炎就会形成恶性循环，而气管炎不及时治疗，久而久之又会发展成肺气肿或肺心病。因此，要防止肺心病病情加重和避免其发展为肺、心功能衰竭，预防感冒为其重要的措施之一。

肺心病患者患有感冒后，周身酸软乏力、食欲欠佳的症状比普通人更加明显，因此要适当卧床休息，多饮水，病情较重或年老体弱的病人更应如此。饮食应清

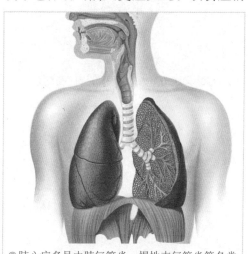

◎肺心病多是由肺气管炎、慢性支气管炎等各类疾病并发而引起的。

淡，室内注意保持一定的温度和湿度。

常见症状

肺心病患者除了会有原有肺胸疾病的各种症状，像长期性咳嗽、哮喘或咯痰外，还会逐步出现乏力、呼吸困难，劳动耐力下降的现象，同时，还可能伴有心前区疼痛和不同程度的发绀缺氧现象。

掌纹特征

（1）1线与2线间的方庭内有岛纹，说明心脏肥大。

（2）9线（金星线）向掌心方向弯曲，并穿过1线，同时1线与2线间的方庭处出现"丰"字纹，提示肺心病。

（3）大鱼际区比较饱满，皮肤很薄，好像皮肤下还有一层水一样，提示心脏肥大，如果局部出现这种情况，则为心脏局部肥大。

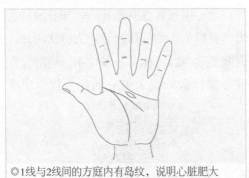

◎1线与2线间的方庭内有岛纹，说明心脏肥大

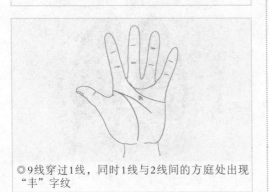

◎9线穿过1线，同时1线与2线间的方庭处出现"丰"字纹

运动疗法

现代科学研究发现，要获得较强的免疫力，除了用一些药物调节外，擦胸是调节胸腺素、提高免疫力的一条重要途径。坚持擦胸锻炼，可改善脏腑血液循环，对肺心病有良好的辅助疗效，如患有肿瘤、出血症时应停止锻炼。

擦胸的方法很简便，取坐位或仰卧位均可。将双手擦热后，用右手掌按在右乳上方，手指斜向下，适度用力推擦至左下腹；然后再用左手掌从左乳上方，斜推擦至右下腹，如此左右交叉进行。一上一下为一次，共推擦36次。还可兼做擦背动作，用双手反叉于背后，沿着腰背部（脊柱两旁）用力上下来回擦背，一上一下为一次，共擦36次。擦背有助于激活背部免疫细胞，促进气血流通，调适五脏功能。擦胸摩背通常每天起床和晚上睡前各做一次。可在中午饭后1小时加做一次。

与擦胸一样，捶背能够刺激背部组织与穴位，再通过神经系统和经络传导，促进局部乃至全身的血液循环，增强内分泌与神经系统的功能，对于肺心病患者也有不错的辅助作用。

捶背通常有拍法和击法两种，均沿脊柱两侧进行。前者用虚掌拍打，后者用虚拳叩击，手法均宜轻不宜重，力求动作协调，节奏均匀，着力富有弹性。如此自上而下或自下而上轻拍轻叩，既可自我操作也可请别人帮忙，每分钟60～100下，每日1～2次，每次捶背时间以30分钟为限。

长期坚持捶背能够宁心安神，振奋精神。人过度疲劳时，就会出现心烦意乱、坐卧不宁的现象，捶背带来的良性刺激会使心绪逐渐安定下来，从而感到全身舒适和精神倍增。

肺心病患者的常见问题

肺心病病人怎样进行耐寒锻炼

气候变化对肺心病的发作有很大影响，在寒冷、气候干燥的地区，肺心病患者的病情易于波动，且病情超重则波动的机会越大，此外，气压与风速也有一定的影响。据统计，如冬季大气压低于1020毫帕，或高于1030毫帕，风速超过3～4米/秒钟，就容易引起患者的急性发作。

根据动物试验资料，寒冷与气温骤变可使大白鼠与豚鼠的呼吸道黏度分泌增加，上皮细胞损伤，纤毛运动减慢，容易造成呼吸道的继发感染。了解气候变化与发病之关系，可以加强防护措施，耐寒锻炼就是一种积极主动的预防措施之一。一般耐寒锻炼从夏季开始，以冷水洗脸、洗鼻孔、洗脚，逐渐用冷水擦洗面颈部，每日1～2次，每次5～10分钟一个月后进而

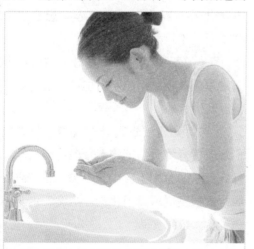

◎肺心病病人耐寒锻炼从夏季开始，以冷水洗脸、洗鼻孔、洗脚，逐渐用冷水擦洗面颈部

擦洗四肢乃至全身，并在阳光下做呼吸操。待天冷时也要坚持下去，早、晚到室外活动。冬季因寒冷可改用温水擦洗，到室外散步，但也要适当保暖。

怎样预防肺心痛病人的交叉感染

预防肺心病的交叉感染，是治疗肺心病过程中的重要环节，通常采用下列措施：

（1）加强卫生宣传工作

严格探视制度，减少人员流动。流感流行期间严禁探视，避免与感冒人员接触，减少交叉感染机会。

（2）搞好环境卫生

注意保持室内及个人卫生，病人所用卫生用具应及时清洁消毒。

（3）呼吸道隔离

住院肺心病病人尽量集中一室，特殊细菌感染者（如绿脓杆菌）应住隔离室进行呼吸隔离。在家病人最好单独住房1间。

（4）痰具消毒

每日消毒1次，然后放入1/3消毒液。

（5）空气消毒

①自然通风：打开门窗自然通风，以保持病室的空气新鲜。冬季最好早、午开窗通风，但应避免直接吹风，以免病人受凉感冒。

②紫外线消毒：对居住的房间、病人用的床、床头桌等进行照射，照射时间1～2小时。

③化学消毒可采用电动喷灌枪或电动超低量喷雾器，每周喷洒消毒一次。使用药液有1：1000新洁尔灭，1：1000洗必

泰，0.5%～1%过氧乙酸。如有致病菌应每日早、晚各喷雾一次连续3～4天。其次，在流感流行期同可用食醋熏蒸，连续3～4天。也可以使用中药苍术艾叶烟熏剂进行室内空气消毒。

肺心病患者的日常保健

肺源性心脏病简称"肺心病"，是中老年人常见的脏病之一。如何在日常生活中进行自我保健对肺心病患者十分重要，下面几点可以作为保健的参考：

（1）起居时间要有规律。起床、睡觉、进餐、大便、散步等事情在时间上都要做到有规律。心情保持舒畅，家庭成员要和睦相处。肺心病患者因为长期受疾病折磨，火气难免大些，应尽量克制，不要发脾气。

（2）室内保持空气流通。早上应打开窗户，以换进新鲜空气。尽量避免在卧室里烧炭火或煤火，尤其是缺乏排气管时，否则对肺心病患者不利。

（3）戒烟。吸烟者除了戒烟之外，还要尽量避免同吸烟者一起叙谈、下棋、玩牌等，被动吸烟对肺心病患者同样有害。常吸烟者容易有痰，要及时咳出，保持气道清洁。

（4）多参加一些户外活动。天气晴朗时早上可到空气新鲜处如公园或树林里散散步，做一些力所能及的运动，如打太极拳、气功、做腹式呼吸运动，以锻炼膈肌功能，并要持之以恒。运动出汗后及时擦干，并更换内衣。有研究表明，若能长期坚持力所能及的运动，叮提高机体免疫

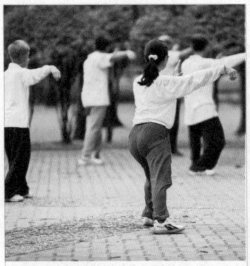

◎肺心病患者应多参加一些户外活动。如打太极拳、气功等，并要持之以恒

功能，并改善肺功能。

（5）季节变换时，及时增添衣服，不要着凉，不能让自己有畏寒感，外出时更要注意保暖。因为身体一旦受凉，支气管黏膜血管收缩，加之肺心病患者免疫功能低下，很容易引起病毒和细菌感染。感染通常先是上呼吸道，而后蔓延至下呼吸道，引起肺炎或支气管肺炎。此外，脚的保暖对肺心病患者也十分重要，不可忽视。

（6）不要擅自服用强心、利尿和普萘洛尔类药物，用药不当也可加重病情，甚至发生意外。

（7）患者要自行补充营养。因为他们多有营养障碍，消瘦者较多，但又没有什么食欲。原则上应少食多餐，还可适当服用一些健胃或助消化药。当然，也要避免进食太咸的食品。

心力衰竭的掌纹特征及护理

心力衰竭又称"心肌衰竭"，是指心脏在心肌病变或长期负荷过重等病因作用下，不能搏出同静脉回流及身体组织代谢所需相称的血液供应。心力衰竭往往由各种疾病引起心肌收缩能力减弱，从而使心脏的血液输出量减少，不足以满足机体的需要，并由此产生一系列症状和体征。

引起心力衰竭的病因主要有三种。

第一，原发性心肌损害，导致心肌收缩力下降。如心肌缺血、心肌梗死、心肌炎、心肌病等多种心脏病导致心肌发生节段性或弥漫性损害；

第二，心室负荷过重。心室负荷分为前负荷和后负荷，前负荷即心室舒张期所承受的容量负荷，如心瓣膜关闭不全，左、右房、室间的分流等导致全身血容量增加，均可造成心室前负荷过重；后负荷也称压力负荷，是心肌开始收缩时，心室所需克服的排血阻抗。心室后负荷过重见于高血压、主动脉瓣狭窄等；

第三，心室舒张充盈受限。心室舒张期充盈量减少，进而影响心排血量。如二尖瓣狭窄、缩窄性心包炎等。

常见症状

心力衰竭主要症状是呼吸困难、喘息、咳嗽、水肿等，此外还可表现为疲怠乏力，失眠心悸。

掌纹特征

（1）2线的心区出现三角纹，或出现一至数个圆形的枯黄斑点，提示心肌缺血

并有瘀滞。

（2）3线的弧度大，说明血压偏高。

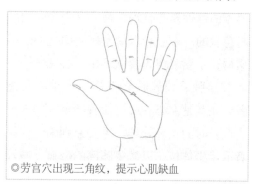

◎劳宫穴出现三角纹，提示心肌缺血

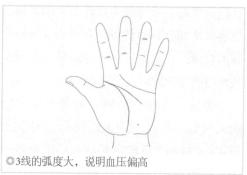

◎3线的弧度大，说明血压偏高

辅助诊断

（1）甲诊

心力衰竭的患者指甲半月弧多为鲜红色，持续重病者颜色会变成青暗色。指甲甲板上有纵嵴纹，甲质脆裂易折断，多为心力衰竭。

（2）掌诊

手掌胖、各指丘隆起，说明血脂偏高，血液黏稠。

❶ 心力衰竭患者的常见问题

突发心衰怎么办

患有肺心病、风心病等各种心脏病的

患者，可能出现心慌气短，严重者还可能在晚上出现突然的阵发性呼吸困难或喘息，嘴唇和指甲也会因为缺氧而呈紫红色，甚至出现咯血性泡沫痰，这些都属于典型的急性左心衰竭，是心衰中最需要及时急救的。右心衰竭的发病要比左心衰竭缓慢，主要表现为食欲不振、心慌气短、下肢浮肿、颈静脉怒张等。严重心衰患者，尤其是左心衰竭还伴有肺水肿的人，更要及时的正确处理。主要原则为，让患者取半坐体位，以减少肺部的瘀血，减轻呼吸困难。此时，家人不要慌忙地将病人转送到医院，因为搬动或者车中的颠簸，更容易增加心脏的负担，加重心衰和肺水肿的程度。没有做任何处理而乱加搬动，甚至可能会导致病人的死亡。

所以，突发心衰后，有条件者可给病人吸氧，并按压内关、神门、足三里等穴。"120"急救人员赶到后需要转运的，应取半坐体位，平稳轻巧地抬送转运，途中要有人护理。对于心衰患者，平

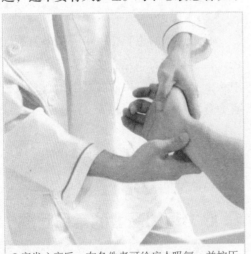

◎突发心衰后，有条件者可给病人吸氧，并按压内关、神门、足三里等穴

时就要保持无盐、低盐饮食，多食易消化、高维生素的食物，保持大便通畅。忌烟、酒、咖啡等刺激性物质。

心力衰竭患者应如何休息

患上心力衰竭后，人的心脏承担额外负荷的能力就会降低，此时休息是减轻心脏负担的主要方法之一。具体而言，休息对心脏的好处有以下几点。

（1）身体需要的血流量减少，机体耗氧量减少，交感神经兴奋性降低，呼吸次数减少，血压亦有降低，心脏负荷大为减轻。

（2）外周阻力降低，静脉回心血壁减少，肾血流量增加，有利于钠和水的排泄及水肿的消退，循环血量减少，心脏负荷减轻。

（3）心室充盈压降低，肺充血减轻，体循环瘀血减轻，冠状动脉供血增加，心肌收缩力增强，排血量增多，心功能改善。

休息包括体力及精神两方面，患者根据病情轻重及对治疗的反应，来确定体力活动的程度和时间的长短。

心力衰竭I度要限制体力活动，尤其应停止比较强的运动。给予充足的午睡时间，晚上睡眠时间应比正常人适当延长。心力衰竭Ⅱ度要严格限制一般体力活动，每天需有充分的休息时间，进食、大小便可自理，夜间睡眠应高枕。

心力衰竭Ⅲ度应完全卧床休息，日常生活应有专人辅助及护理。心力衰竭发作急性期，卧床休息时间不少于两星期，在呼吸困难和皮下水肿完全消退后数周内，

可不完全卧床休息。必须经过充分休息，心功能明显好转者，亦可参加力所能及的工作和轻体力劳动。

长期卧床可引起静脉血栓形成、肺栓塞、肺炎等并发症，还可致消化不良、食欲不振、大便秘结、精神萎靡等不良后果，除活动性风湿病、急性心肌炎和急性心肌梗死等合并心力衰竭者休息时间宜稍长外，一般在心功能逐步改善的过程中，可适当下床活动。此外，注意解除患者精神负担，必要时口服小剂量安定、安宁、安神补心丸等镇静剂，可使患者更好的休息。

心力衰竭患者要限制盐的摄入

钠和水的潴留及其在体内的异常分布，是心力衰竭的重要病理改变，每克钠可潴留水200毫升，限制钠的摄入是防止体内水潴留的关键，也是治疗心衰的重要措施。正常成年人，每日食盐的摄取量为10克左右，心衰患者要根据病情限制钠盐的摄入。

心力衰竭I度，每天钠的摄入平均总量在2克左右（相当于氯化钠5克）。一般不用食盐烹调的食谱中，每日氯化钠的含量为2～4克。在患者用此饮食时，可给予食盐1～2克。心力衰竭I度，每日钠摄入量应限制在1克（相当于氯化钠2.5克）。

心力衰竭Ⅱ度，每日钠的摄入量不得超过0.4克（相当于氯化钠1克）。对严重心衰患者，一般饮食亦不适宜，应给予无盐饮食，即豆浆、米粥、米饭、面条、淡水鲜鱼、鲜肉等含食盐量低的食品。绝大多数患者，在心力衰竭得到控制后，可食用低盐饮食，每日钠的摄取量在2～3克（相当于食盐5～7克），长期维持。

此外，家人还应对心力衰竭患者作细致的思想工作，说明低盐饮食的意义，争取患者的配合。除氯化钠外，1000毫升水方可维持体内渗透压的正常平衡。因此，在严格限制钠摄入时，一般水分可不严格限制，患者的液体摄入量，以每日1.5～2.0升（夏季2～3升）为宜。但对严重心力衰竭患者，则应控制饮水量。

心肌炎的掌纹特征及护理

❶ 心肌炎的特征

心肌炎是指心肌局限性或弥漫性的急性、亚急性或慢性炎症。可原发于心肌，也可以是各种全身性疾病的一部分。本病发病隐匿易被忽视。临床上常因心肌炎症影响了心肌的收缩功能及传导系统，使心脏功能发生障碍，以心悸，气短，心脏扩大，心律不齐和心力衰竭等为主要症状，少数可晕倒，或在短期内迅速发生急性心力衰竭或心源性休克，此病老幼均可发病，但青年和小儿中发病率较高，危害也较大，值得引起家长的关注。

近年来，由于抗生素的广泛应用，风湿性心肌炎发病明显减少，而病毒性心肌炎发病却日益增多。据研究，约有5%病毒感染者感染后可累及心脏发生心肌炎，可能是病毒感染后的直接侵袭心肌，也可能因为病毒感染后的自身免疫反应所致。前者以儿童多见，后者以青少年多见。

患上病毒性心肌炎后，一般应休息3个月。此后如无症状，可逐步恢复工作和正常学习，但是仍要避免过度劳累，1年内不能从事体力劳动与运动。此外，要注意合理饮食，多食新鲜蔬菜、水果，保证营养平衡。要保证有足够的睡眠与休息，避免感冒，否则易复发。反复发作可转变为慢性心肌炎、心肌病，危害终身。

常见症状

患心肌炎病人轻重程度差别很大，有的无任何症状，根本不知道已经罹患心肌炎。有的症状很重，也有因心肌炎而死亡的报道。这里关键是取决于病变所波及的程度，如果病变范围广泛，症状较重；如果病变比较局限。则症状很轻，甚至无任何症状。

心肌炎分为急性和慢性两种。

急性心肌炎患者临床表现，可有以下几个方面：

（1）原发病症状，也就是在患心肌炎之前，病人罹患有其他疾病，如肝、肾、肺、心脏病等，病人就存在相应疾病的症状。

（2）心肌炎症状，主要为胸闷，心前区不适，甚至隐痛、心悸、乏力、头晕、恶心等。

（3）心律失常比较多见，并可能有

晕厥或发展至心源性昏厥。重症患者在短期内发生急性心力衰竭，甚至出现心源性休克。

（4）急性期表现，可能闻及心脏瓣膜相对关闭不全的杂音，但在急性期过后杂音可能会消失。

慢性心肌炎患者临床表现，可有以下几个方面：

①病人常述胸部不适、胸闷、无力、心悸、失眠、多梦等，有时在生气或劳动后症状加重。

②多数病人呈进行性心力衰竭。

③体格检查时，可见心脏扩大、心律失常、室性早搏、房性早搏、心房纤颤、心脏传导阻滞多有发生。心率加速或减慢、心音改变，包括第一心音减低，有时可闻及第三心音或第四心音奔马律。

掌纹特征

（1）第二火星丘的上半部或2线上出现米字纹，提示急性心肌炎、心绞痛。

（2）大鱼际处的心区颜色发青、发紫或浅表静脉浮现者，为心肌缺氧或有心肌炎。

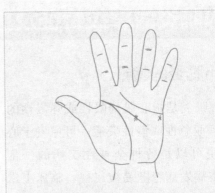

◎第二火星丘的上半部或2线上出现米字纹，提示急性心肌炎、心绞痛

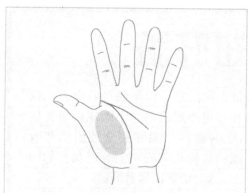

◎大鱼际处的心区颜色发青、发紫或浅表静脉浮现者，为心肌缺氧或有心肌

辅助诊断

手指成杵状（鼓槌状），指形短粗，尤其是拇指短而硬，且有麻木感者多见于先天性心脏病，感染性心肌炎等。

❷ 心肌炎患者的常见问题

心肌炎患者有七忌

一忌饱食。三餐进食过饱，胃壁扩张，会使肺内压力升高，导致心脏代谢增加，容易诱发致死性的心肌梗死。

二忌急剧减肥。闪电式的饥饿减肥法，会使体重过快下降，致使大量蛋白质消耗与肌肉组织减少，造成心肌组织的衰退，诱发心力衰退。

三忌拒绝脂肪。如果心肌炎病人每周食用两次鱼肉脂肪，其死亡率比限制全部脂肪、只食纤维素较高食物的病人还低30%。故心脏病人在一日三餐中适当安排鱼、禽食品，有助于心脏康复。

四忌频繁起夜。心肌炎病人半夜起夜有危险。

五忌菜籽油。菜籽油中含有40%的芥酸、心肌炎病人食后会使血管壁增厚，心

脏脂肪堆积，加重病情。

六忌晨跑。日本运动医学专家发现，清晨慢跑对心脏可造成不适当压力，故应采取散步、练气等方式。

七忌饮酒。包括含有酒精的饮料，有引起心肌梗死的危险。

为什么感冒会引起心肌炎

感冒本身并不可怕，但有时它会引起严重损害健康的并发症，心肌炎就是其中之一。感冒、腹泻、肝炎、腮腺炎、麻疹、白喉等均能诱发病毒性心肌炎，其中感冒最常见，50%以上的心肌炎患者在发病前一至三周有感冒史。儿童青少年是心肌炎高发人群，孕妇和青壮年人抵抗力下降时也可能发生。

心肌炎究竟是怎么发生的，为何有的人患了感冒没事，有的人则会引起心肌炎呢？究竟哪些人感冒后更易发生心肌炎？实际上，对于这一问题目前并没有定论。专家表示，这可能与患者自身的抵抗力和免疫功能状态等因素有关。因此，感冒后大家不能大意，尤其是儿童和青少年，常会出现一些并发症。如果孩子感冒后一至三周出现胸闷、气短、心悸、乏力等症状，一定要避免剧烈活动、充分休息，并及时就医检查。最好是在孩子出现发热、头痛、鼻塞等感冒症状时，就带其到医院进行包括心电图在内的常规检查，这是及早发现心肌炎的好方法。如果仅为单纯感冒，可以多喝水、增加富含维生素C的蔬菜水果的摄入量、多休息，根据情况适当用些中药，一般一周左右就可痊愈。

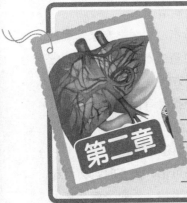

第二章

看掌纹知肝脏

◎肝脏是人体内脏里最大的器官，位于腹部右上方。我们的心脏，能够有力和有规律地跳动、不断地由血管输出新鲜的血液；我们吃的食物，能够完全被消化和吸收；我们的大小脑，能够保持正常的功能，以及我们的肌肉结实和富有弹性——这一切都依靠着肝脏。

不得不知的肝脏常识

肝脏是人体内脏里最大的器官，位于腹部右上方。我们的心脏，能够有力和有规律地跳动、不断地由血管输出新鲜的血液；我们吃的食物，能够完全被消化和吸收；我们的大小脑，能够保持正常的功能，以及我们的肌肉结实和富有弹性——这一切都依靠着肝脏。

肝脏细胞能够控制和调解体内各种物质，使所有器官都能顺利地运作。更重要的是，肝脏是人体解毒的总机关，具有化解细菌、酒精和其他毒素的功能。当细菌毒素侵入时，肝脏里的"转氨酶"便会把毒素分解，人体产生抗体，以后再有同样细菌侵入时，就无法伤害人体了。

肝脏对于人体内糖类、脂类和蛋白质的代谢具有重要作用。

肝脏在糖类代谢中占有重要地位。在肝脏中，葡萄糖和糖原可以互相转化；从小肠吸收来的其他单糖（如果糖、半乳糖等）可以转化为葡萄糖；脂肪和蛋白质代谢过程中产生的某些非糖物质也可以转化成糖。其中特别重要的作用是维持血糖含量的相对恒定，以保证全身（特别是脑组织）糖的供应。血糖的含量通常维持在80~120mg/dL的范围内。当大量的食物经过消化，陆续吸收到体内，血糖含量会显著地增加。肝脏可以把一部分多余的葡萄糖转变成糖原，暂时储存起来，使血糖含量维持在80~120mg/dL的范围内。由于细胞进行生理活动要消耗血糖，血糖的含量会逐渐降低。这时，肝脏中的糖原又可以转变成葡萄糖，陆续释放到血液中，使血糖的含量仍然维持在80~120mg/dL的范围内。

肝脏在脂类代谢中也有重要作用。肝细胞分泌的胆汁可以促进脂类的消化和吸收。肝功能障碍时，胆汁分泌减少，脂肪消化不良，就出现厌油等症状，所以肝病患者要少吃脂肪。此外，肝脏还是合成磷脂、胆固醇等的重要场所。

肝脏在蛋白质的合成和分解的过程中都起着重要的作用。人体的一般组织细胞都能合成自己的蛋白质，但是肝脏除能合成自己的蛋白质以外，还能合成大部分的血浆蛋白质（如白蛋白、纤维蛋白原等）。据估计，肝脏合成的蛋白质占全身合成蛋白质总量的40%以上。所以患慢性肝炎或严重肝病变的病人，血中的白蛋白含量显著降低。肝脏中氨基酸代谢比其他组织中的氨基酸代谢活跃，这是因为肝脏中含有丰富的催化氨基酸代谢的酶类，谷氨酸—丙酮酸转氨酶（简称GPT）就是其中之一。正常肝细胞中的GPT很少进入血液，只有肝病变时，由于肝细胞的细胞膜通透性增加，或肝细胞坏死，GPT可以大量进入血液。所以，临床上常用测定血清中GPT的数值，作为诊断肝脏疾病的重要指标之一。

❶ 肝脏的内部结构

肝脏的管道有两个系统：门脉系统和肝静脉系统。门脉系统包括门静脉、肝动脉，门静脉是来自腹腔内消化道及脾、胰、胆囊等部位的静脉血入肝的通道，肝动脉是腹腔动脉的分支，和门静脉一起入肝。

所以，肝脏的血液供应是双重的，动脉和静脉的血液同时注入，肝动脉将含氧丰富的血液输入肝脏，门静脉则把来自消化道富含营养成分的血液输入肝脏。二者在肝门处进入，再层层分支，最后形成血窦与肝细胞接触行地物质交换，然后进入肝小叶的中央静脉，再汇合成肝静脉而入下腔静脉。因此肝脏内血管密布，交织成网，血液流向是"二进一出"。

通常认为流入肝脏的血液，80%来自门静脉，20%来自肝动脉。另外，与门静脉、肝动脉并行的还有一条管道叫肝管，肝管有左右之分，左肝管也有左右之分，由肝脏左内叶和左外叶肝管汇合而成，主要引流左半肝的胆汁。右肝管由右前叶和右后叶肝管汇合而成，主要引流右半肝的胆汁，左、右肝管汇合成肝总管，然后进入胆总管。

❷ 中医对肝脏的认识

中医将肝称为"将军之官"，认为它对人体健康具有总领全局的重要意义。肝脏的位置是在东边，就像春天，所以肝脏主生发。中医理论认为，肝主要有两大功能，即主藏血和主疏泄。

肝主藏血一部分是滋养肝脏自身，一部分是调节全身血量。血液分布全身，肝脏自身功能的发挥，也要有充足的血液滋养。如果滋养肝脏的血液不足，人就会感觉头晕目眩、视力减退。另外，肝脉与冲脉相连，冲为血海，主月经，当肝血不足时，冲脉就会受损，于是女子容易出现月经不准、经血量少色淡，甚至闭经的情况。肝调节血量的功能主要体现在：肝根据人体的不同状态，分配全身血液。当人从安静状态转为活动状态时，肝就会将更多的血液运送到全身各组织器官，以供所需。当肝的藏血功能出现问题时，就可能导致血液逆流外溢，并出现呕血、衄血、月经过多、崩漏等病症。

肝主疏泄。疏泄，即传输、疏通、发泄。肝脏属木，主生发。它把人体内部的气机生发、疏泄出来，使气息畅通

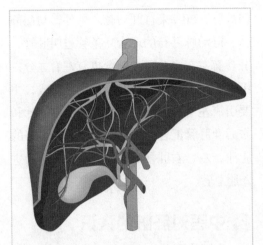

◎肝主疏泄。疏泄，即传输、疏通、发泄。肝脏属木，主生发

无阻。气机如果得不到疏泄，就是气闭，气闭就会引起很多病理变化，譬如出现水肿、瘀血、女子闭经等。肝就是起到疏泄气机的作用。如果肝气郁结，全身各组织器官必然长期供血不足，影响其生长和营运功能，这样，体内毒素和产生的废物不能排除，长期堆积在体内，就会发展成恶性肿瘤，也就是我们闻之色变的"癌"。

此外，肝还有疏泄情志的功能。人都有七情六欲、七情五志，也就是喜、怒、哀、乐这些情绪。这些情志的抒发也靠肝脏。假如一个人怒气冲天，实际上就是肝的功能失调。谋略、理智全没了，全靠情绪去做事，这就会造成很多严重的后果。所以在这里要强调的是：要想发挥聪明才智最重要的是保证肝的功能正常。

③ 如何养护肝脏

养护肝脏的最佳时间：丑时

中医认为，肝主生发。如何能够使肝气畅通，让人体气机生发起来呢？首先要做的就是要配合肝经的工作，肝经当令在丑时，也就是在凌晨1点到3点的时候值班，这时是肝经的气血最旺的时候，这个时候人体的阴气下降，阳气上升，所以应该安静地休息，以顺应自然。在十二生肖中，丑对应的是牛，牛是一种很有力量、很有韧性的动物，我们开玩笑时就经常说一个人"很牛气"，但牛也很温和谦虚，这就是丑时的特征。这个时段体内的阳气比子时更加壮大，但并不会一味地生发上去，此时当令的肝经有主藏血的功能，能起到收敛的作用。这也是中国文化的精妙所在，所谓一物降一物，有生发就要有收敛，有生长就要有收藏，不会出现过犹不及的情况。同样的道理，人在丑时也一定要休息好，最好处于熟睡状态，这样才能好好养肝血。

虽然睡觉养肝是再简单不过的事，但是对于很多经常应酬的人来说，深夜一两点钟可能正在兴头上，一笔生意就要谈成了，精神正处于兴奋状态，根本不可能睡觉。这就使得肝脏不得不继续输出能量来支持人的思维和行动，导致新陈代谢无法完成，这是非常伤肝的。所以丑时不睡觉的人通常面色黄灰，神情倦怠并且急躁。现在有很多得乙肝、脂肪肝的人，就是因为在丑时不注意养肝造成的。因此，无论如何，我们一定要在丑时进入深度睡眠，否则就会影响肝净化血的功能。

由于现在大家的学习和工作的需要，不可能完全像这样去睡，有一些可以变通，但有一些却是丝毫不能变通的。中医睡眠机制是：阴气盛则寐（入眠），阳气盛则寤（醒来）。所以夜晚应该在子时以前上床，在子时进入最佳睡眠状态。因为按照《黄帝内经》睡眠理论，夜半子时为阴阳大会，水火交泰之际，称为"合阴"，是一天中阴气最重的时候，阴主静，所以夜半应长眠。如果有条件的话，最好在晚上9点开始睡眠，现代人由于种种原因很难做到，但是晚11点这个底线是不应该越过的。

养护肝脏的最佳季节：春季

肝在中医五行当中属木，它的功能就像树木生长时的情形，春天草木萌发，焕发生机，正是肝气最足、肝火最旺的时候。这时候人最容易生气发火。如果再不注意休息，就会严重影响了自己的健康。另外，肝胆是相表里的，肝脏的火气要借助胆经的通道才能往外发，所以很多人会莫名其妙地感到嘴苦、肩膀酸痛、偏头痛、乳房及两肋胀痛、臀部及大腿外侧疼痛。这时你按摩一下肝经上的太冲穴，就可以达到止痛的效果。因为出现上述疼痛的地方就是胆经的循行路线，通过胆经来抒发肝之郁气，是最为顺畅的。

此外，春天阳气萌生，肝火旺盛，人体的阳气开始不断地往外宣发，皮肤毛孔也舒展开，这时便很容易感染风寒，因此很多人都会染上咳嗽病，尤其是夜里咳嗽不止。这是因为肺属金，正好可抑制肝火（肝属木）的宣发（金克木），但春天是木旺之时，肝气最强大，任谁也抑制不了，于是就出现了

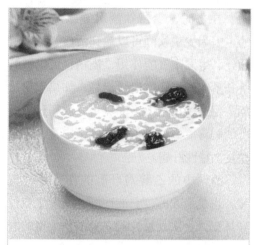

◎春天时，可以服用一些用红枣、山药薏米等食材做的食物，可以起到健脾护肝的功效

"木火刑金"的情形。此时肺脏外有风寒束表，宣发功能受阻，内有肝火相逼，火气难发，于是只有借咳嗽来排解内火和外寒。所以春天千万不要少穿，以免着凉，导致久咳不止。老百姓常说要"春捂秋冻"就是这个原因。

春天时，还容易有其他症状产生。有人经常会腿抽筋，有人经常会腹泻，有人经常困倦，这又是一种情形，就是"肝旺脾虚"。五行中肝属木，脾属土，二者是相克的关系。肝气过旺，气血过多地流注于肝经，脾经就会相对显得虚弱，脾主血，负责运送血液灌溉到周身，脾虚必生血不足，运血无力，造成以上诸般症状。这时可以服用红枣、山药薏米粥以健脾养血，脾血一足，肝脾之间就平和无偏了，这些症状也就能得到缓解。

养肝护肝就要远离酒精

肝脏是我们人体内最大的化工厂，摄入到体内的酒精有90%以上要通过肝脏代

谢。在平时，少量饮酒对健康是有好处的，因为少量饮酒可以起到活血、化瘀、通经、生发阳气的作用，酒精也可以被肝脏分解、解毒和排泄。但是，如果大量饮酒（每天饮用量大于80克），就超过了肝脏的解毒能力，人就容易酒精中毒，甚至引发酒精性肝病。

酒精中的乙醇对肝脏的伤害是最直接，也是最大的。它能使肝细胞发生变性和坏死，一次大量饮酒，会杀伤大量的肝细胞，引起转氨酶急剧升高；如果长期过量饮酒，就会导致酒精性脂肪肝、酒精性肝炎，甚至酒精性肝硬化。

因为过量饮酒而引起的肝病，是一个逐步发展的过程，在多数情况下，人们并不知道自己患上了酒精性肝病，等到出现如肝区疼痛、全身无力、消化不良、食欲不振、恶心呕吐、腹胀等症状时，再到医院检查，就会发现肝功能已经出现异常，如转氨酶、转肽酶升高，这已是酒精性肝炎。

手掌上肝区位置及疾病预示

顺着食指与中指的指缝向下垂直画一条线，这条线与1线和2线相交的三角区域，便是肝区的位置。也有人认为，食指下方的木星丘也能反映肝脏的变化。肝区的纹路及气色形态的变化，能够反映肝脏的生理或病理改变，比如病毒性肝炎、脂肪肝、肝硬化等。此区域以色泽红润，没有杂纹为佳。肝脏有很强的解毒功能，如肝脏被过度使用，则人会产生疲劳，久而久之就会转变为肝硬化。如果一个人长期

熬夜、生活作息不规律，可能会引起肝疲劳。此时，肝区就会出现大量的横切线或者"十"字纹。

中医认为肝主疏泄，如果一个人长期抑郁就会导致肝气不顺，肝郁气滞，反映到肝区就是出现"米"字状纹。若同时手掌上出现紫色斑纹，提示肝损伤。肝区的3线部分如果出现大的岛纹，一般提示肝大的疾病，肝区部位隆起，则预示着脂肪肝、肝硬化等较为严重的疾病。

另外，可以从颜色上观察肝区，辨别肝病。比如，肝区显示白色时，多为肝气瘀滞、肝气虚；若整个区域为暗灰色、为心情不舒畅情绪不佳；肝区显示青暗色或红中带白点者多为肝炎；肝区皮肤下出现血管，提示肝脏内的血流不畅，假如血管鼓起，一般多提示为肝硬化；肝、脾.胃、肾和生殖区都呈现白白的平滑一片，同时还有点发亮也提示为肝硬化。

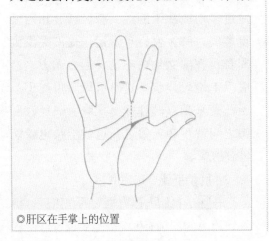
◎肝区在手掌上的位置

肝病的辅助诊断法

（1）掌色诊断

手掌呈黄金色或暗红色（朱砂掌），掌面上多有暗红色或者紫色的斑点，多有肝病或提示曾患过肝病。

大鱼际及指端的皮肤呈现充血性的发红，提示肝硬化或肝癌。

大小鱼际处出现紫色斑点或小静脉浮露，提示患有肝病。

第3指间的掌缘处出现浓黑的变色斑，或有硬结、变粗者，均提示肝脏血液循环不良或有其他异常。

（2）甲诊

在右手无名指的指甲上出现三角形或云雾状的颜色改变，颜色较淡说明肝炎症状轻，颜色呈紫红提示症状为症重。假如这种颜色的改变是圆形、椭圆形的变黑，则可能是肝瘤的迹象。

指甲上有白色横纹通常也表示肝脏疾病，如果之下大部分为白色，正常的粉色只有一小部分，则可能是肝硬化的征兆。

（3）眼诊

眼角的皮肤呈现青灰色多为慢性肝病，眼睛青且多泪提示肝热。

巩膜毛细血管充血扩张呈淡青色，右侧眼角上方约3毫米处出现血丝，是肝脏有病的信息，血丝粗长且颜色呈鲜红提示肝有重病或刚刚治好。

（4）鼻诊

鼻部青黄，面色晦暗，多有肝病。

（5）舌诊

舌底静脉血管曲张充血是肝病的一大特征。

肝炎的掌纹特征及护理

❶ 肝炎的特征

肝炎就是指肝脏发炎，日常生活中最常见到的肝炎分别病毒性肝炎、酒精性肝炎、药物性肝炎和自身免疫性肝炎。其中只有病毒性肝炎具有传染性，病毒性肝炎由甲型、乙型、丙型、丁型、戊型、庚型等肝炎病毒引起。这其中由乙肝型肝炎病毒（HBV）引起的肝炎就是乙肝型肝炎，简称乙肝。

急性肝炎大多都可在三四个月之内康复。如果自发病时起，接近半年了，病情仍未好转，那就是患了迁延性肝炎。如果持续了一年以上仍不见痊愈的，那就是慢性肝炎了，少数患者甚至还有可能转化为肝硬化。另外，有很少数的突发性肝炎患者，有可能在发病一星期左右，病情会突然出现恶化，黄疸明显加深，呕吐、恶心不断，同时全身皮下和巩膜出血，腹水，水肿，烦躁，郁闷，嗜睡，最后有可能出现昏迷，如果不及时送医院救护，会导致死亡。

常见症状

（1）在发病前有类似"感冒"的症如下。

（2）突然感到神疲力乏、精神倦怠、两膝酸软等。

（3）突然出现食欲不振、厌油、恶心、呕吐、腹胀、泄泻或便秘等症状。

（4）右肋部隐痛、胀痛、刺痛或灼热感。

（5）全身皮肤可见散在的四周有脚（红丝）的红点（蜘蛛痣），轻压红点四周的红丝可消失，停止按压后红丝又复现。

（6）腹部膨隆，腹壁上青筋暴露明显。

（7）下肢显水肿，甚至全身水肿，小便短少。

（8）长期酗酒或长期服用某些药物，如四环素、口服避孕药、氯丙嗪、磺胺类等药物者。

（9）肝癌患者可触及肝脏表面不平整，有结节感，压痛明显。

（10）严重患者口中常有一种类似烂苹果的气味。

掌纹特征

（1）1线的起端有大分叉，提示幼年患肝炎或伤寒史。

（2）有较浅的肝分线或肝分线上有竖向的干扰线，提示有慢性肝炎史。

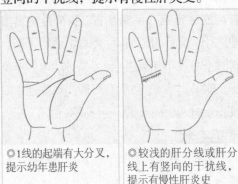

◎1线的起端有大分叉，提示幼年患肝炎

◎较浅的肝分线或肝分线上有竖向的干扰线，提示有慢性肝炎史

（3）3线上若有微小的粒状斑点出现，多提示之前患有黄疸病，如果斑点呈现扩大的迹象，则是肝脏病恶化的征兆。

（4）9线（金星线）又被称作"肝脏线"，它是肝脏强弱的主要表示线。如果9线上出现了许多细小的纹线，则提示患上了肝炎。

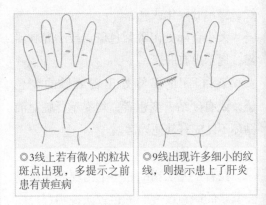

◎3线上若有微小的粒状斑点出现，多提示之前患有黄疸病

◎9线出现许多细小的纹线，则提示患上了肝炎

（5）手纹线深刻，手掌上出现很多皱纹，整个手掌缺少光泽，并呈现出酒精的黄褐色，多为酒精性肝炎。

辅助诊断

（1）两眼虹膜上斑点明显。

（2）手掌呈金黄色，或掌面有暗红色或紫色斑点。

（3）耳郭肝点区有结节状隆起，压痛明显。

（4）面色黧黑无光泽。

推拿疗法

调治肝炎的方法有很多，如果从推拿的角度来看，按摩章门穴是一个必不可少的方法。古人将穿脱章服的起始处称为章门，章也通"障"，门是守护、出入的地方。刺激章门穴，就好像打开四围的屏障。作为肝经的大穴，章门穴对于肝脏上的疾病有特殊的功效。它最大的一个作用就是消除黄疸，强化肝功能。

黄疸病是一种常见的疾病，引发黄疸的原因有很多，大致可分为以下四种：由于红细胞破坏增加，胆红素生成过多而引起的溶血性黄疸；肝细胞病变以致胆红素代谢失常而引起的肝细胞性黄疸；肝内或肝外胆管系统发生机械性梗阻，影响胆红素的排泄，导致梗阻性（阻塞性）黄疸；肝细胞有某些先天性缺陷，不能完成胆红素的正常代谢而发生的先天性非溶血性黄疸。虽然黄疸的发病原因多样，但是表现症状很相似，如目黄、脸黄、尿黄、身黄等全身性的泛黄现象。

在治疗上，不同的病机引发的黄疸要用不同的方法来治疗，但是作为人体的穴位来讲，却不存在这个问题。只要发现自己的肝功能不太好，或者出现类似于黄疸的症状，或者作为平时保肝护肝的一种措施，如情绪经常感到压抑、经常需要喝酒等，都可以经常刺激章门穴。大家既可以用手指进行按摩，也可以每天拿艾炷在这里缓慢地灸十多分钟，刺激章门穴不仅治疗疾病，还可以起到保护肝脏的作用。

拉筋疗法

《黄帝内经》认为肝主筋。从人体结构的平衡来看，如果两腿肌筋膜张力不对称，就可影响人体结构平衡，进而影响肝脏。因为从经筋通道与人体结构力学分析，两脚脚掌支撑力学如果不相同，往上会影响踝关节、膝关节、骨盆腔、腹腔、胸腔。

既然肝主筋，如果肝出了问题，我们

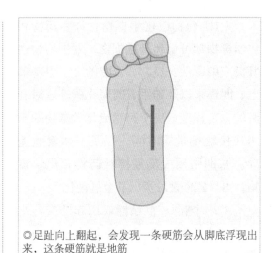

◎足趾向上翻起，会发现一条硬筋会从脚底浮现出来，这条硬筋就是地筋

还可以通过调理"筋"来修复。

疏理肝经最便利、最宜操作的就是按揉"地筋"。"地筋"在哪里呢？道宗秘诀中有这样一句话："天筋藏于目，地筋隐于足。"也就是说，地筋藏在人的脚部。那么，怎样找到我们的脚部的地筋呢？其实只需要你将自己的脚底面向自己，把足趾向上翻起，就会发现一条硬筋会从脚底浮现出来，这条硬筋就是地筋。

因为地筋是循行在肝经上的，因此患有肝炎的病人的地筋较常人的地筋硬。在调治肝病时，必须要按这根地筋，反复按揉它，直到将它揉软，这样才能使肝脏的情况渐渐好转。而且，揉地筋的最佳时间是在每天晚上泡脚后，还可配合揉揉跟腱。

❷ 肝炎的常见问题

肝炎的发病原因

引起肝脏发炎的原因有很多，常见的有：

（1）药物或化学毒物：许多药物和化学毒物都可引起肝脏损伤，发生药物性肝炎或中毒性肝炎。如双醋酚汀、甲基多巴、四环素以及砷汞、四氯化碳等。对肝脏的损害程度取决于药物或化学毒物的服用或接触剂量的时间，以及个体素质差异。长期服用或反复接触药物和化学毒物，可导致慢性肝炎，甚至肝硬化

（2）酗酒：酒精能够引起肝炎。主要是由于酒精（乙醇）及其代谢产物乙醛的毒性对肝细胞直接损害造成的。据研究，如果每天饮入酒精含量达150克以上，持续5年以上者，有90%可发生各种肝损害；10年以上则有约34%发生慢性肝炎，约有25%发展为肝硬化。

（3）病毒感染：由多种肝炎病毒引起。具有传染性强、传播途径复杂、流行面广泛、发病率高等特点。目前病毒性肝炎主要分甲型、乙型、丙型、丁型和戊型肝炎五种，近年又发现有乙型肝炎和庚型肝炎。其中甲型和戊型肝炎具有自限性，一般不会转为慢性，少数可发展为肝硬化。慢性乙型肝炎与原发性肝细胞癌的发生有密切关系。

（4）其他：很多全身性传染病都可侵犯肝脏，如EB病毒、细菌性传染病中的伤寒等，都可以引起血清转氨酶的升高或其他肝功能异常。但因这些疾病都有各自的特殊表现，而肝脏发炎仅仅是疾病中的一部分表现，故诊断多不困难，较少误诊为"肝炎"。

肝炎的传播途径

肝炎是肝脏炎症的一般术语。可指

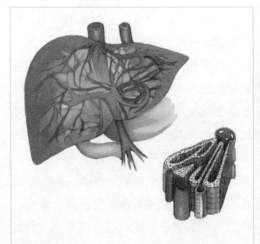

◎肝炎是肝脏炎症。可指一组病毒性疾病，即通常所说的甲、乙、丙、丁、戊型肝炎

一组病毒性疾病，即通常所说的甲、乙、丙、丁、戊型肝炎，五种肝炎病毒通过不同途径传播，其共同特征是感染肝脏并引起肝脏发炎。也包括由于酒精滥用、使用药物或摄入了环境中毒物引起的肝炎。

（1）甲型肝炎主要经粪、口途径传播。粪便中排出的病毒通过污染的手传染，食物等经口感染，以日常生活接触为主要方式，通常引起散发性发病，如水源被污染或生食污染的水产品（贝类动物），可导致局部地区暴发流行。通过注射或输血传播的机会很少。

（2）乙型肝炎的传播途径包括：

①输血及血制品以及使用污染的注射器或针刺等；

②母婴垂直传播（主要通过分娩时吸入羊水，产道血液，哺乳及密切接触，通过胎盘感染者约5%）；

③生活上的密切接触；

④性接触传播。此外，尚有经吸血

昆虫（蚊、臭虫、虱等）叮咬传播的可能性。

（3）丙型肝炎的传播途径与乙型肝炎相同，而以输血及血制品传播为主，且母婴传播不如乙型肝多见。

（4）丁型肝炎的传播途径与乙型肝炎相同。

（5）戊型肝炎通过粪、口途径传播，水源或食物被污染可引起暴发流行，也可经日常生活接触传播。

肝炎的高发人群

虽然肝炎很容易传染，意味着任何人一不小心都有可能染上，但它也存在着特定的高发人群：

（1）男性：患肝癌的男性病人明显地多于女性。一般情况下，肝癌男女之比为（7~10）：1，即男性肝癌病人数是女性的7~10倍。

（2）嗜烟酒者：有酗酒嗜好者，肝硬化的发病率很高，而肝硬化和肝癌的关系又非常密切。如果再加大量吸烟，就会加快、加重肝硬化的形成，促进肝癌的发生。严格地讲，饮酒不是患病的直接原因，但饮酒是致癌物的助手或推销员，能促进致癌物的致癌作用，还能抑制免疫系统的功能。另外，酒精可以刺激垂体的分泌，加快细胞分裂的速度，增加癌症发生的易感性。

（3）饮食不洁者：长期进食霉变食物、含亚硝酸盐食物以及食物中微量元素硒的缺乏也是促发肝癌的重要因素之一。霉变食物中的黄曲霉毒素是诱发癌症的主要因素，黄曲霉毒素是目前为止唯一一种

明确其有致癌作用的物质，同时它也是肝癌的辅助病因之一。亚硝酸盐存在于自然界的很多食物中，蔬菜中的亚硝酸盐的平均含量大约是4毫克/千克，豆类更高，可以达到10毫克/千克。

（4）中老年人：大多数肝癌的高发年龄在40岁以后，这是由于致癌因子的作用需要有一个积累的过程，这个过程甚至长达数十年之久。所以肝癌患者以中老年人居多，50~60岁是个高发年龄段。此外，肝癌的发生也与人体的免疫功能衰退有关，人到中年以后，胸腺逐渐萎缩，因而与胸腺内分泌密切相关的细胞免疫功能也逐渐减弱，人体不能有效地排斥异常的细胞，癌症也就趁机萌发。

（5）乙肝病人：流行病学统计表明，乙肝流行的地区往往也是肝癌的高发地区，患过乙肝的人确实比没有患过乙肝的人患肝癌的机会要多。

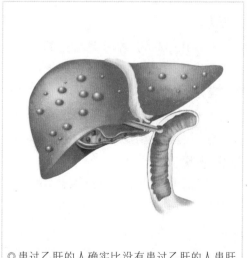

◎患过乙肝的人确实比没有患过乙肝的人患肝癌的机会要多

脂肪肝的掌纹特征及护理

脂肪肝是指由于各种原因引起的肝细胞内脂肪堆积过多的病变。正常肝内脂肪占肝脏湿重的3％～5％，其中2/3为磷脂，1/3为甘油三酯、胆固醇及脂肪酸。由于各种原因使肝脏脂肪代谢功能发生障碍，导致脂类物质的动态失衡，过量的脂肪在肝细胞内蓄积，若蓄积的脂肪（主要是甘油三酯）含量超过肝湿重的5％，或在组织学上有50％以上肝细胞脂肪化，即称为脂肪肝。

如果因为疾病确实需要用药的话，一定要在医生的指导下进行，使用非处方用药一定要注意药物的毒副作用，避免使用有肝毒性的药物。肝脏是人体的化工厂，任何药物进入体内都要经过肝脏解毒，所以，平时不要动不动就吃药。对出现症状的脂肪肝患者，在选用药物时更要慎重，谨防药物的毒副作用，特别对肝脏有损害的药物绝对不能用，避免进一步加重肝脏的损害。

对存在糖尿病、病毒性肝炎和营养不良等原发病的人来说，除了做好上述三条外，应有效地治疗原发病，从根本上去除脂肪肝的原因。此外，心情要开朗，不暴怒、少气恼、注意劳逸结合等也是相当重要的。

常见症状

患上脂肪肝以后，轻度患者多数没有自觉症状，或者仅有轻微疲倦、食欲不振、腹胀、肝区胀满等感觉。中度或重度患者有类似慢性肝炎的表现，比如出现恶心、呕吐、体重减轻、肝区或右腹疼痛等感觉。

掌纹特征

（1）2线与3线的夹角处掌面饱满鼓起，并发白色，为脂肪肝信号。

（2）手掌丰满而红，布满红白相间的斑点，巽位处有小岛纹。

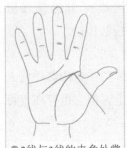

◎2线与3线的夹角处掌面饱满鼓起，提示有脂肪肝

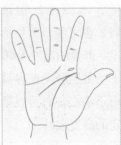

◎手掌丰满而红，布满红白相间的斑点，巽位处有小岛纹

（3）稍肥胖人的手掌有一条笔直的放纵线，揭示营养过剩之信号。

辅助诊断

（1）手掌面出现蜡色发亮的高出皮肤的扁平丘疹，均提示体内脂肪沉淀堆积。

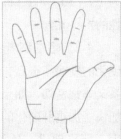

◎体型肥胖，掌上出现笔直的放纵线，提示营养过剩

（2）双目靠近鼻梁侧有黄色斑块增生，揭示体内脂肪沉淀，一般多发生在中老年群体。

❶ 脂肪肝的调治方法

推拿疗法

当身体出现异常情况时，穴位上便会

出现各种反应。这些反应包括：用手指一压，会有痛感（压痛）；以指触摸，有硬块（硬结）；稍一刺激，皮肤便会刺痒（感觉敏感）；出现黑痣、斑（色素沉着）和周围的皮肤产生温度差（温度变化）等。但脂肪肝的按压异常大概在期门穴、肝俞穴所在之处。脂肪肝患者记住以下穴位的定位与按压方法可达到有效防治目的。

（1）足三里

现代实验研究发现，按压患胃炎、胃溃疡或胃癌病人的足三里，可见胃电波增加，且胃癌病人不规则的波形变得规则。长期按摩足三里，还可以降低血脂、血液黏度，预防血管硬化，预防中风发生。足三里穴的作用非常广泛。每天每侧按揉30~50次，酸胀为度。持之以恒，对于防治脂肪肝有极大的益处。

（2）阳陵泉

现在的中医学家之所以将阳陵泉列为脂肪肝治疗的要穴，亦与其主治有关。如《黄帝内经·灵枢·邪气藏府病形篇》："胆病者，在足少阳之本末，亦视其脉三陷下者灸之，其寒热者，取阳陵泉。"此是治疗胆腑病症，而这些症状与现在的脂肪肝临床症状多有相同。另外由于中医理论有肝胆相表里的说法。所以，阳陵泉在临床上就被用来作为脂肪肝治疗的要穴，效果明显。

（3）太冲

用拇指指尖对穴位慢慢地进行垂直按压。一次持续5秒钟左右，进行到疼痛缓解为止。什么样的脂肪肝患者用太冲穴

最好呢?最适合那些爱生闷气、郁闷、焦虑、忧愁难解的人。但如果你是那种随时可以发火、不加压抑、发过火后又可以谈笑风生的人，太冲穴对你就意义不大了。揉太冲穴，从太冲穴揉到行间，将痛点从太冲转到行间，效果会更好一些。

（4）中脘

中脘穴按揉的方法是手掌按压在中脘穴上，手指按压在建里与下脘穴上，吸气时，两手由右往上向左揉按。呼气时，两手由左往下向右揉按。一吸一呼为一圈，即为一次，可连续做8~64次，然后，再按相反方向揉按，方法与次数同上。最后，做3次压放吸呼动作，方法同上。

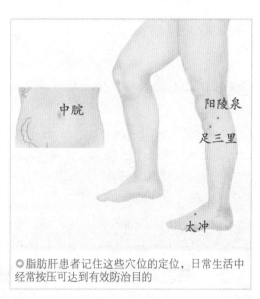

◎脂肪肝患者记住这些穴位的定位，日常生活中经常按压可达到有效防治目的

拉筋疗法

（1）拉筋疗法

①运转头颈：原地站立，左八圈，右八圈；

转腰：双手叉腰，转腰，左八圈，右八圈；

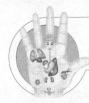

病毒性肝炎

色泽特征

手掌色泽晦暗，肝区颜色青暗。胃一区被青暗色包绕，中间色泽淡白，多由肝气横逆犯胃，引起食欲减退、厌油腻等症状。

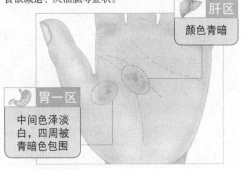

肝区
颜色青暗

胃一区
中间色泽淡白，四周被青暗色包围

手线变化

3线上有干扰线介入。4线的纹理不清，或有中断，可能是患早期肝炎。

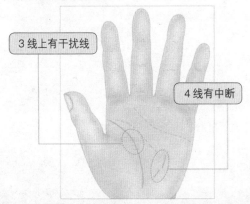

3线上有干扰线

4线有中断

八卦星丘

小指根部坤位发黑，掌根正中央坎位也苍白干枯，表明身体功能低下，全身乏力，易疲劳。

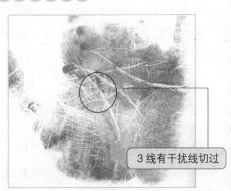

坎
坤

坎位苍白干枯
坤位发黑

巽	离	坤
震	明堂	兑
艮	坎	乾

墨印手纹展示

3线有干扰线切过

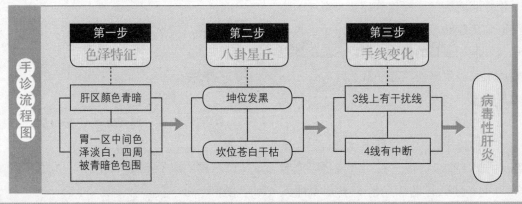

手诊流程图

第一步	第二步	第三步	
色泽特征	**八卦星丘**	**手线变化**	病毒性肝炎
肝区颜色青暗	坤位发黑	3线上有干扰线	
胃一区中间色泽淡白，四周被青暗色包围	坎位苍白干枯	4线有中断	

涮腰：起势，弯腰，双手自然下垂，以腰为中心，两手为远点，转动，前左后右划弧，左八圈右八圈。

正压腿：左八下，右八下，共八个八节拍；

仆步压腿：左八下，右八下，做八个八节拍；

拳法功：左右下勾拳两次、左右日字冲拳反复四次，左右上勾拳，做八个八节拍；

肘击贴打：肘尖击脑后，左右，（口令）一、二，肘尖击腰后，左右，三、四，肘尖击两侧，左右，五、六，左右贴背用上臂往侧后摔，口令七八，共做八个八节拍；

原地下蹲，弹跳，反复，共做八个八节拍；

原地踏步，放松，休息，再站桩1～5分钟，入静。

②仰卧，全身放松，手握空掌，在巨阙、气海、关元、大横穴位处进行推按，每个穴2分钟。

③端坐，用手指按压百会穴2分钟。

④患者双手如握拳状，将肋弓处剑突至十二肋的皮肉握拿并轻轻向上提起，左右各12次；屈双臂，用掌根自腋下至腹侧直推12次；叠掌绕脐揉全腹，先顺时针，后逆时针各36次；点按中脘、天枢穴。

（2）拍打疗法

①端坐，用双手掌或空拳拍打小腿前侧胫前肌，以足三里、上巨虚、下巨虚、丰隆、阳陵泉等穴处为重点，每个穴位3分钟。

②端坐，用手指叩击两侧的郗门穴、三阴交穴，每个穴位2分钟。

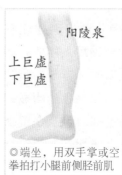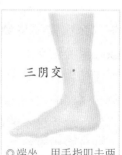

◎端坐，用双手掌或空拳拍打小腿前侧胫前肌

◎端坐，用手指叩击两侧的郗门穴、三阴交穴

③仰卧，双腿屈曲，全身放松，用虚掌拍打上脘、中脘以及下脘穴。每个穴位处各2分钟。

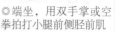

◎仰卧，双腿屈曲，全身放松，用虚掌拍打上脘、中脘以及下脘穴

运动疗法

脂肪肝患者在选择运动项目时，宜选择中等强度的有氧运动，包括中速步行（每分钟120步左右）、慢跑、骑自行车、游泳、广播体操、跳舞、打羽毛球等；具体可按照个人身体状态和爱好，因地制宜选择其中几种项目。

针对脂肪肝治疗，运动强度不能过小。一般情况，锻炼时心率或脉搏至少要维持在每分钟100次以上，但最高心率不宜超过200减去实际年龄。另外，老年人运动强度要比中年人低些，同时要注意自我感觉。锻炼后只有轻度疲劳感，而精神状态良好，食欲和睡眠正常，说明强度合适；如果锻炼后十分疲乏，四肢沉重、全身乏力、不思进食、睡眠欠佳，且精神不爽，表明强度过大，应适当调整。

从运动时间上来看，一般的有氧锻炼，每次需要持续20分钟以上才能有效。因为运动至少20分钟后人体才开始由脂肪供能，且随运动时间延长，脂肪氧化供能的比例越大，效果也越明显。当然，最长也不能超过60分钟。在整个运动过程中可分为三个时期：一为热身期，5~8分钟，老年人可适当延长。在此期内主要进行一些伸展性的、柔软的大肌群活动；二为锻炼期，20~30分钟，老年人可适当缩短；三为冷却期，目的是使身体逐步恢复到运动以前的状态，占8分钟左右，可做一些舒缓运动，避免血液在组织中滞留。

❷ 脂肪肝的常见问题

为什么会形成脂肪肝

脂肪肝并不是一种单纯的疾病，它的发病是很多因素综合的结果。想要避免脂肪肝的侵扰，首先应该明确脂肪肝的病因，从而在生活中有针对性地避免，达到防病于未然的目的。一般而言，脂肪肝多是由下面几种原因引起。

（1）酒精过量：酒是引起脂肪肝的最常见病因，长期饮酒导致酒精中毒，对肝内甘油三酯的代谢有直接的毒性作用，致使肝内脂肪氧化减少，引起脂肪的大量堆积。

（2）营养过剩：长期吃大鱼大肉、油炸食品以及甜食，使肝脏脂肪合成过多。当吃的食物中脂肪含量过高时，超过了肝脏处理的限度，使肝脏负担增大，干扰了对脂肪的代谢，打破了肝脏的输入输出平衡，脂肪就会在肝内堆积，形成脂肪肝。

（3）营养不良：有人或许会奇怪，营养过剩会造成脂肪肝，那营养不良为什么也会造成脂肪肝呢？其实很简单，营养过剩属于原材料太多，而营养不良属于加工过程中的辅助材料不够，同样无法生产出合格的产品。当营养不良时，蛋白质缺乏，而导致极低密度脂蛋白合成减少，这样造成肝转运甘油三酯发生障碍，脂肪在肝内堆积，引起脂肪肝。时下许多爱美的女士采用节食的方法减肥，许多儿童喜欢挑食偏食，这都会给营养不良埋下祸根，从而逐步引发脂肪肝。要特别提醒应当警惕儿童患上脂肪肝。

（4）肥胖：约有一半的肥胖者有合并脂肪肝的倾向。其主要原因是肥胖者血液中含有大量游离脂肪酸，源源不断地运往肝脏，大大超过了肝脏的运输代谢能力，引起肝脏脂肪的堆积而造成肥

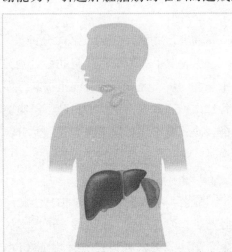

◎在肥胖人群中，大约有一半的肥胖者有合并脂肪肝的倾向

胖性脂肪肝。

（5）糖尿病：约有半数2型糖尿病病人伴有脂肪肝，这是因为糖尿病患者体内的葡萄糖和脂肪酸不能被很好地利用，脂蛋白合成也出现障碍，大多数葡萄糖和脂肪酸在肝脏内转变成脂肪，最终使脂肪在肝内存积下来，引发脂肪肝。

（6）高脂血症：高血脂是指血中胆固醇、甘油三酯含量过高或高密度脂蛋白胆固醇过低，当血液中脂类过多超过了肝脏所能处理的限度，便会造成脂肪在肝内的堆积，引起脂肪肝。

（7）药物或化学毒物：如类固醇激素、生长激素、水杨酸制剂（如阿司匹林）、某些镇静安眠药，工业或实验室常用的苯、砷、酒精、碘仿、四氯化碳、锑等均易诱发脂肪肝。

（8）感染：如结核病、慢性溃疡性结肠炎、慢性支气管炎、慢性肝、胆、肾脏疾病常可伴发脂肪肝。

（9）慢性缺氧：如重度贫血、心血

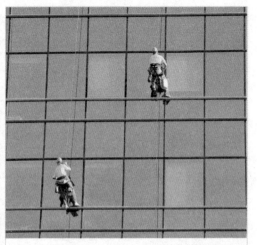

◎高空、高原作业，常常因为严重缺氧，影响肝脏的脂肪代谢功能，从而发生脂肪肝

管及呼吸系统疾病及高空、高原作业等，常常因为严重缺氧，影响肝脏的脂肪代谢功能，从而发生脂肪肝。

脂肪肝易引发的疾病

脂肪肝初期时，脂肪浸润到肝组织中，肝功能还正常，症状也不明显，但一旦脂肪侵入到肝细胞的细胞液里去，患者转氨酶就会增高，肝功能就会受到影响，并出现疲乏无力、食欲不振等症状，如果继续发展下去，就有可能形成以下几种疾病。

（1）肝硬化和肝癌

脂肪肝长期得不到治疗会引起肝细胞缺血坏死，从而诱发肝纤维化和肝硬化等多种严重肝病。脂肪肝患者并发肝硬化、肝癌的概率是正常人的150倍。同时，由于脂肪肝患者机体免疫力相对较低，感染甲、乙型肝炎的机会也明显高于正常人。

（2）消化系统疾病

脂肪肝直接影响肝的消化功能，导致消化不良，食欲减退，厌食，进食后常感到腹胀、恶心，脂类代谢障碍等。长期食欲不振，会使人精神不振，神经衰弱，皮肤干枯，面色暗淡，严重影响工作和学习。

（3）循环系统疾病

脂肪肝患者常伴有高血脂、高胆固醇等状态，血液黏稠度增大，血管腔变小，血管失去原有的弹性，血流缓慢，易形成血栓，最终导致血管壁增厚变硬，形成动脉粥样硬化。心脏因此得不到充足的血液供应，从而引发心脏缺血、心肌痉挛、心绞痛或心肌梗死。如果脑部血管供血不足或破裂则引起脑梗死、脑中风。

（4）眼部疾病

肝功能是否正常，常常在眼睛上有所反映。脂肪肝患者在视觉上常表现出下面现象：眼前一过性黑蒙，看不见周围的物体，片刻后恢复；读书时眼睛容易疲劳；看不清远处的物体；眼睛干涩；视力降低等。

肝硬化的掌纹及护理

❶ 肝硬化的特征

肝硬化由一种或几种病因长期或反复作用引起，是一种常见的慢性、进行性、弥漫性的肝病。特点主要表现为肝细胞变性坏死、肝细胞结节性再生、结缔组织增生及纤维化，导致正常肝小叶结构破坏和假小叶形成，肝逐渐变形，变硬而发展为肝硬化。在肝硬化的早期，由于纤维组织的增生，肝脏大多仍有炎症、充血、水肿等改变，肝脏体积会变大，表面颜色会变暗。用手可以在右侧肋骨边缘下摸到增大的肝脏，感觉上质地比较坚韧。在肝硬化后期，由于增生的纤维组织会发生收缩，肝脏体积会收缩变小，质地更加坚硬，肝脏表面可以见到凹凸不平的结节，颜色更加灰暗且无光泽。此时反而不能在体表触及肝脏。

20～50岁男性为肝硬化的高发人群，发病多与病毒性肝炎、嗜酒、某些寄生虫感染有关。传染性肝炎是形成肝硬化的重要原因。

肝硬化早期积极治疗预后较好，晚期预后较差，往往因肝昏迷、上消化道大出血、严重感染等并发症死亡，所以此病应早期治疗，采用中西医结合的综合疗法。西药治疗一般用维生素，如维生素B_2、维生素C和葡醛内酯（肝泰乐）以保护肝细胞。须强调的一点是，此病属难症，因此不可等闲视之，应以医生的系统诊治为主，以中成药、经验方或食疗为辅助手段，才能安全有效地治愈疾病，恢复健康身体。

常见症状

肝硬化在发病初期没有很明显的症状，一般都表现为消化功能出现障碍，如腹胀、食欲不振、乏力、上腹部不适或隐痛、恶心、厌油腻食物、腹泻等。病情继

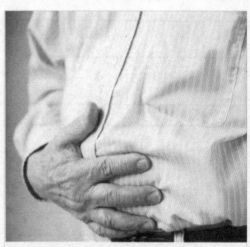

◎肝硬化一般都表现为消化功能出现障碍，如腹胀、食欲不振、乏力、上腹部不适等

续发展后，会出现呕吐、水肿、贫血以及腹水等较为严重的症状。有的患者也可以多年无症状显示。

掌纹特征

（1）无论年龄大小，3线若只走到一半便消失，提示此人有家族性肝硬化史，若双手均有这样的手纹特征，临床意义更大。

（2）手掌的掌心靠近3线的地方有硬结，提示肝病，发黑则为肝脏恶变的信号，大拇指两侧若有血管突起，提示肝硬化。

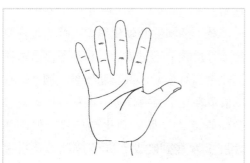

◎3线若只走到一半便消失，提示此人有家族性肝硬化史

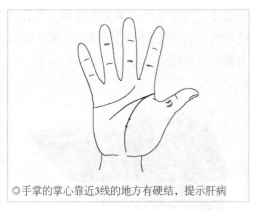

◎手掌的掌心靠近3线的地方有硬结，提示肝病

（3）手掌出现色素沉着，斑点呈黑色，分布不均。

辅助诊断

（1）十指指甲呈深红色，指甲根部

的皮囊部位呈现咖啡色，同时，十指指甲变成明显的弯状，均为肝硬化的早期信号。

（2）十指指甲呈枯白色，提示肝病严重。

（3）口中有黏土臭味，鼻尖发硬均为肝硬化的先兆。

（4）颈部、前胸等部位出现蜘蛛痣。

❷ 肝硬化的常见问题

肝硬化患者的注意事项

"逆水行舟，不进则退"，是对肝病最恰如其分的比喻。肝硬化患者如果不重视自己所患的疾病，就可能引发肝癌。所以我们要关注肝脏，从生活的一点一滴做起，达到预防的目的。那么肝硬化患者平时该注意些什么呢？

（1）肝硬化患者不宜长期服化学药物

病理解剖发现，肝硬化的肝脏发生了弥漫性的肝细胞变性、坏死、再生、炎症细胞浸润和间质增生。因此，肝脏的解毒以及合成肝糖原和血浆蛋白的功能下降了，使得病人出现了疲乏、食欲不振、饭后困倦、厌油、肝区疼痛、腹泻、腹水等一系列不适。尤其是食醉，就是吃完饭以，立即想睡觉，这是肝脏有毛病的特征。

肝脏失去了解毒功能，如果病人继续口服化学药物，那么肝细胞变性、坏死、再生、炎症细胞浸润和间质增生的过程就要加速。这就是许多肝硬化病人越治越坏的原因。

（2）肝硬化患者不能吃硬食

油条、饼干、烙饼等硬食，肝硬化患

者不能吃，因为这些患者大多食道静脉曲张，曲张的静脉一碰就破，破了就要大出血。这是肝硬化病人最危险的并发症。避免大出血的唯一办法就是不吃硬东西。

（3）肝硬化患者不宜动怒

快乐可以增加肝血流量，活化肝细胞。而怒气不仅伤肝，也是古代养生家最忌讳的一种情绪："怒气一发，则气逆而不顺。"动不动就发脾气的人，在中医里被归类为"肝火上升"，意指肝管辖范围的自律神经出了问题。在治疗上，一般会用龙胆泻肝汤来平肝熄火。透过发泄和转移，也可使怒气消除，保持精神愉快。

为何肝硬化患者必须严格禁酒

肝硬化的患者应该远离酒精饮料，酒精损伤肝细胞有充分的科学根据。长期较大量的饮酒，初期可使肝细胞脂肪变性，形成酒精性脂肪肝，进步发展出现肝细胞坏死，形成酒精性肝炎，同时刺激纤维增生，最后发展为酒精性肝硬化。对于其他各种不同病因的肝硬化，酒精可以加重肝细胞的损害，使原有的肝病雪上加霜。如果说，酒逢知己千杯少，那酒逢肝硬化则半滴多，所有肝硬化患者应严格禁酒。

高度白酒含大量酒精自不必说，就是含酒精量低的葡萄酒、啤酒也不宜喝。葡萄酒含酒精量约为10%，一些米酒加工而成的"老酒"也含酒精10%左右。啤酒的酒精含量为4%左右。如果喝下一瓶啤酒（640毫升），酒精量约为25克，相当于50度的高度白酒50毫升（1两）左右，因此，所有含酒精的饮料肝硬化患者都不宜饮用。

对于酒精性肝硬化患者，戒酒是首要的治疗措施。通过戒酒，再给予高蛋白质高热量高维生素，低脂肪饮食，酒精性脂肪肝可在几个月内恢复，酒精性肝炎也多数能恢复，早期肝硬化能稳定。但酒精性肝炎发展到晚期，即使戒酒，预后也较差。

酒精性肝硬化患者往往都是慢性酒精中毒者，酒瘾很重，不容易戒酒。患者自己应清楚认识酒精的严重危害，家属要全力帮助患者戒酒。

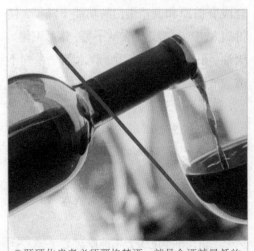

◎肝硬化患者必须严格禁酒，就是含酒精量低的葡萄酒、啤酒也不宜喝。

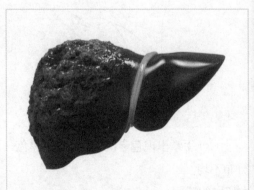

◎长期过量饮酒会对肝造成伤害，很容易会患上酒精肝或肝硬化。

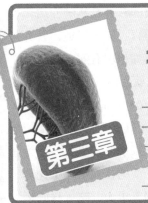

看掌纹知脾脏

◎脾脏位于人体左上腹内，深居于肋弓之后，是一个颜色暗红、质地柔软的网状内皮细胞器官。成年人的脾脏约有巴掌那么大，重200克左右，由几条韧带"悬挂"在上腹部。

不得不知的脾脏常识

脾脏位于人体左上腹内，深居于肋弓之后，是一个颜色暗红、质地柔软的网状内皮细胞器官。成年人的脾脏约有巴掌那么大，重200克左右，由几条韧带"悬挂"在上腹部。

脾脏有五大功能，第一，它是人体的"血库"，当人体休息、安静时，它贮存血液；当处于运动、失血、缺氧等应激状态时，它又将血液排送到血循环中，以增加血容量；

第二，脾脏是造血器官之一。脾脏原是主要造血器官，出生后仅增殖淋巴细胞等，但在病理情况下可以恢复髓外造血，脾脏能通过体液途径调节骨髓造血活动；

第三，脾脏犹如一台"过滤器"，当血液中出现病菌、抗原、异物、原虫时，脾脏中的巨噬细胞、淋巴细胞就会将其吃掉；

第四，脾脏是主要的免疫器官。脾脏是人体最大的淋巴器官，约占机体淋巴组织的25%，内含大量T和B淋巴细胞，参与建立机体的特异性细胞免疫和体液免疫。

脾内含有很多免疫记忆细胞，它的免疫记忆功能很强，对抗御第二次感染具有重要意义。

第五，脾脏能制造单核细胞和淋巴细胞。特别是在一部分急性传染病的发病期中，脾脏肿大，具备吞噬作用，能消灭细菌并产生抗体，增强机体的抵抗力。

❶ 脾脏的内部结构

脾脏为表面有被膜覆盖的实体性器官，脾脏一侧有一凹陷，即脾门。血管、神经由此进出脾脏。被膜结缔组织从四周向脾内部伸入，形成许多条索状的小梁。小梁相互连接构成支架，支架之间为脾的实质部分。

脾实质大部为紫红色，叫红髓。红髓中星散地分布着一些灰白色的点样结构，叫白髓。白髓主要由淋巴组织构成，红髓由条索状的淋巴组织——脾索和通连成网的血窦——脾窦构成。红髓分布于白髓周围从被膜下到小梁间广泛的区域。在与白髓交界区叫边缘区，边缘区是血液中抗原物质入脾，启动免疫反应的主要场所，又是免疫致敏细胞进入白髓和脾索红髓的通道。因此，边缘区在脾脏免疫功能中至为重要。

❷ 中医对脾脏的认识

脾在人体中的地位非常重要。中医认为"肾是先天之本，脾为后天之本"。

从中医来说，脾的功能主要在四个方面：主运化，主升清，主统血，主肌肉。

脾的最大功能是主运化，相当于"后勤部长"，即脾可以运化水液，运化水谷，把吃进去的粮食、水谷精微营养的物质以及水液输送给其他脏器，起到一个传输官的作用。脾的这种传输作用对生命来说至关重要，这也是中医把它称为后天之本的原因。

脾的第二大功能是主升清。脾把胃里的食物进行消化，其中的精华通过脾的"升清"送到心肺而转输到全身，糟粕则被排出。脾和胃是互为表里的，"脾胃和"，脾可以把清气往上升，而跟脾相对应的是胃，胃主降，脾主升。两者共同起着运化升清、降浊的作用。如果升清的功能减弱了，那脾气就会往下降，就会导致胃脏的下垂或脱肛。

脾的第三大功能是统血。肝藏血，心主血，而脾统血。血和这三脏的关系最为密切。脾是在中间，起统领的作用。如果脾统血功能不足，就会导致诸如血崩、血漏或尿血等疾病的发生。

脾的第四大功能是主肌肉。肌肉是归脾来主管的，肌肉的营养是从脾的运化吸收而来的。一般而言，脾气健运，营养充足，则肌肉丰盈。如果脾有病，消化吸收发生障碍，人往往就会逐渐消瘦。

综上所述，养护我们的脾应从日常保健的重点来抓。尤其是多注意饮食和运动。多运动对人体来说非常重要，因为脾主运化，也就是干活的，如果你不让脾干活了，会对它的损害更大，吃好睡好运动好是养脾最好的方法。

❸ 如何养护脾脏

养护脾经的最佳时间：巳时

上午9点到11点，这个时候是脾经当令。脾主运化，指早上吃的饭在这个时候开始运化。如果把胃比作一口锅，吃了饭要消化，那就靠火，把脾胃里的东西一点点腐化掉。那么脾是什么呢？脾的右边是一个卑鄙的"卑"，就像古代的一个烧火的丫头，在旁边加点柴，扇点风，这些东西会补充到人的身体里。

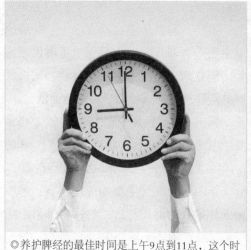

◎养护脾经的最佳时间是上午9点到11点，这个时候是脾经当令

比如有的人得了糖尿病，就是脾脏不好，因为胰岛素和脾都是相关的。还有重症肌无力的问题，不要小瞧它，到了老年的时候，每个人都有一些这样的症状，都有点肌无力。有些人年轻的时候是大三角眼，老了就是小三角眼了，这就是脾虚弱的现象。

上面说到吃早餐不会发胖，这也和脾主运化有关，如果人体脾的运化功能好的话，就可以顺利地消化和吸收。"巳"在月份对应四月，阳气已出，阴气已藏，山川万物一片葱茏，这是一个利于吸收营养和生血的时刻。

脾主一身的肌肉，很多思虑过度的人也特别瘦，所以古代人讲心宽体胖，人心特别宽的话，就特别放松，浑身长得都是肉，因此不要思虑过度。现在小孩子老被逼着学习，不让他活动，就变成虚胖，有的小孩身体越来越差，这也和脾有关。

人体自身的脾需要运动，而我们的肌肉也需要运动。在属相里，巳和蛇相对应，蛇在古代就是大蚯蚓，它有钻土的能力，它能够把土地疏松，所以脾就是具有这种功能的。脾经当令时，适合理家或读书，如果不需要上班，那么到户外去晒晒太阳也是不错的选择。

养护脾脏的最佳季节：长夏

中医认为"脾主长夏"，夏季炎热又多雨，湿为阴邪，好伤人阳气，尤其是脾阳，由于脾脏喜燥而恶湿，一旦受损，则导致脾气不能正常运化，而使气机不畅，表现为消化吸收功能低下，症状表现可见脘腹胀满、食欲不振、口

淡无味、胸闷想吐、大便稀溏，甚至水肿。从现代医学观点来看，长夏时节天气闷热，阴雨连绵，空气潮湿，衣物和食品都容易返潮，甚至发霉，人也会感到不适。若穿着返潮的衣物，容易感冒或诱发关节疼痛，吃了霉烂变质食品，就会引起胃肠炎，甚至中毒。所以在长夏一定要注意饮食、起居的应时应季变化，以预防疾病发生。

长夏最容易产生胃肠道疾病。中医上说，因为湿困脾，使其升清降浊功能削弱，吃油腻或过甜的东西就容易导致呕吐。所以饮食尤其要控制，饮酒也要控制，因为酒亦主湿。在长夏季节里，饮食应以清热祛湿、健脾和中为主，所以也有"夏天（清）补心，长夏（淡）补脾"之说。日常生活中，除食用冬瓜、绿豆芽、小白菜、苦瓜之类清热食物外，还要吃些薏苡仁、芡实、赤小豆，常喝稀饭、淡茶、菜汤、豆浆、果汁等。经过炎夏的消耗，入秋后人体消化功能逐渐下降，肠道

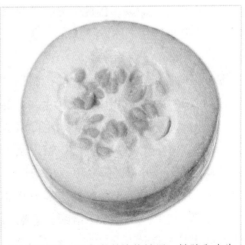

◎在长夏季，饮食应以清热祛湿、健脾和中为主，食用冬瓜、绿豆芽、苦瓜之类清热食物

抗病能力也减弱，稍有不慎，就可能发生腹泻，所以大鱼大肉等易生火的食物尽量少吃，吃海鲜和烧烤时，也要注意新鲜。

人们在夏天的时候往往喜欢吃冷饮，生冷食物容易伤脾，造成脾湿健运，造成很多人不思饮食和乏力等，所以夏天不要吃太多的冷饮。

夏天养脾有三法

中医认为人体的营养来源于脾，把脾称之为"后天之本"，具有"运化"和"升清"的作用。所谓"运化"是指将人所摄取的饮食进行消化，其中精华的部分通过脾的"升清"作用送往心而转输到全身；糟粕则从大肠、膀胱等排出体外。

在一年之中，夏天人体消耗较大，需要加强脾的"工作"才能不断地从食物中吸收营养，维持人体的健康。同时，夏天人们大量食冷饮和瓜果，易损伤脾胃。有很多人容易"苦夏"，表现为不思饮食、乏力，而通过健脾益气则能达到开胃增食、精神振作的效果。因此，夏天养脾很重要。养脾可运用下述方法：

（1）醒脾法。用生蒜泥10克、糖醋少许，饭前食，有醒脾健胃之功，而且可预防肠道疾病。也可用山楂条20克、生姜丝5克拌食，有消食开胃之功。还可用香菜125克、海蜇丝50克、食盐、糖、醋少许拌食，有芳香开胃健脾之功。

（2）护脾法。选用各种药粥护脾益胃，如莲子50克、白扁豆50克、薏米50克，或银耳20克、百合10克、绿豆20克，加入糯米100克煮粥食；或山药50克、茯

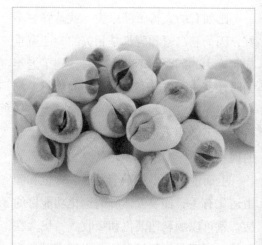

◎莲子味甘、涩，性平。具有益肾固精、补脾止泻、养心安神的功能

苓50克、炒焦粳米250克煮粥食。

（3）健脾法。夏天一般不宜较剧烈的运动，青年人在每日起床后和入睡前仰卧于床上，做仰卧起坐运动，每日做20~40次。中老年人则宜用摩腹功，即仰卧于床上，以腹为中心，用手掌旋转按摩20次。

脾上的病寻脾经

脾经的循行路线是从大脚趾末端开始，沿大脚趾内侧脚背与脚掌的分界线，向上沿内踝前边，上至小腿内侧，然后沿小腿内侧的骨头，与肝经相交，在肝经之前循行，上股内侧前边，进入腹部，再通过腹部与胸部的间隔，夹食管旁，连舌根，散布舌下。

当脾经不通时，人体会出现一些常见的慢性病，例如大脚趾内侧、脚内缘、小腿、膝盖或者大腿内侧、腹股沟等经络线路会出现冷、酸、胀、麻、疼痛等不适感，或者全身乏力、疼痛、胃痛、腹胀、大便稀溏、心胸烦闷、心窝下急痛，还有

舌根发强、饭后即吐流口水等。以上症状都可以通过脾经去治，最好在脾经当令的时候按摩脾经上的几个重点穴位：太白、三阴交、血海等，上午9～11点正处于人体阳气的上升期，这时疏通脾经可以很好地平衡阴阳。

太白穴是脾经的原穴，按揉或者艾灸此穴，对脾虚症状如全身乏力、食欲不佳、腹胀、大便稀等脏腑病有很好的作用，也可以补后天之本，增强体质。太白穴在脚的内侧面，大脚趾骨节后下方凹陷处，脚背脚底交界的地方。

三阴交，又名女三里，只要是针对妇科病，如痛经、月经不调、更年期综合征、脚底肿胀、手脚冰冷等，刺激这个穴位都能有效，所以有人称它为妇科病的万灵丹。月经开始前5～6天，每天花1分钟刺激本穴，远比生理痛时再刺激有效。三阴交在脚内踝尖上三寸，就是从内踝向上量四指，胫骨（小腿内侧骨）后缘凹陷处，用手按时比其他部位敏感，有点胀疼的感觉。

血海穴在屈膝时位于大腿内侧，髌底内侧上2寸，股四头肌内侧头的隆起处，是治疗血症的要穴，具有活血化瘀、补血养血、引血归经之功。在脾经当令时，直接按揉就可以了；每侧3分钟，力量不要太大，能感到穴位处有酸胀感即可，要以轻柔为原则，晚上9～11点再进行艾灸。

手掌上脾区位置及疾病预示

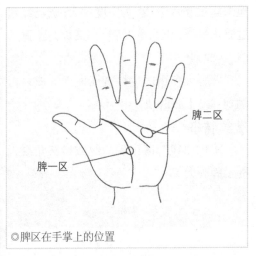

◎脾区在手掌上的位置

掌纹上所讲的脾区主要侧重于中医学中脾土的功能。脾区在手上主要有两个反射区，第一个反射区无名指垂直下方的1线和2线之间的位置；第二个反射区在手掌金星丘的下方，也就是艮位附近，在3线靠近大拇指的下方。

脾一区如果凹陷，颜色呈白色或白青、白灰色，是脾虚或脾胃虚寒的表象。很多脑力工作者往往有这样的症状；如果此区域凸出皮肤的表面，同时呈现出黄色或黄褐色等颜色，说明脾脏久虚或脾脏肿大；如果此区的颜色有青色、紫红色的细小血管浮露，说明脾脏及其周围的血行不畅。

脾二区如果有红色或者浅褐色的团状斑纹，说明脾胃功能差。此区域以高耸、丰厚为佳，若此区扁平且手腕处有青筋穿过，说明脾胃不和，消化吸收能力差，容易疲倦。

脾脏疾病的辅助诊断法

（1）面诊

面色萎黄，多是内于内伤脾胃，造成气血不足；

面黄兼有青色，脾虚泄泻。

（2）唇诊

唇丰厚红润.提示脾气旺盛，五脏安康，主长寿。

唇色青，提示肠胃有寒。

上下唇发白，为脾胃、肠寒.多有肢倦怠，头晕眼花。

（3）指诊

①拇指偏小，不易弯曲，脾胃虚弱，易中风。

②拇指指腹干瘪凹陷：脾气不足功能虚弱，失调，消化不良，腹胀，腹泻，便秘。

③拇指粗大，脾胃有病，伤及肝脏，造成肝阳上亢，肝代谢功能失调。

脾肿大的掌纹特征及护理

① 脾肿大的特征

一般认为，我国成人男性脾长平均13.86厘米，宽8.64厘米；成年女性脾长平均13.09厘米，宽8.02厘米，厚3.05厘米。正常情况下，在体格检查腹部触诊时一般摸不到脾脏。如仰卧位或侧卧位能摸到脾脏边缘应认为脾脏肿大。在膈肌位置低或体瘦弱的人，特别是女性，偶也能摸到脾脏的边缘，但相当柔软，并无压痛，与病理性脾肿大不同。

脾肿大的分类一般肿大的程度或病因的不同而区分。按肿大程度的分类方法并不使人满意，其原因是，（1）脾肿大程度并无严格界限；（2）脾肿大的程度可随病程的发展或缓解而有改变；（3）病者在检查时，脾肿大可能尚未发展到应有的程度；（4）由于机体的反应性不同，虽然患的是同一疾病，但不同病者的脾肿大程度也可有不同。

临床上按脾肿大的程度分类仍有一些参考价值。一般分类认为，脾脏肿大边缘在3厘米以内，为轻度脾肿大；大于3厘米，但未超过脐水平线，为中度肿大；若已经超过脐水平线,则为重度肿大，又称为巨脾。

常见症状

脾肿大多由医生检查而发现，或自行触到"左上腹肿块"。

掌纹特征

（1）3线脾区出现岛纹或者三角纹，提示脾肿大。

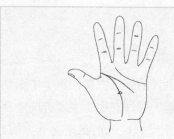

◎3线脾区出现岛纹或者三角纹

（2）1线在无名指下出现岛纹或三角纹呈塌陷状，说明病毒史。

（3）方庭扩大，说明脾大。

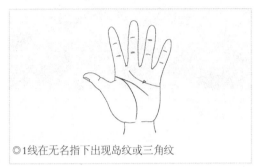

◎1线在无名指下出现岛纹或三角纹

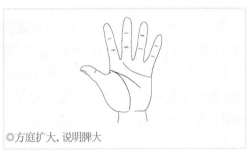

◎方庭扩大，说明脾大

辅助诊断

脾区呈白色片状，或边缘红晕者，多见于脾肿大患者。

② 脾肿大的常见问题

脾肿大的发生原因

肿大的原因很多，如果根据疾病的发生机理大致有以下五个原因。

（1）充血性脾肿大

充血性脾肿大是因为脾静脉压力增高，脾血回流受阻，脾脏瘀血形成的，一般伴有腹水、脾功能亢进等症状。

（2）异常免疫反应引起的脾肿大

系统性红斑狼疮、风湿热、干燥综合征、皮肌炎、类风湿性关节炎、结节性动脉周围炎、白塞氏病、血清病、特发性血

小板减少性紫癜等均可引起脾肿大。

（3）感染性疾病引起脾肿大

①急性感染时脾脏反应性肿大，一般程度较轻、质地较软，轻度压痛，随着感染被控制，脾也逐渐恢复至正常。急性感染性疾病有：传染性单核细胞增多症、传染性淋巴细胞增多症、病毒性肝炎、伤寒和副伤寒、恙虫病、流行性出血热、巨细胞病毒感染、败血症、回归热等所致。

②慢性感染性疾病：慢性反复感染，脾脏可持续性肿大，质地偏硬。慢性感染疾病有：布鲁氏杆菌、梅毒、真菌感染、椎体虫病、疟疾、血吸虫病、黑热病。

③脾脏的感染：脾脓肿和脾结核性肉芽肿等是腹腔化脓性感染、脓血症、伤寒等的少见并发症，有畏寒、发热、腹肌紧张、脾大触痛及波动感，白细胞升高；若合并脾周围炎时，脾区可出现摩擦音，需借助超声检查、核素显像等，才能与左膈下脓肿、腹壁脓肿鉴别。

（4）血液病所致脾肿大

①溶血性贫血：这一原因造成的脾肿大，可见有贫血、黄疸、脾大的表现。主要疾病有：地中海贫血、血红蛋白病、自身免疫性溶血性贫血、遗传性球形红细胞增多症、遗传性椭圆形红细胞增多症、镰形细胞性贫血。

②恶性血液病：a.急慢性白血病如急性髓系白血病、急性淋巴细胞白血病、慢性粒细胞白血病、慢性淋巴细胞白血病、幼淋巴细胞白血病、毛细胞白血病；b.慢性骨髓增殖性疾病如真性红细胞增多症、慢性骨髓纤维化、原发性血小板增多症；

c.淋巴瘤、骨髓瘤、恶性组织细胞病、嗜血细胞综合征；d.淀粉样变性、类脂质储积病如尼曼-匹克病等。患者多有贫血、出血、发热、肝脾淋巴结进行性肿大、骨痛、血细胞异常等表现，常出现巨脾。

（5）原发性脾肿瘤

原发行的皮肿瘤除脾大外无其他症状，临床少见。良性的脾肿瘤有错构瘤、血管瘤、淋巴管瘤、脾囊肿、纤维瘤；恶性肿瘤多为淋巴瘤、脾肉瘤、浆细胞瘤、纤维肉瘤、血管肉瘤、转移癌。

为什么肝炎病人会出现脾肿大

肝炎病人中有20%～30%会出现脾肿大。急性肝炎一般只有轻度肿大、质软。慢性肝炎时脾肿大的发生率较急性为高，而且肿大的程度也较明显，质地较硬。部分病人有脾触痛或自发痛。

脾大的程度与肝脏的损害有一定的关系，特别是在脾大超出正常范围1.5厘米时，与肝脏的病理变化呈正相关。肝炎时脾肿大的原因有三：

（1）肝炎病毒所致；

（2）肝组织分解产物引起的反应；

（3）门静脉高压。

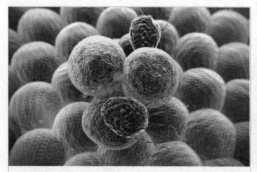

◎肝炎的急性期，脾肿大主要是由于网状内皮细胞和淋巴细胞的增生

在肝炎的急性期，脾肿大主要是由于网状内皮细胞和淋巴细胞的增生，实际上是机体的一种防御机制慢性肝炎或肝硬化时，则是肝内纤维结缔组织增生，肝细胞肿大，引起门静脉压力增高，脾静脉瘀血，继发引起脾肿大。肝炎时出现脾肿大与肝组织分解产物引起的反应及病毒直接侵犯脾脏有关，但肝脏结构改变导致的脾肿大在临床上更为常见。

一般说来，肝炎在急性期经过治疗，脾脏可回缩，但过大则很难回缩至正常大小。肝硬化引起的脾大，目前尚无好的治疗方法。按治病求本的原则，治疗要侧重肝炎的治疗，研究认为活血化瘀中药和中成药大黄瘀虫丸有利于肝脾肿大的回缩。

贫血的掌纹特征及护理

❶ 贫血的常见问题

西医所说的贫血是指全身循环血液中红细胞总量减少至正常值以下的病例状态。一般情况下，贫血是缺铁导致的症状。每个血红蛋白分子内部是铁原子，铁原子在肺部与氧气结合后把氧运输到心脏、肌肉等身体各部位组织。如果铁缺乏了，身体生产红细胞的质量会受影响，血红蛋白也会减少。所以，治疗贫血的常见途径是补铁。

中医学中没有贫血的名称，但从患者

临床所呈现的症候，如面色苍白、身倦无力、心悸、气短、眩晕、精神不振、脉见细象等，则相似于"血虚""阴虚"诸疾。一般可将贫血划入"血虚"或"虚劳亡血"的范畴，而"虚痨"是脏腑亏损、元气虚弱所致多种慢性疾病的总称。

中医认为，"诸血皆属于心""中焦受气取汁，变化而赤是谓血"，"血之源头在于肾……精气充足，百脉和畅"。由此可见，血的生成来源于水谷之精气，人摄取水谷营养物质，由中焦（脾胃）吸收了食物的精微，通过气化作用，变成营气。脾得心火宣降之助，转化为精、津液，精之一部分贮于肾中，以待生化之用，另一部分得心火之助转化为血。如果脾失健运，就会导致生化之源不足，而出现贫血。

常见症状

（1）皮肤黏膜：苍白，以眼睑、口唇和甲床较明显。

（2）循环与呼吸系统：心悸、气急、心率加快、脉压差增大等。

（3）神经系统：头痛、头昏、耳鸣、注意力不集中、黑蒙甚至昏厥等。

（4）消化系统：食欲减退、恶心、消化不良、腹泻或便秘。

（5）泌尿生殖系统：少量蛋白质、月经失调等。

（6）脾脏：少数可有脾脏轻度肿大。

掌纹特征

（1）2线上出现岛纹或"十"字纹或出现分线。

（2）6线（放纵线）切过3线，3线的

颜色浅、短或有链状的分支，在尾端常伴有大岛纹。

辅助诊断

（1）贫血者的双手掌色苍白，属于中医的虚寒症、气血亏损症的范围。

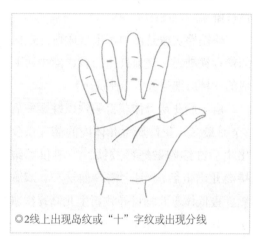

◎2线上出现岛纹或"十"字纹或出现分线

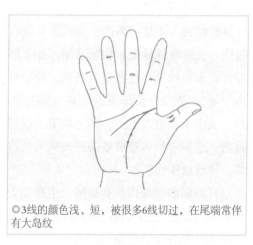

◎3线的颜色浅、短，被很多6线切过，在尾端常伴有大岛纹

（2）大拇指根部出现苍白区，表示经常头痛，属于血管性头痛应采取改善脑血管供血的药物治疗。

（3）手掌的大鱼际部位出现苍白区，提示慢性消化不良，长期的苍白区是经常腹痛或痛经引起的。

（4）手掌的小鱼际部位出现苍白

区，最常见的是月经不调，闭经，子宫功能性出血，更年期综合征引起的。

② 贫血的常见问题

为什么儿童和育龄妇女最易发生缺铁性贫血

缺铁性贫血是体内用来合成血红蛋白的储存铁缺乏，使血红蛋白合成减少而形成的一种白细胞低色素性贫血。

由于胎儿从母体获得的铁以妊娠前后3个月最多。正常新生儿体内的储存铁及出生后红细胞破坏释放铁，一般仅够维持婴儿出生后4个月之需。如早产、双胞胎、极低体重儿均可导致新生儿储存铁减少。其次，人乳和牛乳含铁量均低，故用纯乳类喂养而不及时添加含铁较多辅食，可导致铁摄入不足。再次，小儿生长发育极快，血容量随体重而相应增加，如不添加含铁丰富饮食，也会造成缺铁。最后是由于正常婴儿每天排泄铁比成人多。另外，又由于肠道寄生虫、肠道畸形、反复腹泻、感染等均可造成铁的丢失或消耗过多，导致缺铁性贫血。

育龄期妇女是指具有排卵、生育能力和月经的妇女。妇女每次月只经的失血量平均为40毫升（含铁量15毫克），有的多达80毫升，故有正常月经的育龄妇女每年会丧失铁近200毫克。随着年龄的增长，缺铁性贫血的发生率会逐渐增高。又由于妇女的妊娠、分娩及哺乳又会丧失很多的铁，如果没有及时额外的铁补充，就易发生缺铁性贫血。倘若多次妊娠、哺乳时间过长，也就更易发生。因此育龄期妇女最

常见的贫血是缺铁性贫血。

女人在孕期要防止贫血

在妊娠后期，孕妇体内新陈代谢加快，子宫、胎儿、胎盘的生长使血容量需求大大增加，如果不加以注意，很容易发生贫血。妊娠期贫血，大多属于缺铁性贫血。成人体内含有3~5克铁，其中70%合成血红蛋白，成为红细胞的组成成分。在正常情况下，成人每日要从食物中摄取1毫克的铁。一般妊娠后期母体内血液量将增加1/3，所需的铁约为1克，这些铁都要靠膳食来补充。因此，孕妇要注意合理地安排饮食，有计划地增加富含铁的食物。如果没有发生贫血，每日所吃的食物应含20毫克以上的铁。如果已发生贫血，则需补充40~60毫克，同时还应在医生指导下服用铁剂。

除妊娠期食物搭配不当造成缺铁性贫血外，还常会在以下情况下发生贫血：

（1）怀孕早期早孕反应严重。

（2）孕妇患胃肠道疾病，摄入的营养不易吸收。

如有以上情况，则应在补铁的同时请医生诊治。

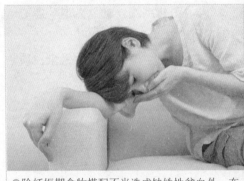

◎除妊娠期食物搭配不当造成缺铁性贫血外，在怀孕早期早孕反应严重时也会发生

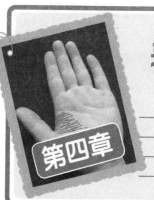

第四章

看掌纹知肺脏

◎肺位于胸中，上通喉咙，左右各一，右边的肺较大，约比左肺大15%，有3片叶，重约500克；左边的肺只有两片。

不得不知的肺脏常识

肺位于胸中，上通喉咙，左右各一，右边的肺较大，约比左肺大15%，有3片叶，重约500克；左边的肺只有两片。

说到肺，就不得不提到肺活量，这是体格检查时的常检项目。肺活量就是用力吸气后，尽力呼出的气体总量，它反映一次呼吸时的最大通气能力，一般成年男性的肺活量为3500～4000毫升，女性为2500～3500毫升。儿童的肺活量较小，随年龄逐渐加大，到青春期后就接近成人的水平。经常锻炼的人肺活量大得多。

具体地说，肺活量包括三部分气体的量。一是平静呼吸时每次吸进或呼出的气体量，叫潮气量，400～500毫升；二是平静吸气后再用力吸进的最大气体量，一般为1500～2000毫升，叫补吸气量；三是平静呼气后再用力呼出的气体量，900～1200毫升，叫补呼气量。

肺活量并不是肺的总容量。因为无论怎样用力都不可能呼尽肺中的气，总会留下1000～1500毫升，这叫作余气量。成年

人平均每分钟换气量可达20～120升，必然要动员更多的肺泡来参加气体交换。这时就会发现：缺乏体育锻炼的人气喘吁吁，呼吸又快又浅，而经常锻炼的人则显得轻松自如。因为体育锻炼使胸部肌肉发达，坚实宽阔，呼吸有力，一呼一吸又深又缓。所以对同样的换气量，他们需要的呼吸次数少而实际得到的新鲜空气多。比如，一个运动员每分钟呼吸15次，每次潮气量900毫升，另一个缺乏锻炼的人每次潮气量只500毫升，那么他必须每分钟呼吸27次才能达到同样的换气量，他实际得到的新鲜空气却比那位运动员少。由此可见体育锻炼的重要。

❶ 肺脏的内部结构

肺是最重要的呼吸器官，气体交换就是在肺中进行的，小支气管一再分支，到了肺泡管的末端形成一个囊状构造，也就是肺泡。肺泡是由单层细胞构成，小到要用显微镜才看得到，所以肺是由多达30亿

个肺泡所组成的，如果把人类肺脏的所有肺泡面积加起来，可能比一间教室还大。

肺泡在小支气管旁排列成串，就像是一串葡萄围绕在枝上一样，这些成串的肺泡，叫作"小叶"，很多小叶集合起来就构成"肺叶"。左肺由两片肺叶构成，右肺由三片肺叶构成。由于胸腔的压力比大气压力低，所以肺在胸腔内比较容易膨胀，但肺本身是无法膨胀或收缩的，必须借助呼吸肌或其他肌肉帮助，才可以进行呼吸。

肺在体内有两套循环系统：一套是循环于心和肺之间的肺动脉和肺静脉，属肺的机能性血管。肺动脉从右心室发出伴支气管入肺，随支气管反复分支，最后形成毛细血管网包绕在肺泡周围，之后逐渐汇集成肺静脉，流回左心房。另一套是营养性血管叫支气管动、静脉，发自胸主动脉，攀附于支气管壁，随支气管分支而分布，营养肺内支气管的壁、肺血管壁和脏胸膜。

❷ 中医对肺的认识

肺在五脏六腑的地位很高，《黄帝内经》中说："肺者，相傅之官，治节出焉。"也就是说肺相当于一个王朝的宰相，一人之下，万人之上。宰相的职责是什么？他了解百官、协调百官，事无巨细都要管。肺是人体内的宰相，它必须了解五脏六腑的情况，所以《黄帝内经》中有"肺朝百脉"，就是说全身各部的血脉都直接或间接地会聚于肺，然后敷布全身。所以，各脏腑的盛衰情况，必然在肺经上有所反应，中医通过观察肺经上的"寸口"就能了解全身的状况。寸口在两手桡骨内侧，手太阴肺经的经渠、太渊二穴就处在这个位置，是桡动脉的搏动处，中医号脉其实就是在观察肺经。

肺主要有以下三大功能，即肺主气、主肃降、主皮毛。

肺的第一大功能是主气，主全身之气。肺不仅是呼吸器官，还可以把呼吸之气转化为全身的一种正气、清气而输布到全身。《黄帝内经》提到"肺朝百脉，主治节"。百脉都朝向于肺，因为肺是皇帝之下，万人之上，它是通过气来调节治理全身的。

肺的第二大功能是主肃降。肺居在西边，就像秋天。秋风扫落叶，落叶簌簌而下。因此肺在人身当中，起到肃降的作用，即可以肃降人的气机。肺是肺气循环的重要场所，它可以把人的气机肃降到全身，也可以把人体内的体液肃降和宣发到全身各处，肺气的肃降是跟它的宣发功能

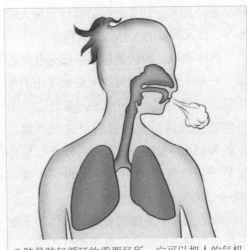

◎肺是肺气循环的重要场所，它可以把人的气机肃降到全身

结合在一起的，所以它又能通调水道，起到肺循环的作用。

肺的第三大功能是主皮毛。人全身表皮都有毛孔，毛孔又叫气门，是气出入的地方，都由肺直接来主管。呼吸主要是通过鼻子，所以肺又开窍于鼻。

③ 如何养护肺脏

养肺的最佳时间：寅时

凌晨3点到5点，也就是我们所说的寅时，这时候肺经当令。在中医当中，肺经是非常重要的，人体各脏腑的盛衰情况，必然在肺经上有所反映。另外，我们身体的经脉是从肺经开始的，正月也是从寅时开始的，这就告诉我们一年真正的开始是寅时。人体的气机都是顺应自然的，所以寅时也正是阳气的开端，是人从静变为动的一个转化的过程，此时需要有一个深度的睡眠。

《黄帝内经》中有"肺朝百脉"一说，意思是指全身各部的血脉都直接或间接地汇聚于肺，然后敷布全身。寅时正好是肺开始对全身进行气血分配的时刻，如果此时没有一个深度的睡眠，就会干扰肺对身体气血的输布。另外，当人处于深度睡眠的时候，身体的各个器官是比较平衡的，这样一来，气血就会比较均衡的分布到全身，维持人体一天正常的气血运营。不过，如果这时，人体的某个器官异常活跃，比如大脑比较活跃，那么肺就只好多分配一些气血给大脑，第二天人通常会感到四肢乏力，非常疲惫，这就是由于气血虚弱造成的。

尽管寅时当令需要深度睡眠，但也总有一些人经常会在这段时间莫名其妙醒来。事实上，这是身体在告诉你，气血已经不足了，需要补一补气血了。我们知道，在寅时的时候，肺经的布输气血，而如果气血不足的话，就会影响到某些器官气血的正常流通。而身体是有自愈功能的，为了使这个器官不至于因气血不足而受到损伤，只好让气血不足的人在这个时辰清醒过来。

寅时醒来如何补气血呢？当然，我们不可能去医院找医生补一补气血，也不可能马上去健康或吃一些东西来补充气血。这时候，我们只要大口地咽几口唾液就能起到补气血的作用。中医认为，唾液由人体精气上升而形成的，它处在不断的运动变化之中——溢、聚、散、降。这就像自然界的风云际会一样，水由下而上，溢成气，聚成雾，散为云，降为雨露，滋润大地万物。唾液也像自然界的雨露一样，升降循环，滋润着人的五脏六腑。诸养生

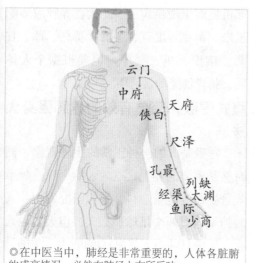

◎在中医当中，肺经是非常重要的，人体各脏腑的盛衰情况，必然在肺经上有所反映

学家称"咽津"一法，有"令人躯体光泽，津润力壮，有颜色"的作用，并有诗赞曰："津液频生在舌端，寻常嗽咽入丹田。于中畅美无凝滞，百日功灵可驻颜。"可见古时的养生学家对"咽津"多么推崇。

所以，当我们早早地就醒来睡不着的时候，不妨就咽几口唾液，这方法非常有效。另外，我们在平时也不要随地乱吐口水，这与现代文明格格不入，还是养生之大忌。正确的做法是经常咽咽口水，这不仅可以治病，还可以延年益寿。

养肺的最佳季节：秋季

秋季常被人们称为多事之秋。秋天给人的感觉是清肃干爽，很容易出现肺部疾病，常见的有感冒、咳嗽、哮喘等，若不小心医治会让症状加重。因此，重视肺的保养，防治肺气虚衰一定要重视秋季养生。

秋季养肺首先要注意作息有规律。应该早卧以避风寒，早起以领略秋爽，使精神安定宁静，才能不受秋天肃杀之气的影响。

在心态情绪方面要使精神内守，不急不躁，这样在秋天肃杀的气象中，仍可得到平和，肺呼吸正常，这是秋天的养生大道。

中医提出"笑能清肺"的观点，笑能使胸廓扩张，肺活量增大，胸肌伸展，笑能宣发肺气、调节人体气机的升降、消除疲劳、驱除抑郁、解除胸闷、恢复体力，使肺气下降、与肾气相通，并增加食欲。清晨锻炼，若能开怀大笑，可使肺吸入足

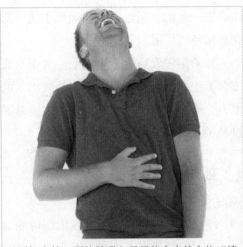

◎开怀大笑，可使肺吸入足量的大自然中的"清气"，呼出废气，从而达到心肺气血调和

量的大自然中的"清气"，呼出废气，加快血液循环，从而达到心肺气血调和，保持人的情绪稳定。

在饮食方面，由于秋天燥邪为盛，最易伤人肺阴，此时可以通过食疗达到生津润肺、补益肺气之功。

古代医书中提到："形寒饮冷则伤肺"，就是说如果没有适当保暖、避风寒，或者经常吃冰冷的食物，容易损伤肺部机能而出现疾病。因此饮食养肺应多吃玉米、黄豆、黑豆、冬瓜、番茄、藕、甘薯、猪皮、贝、梨等，但要根据个人体质、肠胃功能酌量选用。

腹式呼吸，简单有效的养肺强身大法

呼吸是人的一种正常的生理现象，同时又是重要的养生之道。人的一呼一吸承载着生命的能量。科学家们研究发现：人的肺平均有两个足球那么大，但大多数人在一生中只使用了其中1/3的能力。美国健康学家的一项最新调查显示：城市人口中

至少有一半以上的人呼吸方式不正确。很多人的呼吸太短促，往往在吸入的新鲜空气尚未深入肺叶下端时，便匆匆地呼气了，这样等于没有吸收到新鲜空气中的有益成分。坐办公室的人，由于坐姿的局促和固定，通常是浅短、急促的呼吸，每次的换气量非常小，所以造成在正常的呼吸频率下，依然通气不足，体内的二氧化碳累积；加上长时间用脑工作，机体的耗氧量很大，进而造成脑部缺氧。于是白领们经常出现头晕、乏力、嗜睡等办公室综合征。

常见的呼吸主要有两种方式：胸式呼吸和腹式呼吸。胸式呼吸以肋骨和胸骨活动为主，吸气时胸廓前后、左右径增大。由于呼吸时，空气直接进入肺部，故胸腔会因此扩大，腹部保持平坦。

腹式呼吸可分为顺呼吸和逆呼吸两种，顺呼吸即吸气时轻轻扩张腹肌，在感觉舒服的前提下，尽量吸得越深越好；呼气时再将肌肉放松。逆呼吸与顺呼吸相反，即吸气时轻轻收缩腹肌，呼气时再将它放松。逆呼吸与顺呼吸的细微差别：呼吸只涉及下腹部肌肉，即紧靠肚脐下方的耻骨区。吸气时轻轻收缩这一部位的肌肉，呼气时放松。呼吸在这种方式下会变得轻缓，只占用肺容量的一半左右。舌尖轻轻顶住上腭。

能够增加膈肌的活动范围，而膈肌的运动直接影响肺的通气量。研究证明：膈肌每下降一厘米，肺通气量可增加250至300毫升。坚持腹式呼吸半年，可使膈肌活动范围增加四厘米。这对于肺功能的改善大有好处，是老年性肺气肿及其他肺通气障碍的重要康复手段之一。

第一，扩大肺活量，改善心肺功能。能使胸廓得到最大限度的扩张，使肺下部的肺泡得以伸缩，让更多的氧气进入肺部，改善心肺功能。

第二，减少肺部感染，尤其是少患肺炎。

第三，可以改善腹部脏器的功能。它能改善脾胃功能，有利于舒肝利胆，促进胆汁分泌。腹式呼吸可以通过降腹压而降血压，对高血压病人很有好处。

第四，对安神益智有好处。

学会呼吸，能有效地增加身体的氧气供给，使血液得到净化，肺部组织也能更加强壮。这样我们就能更好地抵抗感冒、支气管炎、哮喘和其他呼吸系统疾病；同时由于横膈膜和肋间肌也在呼吸中得到锻炼，我们的活力与耐力也都会相应得到增加，精力也就更充沛了。以下方法能帮你判断自己的呼吸方式是否健康：如果吸气

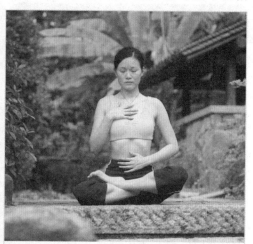

◎腹式呼吸，顺呼吸即吸气时轻轻扩张腹肌，在感觉舒服的前提下，尽量吸得越深越好

时胸部和腹部收紧，呼气时反而鼓起，则说明呼吸方式错误。如果放在胸部的手比放在腹部的手起伏明显，或者放在腹部的手几乎静止不动，则说明呼吸方式不健康，呼吸过于浅短。

养肺护肺必知的三个要穴

肺经是人体非常重要的一条经脉，它起始于胃部，向下络于大肠，然后沿着胃上走，穿过膈肌，属于肺脏。再从肺系横出腋下，沿着上臂内侧下行，走在手少阴、手厥阴经之前，下向肘中，沿前臂内侧桡骨边缘进入寸口，上向大鱼际部，沿边际，出大指末端。按摩肺经也能够很好地补足肺气。

肺经上分布着三个很重要的穴位，分别是尺泽穴、孔最穴和太渊穴。

尺泽穴位于肘横纹上肱二头肌肌腱桡侧的凹陷处，是最好的补肾穴。通过降肺气而补肾，最适合上实下虚的人，高血压患者多是这种体质，另外按压尺泽穴对于

肺经引起的咳嗽、气喘、咯血、潮热、胸部胀满等很有效。

孔最穴在前臂掌面桡侧（大拇指方向），在尺泽穴与太渊穴（腕部动脉搏动处）连线上，腕横纹上七寸（手腕至肘共12寸，按比例取穴）。孔最穴对风寒感冒引起的咳嗽和扁桃体炎效果不错，还能治疗痔疮。

有人总觉得气不够用，有吸不上气的感觉，这个时候就可以点揉太渊穴（仰掌、腕横纹之桡侧凹陷处）。此穴为肺经原穴，补气效果尤佳。

肺经在寅时当令，也就是凌晨3点到5点。这个时候，是按摩肺经的最佳时间。但这个时候应该是人睡得最沉的时候，怎么办呢？在同名经上找，也就是足太阴脾经（上午9～11点当令）。也就是说在上午9～11点脾经旺时进行按摩，也能取得同样的效果。

手掌上肺区位置及疾病预示

肺区在手掌上的反射区也有两个，一个在无名指和中指根处的掌丘，也就是太阳丘和土星丘的地方，此处是诊查左、右肺部，胸部，以及某些背部疾患的区域。另外一个区域在大拇指根下的大鱼际处，在3线的里侧。

肺一区如果整个是凹陷的，说明肺气比较虚弱，肺功能弱或曾经做过肺脏手术切除史；如果这一区域发红，属于肺热症，多是肺炎、干咳等症，若颜色

变为红白相间，提示病情加重；另外，如果久患肺炎，在1线上还会出现方格纹，出现的位置越接近食指，说明病变的位置越高；肺一区若发现凸起的一个或数个圆形、椭圆形的斑点，表示肺结核，斑点的边缘不清，没有光泽的可能为支气管肺癌。

总之，我们通过对肺一区气色形态的观察，可以及早发现肺炎、肺结核、肺癌等疾病。再来看下大鱼际处

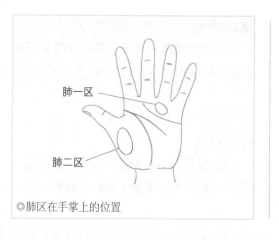

肺一区

肺二区

◎肺区在手掌上的位置

的肺区，通过这一区域我们可以观察到肺对全身元气的统领情况。当此位置没有杂纹出现，肌肉饱满，按压后血色能迅速恢复的，说明身体较健康。如果肺二区呈鲜红色颜色，说明即将发生风热型感冒；如果呈青白色，说明即将发生风寒型感冒；如果此区的颜色呈暗紫颜色，其他手掌则红白夹杂，很有可能患上流感。

肺病的辅助诊断法

（1）甲诊

如果年纪轻轻，指甲上便出现了许多纵纹，多与呼吸系统疾病相关联。轻者由疲劳而导致感冒，重者会患肺炎、支气管炎或慢性哮喘。

指甲若呈贝壳状或汤匙状，手掌又呈红斑多为晚期结核病的征兆。

（2）指诊

鼓槌指，即指尖形如鼓槌，指根相对较细，掌上的肌肉瘦弱，这样的手指多起因于呼吸系统疾病，比如慢性肺气肿，重症肺结核，肺肿瘤等。

（3）耳诊

耳穴上的肺区若呈点状或丘疹样的充血，并有光泽，多为核活动期；若肺区呈针尖样凹陷，患者多进入肺结核钙化期。

（4）鼻诊

鼻色发白主肺病，若鼻色枯槁，死亡将至，鼻孔干燥焦枯，为肺绝之征。

（5）唇诊

唇色白说明血虚，预示肺部疾病。

（6）舌诊

肺结核及其他热证，均会使舌尖发红。

肺炎的掌纹特征及护理

肺炎是指在肺部发生的炎症。通常以感染最常见，也可由物理和化学因素、过敏及药物所引起。

引起肺炎的病原体或病因有多种，如细菌、真菌、病毒、寄生虫、放射线、化学物质、过敏因素等。一旦病原体入侵肺

脏后大量繁殖，就引起炎性反应，如果炎症仅仅局限于一个肺叶，称为叶性肺炎（也叫大叶肺炎）；如果炎症从一个支气管扩散到细支气管及肺泡则称为支气管肺炎；如果是以肺间质为主的炎症则称为间质性肺炎。

另外，肺炎是5岁以下儿童的常见病，小儿肺炎是我国儿科重点防治的疾病之一。发病与呼吸道解剖生理特点有关。如气管及支气管腔相对狭窄，黏液分泌少，纤毛运动差，肺含血量多而含气量不足；机体防御功能较差，容易发生急性传染病；营养不良和佝偻病等。一旦发生肺炎，病变难以局限而易扩散至各肺小叶，故以支气管肺炎最常见。按病原分类有：细菌性肺炎、病毒性肺炎、支原体肺炎及真菌性肺炎等。按病程分：1个月以内为急性肺炎，1~3个月为迁延性肺炎，3个月以上为慢性肺炎。

常见症状

肺炎主要的表现有发热、咳嗽、咯痰、胸痛等，重症病人喘气急促、呼吸困难，可危及生命。肺炎好发于冬春季，常常侵害体质较弱的人，因此体弱者过冬要谨防肺炎。

掌纹特征

（1）1线的尾端发青，分叉或被6线切过，呈三角纹状，提示肺炎；

（2）5线（事业线）走到中指下侧，并分成三条线，说明肺炎的情况比较严重。

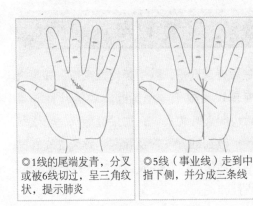

◎1线的尾端发青，分叉或被6线切过，呈三角纹状，提示肺炎

◎5线（事业线）走到中指下侧，并分成三条线

辅助诊断

食指有暗斑或青筋，说明呼吸系统有炎症。

❶ 肺炎的调治方法

拉筋疗法

缩唇呼吸：闭口经鼻吸气，然后通过缩唇，像吹口哨缓慢呼气4~6秒钟，每次10~15分钟，每日数次。

腹式呼吸：以吸鼓呼缩的方式，胸部尽量回缩，吸气时则对抗手的压力将腹部鼓起，呼气时间要双吸气时间长1~2倍，5分钟/次，2~3次/天。

两足趾相对，行气五息止，以（意念）引气入心肺，可消除厥逆上气；进而尽量用力，使两足相对，以意念引肺中内气出，让病人运行肺气，使肺气在体内外屈伸正常运行，所到之处就会无有阻碍，气顺滞消。

两手向后，左右两手相合尽力托腰向上，前后振摇两臂肘来去七次。然后同前式样，合手托腰，将双手直向上向下用力摩腰反复十四次。可治脊、心、肺气闷不舒。

按摩疗法

按摩疗法主要有两种，一种是按摩、拍打背部前胸等部位，另外一种是按摩鼻子周围。

先介绍第一种，掌指关节微屈，手呈抚碗状，用腕力轻柔地、迅速地从下至上、由两侧到中央拍打腋下、前胸、背部，边拍边鼓励患者咳嗽排痰。注意，必须在患者呼气时进行叩击，每次呼气时叩击3~5次，持续时间5~15分钟。

第二种按摩要取坐位，思想集中，意守丹田，头正颈直，两眼半闭，口微闭合，舌舐上腭，以鼻呼吸，松弛自然；用右手食指指腹，从鼻根部沿鼻梁自上而下轻轻地按摩20次，再沿鼻子周围按摩20圈，然后用拇指和食指指腹捏住鼻翼两侧，捏紧后松开，再捏紧再松开，连续20次；将两手掌搓热，用右手手掌捂在鼻子上，轻轻地拍打20次，再进行10次深呼吸运动即可，也可连续做2遍，时间为2～5分钟。

❷ 肺炎的常见问题

新生儿为什么会得肺炎

新生儿也会患上肺炎，引起肺炎的原因很多。如果一个新生儿出生才3周就生病，大多是细菌或病毒感染，大多是因为家长、邻居或其他人的呼吸道里有这些病菌，污染了新生儿的房间，而新生儿的抵抗力较弱，当受到病菌的侵袭时很容易引起呼吸道感染，严重者就会

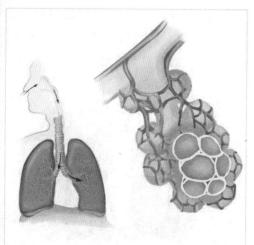

◎新生儿出生才3周就生病，大多是细菌或病毒感染，严重者就会患上肺炎

患上肺炎。

新生儿肺炎的表现和大孩子不同，他们常常没有明显的呼吸道症状，也不咳嗽，仅仅表现为反应差、哭声无力或不哭、不愿吃奶、口吐白沫，有的表现为呼吸浅、急促、不规则或呼吸暂停，嘴唇周围发青，深吸气时可听到肺部有细湿音。

防治新生儿患上肺炎，必须注意保暖和保持室内空气流通、新鲜，尽量减少新生儿同其他人的接触，尤其是避免与有呼吸道感染的人接触。如果父母得了呼吸道感染，在照料孩子时务必戴上口罩，以免传染给孩子。一旦孩子被确诊为新生儿肺炎，就应及时、彻底地治疗。

另外，很多父母对小儿肺炎的认识存在误区，最常见的有下面五种：

（1）宝宝没有发热，就不是肺炎

患有肺炎的宝宝不一定都会发热，像冬春季的流行性肺炎、衣原体、支原体性肺炎可无发热或低热现象。父母尤其要注意的是，新生儿若患有肺炎，可能既没有咳嗽也没有体温升高的症状，千万不可忽视。

（2）抗生素静脉输液是新生儿肺炎的最佳选择

尽管大多数肺炎都是由细菌引起的，不过有的肺炎却是由病毒、衣原体、支原体、真菌等病原体引起的，或由过敏引起。后者的肺炎，如果滥用抗生素类药物，不但达不到治疗效果，还容易引起种种不良反应。正确的做法根据医师的分析，选择合适的药物。

（3）用了两天药都没有起色，应该换另一种药物

实际上，很多的治疗并不是立竿见影的，药物发生作用需要一定的时间。原则上，如果病情没有恶化，应该配合医生坚持用药3天，再评价疗效，频繁换药并不利于疾病控制。

（4）抗生素副作用大，如果孩子不再发热，咳嗽也好转了就停掉

需用多长时间抗生素，应根据病情、病原、个体情况而定，一定要听从医生指导，忌不规则用药，用用停停会造成耐药，从而导致迁延性或慢性肺炎。

（5）关窗捂被，担心小儿受凉

室内空气流通，阳光充足，可减少空气中的致病细菌，阳光中的紫外线还有杀菌作用，因此应该勤开窗户通风。患儿的衣物被褥不要太厚，过热会使患儿烦躁，导致呼吸急促，加重呼吸困难。

老年人吃饱就睡易患吸入性肺炎

老年肺炎患者中，属于吸入性肺炎的不在少数，大约占就诊人群中的20%左右，常在睡眠中发生。原因在于老年人的吞咽功能下降，反应比较迟钝，如果刚吃过饭就睡觉，食物很容易因为反流进入肺部。一旦带有胃酸的食物反流到肺部，还会对肺产生化学性损伤，使肺容易受到细菌感染，甚至造成窒息。

所以，老年人预防肺炎一定要改变吃饱就睡的习惯。最好在饭后散步15～30分钟。或做些轻微活动。睡觉的姿势也很有讲究，不宜采用平卧位，应采用头部稍微抬高的右侧卧位或半侧卧位，以避免分泌

物倒流进入气管及支气管内。对于长期因病卧床的老年人，家人在喂食时要注意，不要让食物误进入气管，造成老年吸入性肺炎。

老年人肺炎的临床表现不太典型，很容易被误诊或漏诊，等到发现时病情已经严重。而且，肺炎的严重程度也会随着年龄的增长而加重，因此，老年人应该提早注意对肺炎的预防调养要、总体而言，需要做到以下三点：

（1）平时注防寒保暖，遇有气候变化，随时更换衣着，体虚易感者，可常服玉屏风散之类药物，预防发生外感。

（2）戒除吸烟，避免吸入粉尘和一切有毒或刺激性气体。

（3）进食或喂食时，注意力要集中，要求患者细嚼慢咽，避免边吃边说。

春天清火防肺炎

早春季节，温差变化比较大，又是病原微生物大量滋生的季节，因此，是肺炎和其他呼吸系统感染的高发时期。许多人发现每年春天二月都很容易"上火"，不知不觉间就会出现头晕、口腔

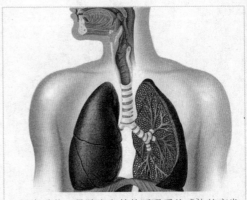

◎早春季节，是肺炎和其他呼吸系统感染的高发时期

溃疡、牙龈肿痛、咽喉疼痛，而且还会影响消化系统，出现小便发黄、便秘的症状。同时，体内的火可以引来外感，使肺炎的概率增加。那么，为什么人在二月容易"上火"呢？

原来，从立春起，冬季结束，春季开始。但从气象学而论，冬天还没有真正过去，所以这个月的温度较为多变。外界大气候，身体小舞台，体内阴阳二气交战，结果常是"火"气大盛。随时清火、调和阴阳成为这个月的保健主旋律。

立春开始，气候变暖，自然界阳气由弱转强，阴气由盛转衰，乃至消失。初生的要占据舞台，谢幕的还不肯退下，阳气与阴气交战激烈，所以气候变化无常，乍寒乍暖，时晴时雨。和自然界一样，体内的阳气随着春暖也开始苏醒，渐成主角，如果遇到外界气温骤升、阳气大盛，体内外阳气交织，容易导致身体积热。

中医认为，人体内有一种看不见的"火"，它能产生温暖和力量，维持器官的功能，但如果失去制约，火性就会上升，一旦外邪侵袭，容易引发肺炎等疾病。因此，在早春季节，预防肺炎清火是

非常必要的。

如何清火呢？下面针对不同的上火症状，介绍几种简便易行的清火妙招：

（1）嗓音干哑：饮淡盐水、橘皮糖茶。

（2）咽喉肿痛：嫩丝瓜捣烂挤汁，频频含漱；醋加等量的水漱口可减轻疼痛；用一匙酱油漱口，1分钟左右吐出，连续3~4次。

（3）口气重：藿香15克洗净，加水煎5分钟，弃渣取汁，再将粳米50克煮成粥后，加入藿香汁食用；将藿香换成薄荷煮粥，也可以防治口气。

（4）咯痰：桑树皮10克，甘草、竹叶各5克，洗净入锅，加水适量煎服，可治清晨多痰；生姜1块切碎，鸡蛋1个，香油少许，像煎荷包蛋一样，把姜和蛋一起用香油煎熟，趁热吃下，每日2次。

（5）口干舌燥：百合、杏仁和粳米同煮，到粥煮好时，加入梨丁、枇杷丁，再拌入少许蜂蜜即可服用。

（6）脸上长痘：将芹菜、西红柿、雪梨、柠檬洗净后榨汁饮用，每日1次；或者用胡萝卜、芹菜、洋葱榨汁，都有清热、解毒、去火的作用。

肺气肿的掌纹及护理

❶ 肺气肿的特征

严格地讲，肺气肿不是一种病，而是慢性气管炎、支气管哮喘等的并发症。肺气肿是因肺脏充气过度，细支气管末端、肺泡管、肺泡囊和肺泡膨胀或破裂的一种

病理状态。主要因为慢性气管炎、支气管哮喘、空洞型肺结核、矽肺、支气管扩张等长期反复发作，使肺泡壁损坏、弹性减弱，甚至多个肺泡融合成一个大肺泡，使肺泡内压力增大，血液供应减少而出现营养障碍，最终形成肺气肿。按病因，肺气

肿可分成老年性肺气肿、代偿性肺气肿、间质性肺气肿、阻塞性肺气肿等。而异阻塞性肺气肿最常见。

不少中老年人患有肺气肿，而肺气肿又是肺源性心脏病的祸根。为阻断这一恶性进程，不妨采用美国专家推荐的吹气球法，每天吹40次，以保持肺细胞及细支气管的弹性，减轻肺气肿的症状。临床实验显示，吹气球的效果优于单纯的深呼吸锻炼，也可两者交替进行，值得一试。

常见症状

患上肺气肿后，常伴咳嗽、多痰、气急等表现，若持续发展可导致肺心病。阻塞性肺气肿起病缓慢，主要表现是咯痰、气急、胸闷、呼吸困难，合并感染加重导致呼吸衰竭或心力衰竭。中医认为本病属于咳嗽、喘息、痰饮的范畴。治疗上包括去除病因、控制感染、体育医疗和中医施治、改善呼吸功能和肺部状态。

掌纹特征

（1）1线的末端出现分叉，并且叉纹线被明显的干扰线严重干扰，预示肺气肿。

（2）大拇指指腹肚即肺二区，按之凹陷无弹力，提示肺气肿信号。

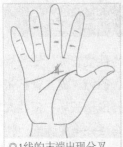

◎1线的末端出现分叉，并且叉纹线被明显的干扰线严重干扰

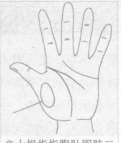

◎大拇指指腹肚即肺二区，按之凹陷无弹力，提示肺气肿信号

辅助诊断

无名指的指甲增大，在甲面的中间位置出现凸起，四周的软皮组织变粗，支架上也可能会出现纵纹，说明肺气肿的症状较重。

❷ 肺气肿的常见问题

哮喘会发展成肺气肿吗

儿童或青少年的过敏性哮喘一般不常伴有气管炎、慢性支气管炎，且发作大多有较长的间歇，或每次发作的时间并不长，因此在短期内不至于发展成肺气肿。但如果身体的抵抗力降低、经常接触刺激性物质或反复上呼吸道病毒性感染，可能就会合并发生慢性支气管炎，病情迁延难愈。

总之，单纯性的支气管哮喘不像慢性支气管炎那样容易发展成肺气肿或肺心病。但是，如果发作频繁，或呈哮喘持续状态，尤其是合并慢性支气管炎后，则容易发生肺气肿，严重的还会发展成肺心病。

一般性的支气管哮喘，都会因为支气管的痉挛、黏膜水肿及分泌物增多，使气道阻塞。这样，当人吸气时膈肌强烈收缩，肋外肌上提，胸廓扩大，胸腔的负压增大，肺泡扩张，肺脏膨胀，整个胸廓呈气肿状态。在哮喘缓解期，可能并不出现肺气肿瘤的临床表现，不过，如果哮喘经常发作，支气管黏膜反复发炎水肿，呼吸道的狭窄将成为恒久性。吸气时支气管扩张，气体尚能进入肺泡，呼气时支气管缩小、塌陷，肺内所体不容易排出，肺泡内残留的气量增高，弹性减退，所以就形成了所谓的阻塞性肺气肿。

在慢性阻塞性肺气肿的基础上，病情一点点加重，肺泡的内压也不断增高，并压迫肺泡壁周围的毛细血管，致使管腔狭窄或半塞，以致肺泡破裂，肺毛细血管床大大养活肺循环阻力增大，发生肺动脉高压，最终发展为以右心室肥厚扩张及右心衰竭为特征的肺心病。

老年人胸闷伴发绀，要小心肺气肿

肺气肿是一种常见的老年疾病，是肺泡的某一部分发生特异性扩张并伴有破坏性改变后，导致肺组织弹力减退和容积增大的疾病。多由慢性支气管炎、反复发作的支气管哮喘、支气管扩张、慢性纤维空洞性肺结核和尘肺等发展而来。其病因与吸烟、空气污染以及过敏和感染等有关。

肺气肿的早期症状明显，主要体现在胸闷及口唇、手指发绀变紫，并渐成桶状胸，呼吸困难并逐渐加重。其典型症状是在劳动或剧烈活动时出现呼吸困难并渐渐加重，直至静卧时亦可出现。

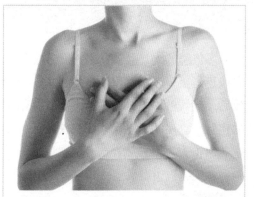

◎肺气肿的早期症状明显，主要体现在胸闷及口唇、手指发绀变紫，呼吸困难并逐渐加重

若到医院检查发现有过清音；听诊呼吸音普遍减弱，呼吸延长，并发感染时肺部可有湿音；肺下界下降，移动性浊音消失或减少；X线胸片可表现出双肺透亮增强，外周肺纹减少，横膈下降，运动不良；肺功能明显减弱。

肺气肿的自我诊断要与其他慢性呼吸道疾病相区别，可从肺功能呼吸困难的程度上判断患病程度的轻重。肺功能呼吸困难程度分为五度：第一度，工作、步行及上下楼梯与同龄健康者相同；第二度，平地步行与同龄健康者相同，但上坡或上楼梯时则跟不上健康者；第三度，平地步行按自己的速度可走1千米以上，但达不到健康人的速度；第四度，行走要做多次休息，连50米的距离也不能一气走到底；第五度，说话、转身、穿衣、用餐均会发生呼吸急促。重度肺气肿患者的死亡率比较高，呼吸功能约在第四度和第五度中。

如何防治老年性肺气肿

很多老年人常有不同程度的肺气肿，这是随着年龄的增长，肺组织的生理功能衰退，肺泡弹性差，肺泡内气体膨胀，加上胸廓的变化而逐步形成的。当老人在登楼、平地步行，甚至在穿衣时出现气急的现象，很可能就是肺气肿了。此时，若能注意保健，采取综合措施，则能减轻、缓和肺气肿的病症。具体来说，可从下面几点做起。

（1）防感冒

感冒会令肺气肿加重，所以平日一定要注意防止感冒。当气温突变时要增减衣服，在感冒流行期间，避免到人多的地方去，同时还要加强耐寒锻炼，比如从夏季开始坚持用凉水洗脸甚至洗澡。也可以用流感疫苗等增强人体免疫功能，减少感冒的机会。

（2）戒烟

中医学早就认识到，"烟草，用久则肺焦，诸药皆无效"，就是说长期抽烟会引起肺部疾病，尔后应用药物治疗很难起作用。据临床观察，戒烟后能使肺活量、功能残气量、时间肺活量、最大呼气中期流速均有显著改善。

（3）改善呼吸道阻塞

老年人在应用化痰、排痰、解痉平喘药物时，应选择对心脏作用较少的药物，如沙丁胺醇（嗽必妥）、间羟异丁肾上腺素等雾化吸入，每日2次，每次15分钟。

改善呼吸道阻塞常用的方法有以下几种。

①氧疗

肺气肿患者如果伴有明显缺氧，可以采用持续低流量吸氧，每日达16小时以上，用这样的方法来缓解缺氧性肺小动脉

收缩，减轻心脏负担，改善体质，提高运动耐力。

②腹式呼吸

腹式呼吸能够增强患者膈肌、腹肌的活动能力。做腹式呼吸锻炼时，可用这样的方式：取立位，一手放于前胸，一手放于腹部，作腹式呼吸，吸气时尽力挺腹，胸部不动，呼气时腹部内陷，尽量将气呼出。呼吸需按节律进行，吸与呼时间之比为1：2或1：3。用鼻吸气，用口呼气，呼气时口唇收拢，作吹口哨样，胸向前倾，要求深吸缓呼，不可用力，每分钟呼吸7～8次，每日锻炼2次，每次10～20分钟。

③运动锻炼

老年人肺气肿宜进行爬楼梯、太极拳等锻炼。实践证明，凡是长期坚持康复锻炼，肺功能恶化情况会得到延缓，健康状态好转，寿命比不参加锻炼者明显延长。

④扶正固本

年老体弱的老年患者，应选用中药进行益肺健脾补肾治疗。

肺结核的掌纹特征及护理

❶ 肺结核的常见问题

肺结核是结核病的一种，是由结核杆菌引起的慢性传染病。临床上多呈慢性经过，因身体抵抗力弱，感染结核杆菌后发病。肺结核一般有疲乏、消瘦、盗汗、胃口不好、下午发热、面颊潮红等全身症状，可伴有咳嗽、咯痰、咯血、胸痛、气急等。

多数患者病灶轻微，常无明显症状，有些患者反复咳嗽以慢性支气管炎治疗无效后，经线健康检查时才被发现；肺结核的症状与许多呼吸系统疾病相似，其发生率各家报告颇不一致，部分住院病人无症状，多系体检中发现。

常见症状

肺结核的临床表现多种多样，病灶范

围小，可无明显症状，常在X线健康检查时始被发现。病变范围广，机体对结核菌敏感性高，则毒性症状显著。

全身毒性症状表现为午后低热、乏力、食欲减退、体重减轻和盗汗等，当肺部病灶急剧进展或播散时，可有高热。妇女可有月经失调或闭经。

另外，还会有一些呼吸系统症状。

（1）咳嗽、咯痰：早期咳嗽或有微咳，无痰或有少量黏液痰。肺组织发生干酪样坏死或并发感染时，痰量增加并成脓性。并发支气管结核时，可有剧烈的刺激性咳嗽。

（2）咯血：约1/3患者有不同程度的咯血。痰中带血为炎性病灶的毛细血管扩张引起，中量以上咯血常为小血管损伤或空洞内血管瘤破裂所致。

（3）胸痛：当炎症波及壁层胸膜时，患侧胸壁有胸痛，随咳嗽和呼吸而加重。

（4）呼吸困难：慢性重症肺结核时，由于肺组织广泛破坏，或并发肺不张、肺气肿、广泛胸膜增厚、气胸或大量胸腔积液等，可引起呼吸功能障碍而出现呼吸困难。

掌纹特征

（1）1线行至无名指下方时出现方格纹，或者1线紊乱，均提示肺结核的可能。

（2）3线的起端被干扰线干扰，在中央位置还有小

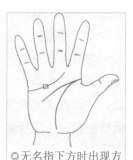

◎无名指下方时出现方格纹，提示肺结核的可能

岛纹，提示肺结核信号。另外，若用拇指按压线起端，触摸到小结点，也是肺结核的信号。3线的中间位置若有较大岛纹，提示肺结核遗传史。

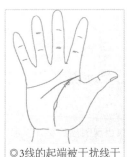

◎3线的起端被干扰线干扰，在中央位置还有小岛纹，提示肺结核信号

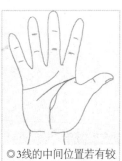

◎3线的中间位置若有较大岛纹，提示肺结核遗传史

（3）肺一区即无名指和小指根部接掌处，出现红色斑点或有"井"字纹，或二指皆有血管浮现，均为肺结核信号。

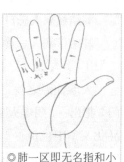

◎肺一区即无名指和小指根部接掌处，出现红色斑点或有"井"字纹，或二指皆有血管浮现，提示肺结核

辅助诊断

（1）拇指根部的大鱼际处常有朱砂式的斑点，每天下午容易脸部发红，说明可能患有肺结核或者肝功能障碍。

（2）上唇内系带上突然出现褐色斑块，同时睫毛也增长，提示肺结核病正在严重发作。

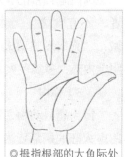

◎拇指根部的大鱼际处常有朱砂式的斑点，提示肺结核的可能性

（3）用手按压胸如图所示的中府穴，如果出现明显痛感，提示患有肺结核。

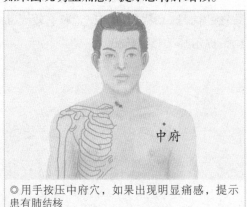

◎用手按压中府穴，如果出现明显痛感，提示患有肺结核

② 肺结核的常见问题

肺结核病人忌口须知

肺结核病人忌食下列食物。

（1）人参

人参性温之物，大补气血。《医学入门》指出："阴虚火嗽吐血者慎用。"《药品化义》中也说："若肺受火邪，喘嗽痰盛，失血初起，皆不可用。"肺结核咳嗽咯血之人，不宜服食人参，野山参尤禁。

（2）狗肉

狗肉温补食品，肺结核之人阴虚内热者，不宜食之。《本草经疏》中早有告诫："狗肉发热动火，生痰发渴，凡病人阴虚内热，多痰多火者慎勿食之。"

（3）獐肉

獐为鹿科动物，獐肉性温热，故凡属阴虚火旺的病症皆当忌食，且獐肉亦为发物。《随息居饮食谱》中说："多食发痼疾。"肺结核病多为阴虚火旺之疾，对性属温热的发物食品，理应忌之。

（4）鹅肉

鹅肉古代医家及民间均视之为发物，如唐代食医孟诜即云："鹅肉多食，发痼疾。"《本草求真》也说它"发风发疮发毒"。明·李时珍亦认为"鹅，气味俱厚，发风发疮，莫此为甚。"肺结核亦为痼疾，法当忌食。

（5）黄花鱼

黄花鱼即石首鱼、江鱼，是为海腥发物食品。如《本草汇言》中说："动风发气，起痰助毒。"清代王士雄亦云："石首鱼，多食发疮助热，病人忌之。"海腥发物含刺激性成分，肺结核者食之，会加重病势，故应忌之。

（6）胡椒

《海药本草》中谈到胡椒时说："不宜多服，损肺。"因为胡椒是大辛大热之物，所以阴虚有火者均应忌食。《随息居饮食谱》也说："多食动火燥液，耗气伤阴。"肺结核患者多属中医阴虚火旺体质，所以当忌之。

（7）辣椒

辣椒性热味辛，能助火伤阴。《中药大辞典》申明确告诫："阴虚火旺及患咳嗽者忌服。"所以，阴虚内热之体的肺结核之人不宜食用。

（8）花椒

花椒俗称川椒，辛温有毒。清代王孟英认为"多食动火"。《本草经疏》中告诫："肺胃素有火热，或咳嗽生痰，或咳嗽咯血，……法所咸忌。"肺结核之人亦当忌食。

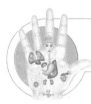

肺结核

色泽特征

手部整体色泽晦暗，或有灰色与白色斑点相间分布，这是肺部病变的明显表现。

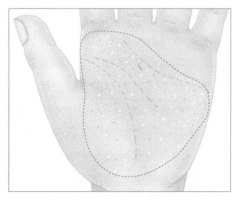

手线变化

1线、2线、3线开端紊乱，而且有障碍线切过，提示肺结核病进一步恶化。

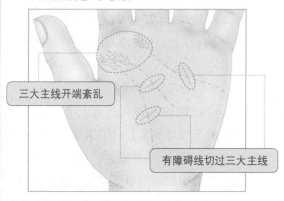

三大主线开端紊乱

有障碍线切过三大主线

反射区特征

肺区的色泽变化反映出人体内的肺部病变情况，应该立刻采取治疗措施。

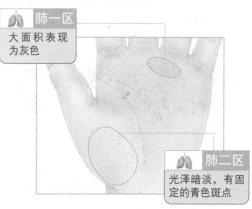

肺一区
大面积表现为灰色

肺二区
光泽暗淡，有固定的青色斑点

墨印手纹展示

三大主线开端杂乱，有障碍线切过三大主线。

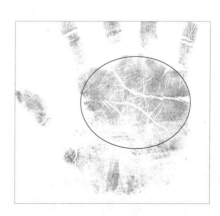

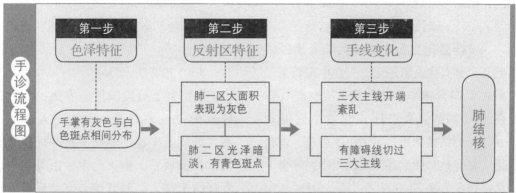

手诊流程图

第一步 色泽特征	第二步 反射区特征	第三步 手线变化	
手掌有灰色与白色斑点相间分布	肺一区大面积表现为灰色	三大主线开端紊乱	肺结核
	肺二区光泽暗淡，有青色斑点	有障碍线切过三大主线	

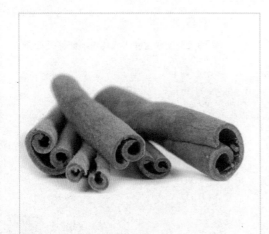

◎桂皮味辛甘，有小毒，肺结核患者的体质多属气阴亏损，或是阴虚火旺，故切勿服食。

（9）桂皮

桂皮属辛温调味食品。《四川中药志》云："性大热，味辛甘，有小毒，阴虚有火者忌服。"肺结核患者的体质多属气阴亏损，或是阴虚火旺，故切勿服食。

（10）樱桃

《日用本草》曾说："其性属火，能发虚热喘嗽之疾。"也就是说樱桃性温而发涩，容易导致内热。肺结核病多为阴虚火旺，虚热虚喘。《随息居饮食谱》又说："樱桃甘热温中，不宜多食，诸病皆忌。"也应包括肺结核病在内，切勿多食之。

（11）砂仁

《药品化义》中告诫人们食用砂仁时："肺有伏火者忌之。"在中医看来，砂仁性温，味辛，易助热上火，耗气伤阴。《本草正义》还说它"辛燥而动血"。肺结核的患者多为阴虚内热，误食之，易燥热损肺，甚则动血而咯血吐血，故应忌食为妥。

此外，肺结核患者还应忌吃茴香、荜拨、丁香、生姜、荔枝、龙眼肉、羊肉、鹿肉、海马、麻雀肉、公鸡、韭菜以及烟酒等。

肺结核病人咳嗽时的注意事项

一般情况下，病人轻度咳嗽，少量排痰不影响休息与睡眠，不需处理，但对咳嗽剧烈伴有痰量增加的结核病人，应考虑有肺内继发感染的存在，应去就医并做好病人的咳嗽护理。病人居住环境要保持舒适、洁静，保持室内空气新鲜，及时通风换气，但避免直接吸入冷空气，防止气管受凉而加重咳嗽。禁止病人及他人在病人居室区域内吸烟，减少不良刺激。禁止如燃烧蚊香、喷洒有刺激气味药水、烧炒辣椒等。

痰液潴留可使病情恶化，感染加重，因此病人还应掌握有效的咳嗽和祛痰方法。

（1）深呼吸和咳嗽

可以帮助维持气道通畅，增加通气量，利于气体交换，促进康复。方法：病人尽量取坐位或半坐位，先做几次深呼吸，然后用膈肌尽量深吸气，保持张口，病人一边抑制呼吸，一边连续进行短促轻咳，将痰液从深部咳到咽部附近，再用力将痰咳出。

（2）拍背法

拍背利于痰栓脱落。方法：病人最好取坐位，拍背者一手扶病人近侧肩部，助病人坐稳，另一手指并拢拱成杯状，腕部放松，由下向上，由外向内，反复叩击病人对侧背部，交替进行。正确的手法是叩击时发出一种空而深的拍击声。于每日晨起和晚睡前进行，每次5分钟左右。叩击同时要鼓励病人做深呼吸和咳嗽。应用此法应注意：病人咳嗽伴有咯血时禁用，不要在骨突起部位叩击，如肩胛骨、脊柱。叩击力量要适中，以不使病人感到疼痛为宜。

（3）体位引流

使患肺处于高位，引流支气管的开口向下，促进痰液顺体位引流而至气管咯出。方法：病人侧卧位，患侧肺向上，去枕头靠床边稍低，床脚垫高15~20厘米。每日2~4次，每次15~20分钟。通常在餐前进行。体位引流间歇做深呼吸和咳嗽，同时叩拍背部，排痰效果更好。但体质虚弱、心肺功能不好的病人慎用。对痰液黏稠，无力咳嗽，排痰困难的病人，应按医生要求使用祛痰药，也可用雾化吸入法湿化痰液后，再配合以上方法将痰液充分排除。

肺结核防范注意事项

我们应该如何应对肺结核，防止其大范围扩散呢？

（1）儿童按时接种卡介苗。接种后就能增强免疫力，能避免被结核杆菌感染而患病。

（2）肺结核病人在咳嗽、喷嚏、大声谈笑时喷射出的带菌飞沫会传染给健康人，因此病人出门要戴口罩，不应随地吐痰。病人的被褥、衣物要在阳光下暴晒2小时消毒，食具、器皿应该分开使用。

（3）居室应该保持空气流通、阳光充足，每天应开窗3次，每次20~30分钟。

（4）对肺结核应有正确的认识，目前肺结核有特效药，疗效十分满意，肺结核不再是不治之症了。应有乐观的精神和积极的态度，坚持按时按量服药，完成规定的疗程，否则容易复发。

（5）可选择气功、太极拳等项目进行锻炼，使机体的生理功能恢复正常，逐渐恢复健康，增强抗病能力。平时注意防寒保暖，节制房事。

（6）应戒烟禁酒。吸烟会使抗结核药物的血浓度降低，对治疗肺结核不利，又能增加支气管炎液的分泌，使咳嗽加剧、结核病灶扩散，加重潮热、咯血、盗汗等症状。饮酒能增加抗结核药物对肝脏的毒性作用，导致药物性肝炎，又能使机体血管扩张，容易产生咯血症状。

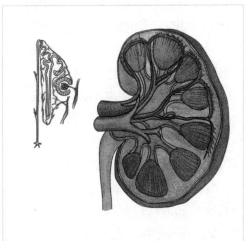

◎肺结核患者应戒烟禁酒。吸烟会使抗痨药物的血浓度降低，对治疗肺结核不利

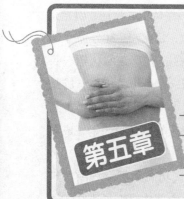

看掌纹知肾脏

第五章

◎肾脏是人体的主要排泄器官，在腰椎骨的两边，左右各一。二者的位置并不是平行的，因右侧有实质性器官肝脏占据空间，所以大多数人的左肾位置比右肾稍高。

不得不知的肾脏常识

肾脏是人体的主要排泄器官，在腰椎骨的两边，左右各一。二者的位置并不是平行的，因右侧有实质性器官肝脏占据空间，所以大多数人的左肾位置比右肾稍高。从外形上来看，肾脏就像一对扁豆，位于腹膜后脊柱两旁浅窝中，长10～12厘米、宽5～6厘米、厚3～4厘米、重120～150克；肾的内缘中央有一凹陷，称为肾门。肾血管、淋巴管、神经和输尿管均由此进出。

肾脏的基本生理功能有以下五点：

（1）分泌尿液，排出代谢废物、毒物和药物

肾血流量占全身血流量的1/4～1/5左右，肾小球滤液每分钟约生成120毫升，一昼夜总滤液量170～180升。滤液经肾小管时，99%被回吸收，故正常人一昼夜的尿量约为1500毫升。葡萄糖、氨基酸、维生素、多肽类物质和少量蛋白质，在近曲小管几乎被全部回收，而肌酐、尿素、尿酸及其他代谢产物，经过选择，或部分吸收，或完全排出。肾小管尚可分泌排出药物及毒物，如酚红、对氨马尿酸、青霉素类、头孢霉素类等；药物若与蛋白质结合，则可通过肾小球滤过而排出。

（2）调节体内水和渗透压

调节人体水及渗透压平衡的部位主要在肾小管。近曲小管为等渗性再吸收，为吸收Na^+及分泌H^+的重要场所。在近曲小管中，葡萄糖及氨基酸被完全回收，碳酸氢根回收70%～80%，水及钠的回收65%～70%。滤液进入髓袢后进一步被浓缩，约25%氯化钠和15%水被回吸收。远曲及集合小管不透水，但能吸收部分钠盐，因之液体维持在低渗状态。

（3）调节电解质浓度

肾小球滤液中含有多种电解质，当进入肾小管后，钠、钾、钙、镁、碳酸氢、氯及磷酸离子等大部分被回吸收，按人体的需要，由神经内分泌及体液因素调节其吸收量。

（4）调节酸碱平衡

肾对酸碱平衡的调节包括：①排泄 H^+，重新合成 HCO_3^-，主要在远端肾单位完成；②排出酸性阴离子，如 SO_4^{2-}、PO_4^{3-}等；③重吸收滤过的 HCO_3^-。

（5）内分泌功能

可分泌不少激素并销毁许多多肽类激素。肾脏分泌的内分泌激素主要有血管活性激素和肾素、前列腺素、激肽类物质，参加肾内外血管舒缩的调节；又能生成1.25-二羟维生素 D_3 及红细胞生成素。

总之，肾脏是通过排泄代谢废物，调节体液，分泌内分泌激素，以维持体内内环境稳定，使新陈代谢正常进行。

❶ 肾的内部结构

肾脏内部的结构，可分为肾实质和肾盂两部分。

在肾纵切面可以看到，肾实质分内外两层：外层为皮质，内层为髓质。

肾皮质新鲜时呈红褐色。由肾小球和曲小管所构成，部分皮质伸展至髓质锥体间，成为肾柱。肾髓质新鲜时呈淡红色，由10~20个锥体构成。肾锥体在切面上呈三角形。锥体底部向肾凸面，尖端向肾门，锥体主要组织为集合管，锥体尖端称肾乳头，每一个乳头有10~20个乳头管，向肾小盏漏斗部开口。

在肾窦内有肾小盏，为漏斗形的膜状小管，围绕肾乳头。肾锥体与肾小盏相连接。每肾有7~8个肾小盏，相邻2~3个肾小盏合成一个肾大盏。每肾有2~3个肾大

盏，肾大盏汇合成扁漏斗状的肾盂。肾盂出肾门后逐渐缩窄变细，称为输尿管。

肾脏的主要功能是生尿和排尿。机体的代谢产物尿素、尿酸、无机盐及多余的水，主要由肾排出，对机体的新陈代谢十分重要。

❷ 中医对肾的认识

《黄帝内经》说："肾者，作强之官，技巧出焉。"这就是在肯定肾的创造力。"作强之官"，"强"，从弓，就是弓箭，要拉弓箭首先要有力气。"强"就是特别有力，也就是肾气足的表现，其实我们的力量都是从肾来，肾气足是人体力量的来源。

肾的功能主要有三个方面：主藏精，主纳气，主骨生髓。

肾的第一大功能是藏精。精分为先天之精和后天之精。肾主要是藏先天的精气。精是什么?精是维持生命的最基本的物质。这种物质基本上呈液态的，所以精为水，肾精又叫肾水。肾还主管一个人的生殖之精，是主生殖能力和生育能力的，肾气的强盛可以决定生殖能力的强弱，所以养肾是生命的根本。同时，肾主水，各种液体、水的东西都储藏于肾，都由肾升发、运载。

肾的第二大功能是纳气，也就是接收气。气是从口鼻吸入到肺，所以肺主气。肺主的是呼气，肾主的是纳气，肺所接收的气最后都要下达到肾。

肾的第三个功能是主骨生髓。肾主管骨头的生长，生的是髓，《黄帝内经》中

髓主要有三种：脑髓、骨髓、脊髓。因此牙齿也是一种骨头，肾还主管牙齿，《黄帝内经》有一句话是"齿为骨之余"，如果肾虚则会导致牙齿早早掉落。脑髓不足、骨髓不足都属于肾精不足，肾气不足，所以养肾是非常重要的。

❸ 如何养护肾脏

养肾的最佳时间：酉时

酉时就是下午5点至晚上7点的两个时辰。此时，周身气血流经我们身体的肾经，正是肾经当令的时间。人体经过申时的泻火排毒，在酉时进入贮藏精华的阶段，此时肾发挥着巨大的作用。肾经的运作，有利于储存一日的脏腑之精华。肾虚者，可在这一时段练练护肾功，效果更好。下面就为大家介绍几种运动，可酌情锻炼。

（1）缩肛功

平卧或直立，全身放松，自然呼吸。呼气时，做排便时的缩肛动作，吸气时放松，反复进行30次左右。早晚均可进行。本功能提高盆腔周围的血液循环，促进性器官的康复，对防治肾气不足引起的阳痿早泄、女性性欲低下有较好的功效。

（2）强肾操

两足平行，足距同肩宽，目视前端。两臂自然下垂，两掌贴于裤缝，手指自然张开。脚跟提起，连续呼吸9次不落地。

再吸气，慢慢曲膝下蹲，两手背逐渐转前，虎口对脚踝。手接近地面时，稍用力抓成拳（有抓物之意），吸足气。

憋气，身体逐渐起立，两手下垂，逐渐握紧。

呼气，身体立正，两臂外拧，拳心向前，两肘从两侧挤压软肋，同时身体和脚跟部用力上提，并提肛，呼吸。以上程序可连续做多次。

（3）刺激脚心

中医认为，脚心的涌泉穴是浊气下降的地方。经常按摩涌泉穴，可益精补肾。按摩脚心对大脑皮层能够产生良性刺激，调节中枢神经的兴奋与抑制过程，对治疗神经衰弱有良好的作用。方法是：两手掌对搓热后，以左手擦右脚心，以右手擦左脚心。每日早晚各1次，每次搓300下。

（4）自我按摩腰部

两手掌对搓至手心热后，分别放至腰部，手掌分别上下按摩腰部，至有热感为止。早晚各一次，每次约200下。这些运动可以健运命门，补肾纳气。

另外，如果需要服中药的话，酉时服用效果比较好。如果家里有人经常在这个时候发低烧，很可能就是肾气大伤引起的，一定要多加注意。

总之，为了我们一生的幸福，一定要利用好肾经，这样肾精充足，肾就会变得强大，整个人充满了力量，所有的问题也就迎刃而解了。

养肾的最佳季节：冬季

《素问·四气调神大论》说："冬三月，此谓闭藏，水冰地坼，无扰乎阳。"冬季是自然界万物闭藏的季节，人体的阳气也要潜藏于内，由于阳气的闭藏，人体新陈代谢水平相应降低。因而需要生命的原动力"肾"来发挥作用，以保证生命活动适应自然界的变化。人体能量和热量来源于肾，也就是人们常说的"火力"，"火力"旺说明肾脏机能强，生命力也强。反之，生命力就弱。冬天，肾脏机能正常则可调节机体适应严冬的变化，否则将会导致心颤代谢失调而发病。综上，冬季养生的重点是"防寒养肾"。

具体来说，在冬三月里做好"养藏"工作，主要应从以下方面着手：

（1）早睡晚起，最好等太阳出来以后再起床。同时，由于寒冷，冬季最好在家里待着，尽量少出门。

（2）保证足够睡眠。俗话说"春困秋乏夏打盹，睡不醒的冬三月"，有些人一到冬天就一副无精打采的样子，这主要是因为冬天天气寒冷，自然界阳气不足，而人与自然界之间相对有一个平衡，人体内随之也会出现阳气不足。阳气不足人就会感到没有精神，成人每天不应少于8小时，青少年不少于10小时。不要熬夜，同样是睡8小时，但晚上11前点入睡和夜里3点睡效果肯定不同，后者易感到疲劳。

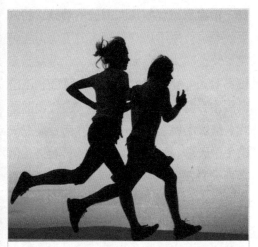

◎冬季多参加体育锻炼，比如跑步、游泳等运动量较大的锻炼，可以起到很好的养肾效果

（3）多参加体育锻炼，比如跑步、游泳等运动量较大的锻炼，可以让人运动后感到神清气爽，精力充沛。但运动后大量出汗要注意保暖，以免感冒；晨练时间不宜过早，最好是天气晴好，有阳光初照。

（4）注意保暖，多晒太阳。日常生活中要尽量远离寒气，接近温气，不要让皮肤泄露于风寒之中，使已经收藏的阳气向外散失。特别是脚和腿，不要为了贪恋苗条身材而"要单儿"。

（5）不宜洗冷水澡，也不提倡冬泳，以免阳气耗损太大。

此外，在冬季，人们还可根据自己的体质、爱好，安排一些安静闲逸的活动，如养鸟、养鱼、养花，或练习书法、绘画、棋艺等。如果进行室外锻炼，运动量应由小到大，逐渐增加，以感到身体热量外泄微汗为宜。恰当的运动会让人感到全身轻松舒畅，精力旺盛，体力和脑力功能增强，食欲、睡眠良好。

中医强肾的小绝活

中医理论认为，肾气充足，阳气就盛大，就可以有效地保持身心健康。然而，强肾保健并不像我们平常所认为的那样，吃点大补的药就可以了。正如《黄帝内经》中所说"肾恶燥"，有时候反而越补越虚。其实，中医关于养肾的方法有很多种，在此摘录几则，以供参考。

（1）叩齿咽津翕周法

本法包含两点：第一，每日早晨起床后叩齿100次，然后舌舔上腭及舌下、齿龈，含津液满口之后再咽下，意送至丹田，此为叩齿咽津。第二，收缩肛门，吸气时将肛门收紧，呼气时放松，一收一松为一次，连续做50次，此即翁周。本法有滋阴降火，固齿益精，补肾壮腰的作用，能防治性功能衰退。

（2）双掌摩腰法

取坐位，两手掌贴于肾俞穴，中指正对命门穴，意守命门，双掌从上向下摩擦40～100次，使局部有温热感。本法有温肾摄精之效，对男子遗精、阳痿、早泄，女子虚寒带下，月经不调等，均有很好的防治作用。

（3）按摩下肢涌泉法

取坐位，双手搓热后，双手掌分别紧贴脚面，从趾跟处沿踝关节至三阴交一线，往返摩擦20～30次，然后用手掌分别搓涌泉穴100次，摩擦时，最好意守涌泉穴，手势略有节奏感。本法有交通心肾、引火归源之功，对心肾不交引起的失眠、遗精等症都有很好的防治效果。

（4）疏通任督法

取半仰卧位。点神阙：一手扶小腹，另一手中指点按在神阙穴上，默数60个数，然后换手再做一次。搓尾间：一只手扶小腹，另一手搓尾间30～50次，然后换手再重做30～50次。揉会阴：一只手或双手重叠扶在阴部，手指按在会阴穴上，正反方向各揉按30～50次。揉小腹：双手重叠，在小腹部正反方向各揉按30～50圈。此功法温运任脉.疏通任督，培补元气，燮理阴阳。本法久练可有疏通经络、滋阴补肾。调节任督冲带等脉功能，对前列腺炎、泌尿结石、子宫疾患有良好的防治功效。

上述各法，既可单项做，也可综合做。只要认真坚持这些保健功法的锻炼，就能使肾气旺，阴阳协调，精力充沛，从而起到防治疾病、延缓衰老的作用。

黑色食物个个都是补肾"好手"

中医学把不同颜色的食物或药物归属于人体的五脏：红色入心，青色入肝、黄色入脾，白色入肺，黑色入肾。所以，多吃黑色食物可以对肾起到很好的滋养和呵护作用，这点也已经受到了专家的肯定。

黑色食物一般含有丰富的微量元素和维生素，如我们平时说的"黑五类"，包括黑米、黑豆、黑芝麻、黑枣、核桃，就是最典型的代表。如果仔细研究"黑五类"的营养，就会发现，其中个个都是养肾的"好手"。米中的珍品——黑米，也被称为"黑珍珠"，含有丰富的蛋白质、氨基酸以及铁、钙、锰、锌等微量元素，有开胃益中、滑涩补精、健脾暖肝、舒筋活血等功效；豆被古人誉为肾之谷，黑豆味甘性平，不仅形状像肾，还有补肾强身、活血利水、解毒、润肤的功效，特别

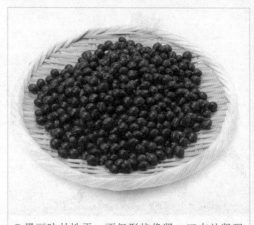

◎黑豆味甘性平，不仅形状像肾，还有补肾强身、活血利水、解毒、润肤的功效

适合肾虚患者；有"营养仓库"之称的黑枣性温味甘，有补中益气、补肾养胃补血的功能；核桃则有补肾固精、利尿消石、润肠通便、温肺定喘的作用，常用于肾虚腰痛、尿路结石等症；黑芝麻性平味甘，有补肝肾，润五脏的作用，对因肝肾精血不足引起的眩晕、白发、脱发、腰膝酸软、肠燥便秘等有较好的食疗保健作用。"黑五类"个个都是养肾的"好手"，如果这五种食物一起熬粥，更是难得的养肾佳品。

除了"黑五类"外，黑荞麦也是补肾的"好手"。它可药用，具有消食、化积滞、止汗之功效。除富含油酸、亚油酸外，还含叶绿素、芦丁以及烟酸，有降低体内胆固醇、降血脂和血压、保护血管功能的作用。它在人体内形成血糖的峰值比较延后，适宜糖尿病人、代谢综合征病人食用。

黑木耳也是养肾佳品。中医认为其具有清肺益气、活血益胃、润燥滋补强身之效。现在研究表明，黑木耳胶体具有较强吸附力，能够清洁肠胃。还含有核酸、卵磷脂成分，具有健美、美容，延缓衰老之效。黑木耳是一种可溶性膳食纤维，能补血，高血脂、心梗、脑梗患者多食可溶栓，降低血小板数量。

此外，李子、乌鸡、乌梅、紫菜、板栗、海参、香菇、海带、黑葡萄等，都是营养十分丰富的食物。肾不好的人，可以每周吃一次葱烧海参，将黑木耳和香菇配合在一起炒，或炖肉时放点儿板栗，都是补肾的好方法。

总之，平时要多吃一些黑色的食物，肾不好可补肾，肾好的也可养肾。

植物的种子也能补肾

为什么植物的种子具有壮阳补肾的功效？据有关专家分析，对于植物来说，种子是为一个即将萌发的生命贮备能量，是植物中能量最集中的一部分，因此用种子药物治疗肾气不足的确是有道理的。

可以说，植物种子能够壮阳，这一理念的确立，对于现代人健康长寿具有重大意义，尤其是对于一些素食主义者，就可以通过多吃种子类的各种干果，比如花生、榛子、核桃，来补充自己的肾气，激发生命的活力。

在《摄生众妙方》中有一服名为"五子衍宗丸"的古方，该方由枸杞子、菟丝子、五味子、覆盆子、车前子五种植物的种子组成，现在一般的药店都能买到中成药。这种药最早用于治疗男性肾虚精少、阳痿早泄、遗精、精冷，后来扩展到治尿频、遗尿、夜尿多、流口水，乃至妇女白带多，并且对于某些因肾虚引起的不孕不

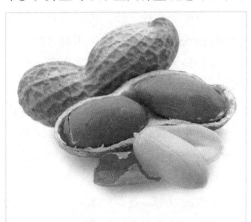

◎植物种子能够壮阳，比如花生、榛子、核桃，来补充自己的肾气，激发生命的活力

育也非常有效。究其治病原理，其实就是补充肾气，增强人体内的阳气。

植物种子壮阳的理念对于脑力工作者也具有重要意义。在中医理论中，脑与肾是相通的，故有"补肾就是补脑"的说法。并且，大脑工作时消耗的能量非常大，直接消耗肾里的元气，从而极易引起肾气不足。这时候，如果每天在早餐中加点坚果，或者每天吃一两个核桃、六七个杏仁，就可以收到极佳的补肾效果，进而改善脑功能乃至延缓衰老。

手掌上肾区位置及疾病预示

肾区在手掌上的主要反射区在中指根部与远侧手腕褶纹的1/4处，以中指所作垂线的左右分别为左肾和右肾的分布。肾脏的生理和病理信息都可以在这里得到反映。

从气色上观看，肾区呈现白色代表肾气虚，浅红为肾阳虚，暗红或暗紫则说明肾阴虚。若整个肾区颜色较淡，但是局部地方出现了白色的斑点，这是肾功能不全的表现，若多见杂乱的细小纹线，则提示肾炎。

肾区一般不会出现凸起，如果出现不规则的沙砾形凸起斑点，颜色发暗或发亮，同时腰部有钝痛感，说明患有肾结石症的可能性较大。如果肾区出现暗紫色的斑点，一般为尿毒症的先兆和提示，红白相间，色泽偏红的斑点则提示着肾炎。

手掌上除了这一区域外，还有其他几个小区域也可反映出肾功能状态。比如，小鱼际近手腕处若呈现十字纹或网状纹，提示肾脏病，如果该区隆起或洗浴后，手掌上出现波纹增多是肾病水肿的体征。此外，第二火星丘（小指根部掌丘与小鱼际间的连接处），小指指甲，小指U侧等处

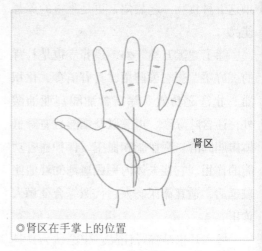

肾区

◎肾区在手掌上的位置

也可反映肾脏状况。在判断肾脏状态时，要以肾区为主结合其他相关区域进行综合分析，这样的准确率较高。

❶ 肾病的辅助诊断法

（1）面诊

患有肾病的人，颧骨与颜面处的肤色发黑，面黑牙齿坏掉者，多为虚火灼阴，肾精久耗者。

（2）目诊

晨起两眼睑水肿者，常为急性肾炎，也是心力衰竭的早期征兆；眼眶显示灰黑色，多数是肾虚或寒湿引起；左右眼球下

方3毫米处能反映肾脏的生理变化，如果出现红血丝说明肾功能损伤，女性可能是肾病或卵巢、输卵管病变，男性则预示着前列腺肥大的病症。

（3）舌诊

舌根部的舌苔薄白。

（4）甲诊

指甲的颜色若尖端呈红褐色，根部呈白色，说明因肾病所导致的肾功能不全；若指甲尖端出现淡棕色的横线，提示肾脏病，若是白色的横贯线，多因慢性肾病导致的低蛋白血症引起。

② 肾囊肿的掌纹特征及护理

肾囊肿是指肾脏内出现大小不等的与外界不相通的囊性肿块的总称，常见的肾囊肿可分为成人型多囊肾、单纯性肾囊肿和获得性肾囊肿。

成人型多囊肾是一种先天性遗传性疾病，肾脏实质内充满数不清大小不等的与外界不相通的圆形囊肿，囊内含有液体，大的可有数厘米，小的肉眼看不到，所以被叫作多囊肾。患者的具体表现为夜尿增多、腰痛、高血压等。尿检中常有血尿、少量蛋白尿，并会逐步发展成为慢性肾衰。大约有10%的患者还伴有肾结石，30%的人伴有多囊肝。

单纯性肾囊肿可能是一种先天性异常，单侧或双侧肾有一个或数个大小不等的圆形与外界不相通的囊腔，多数是单侧，故称单纯性肾囊肿。它的发病率随着年龄增长而增高，50岁以上的人做B超，大概有一半的人可能发现这种囊肿。借助B超、CT可确诊。

获得性肾囊肿主要是因尿毒症或透析治疗后才发生的。该病的发生同血液透析的时间有莫大的关系。肾脏原本没有肾囊肿，透析时间超过3年的，大多数病人会出现囊肿。它的一个肾内至少有4个囊肿，直径多为2~3厘米，有些囊肿可以发生感染，甚至癌变，通过B超或CT检查可确诊。

常见症状

大多数的肾囊肿患者没有明显症状，在体格检查中多为正常，有时会在肾区可触及或叩及一包块。当囊肿发生感染时，胁腹部可有压痛感。囊肿巨大时，腰腹部可出现包块。部分患者可能会因为囊肿本身及囊内压力增高、感染等而出现以下症状。

（1）腰、腹部不适或疼痛：因为肾脏的肿大和扩张，令肾包膜的张力增大，肾蒂受到牵拉，或者使邻近器官受压引起不适或疼痛。另外，肾脏多囊会令肾脏的含水量大，变得沉重，下坠牵拉，也会引起腰部疼痛。疼痛的特点为身体的一侧或双侧隐痛、钝痛，向下部及腰背部放射。囊内若有出血或继发感染，疼痛感还会突然加剧。如果合并结石或出血后血块阻塞尿路，可伴随肾绞痛。

（2）腹部肿块：这一症状是很多患者就诊的主要原因，有60%~80%的患者可触及肿大的肾脏。一般而言，肾脏愈大，肾功能愈差。

（3）血尿：通过检测，可发现镜下血尿或肉眼血尿。发作时腰痛常加剧，剧烈运动、创伤、感染可诱发或加重。出血原因是因为囊壁下方有许多动脉，由于压力增加或合并感染，使囊壁血管因过度牵拉而破裂出血。

（4）蛋白尿：一般量不多，24小时尿内不会超过2克。多不会发生肾病综合征。

（5）高血压：囊肿压迫肾脏，造成肾缺血，使肾素分泌增多，引起高血压。在肾功能正常时，已有50%以上患者发生高血压，肾功能减退时，高血压的发生率更高。

（6）肾功能减退：由于囊肿占位、压迫，使正常肾组织显著减少，肾功能进行性减退。

掌纹特征

生命线下端线上有小方形纹，提示有肾囊肿倾向。

辅助诊断

手掌小指末端关节自然弯曲大约90°形状者，多提示此人可能患有肾囊肿。

❸ 肾囊肿的常见问题

肾囊肿患者生活要有"科学根据"

患有肾囊肿后，一般人在得知病情后，情绪都会变得很低落，看病治病的过程中不能很好地配合。这样其实很不利于病情的控制，那么肾囊肿患者该怎么做呢？

（1）患者应该保持积极乐观的健康心态，树立战胜疾病的信心

肾囊肿性疾病是先天和后天各种因素相互作用的结果，研究表明这些致病因素大部分都是可以改变或加以控制消除的，所以，患者不必悲观失望，而且乐观向上

的情绪还能提高人的免疫力，更加有利于战胜疾病。当然，强调患者战胜疾病的信心是一方面，另一方面也要避免带有"轻敌"思想，患者本人要积极地配合医生进行治疗。既要乐观向上，又要认真对待，这才是正确的指导思想。

（2）肾囊肿患者应科学用药

从囊肿成因入手，标本兼治，但是要在医生详细诊断后按处方用药，切不可不论病情拿来就用，以免达不到预期疗效。

（3）肾囊肿患者注意饮食调节。

在饮食中应注意不吃过咸类食物（包括腌制类）、辛辣刺激类食物（包括辣椒、酒类、虾、蟹等）、被污染的食物（包括腐烂变质的，剩饭剩菜等）、烧烤类食物。肾功能不全或发生尿毒症的患者，还应注意不吃豆类及其制品，同时限制动物类高蛋白食品、油腻类食品等。

（4）肾囊肿患者应注意休息

避免剧烈的体力活动和腹部创伤，肾脏肿大比较明显时宜用吊带代替腰带，以

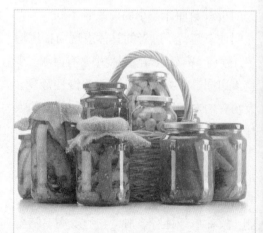

◎肾囊肿患者饮食中应注意不吃过咸类食物（包括腌制类）、辛辣刺激类食物等

免引起囊肿破裂；一般半年复查一次（包括血压、尿常规、肾功能和B超）；避免一切肾毒性药物；亲属（父母、兄弟姐妹和子女）做B超检查。

（5）肾囊肿患者应积极防治感染

尿路和囊肿感染多见于女性。预防方法：①洗澡用淋浴；②忌憋尿；③大便后手纸向后擦；④经常注意外阴部卫生；⑤性生活前服诺氟沙星（氟哌酸）两片，事后立即排尿并清洁外阴；⑥尽量避免导尿及其他尿路器械检查。

最后，肾囊肿患者还应控制高血压，以防肾功能不全的发生。

气候对肾囊肿患者有何影响

一年四季中，气候都会呈现出不同的特点，比如春温、夏炎、秋燥、冬寒，这是气候变化的一般规律。人们对于自然界气候变化适应能力也有很大差别，特别是对于包括肾囊肿在内的各类肾病患者来说，由于肾脏特殊的生理病理性质，造成了他们对气候变化可产生高度的敏感性。

《素问·脏气法时论》就说："病在肾，愈在春；春不愈，甚于长夏；长夏不死，持于秋，起于冬"，这充分说明中医很早就十分重视四季变化对肾病的影响。春季万物生发，对肾病的康复有利，但多

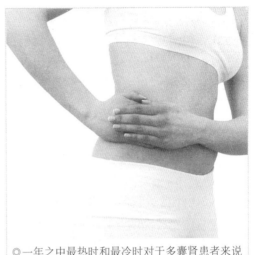

◎一年之中最热时和最冷时对于多囊肾患者来说都易使病情发生不利的变化

风，故易受风邪；夏季炎热而易受火邪；暑天炎热且多湿，则暑湿之邪易伤人体；秋季多燥，则须当心燥伤肺肾之阴；冬季严寒，肾病患者又易伤及阳气。从临床看，一年之中最热时和最冷时对于多囊肾患者来说都易使病情发生不利的变化，气候炎热则易合并多种感染，如尿路感染、肠道感染、上呼吸道感染等，而这些感染又会直接或间接使肾囊肿病情发展；气候寒冷时，由于身体免疫力很差，则容易受寒感冒，从而不仅使肾病加重，而且血压等情况也受影响。除此以外，四季均可发生流行性疾病，因此肾病患者来说都应注意。

肾结石的掌纹特征及护理

肾结石是发生于肾盏、肾盂、肾盂输尿管连接部的结石。它是肾脏重要的常见病，其发生率与地理环境、生活习惯、水质和人种等因素有关。患者多见于青壮年，男性高于女性。结石对肾脏的危害主要在于阻塞尿路，并对尿路黏膜直接损害，导致肾功能减退。肾结石的典型表现为疼痛与血尿。疼痛多为阵发性，位于腰

部或上腹部，往往在剧烈运动或旅行颠簸后发作、加剧。

具体来说，导致结石的主要原因主要有以下几个方面：

（1）饮水的水质不佳。有些地区的饮用水属于硬水，含晶体钙较高，使人的尿钙增高，容易形成结石。另外，饮水量太少，尿液浓缩，也容易引起结石。

（2）不良饮食习惯也会导致结石。食用含草酸钙较高的食物，如动物内脏、菠菜、豆腐等豆制品、浓茶、酒、咖啡等以及食物过于精细，吃肉多，吃蔬菜等含纤维素的食物过少，也容易出现尿结石。

（3）结石与生活环境、气候也有关系。在炎热地区，出汗多，尿液容易浓缩，形成尿结石。

（4）不良的生活方式也会引起结石。日常生活中，运动过少，活动过少，也容易出现尿结石。因此，尿结石的发病率一般来说，城市高于农村。

常见症状

成年人常以小便排出砂石为主证，所以中医又称之为"石淋"。肾结石并不是成年人的专利，很多婴幼儿也患上了结石。小儿肾结石发病早期，大孩子往往诉说腰或腹股沟疼痛，不会诉说的小孩则表现为哭闹，颜面苍白，出冷汗。可出现排尿不畅，尿淋漓，尿中断，排尿困难，甚至血尿，部分伴有呕吐，腹泻，如并发尿路感染，则以全身症状就诊，如低热，食欲不振，消瘦，生长发育迟滞等。

掌纹特征

（1）手掌的坤区出现三角纹、"米"字纹提示肾结石。

（2）肾区有砂状不规则的凸起、出现岛纹时，提示此人患有肾结石。

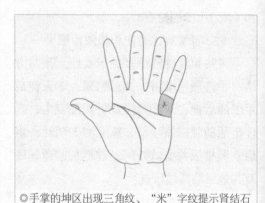

◎手掌的坤区出现三角纹、"米"字纹提示肾结石

◎肾区有砂状不规则的凸起、出现岛纹时，提示此人患有肾结石

（3）手掌的地丘出现小凹坑，易患肾结石。

❶ 肾结石的调治方法

药物疗法

对于肾结石的治疗，虽然西医方法不少，如体外碎石、微创手术等，但都是以对人体的损害为代价的，而中医药治疗不仅可以避免手术对肾实质的损伤，而且可以更有效地促进肾积水的吸收、感染的消退以及肾功能的恢复。因而，中药治疗肾结石，有着独特的优势。

一般来讲，中医治肾结石多采用清热利湿，涤石通淋的方法，即通过药物的利尿作用，增加尿流量，促进输尿管蠕动，从有利于结石之排出。这一治法的作用受到一定的制约，对于结石停留于上尿路，特别是肾盏较高部位，体积较大者效果就会不明显。

运动疗法

许多医生在治疗结石患者的时候通常会告诉他们一句话："治结石没有巧，喝水蹦蹦跳。"这就是要患者平时要多喝水、多运动来配合治疗。患者可以结合自己的年龄、体质等实际情况来选择适合自己的锻炼方式，比如：跳绳、爬楼梯、仰卧起坐、打球、跑步、登山等。一般的肾结石，在排石的时候，做垂直的上下跳跃运动，有助于结石排出；而对于肾下盏的结石，患者应该以倒立运动为宜，使结石向上运动，逐渐移行出肾脏。在日常锻炼中，出现不适症状要及时就医，以免继发梗阻、感染、血尿等，严重者可能危及生命。

在肾区热敷、拔火罐、电疗，可以止痛。常洗热水澡，也有利于排石。

还要注意改变不良的睡眠习惯。长期向同侧卧睡易使受压侧血流不畅，杂质就容易在肾脏沉积形成结石，也不利于结石排出。

❷ 肾结石的常见问题

肾结石的种类及特点

根据结石成分的不同，肾结石可分草酸钙结石、磷酸钙结石、尿酸（尿酸盐）结石、磷酸铵镁结石、胱氨酸结石及嘌呤结石六类。大多数结石可混合两种或两种以上的成分。各种结石的特点如下。

（1）草酸钙结石：肾结石的种类占到80%～84%。结石的颜色常呈黄褐或石铜色，表面平滑（单水草酸钙）、粗糙（双水草酸钙），男性发病为多见，多有家庭史，在X线片上清晰可见。尿沉渣内常有草酸钙结晶。

（2）磷酸钙结石：肾结石的种类占到6%～9%。结石的颜色多呈白色，表面粗糙，常呈鹿角状，质地较硬。常在碱性尿中形成。以青壮年男性为多见，多有家庭史，在X线片上清晰可见。

（3）尿酸（尿酸盐）结石：肾结石的种类占到6%～10%。结石的表面光滑，常呈鹿角形，颜色呈黄或棕褐色，质地较硬，在X线片上模糊不清或不能出现。以男性多见，尤以痛风病人更常见，通常有家庭史。尿沉渣内可见尿酸结晶。

（4）磷酸铵镁结石：肾结石的种类占到6%～9%。结石的颜色呈色黄或污灰色，呈树枝状或鹿角状，质地较软。以女性为多见，尿路感染的病人较多，不能透过x线。尿沉渣内可见磷酸铵镁结晶。

（5）胱氨酸结石：肾结石的种类不到2%，发生率较小。结石的颜色呈黄或白，表面光滑，呈圆形，不易透过x光线，常在酸性尿中形成。尿沉渣内可见胱氨酸结晶。

（6）黄嘌呤结石：这类结石很少见到，颜色呈白或黄棕色，质地较脆，不能透过X光线，一般在酸性尿中形成。

患了肾结石就该多喝水吗

得了肾结石要多喝水，似乎已成为许多老病号的经验之谈。有研究表明，增加50%的尿量，可使肾结石发病率下降86%。每天若能喝足2000～3000毫升的水，维持2000毫升左右的尿量，对于预防肾结石可说是最简单有效的方法。

但值得注意的是，喝水助排肾结石的方法并非对所有的患者都适用。肾结石患者到底该不该多饮水，应视结石的大小而定。结石较小的患者通过多饮水来增加尿量，促使小的结石排出，同时可稀释尿液防止结石的形成，并能延缓结石增长速度。特别是进入夏天，人体普遍易出汗，多喝水可防止因体内水分蒸发加快而形成的晶体沉淀，对预防结石的形成有较好的作用。但当结石直径超过1厘米，并对泌尿系统造成较大的压力、甚至引起患者肾积水时，就千万不能盲目多喝水了。不然的话，增加的尿量会加重泌尿系统的梗阻，加剧肾积水，后果就更严重了。在这种情况下，建议患者应及早手术取石或体外碎石治疗。

肾结石患者如何补钙

中老年人尤其是中老年妇女中常会发现因缺钙造成的骨质疏松，而且中老年人患肾结石的病因往往也与钙有关，结石的成分常为钙盐结晶。所以一些医学著作和科普文章常把"避免食用高钙食物""防止血钙、尿钙过高"等作为预防肾结石的重要措施。但是这样一来，就出现了一个很矛盾的问题：补钙究竟会不会促发肾结

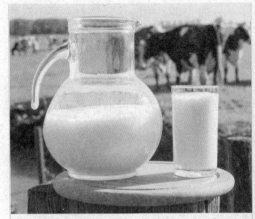

◎ "避免食用高钙食物""防止血钙、尿钙过高"等是预防肾结石的重要措施

石？中老年人既缺钙而又有肾结石的患者，能不能补钙？是否会出现顾此失彼的现象。

通过药物进行补钙在一定程度上还是有轻度增加肾结石发病率的可能性。原因在于，肾脏钙盐结石的形成，并不直接与血钙水平相关，而主要机制是在于钙代谢过程尤其是排泄过程的障碍，这也就是为什么有些人既缺钙又患肾结石的原因。通过补钙，既可纠正缺钙状况，又能改善钙质在局部沉积形成结石的病理过程。因此，同时患有骨质疏松症和肾结石者，可放心补钙；补钙并不会促发肾结石的形成。

不过，为了避免肾结石的形成或加重，补钙也要讲究科学，具体的有两点：首先，尽量通过食物（奶类最佳）补钙而不依靠药物补钙。其次，补钙不可多多益善，每日的摄入量为1000～1200毫克为宜。而不喜欢饮用奶制品或因条件限制喝不到奶制品，可选用既可补钙又不会促发肾结石的新型钙制剂如柠檬酸钙等，而不要用碳酸钙、磷酸钙等。

肾炎的掌纹特征及护理

肾炎是病原微生物侵入肾盂、肾间质和肾实质所引起的炎症性病变。肾盂肾炎好发于女性，女男之比为10：1育龄妇女发病率最高。临床常分为急性和慢性两类。本病在急性阶段如能积极彻底地治疗，绝大多数可获痊愈，少数患者由于各种原因使感染持续，病程迁延，反复发作，也可发展为慢性，疾病晚期常伴有肾功能损害，严重时导致肾衰竭。

（1）急性肾炎

急性肾炎是一种由于感染后变态反应引起的两侧肾脏弥漫性肾小球损害为主的急性疾病，本病的特点是起病较急，在感染后1～3周出现血尿、蛋白尿、管型尿、水肿、少尿、高血压等系列临床表现。

（2）慢性肾小球肾炎

慢性肾小球肾炎简称为慢性肾炎，是各种原发性肾小球疾病导致的一组长病程的（甚至数十年），以蛋白尿、血尿、水肿、高血压为临床表现的疾病。此病常见，尤以青壮年男性青年发病率高。

常见症状

急性期：包括急性肾炎及慢性肾炎急性发作。起病急，常有怕冷、寒战、发热等症状。体温可迅速升高达39～40℃，并伴有头痛、乏力、腰酸、腰痛等感染症状。上行感染者在发热前先出现尿频、尿急、尿痛等膀胱刺激症状。有的患者还可出现脓尿或血尿。

慢性期：多数由急性期未经彻底治疗转变而来，一般病程超过半年者为慢性。但也有不少无明显急性起病阶段而患慢性肾炎的病例。本期临床表现多样，常见不规律的低热、疲倦、乏力、腰酸、腰痛，而尿路症状多不明显，有的患者可能长期无自觉症状。

掌纹特征

（1）1线直贯全掌，提示尿频、肾炎之信号。

（2）单侧或双侧肾区有花白色或白色的凸起斑点，提示急性肾炎信号；若为暗红色或棕色斑点，提示慢性肾炎。

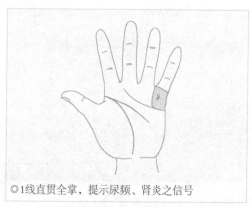

◎1线直贯全掌，提示尿频、肾炎之信号

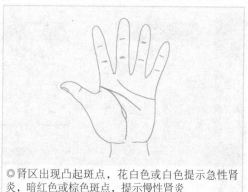

◎肾区出现凸起斑点，花白色或白色提示急性肾炎，暗红色或棕色斑点，提示慢性肾炎

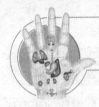

肾炎

色泽特征

手部整体色泽晦暗，或有灰色与白色斑点相间分布，这是肺部病变的明显表现。

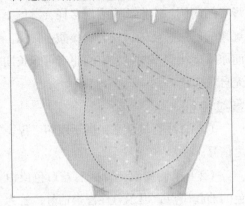

手线变化

1线、2线、3线开端紊乱，而且有障碍线切过，提示肺结核病进一步恶化。

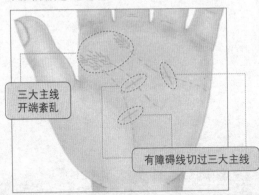

三大主线开端紊乱

有障碍线切过三大主线

反射区特征

肺区的色泽变化反映出人体内的肺部病变情况，应该立刻采取治疗措施。

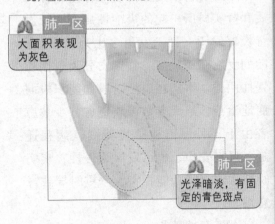

肺一区
大面积表现为灰色

肺二区
光泽暗淡，有固定的青色斑点

墨印手纹展示

三大主线开端杂乱，有障碍线切过三大主线。

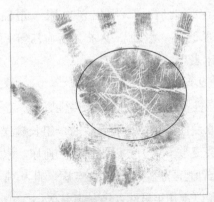

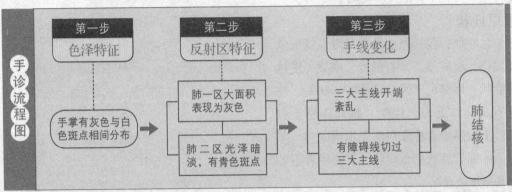

手诊流程图

第一步 色泽特征	第二步 反射区特征	第三步 手线变化	
手掌有灰色与白色斑点相间分布	肺一区大面积表现为灰色	三大主线开端紊乱	肺结核
	肺二区光泽暗淡，有青色斑点	有障碍线切过三大主线	

❶ 肾炎的调治方法

运动疗法

急性肾炎症状显著时，要绝对卧床，充分休息，避免体力劳动和体育锻炼。当症状稳定并逐渐好转时，在保证充分休息和睡眠的基础上，宜进行适当的活动，如短时间的户外散步、呼吸体操、四肢各关节和肌肉的伸展活动等。随着病情的好转，慢跑的距离、速度和时间都可以逐步增加；也可以打打乒乓球、羽毛球。急性肾炎康复后的一年之内不宜进行长跑或剧烈的体育比赛，如打篮球，踢足球，以免身体过度劳累引起疾病复发。此外，在参加锻炼时，不论自我感觉如何，均应定期检查尿液，因为有时自我感觉和尿化验结果并不完全一致。

慢性肾炎的运动主要以传统体育保健方法为主，主要特点是动静结合，意气相依，内外兼修，身心并重。静则收心纳意，轻松自然，全神贯注，以培育

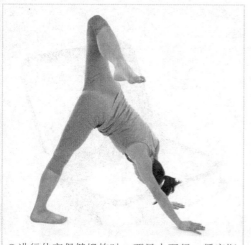

◎进行体育保健锻炼时，要量力而行、循序渐进、持之以恒

正气。运动疗法多种多样，如散步、骑车、游泳、慢跑、太极拳、体操、武术等。患者要根据自己的体质选择适当的运动，并要在医生的指导下进行，尤其要注意运动与休息的关系，以免活动量过大而加重疾病。

进行体育保健锻炼时，要量力而行、循序渐进、持之以恒。各种传统体育运动各有特点，人们可以根据自身情况（如年龄、体质、职业等）、实际需要和兴趣爱好而选择合适的方法，还可以根据不同的时间、地点、场合而选择适宜的项目。所选运动项目不一定局限于某一种，可综合应用或交替穿插进行。在运动量和技术难度方面应逐渐加大，并要注意适可而止，切不可勉强和操之过急。锻炼应在医生或教练的指导下进行，除做脉搏、呼吸、血压的监测外，也可参照"酸加、痛减、麻停"的原则。也就是说运动后仅觉肌肉酸楚，抬举活动时稍有胀重感，可继续维持原运动量或加大一些。如果局部稍有疼痛，应减轻运动量或更换运动项目。如出现麻木感，应停止运动，在查清原因后再做进一步处理。

❷ 肾炎的常见问题

肾炎病人是否能生育

一般来讲，如果患者患上的是遗传性肾炎，在法律上是禁止结婚的，如果已经结婚，在生育上也应该慎重，最好不要生育。急性肾炎治愈后完全可以怀孕。但慢性肾炎能不能怀孕就要看情况了。因为怀孕后肾脏的血流量明显增加，使肾脏的负

担明显加重，加速肾炎向肾功能不全发展。特别是伴有高血压的慢性肾炎病人，血压会明显增高，有可能引起高血压脑病或高血压危象，危及生命。不过，也并非所有的慢性肾炎病人都不能怀孕，只要符合以下的条件，在征得医生同意的情况下，可以怀孕。

（1）慢性肾炎稳定在两年以上，蛋白尿每天在0.5克以下；

（2）肾功能正常；

（3）没有高血压，且没有并发尿路感染；

（4）经过肾穿刺检查，证实所得的肾炎病理类型比较轻，如：微小病变型、轻微的系膜增生、早期的膜性肾病等。

应该注意的是，慢性肾炎病人即使病情比较轻，在征得医生同意的情况下可以怀孕，怀孕后也不能高枕无忧，应该多休息，定期检查血压和尿常规、肾功能等，一旦发现有妊娠高血压，应该积极治疗。在怀孕后期，应该住院观察治疗，密切监测肾功能等情况。如果怀孕期间出现重度高血压、肾功能急剧恶化，应该立即中止妊娠，千万不能勉强，否则后果不堪设想。

肾炎病人为何不宜外出旅行或出差

肾炎病人一般不宜外出旅游或出差，原因如下。

（1）外出旅游和出差增加了感染的机会：一般地说，不同的地域往往其病毒、细菌的种类也不同，如果初次接触这种病毒或细菌，人体常会因为对它没有免疫力而容易发生感染。外出旅游与出差又大大增加接触这些病毒与细菌的机会，所以对肾炎病人是相当不利的。

（2）旅途劳顿对肾炎不利：外出旅游或出差大多都要经过较长的旅途劳顿，或坐车，或坐船，或步行，这种久坐或久行，不但可能使身体的抵抗力下降，还会因为身体的消耗，带来代谢产物的增多，肾脏的负担加重，使肾功能的损害加重。

（3）外出饮食的改变对肾炎不利：肾炎病人对饮食的要求比较严格，如或要求低盐，或要求低钾，或要求优质蛋白质饮食等。外出旅游或出差则往往不是自己习惯的饮食，且不能做到专门的肾炎饮食，有时甚至是肾炎应当禁忌的饮食，使肾炎的饮食治疗往往得不到保证，对肾炎相当不利。有时旅游地或出差地的食物是自己从没有接触过的，如果不注意轻易食用了，有可能会发生过敏，使肾炎加重。

可见，肾炎病人最好不要外出旅游或出差。如果不得不外出，最好尽量缩短时间，缩短路程，并保证做好路途的饮食调理。

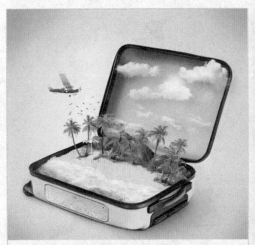

◎肾炎病人最好不要外出旅游或出差。如果不得不外出，最好尽量缩短时间，缩短路程

看掌纹知胆囊

第六章

◎胆囊呈梨形，紧贴在肝下面的胆囊窝内，容积为30～50毫升，有胆囊管与胆总管相通。胆囊具有收缩和贮存胆汁的功能。

不得不知的胆囊常识

胆囊呈梨形，紧贴在肝下面的胆囊窝内，容积为30～50毫升，有胆囊管与胆总管相通。胆囊具有收缩和贮存胆汁的功能。平时肝脏分泌的胆汁先流入胆囊，通过黏膜吸收水分，使胆汁浓缩，并贮存起来。未浓缩的胆汁呈金黄色，浓缩后的胆汁呈深绿色。进食时（特别是进脂肪性食物时）胆囊收缩，胆汁经胆囊管、胆总管流入十二指肠内，协助脂肪消化。

胆汁是在胆道中流动的一种特殊的体液，由肝脏分泌产生。胆汁的生成过程非常复杂，肝脏产生的胆汁称为肝胆汁。肝脏不断地生成胆汁，每天的生成量约为100～200毫升，随着人们的活动、饮食的质和量，以及饮水量的不同而变化，进餐时肝脏产生的胆汁比平时多得多。胆汁味苦，肝胆汁呈金黄色，而胆囊内的胆汁因为经过浓缩而呈深绿色。胆汁中极大部分是水（肝胆汁中水约占97%），在水中溶有许多种物质，其中包括能帮助脂肪消化和吸收的胆汁酸，以及与消化无关的肝的

排泄物胆红素，胆汁的颜色就是由胆汁中胆红素的含量所决定的。此外，胆汁中含有磷脂、胆固醇、钠、钾、钙、磷酸盐和碳酸盐等，以及少量蛋白质等成分。

胆汁有两大作用，一是作为消化液，帮助脂肪在肠内的消化和吸收；二是将某些代谢产物从肝脏排出。在正常情况下，胆汁中各种成分的含量保持着相对的稳定，当胆汁中各种成分发生较大的变化时，就会引起胆道疾病。

① 胆囊的内部结构

人的胆囊附着在肝脏右叶下面的胆囊床内，形状很像一只只横卧着的梨子，可分为底、体、颈三部分，颈部稍突出，呈漏斗状凸出，又称哈德门袋，胆囊结石往往停留在此袋内。颈部的连续即为胆囊管，呈狭细的管道，长2~3厘米，直径为0.3厘米，与肝总管汇合成胆总管。

胆囊颈部的延续即胆管，胆囊管个体差异很大，长的可与肝总管平行而下

至十二指肠或胰腺头的后面再汇合、短的在高位与肝总管汇合，胆总管长6～8厘米，直径0.5～0.8厘米，分为十二指肠上段、后段和胰内段及十二指肠内段四部分。胆总管在进入十二指肠前约70%与主胰管汇合而成共同通路，这一膨大部分就是肝胰壶腹，它是胆汁和胰液进入十二指肠的"三岔路口"。围绕肝胰壶腹及胆总督末端，位于胆总管和主胰管相连接处以上的括约肌，是控制胆汁的重要阀门—奥狄括约肌，它距离幽门约10厘米，出口的直径很小，所以胆结石也常常容易嵌顿于此处。

② 中医对胆的认识

《黄帝内经》里说："胆者，中正之官，决断出焉。凡十一脏，取决于胆也。"什么是"中正"呢？比如说左是阴右是阳，胆就在中间，它就是交通阴阳的枢纽，让两边都不出问题。胆是少阳之气，胆又是春木，是人体一天的阳气生发的起点和动力。

下面我们再说一下，后面一句，五脏六腑，十一脏器为什么要取决于胆？为什么不取决于心，取决于肺，取决于肝、肾、脾？有关这个问题有许多争论，也有许多解释，更有众多的怀疑。按一般人的想法应该是心脏第一，可《黄帝内经》为什么把胆提到那么高的位置呢？

人要生存下去，首先必须有足够的养分。没有养分小孩无法成长，没有养分成人活不下去，没有养分人体需要的血就造不出来，没有血人体的五脏六腑的气机不

能升腾，甚至无法维持。养分的来源主要就是人们每天的进食。人们吃了足够的食物，虽然有牙齿的帮助、胃肠的蠕动，如果没有胆囊疏泄的胆汁参与或胆汁分泌疏泄不足，我们人体是吸收不到足够的养分的。胆的好坏影响到胆汁的分泌疏泄，而胆汁的分泌疏泄又会影响到食物的分解，食物分解的好坏影响到食物营养成分的吸收与转化，而营养成分的吸收转化又直接影响到人体能量的补充供给，能量补充供给又影响到其他脏腑的能量需求（五谷、五味、五畜、五禽、五色等入五脏）。

也就是说，气血上来以后，机体会根据所需造血原料的缺乏而选择食物的种类。比如这一段时间喜欢吃甜食，过一段时间又想吃酸的，这一段时间喜欢吃肉类，过一段时间又想吃水果。这时我们可以适当多吃点想吃的，想吃就吃，因为机体需要这种东西，脏器如果没有足够的能量补给就会出现问题。

"肝胆相照"是怎么来的

"肝胆相照"这一成语，出自宋代赵令畤的《侯鲭录》："同心相亲，照心照胆寿千春。"比喻以真心相见。其实中医里这也很有讲究，《黄帝内经》中说："肝者，将军之官，谋虑出焉。胆者，中正之官，决断出焉。"足厥阴肝经在里，负责谋虑；足少阳胆经在表，负责决断。只有肝经和胆经相表里，肝胆相照，一个人的健康才有保证。

虽然负责谋略和决断的是心，但心是"君主之官"，负责全局，具体的工作则交给肝和胆。肝和胆的谋虑和决断又不同

于心。中医的心包括心和脑，心和脑的谋虑和决断主要在思维和意识之中，它是理性的；而肝与胆的谋虑和决断主要在潜意识中，它是感性的，是本能的。一个人胆小就是胆小，你很难让他通过理性思考变得胆大起来。但如果你让他的肝和胆发生一点变化，他的胆子就会本能地大起来。

常言道"酒壮人胆"，酒精进入人体之后，首先影响的是肝，肝与胆相表里，肝又影响到胆，肝与胆发生了变化，人的谋虑和决断自然会发生变化。

改变肝胆会影响人的谋虑和决断；反之，人的谋虑和决断也会对肝和胆造成影响。一个人长期谋虑不决，就会使肝胆受损，这也成为某些疾病的诱因。

日常生活中，按摩日月穴和风池穴对疏肝利胆很有好处。日月穴在乳头之下，人的第七根肋骨间隙，它位于胆经，足少阳经、足太阴经在这里交会，按摩它可起到疏肝利胆的功效。风池穴在颈部耳后发际下凹窝内，它是足少阳经与阳维脉的交会穴，按摩它可以疏风清热、明目开窍。

❸ 如何养护胆囊

养胆的最佳时间：子时

子时是指晚上11点到凌晨1点，此时胆经最旺。这时我们该做什么呢？很简单，那就是睡觉。《黄帝内经》有云："夜半为阴陇，夜半后而为阴衰"。意思是说，一天中阴气在子时（"夜半"即子时）达到巅峰，之后便逐渐开始衰退，阳气开始逐渐增长。阴主静，阳主动，与之相适应，人体此刻最需安静，故此时最宜安然入睡。

不过，很多此时还未睡觉的人可能会觉得特别精神，其实这不是自己的精神特别好，而是阳气生发的表现。这时候，如果不睡觉的话，阳气就生发不起来，阳气无法生发，阴气必然也无法收藏，阴阳失调带来的只能是身体疾病丛生，难得安宁。所以，要想获得健康，在这之前就应该收起自己的心情，平静下来，准备入睡，这样才能与自然界秋收、冬藏的规律相适应。

事实上，我们大家都知道，23点之前上床睡觉对身体有利，但能做到的人却寥寥无几。说到底，还是不明白过了这个时间不睡觉到底对身体有多大的伤害。人们常说，万物生长靠太阳，其实人也一样，靠的就是阳气的温煦保护。阳气在中医术语里又被称为"卫气"，即保护人体的卫士。阳气不足，表现在脏腑上就是肾阳虚、脾阳虚，身体气血瘀滞不前，对食物的运化能力不足，整个身体处于一种阴暗潮湿的环境当中，湿浊内聚，疾病丛生，连性格都会变得"内有忧愁暗恨生"，而23点之前不睡觉就是对阳气最大的伤害。

当然，23点之前睡觉这个说法还不太准确，应该是得在23点的时候进入相对沉睡的状态。如果你入睡非常容易，倒下3分钟就能睡着，那么不妨在22：55上床；而如果你需要半个小时才能睡着，那么就得在22：30之前上床了。有的人觉得夜里工作质量是最高的，知道了上面的道理，你还会用人体最宝贵的东西——健康来换工作吗？如果你曾经有熬夜的习惯，而知道其中的危害之后想要改正，不妨根据自己的情况定一个固定时间，每天一到这个时间就上床，慢慢就会把这个坏毛病调整过来了。

然而，现代社会生活压力大，有人经常失眠，到晚上该睡觉的时候，反倒精神亢奋，怎么也睡不着，即使能睡一小会儿也是不停地做梦，很累很痛苦，更不用说养住阳气。其实这多是由于心肾不交造成的，心属火，肾属水，水火不相容，也就是说你的体内水和火正在交战、对峙，而火占了上风，扰动着你的头脑，让你处于兴奋的状态，自然睡不着，所以治疗这种失眠应该是让肾水上去，让你平静下来，才会有良好的睡眠。

造成失眠的原因也可能是晚饭吃得太多，元气和气血都用来消化食物了，没有充足的阳气和丰盈的气血，人是肯定睡不好的。所以，晚上一定要少吃，不要消耗过多的阳气，这样才能保证睡眠。除此之外，还可以拍胆经。由于子时已经睡觉了，拍胆经的时间可以提前一些。胆经在人体的侧面，拍的时候从臀部开始一直往下就可以了，每天拍够三百下。

情绪养胆，让胆气自然通畅无阻

《黄帝内经》中讲肝胆相照，就是肝和胆互为表里。解决胆的问题须从肝入手，以达到提纲挈领的目的。从中医来看，胆病主要表现为胁肋疼痛，胃脘胀满，攻撑作痛，嗳气频繁，大便不畅，每因情志因素而疼痛发作，舌苔薄白，脉弦。当以疏肝理气为治。

在现实生活中，往往有两种人容易在

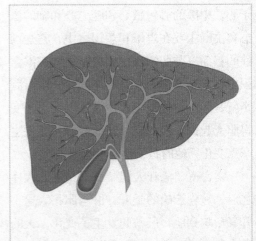

◎《黄帝内经》中讲肝胆相照，就是肝和胆互为表里。解决胆的问题须从肝入手

胆上出问题：

第一种人，火暴脾气，遇火就着，容易和人争吵，抬杠，这类人经常肝火旺盛，肝火上冲。

第二种人，内向，好脾气，不爱与人交流，遇事闷在肚子里，经常处于压抑郁闷的状态，久而久之，形成了肝气郁结。

情志养生就是要通过自己的修养、自己的爱好、自己的锻炼改变不健康的行为方式和不健康的情绪，针对两种不同的类型，选择适合自己的调整方法。

对于第一种人，需要降燥、制怒，多去大自然，舒缓自己的情绪，多听听轻音乐，养些花草鱼虫，在欣赏中陶冶自己的情操，使过盛的肝火疏泄。在饮食上，第一种人应该多吃酸、苦的食物，以配合情志养生。

对于第二种人，需要适当的张扬来发泄自己的情绪，多与人沟通，多与人交流。内向的人往往通过运动，尤其是无氧运动可以改善自己的郁闷情绪，可以踢球、单杠、双杠、哑铃、爬山等。也需要多去大自然，看看蓝天白云，看看鸟飞，听听虫鸣，使自己郁结的肝气得到舒解。在饮食上，第二种人人可以多吃些香的、辣的，以帮助刺激自己的情绪。

总之，养生的首要任务就是情志养生，通过情志养生许多疾病可以得到预防，对于肝胆来说尤其如此。

养胆好习惯，杜绝胆脏疾病

胆脏疾病一般多发生在中年人群中。一些40岁以上的中年人，由于工作环境、生活方式的变动，往往有不同程度的神经调节和代谢障碍，影响胆囊的正常收缩和舒张，使胆汁排泄不通畅，特别是逐渐发胖的中年人，由于脂肪代谢紊乱，更容易刺激胆囊强烈收缩，如果同时有感染、消化不良的症状，结石形成，那就更易诱发胆病。绝经期前的中年女性，因为内分泌改变的关系，常常影响胆汁的分泌和调节，所以患胆病的概率要比同龄男子更高一些。

胆脏病的致病原因大多是不良的生活习惯。经常不吃早餐，会使胆汁中胆酸含量减少，胆汁浓缩，胆囊中形成结石。另外，晚饭后常躺着看电视、报刊，饭后立即睡觉，晚餐摄入高脂肪等，也会使胃内食物消化和排空缓慢，食物的不断刺激又引起胆汁大量分泌，这时由于体位处于仰卧或半仰卧，便会发生胆汁引流不畅，在胆管内淤积，导致形成结石。如果经常吃甜食，过量的糖分会刺激胰岛素的分泌，使糖原和脂肪合成增加，同时胆固醇合成与积累也增加，造成胆汁内胆固醇增加，

易导致胆结石。

因此，日常饮食应限制高胆固醇食物，多吃植物纤维类、富含维生素类食物；饮食以温热为宜，以利胆管平滑肌松弛，胆汁排泄；少量多次喝水可加快血液循环，促进胆汁排出，预防胆汁瘀滞，利于消炎排石。除此之外，胆病患者日常生活中还应从以下几点做起：

（1）要经常做一些体力活动，使全身代谢活跃起来，特别是脑力劳动者和上班久坐的中年人，更要有意识地多做体力活动，防止过度肥胖，因为肥胖是胆囊炎或胆结石的重要诱因。

（2）要讲究饮食卫生，切忌暴饮暴食，适当控制含脂肪食物的摄入量，因为食用含脂肪的食物会反射性地使胆囊收缩，一旦收缩过于强烈，易导致胆绞痛的急性发作。此外，怀疑患有慢性胆囊炎的人更要忌油腻。

（3）怀疑患有慢性胆囊炎的人，在日常生活中，要避免过多震动腹部，如不

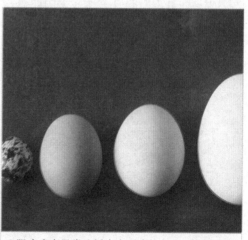

◎胆病患者日常生活中应适当控制含脂肪食物的摄入量，如鸡蛋、牛奶、花菜、猪肝、牡蛎等

要长时间在崎岖不平的路上骑自行车，乘汽车时尽量坐前排，以减轻震荡，防止诱发炎症的急性发作。

（4）秋凉以后，要注意保暖，尤其是睡觉时要盖好被子，防止腹部受凉，因为肚子受凉会刺激迷走神经，使胆囊强烈收缩。

（5）已经证明有胆结石或者肠寄生虫病的人要及时接受治疗，避免引起胆囊发炎。

手掌上胆区位置及疾病预示

胆在手掌上的反射区主要有两点：第一个位置需要顺着肝区的下端向右画一平行于手腕线的线（左手），该线与2线交点的上方就是胆一区；第二个位置在震宫，在拇指左侧边缘与3线做垂直线，交点部分就是胆二区。胆三区在食指与中指根部的位置，顺着二指间的中心向下做垂线，与1线的交汇处即是。

胆区如果出现边界清晰的圆形红色斑点，说明胆热或胆囊炎；整个胆区若凸起，并呈红白相间的颜色，多提示胆囊炎或胆管发炎；如果凸起的胆区呈白色沙砾状，或出现硬结时，提示胆石症；胆区凹陷，则是胆囊炎、胆管萎缩或者因胆囊切除手术造成。

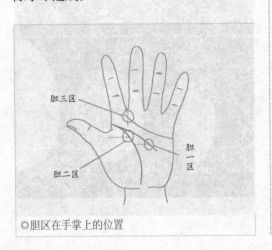

◎胆区在手掌上的位置

❶ 胆病的辅助诊断法

（1）甲诊

食指或中指的指甲上粗细不均的纵纹或横凹纹，提示胆石症。小指的指甲上有多条横沟，易患胆囊疾病。

（2）眼诊

左眼靠近鼻梁处有铁锈色。

❷ 胆囊炎的掌纹特征及护理

胆囊炎是最常见的胆囊疾病，常与胆石症同时存在。女性多于男性。胆囊炎分为急性和慢性两种。

急性胆囊炎主要是由于胆囊管被结石堵塞或扭转狭窄，胆汁瘀滞不能排出，管内压升高，致使细菌入侵繁殖，引起胆囊炎症。若胆汁不及时引流减压，可造成胆囊壁受压坏死、穿孔，导致胆汁性腹膜炎，病情危重。急性胆囊炎反复发作转为慢性胆囊炎，约70%是胆囊内存在结石未消除的缘故。由于感染与炎症反复发作，胆囊萎缩，变小，并与周围组织粘连。

常见症状

慢性胆囊炎：临床症状为上腹闷胀或隐痛，多与吃油腻食物有关，平时常有上腹部不适、嗳气等消化不良症，易误认为"胃病"或肝炎。胆囊结石的症状往往和"胃病"相似，故不能仅凭症状来进行诊断。目前胆囊结石主要依靠B超诊断，B超检查胆囊结石的准确率可达95%。

急性胆囊炎：常见症状为上腹部剧痛，往往发生在饱餐或吃油腻食物后。由于较小的结石常可移动而嵌顿于胆囊颈部或胆囊管，可引起剧烈的上腹部疼痛，伴恶心、呕吐。发病早期无感染、无发热。由于平卧后胆囊结石容易滑入胆囊管而造成梗阻，所以，不少病人常在夜间发作。如果因结石嵌顿引起的梗阻持续存在，胆囊可发生化脓、坏疽、甚至穿孔等严重并发症。较小的胆囊结石有时可经胆囊管落入胆总管，形成继发性胆总管结石，引起黄疸或胆管炎，甚至急性胰腺炎。

掌纹特征

右手食指下掌面巽位有方形纹、十字纹，提示胆囊炎、胆囊息肉信号。

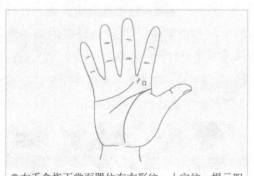

◎右手食指下掌面巽位有方形纹、十字纹，提示胆囊炎信号

③ 胆囊炎的推拿疗法

胆囊炎容易反复发作，但病人只要掌握一定的保健和自疗知识，就能最大限度地解除病痛，控制疾病复发。其中推拿疗法简便易行，可以一试。

（1）沿背部两侧膀胱经用推法治疗，约6分钟，再按胆俞、肝俞、膈俞穴各1分钟，最后擦法治疗背部膀胱经，以透热为度。

（2）在两侧胁肋部用擦法治疗，以微微透热为度，然后施按、揉法于两侧章门、期门穴各1分钟，以酸胀为度。

（3）第七至第九胸椎背部压痛点及两侧胆囊穴，用点法或按法重刺激2～3分钟。

（4）扩胸晃法：医者双手搬患者两肩，膝部抵患者胆俞穴，将患者向前用力扳晃2～3次。

（5）四指叩击法：根据胆结石部位分别仰、侧、先仰后侧卧位，自上而下叩击肝区3～5遍，以无痛苦为度。

（6）贯法：医者将一手放在患者百会穴上，另一手握空拳轻叩放在患者百会穴上的手掌背1～3次。

④ 胆囊炎的常见问题

胆囊炎患者的注意事项

急性胆囊炎初次发作，病情较轻者，特别是非结石性胆囊炎可行非手术治疗。镇痛、解痉、抗感染，可暂禁食或低脂肪饮食，适当补液。急性胆囊炎伴结石者，发病未超过72小时，全身状况较好，原则上手术切除胆囊为宜，术后仍需解痉、抗感染治疗。发病超过72小时者，因病变部位炎症较重，不宜手术，故可先行非手术疗法，待炎症消散再行手术，但非手术疗法不见好转，更趋恶化或病情较重，疑有胆囊穿孔者，仍应进行手术。

胆囊炎的防治应注意以下几个方面。

（1）注意饮食。食物以清淡为宜，少食油腻和炸、烤食物。

（2）保持大便畅通。六腑以通为用，肝胆湿热，大便秘结时，症状加重，保持大便畅通很重要。

（3）要改变静坐生活方式，多走动，多运动。

（4）要养性。长期家庭不睦、心情不畅的人可引发或加重此病，要做到心胸宽阔，心情舒畅。

（5）若患了急、慢性胆囊炎，目前皆以切除胆囊疗效最好。

为何胆囊炎偏爱中年人

胆囊炎为什么多发生在中年人，这得从胆囊炎的发病原因说起。胆囊就是普通所说的苦胆，外形像梨，它是贮存和浓缩胆汁的脏器。当人们吃进食物后，通过神经的反射，使胆囊收缩，胆汁就会通过胆管流入十二指肠，促进脂肪的消化和吸收。不过，身体若是过于肥胖，或是有代谢紊乱，神经内分泌调节障碍，胆结石等。胆汁就不大容易从胆囊流出而滞留在胆囊里，胆汁里的水分被逐渐吸收，胆盐的浓度也逐步增高，而胆盐会刺激胆囊黏膜发炎。开始还是无菌的，随后细菌乘机侵入，胆囊炎便由无菌性胆囊炎开始转变为感染性胆囊炎。

有一些四十岁以上的中年人，因为工作环境和生活方式的变动，常常有不同程度的神经调节和代谢障碍，这就势必会影响到胆囊的正常收缩和舒张，使胆汁的排泄不通畅，尤其是逐渐发胖的中年人，因为体内脂肪的代谢紊乱，更容易刺激胆囊强烈收缩。如果同时有感染、消化不良、结石形成那就更容易诱发胆囊炎发作了。绝经期前的中年妇女，由于内分泌的改变，常常影响胆汁的分泌和调节，所以她们患有胆囊炎的机会要比同年龄的男子更多一些。

防治的办法主要有以下几点。

第一，经常锻炼身体，使全身代谢活跃起来，特别是脑力劳动和上班老是坐着不动的中年人，更要有意识地多做体力劳动，防止过度的肥胖，因为肥胖是胆囊炎或胆结石的重要诱因。

第二，要讲究饮食卫生，切忌暴饮暴食适当节制脂肪食物。特别是怀疑有慢性胆囊炎的人更要忌油腻。因为吃带脂肪的食物以后，会反射性的使胆囊收缩，一旦收缩过于强烈便导致胆绞痛的急性发作。

第三，怀疑有慢性胆囊炎的人，在日常生活和活动中，要避免过多的震动腹部，不要长时间的在崎岖不平的路上骑自行车。乘汽车时尽量不要坐在车后，以减少震荡，防止诱发急性发作。

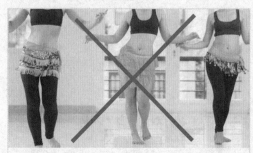

◎怀疑有慢性胆囊炎的人，在日常生活和活动中，要避免过多的震动腹部

胆石症的掌纹特征及护理

"胆绞痛，要人命"，这是对胆结石发作起来的痛苦的最佳写照。胆囊内胆固醇或胆红素结晶形成的一粒粒小团块就是胆结石，这主要是因为人体内胆固醇和血脂过高造成的。胆结石平时可能无明显症状，但当结石异位或嵌顿在胆管时开始发作，主要于晚餐后胆绞痛、胀痛，一般在中上腹或右上腹，向右肩放射，并伴有恶心呕吐、发热、黄疸等症状。

女性患胆结石的可能性是男性的3倍，而且，从发病率上看有年轻化的趋势，在20岁以上的人便逐渐增高，女性45岁左右达到高峰。胆结石和个人体质有关，肥胖、吃太油、饮食不正常也是重要的危险因子。现代人的生活忙碌，三餐不正常，加上饮食形态日益西化，高热量、高脂肪、高糖分的东西越吃越多，才会使胆结石的罹患概率节节上升。所以要预防胆结石，最重要的是保持定时定量的饮食习惯，并且应该控制体重，避免暴饮暴食与摄取过量的脂肪。

常见症状

胆结石急性发作时，多有典型的胆绞痛。从上腹或右上腹阵发性痉挛性疼痛，逐渐加重，向右肩背放射。腹痛后常有恶心、呕吐等胃肠道反应，呕吐物多为胃内容物，呕吐后腹痛没有明显缓解。胆结石急性发作后常会厌恶油腻食物，还有腹胀和消化不良等症状。一部分胆结石患者在剧烈腹痛之后还可能出现黄疸，症状较轻，表现为眼睛巩膜颜色变黄。

另外，90%以上胆的绞痛，常发生在饱餐、过度劳累或剧烈运动后。平卧时结石容易坠入胆囊管，部分病人可以在夜间突然发病。除剧烈疼痛外，常有坐卧不安，甚至辗转反侧、心烦意乱、大汗淋漓、面色苍白等表现。

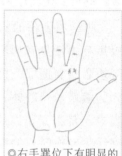

◎右手巽位下有明显的"十"字、"井"字、"米"字纹时，均提示胆结石症，若巽位皮厚兼凹状，提示胆囊切除之迹

掌纹特征

右手巽位下有明显的"十"字、"井"字、"米"字纹时，均提示胆结石症，若巽位皮厚兼凹状，提示胆囊切除之迹。

其他辅助诊断

胆结石患者大多脸下部较宽呈梯形状，指短，手皮肤较粗，小指指甲面有几条横沟，提示要积极预防胆囊性疾患。

患有胆结石症的人，可在中指甲甲面上

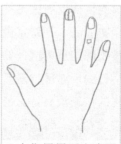

◎中指甲甲面上出现链状的纵纹，或者无名指出现方格纹，提示胆结石

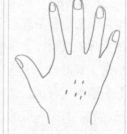

◎背部有黑色斑块，或整个手背的皮肤都发黑，提示胆囊结石的手术史

发现链状的纵纹，若纹由甲根向上浅而短，提示病轻。无名指有时也可发现方格样纹路。双手背部有黑色斑块，或整个手背的皮肤都发黑，提示胆囊结石的手术史。

无名指甲面有方格稿纸样变化纹路，同时手指背第二关节处均为褐色，提示胆结石、胆管结石。

❶ 胆石症的推拿疗法

胆结石发作的时候会非常的疼，可以用死去活来来形容，家属却又只能在旁边眼看着遭罪，没有任何的办法。因为胆囊是一个腔体，它会开口到消化道当中。其实，我们是可以通过一些刺激来缓解发作时候的疼痛的，甚至可以促进排石的功能。

在选择方法排石之前，最好能确定胆囊的结石大概有多大。如果结石的直径在半个厘米以上，就要注意了。因为胆中管的内经差不多半厘米，如果超过这个长度，胆结石过大，就会导致结石卡在胆中管上。这样的后果更加麻烦，所以一定要先检查，确定结石的大小，再决定用什么方法。

一般来讲，在人体的足部反射区做按摩刺激的动作是有助于排石的。先重点做脑垂体的反射区，再按揉脾的反射区，然后是上身淋巴、下身淋巴的反射区，最后是肝胆的反射区。这样的按摩没有什么特殊之处，只是一般的按摩刺激，每天进行二十分钟的按摩还是很有好处的。

稍微特殊的是，采用可以利排石的药物进行治疗。例如中药中的金钱草，这是一味能够促进排石的药物，所以要尽量发挥药物的优势。先用金钱草泡水喝，这样就相当于在喝排石药。另一方面是将金钱草捣碎，制成糊状，直接贴敷在足底的胆的反射区上，这样排石的效果就会直接传达到胆囊，帮助胆囊排石。

对于胆结石可能到医院会是采取手术的方法，有一些人也获益了。但是手术也是在治标，并且无形中增加了治疗的痛苦和成本。所以关键还是要将胆的功能激活，这样胆汁正常分泌，也不会出现淤积。就好像一根排水的管子，定时的敲打一下，让管子四壁产生的垃圾物质随着流动的液体被带走。保护胆囊也是一个道理。

❷ 胆石症的常见问题

为什么生育过孩子的妇女易患胆囊结石

在妇女中，生育过小孩的妇女患胆囊结石比没有生育小孩的多见。经研究发现，孕妇在怀孕初期，因为妊娠呕吐，进食不够以及十二指肠缺乏脂肪食物的刺激，胆囊的收缩和排空能力比一般健康者差。在怀孕的后一阶段，由于子宫增大，胎儿压迫，腹内压增大，使胆囊排空速度减慢，胆囊容易扩大，胆汁的稠度增加，胆囊里胆汁滞留，这些都为结石的形成创造了条件。此外，还有人发现，在怀孕后期，血液里会有暂时的胆红素增多，胆固醇和雌激素也增多，这些也都是形成结石的病理基础。所以，生育过孩子的妇女比一般人易患胆囊结石。

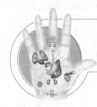

胆结石

指甲特征

无名指指甲出现了褐色的纵线，提示应积极防治胆结石病发生。

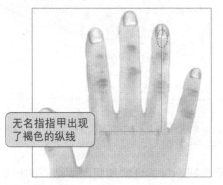

无名指指甲出现了褐色的纵线

色泽变化

胆一区显深红色，边缘暗黄色。巽位出现红白斑点，这些情况提示胆结石病进一步严重。

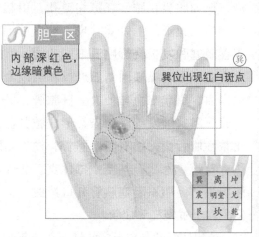

胆一区

内部深红色，边缘暗黄色

巽位出现红白斑点

巽	离	坤
震	明堂	兑
艮	坎	乾

手纹变化

巽位纹理紊乱呈网状，有"十"字纹、"井"字纹或"田"字纹。2线胆区有"米"字纹。这些情况提示除患胆结石外，还有严重的失眠。

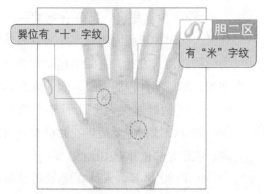

巽位有"十"字纹

胆二区

有"米"字纹

墨 印 手 纹 展 示

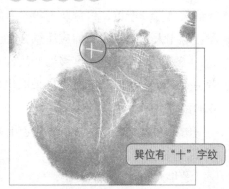

巽位有"十"字纹

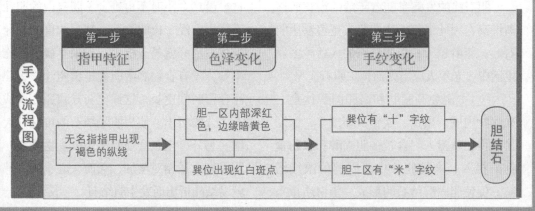

手诊流程图

第一步	第二步	第三步	
指甲特征	色泽变化	手纹变化	
无名指指甲出现了褐色的纵线	胆一区内部深红色，边缘暗黄色	巽位有"十"字纹	胆结石
	巽位出现红白斑点	胆二区有"米"字纹	

为什么不能轻视老年胆石症患者

老年人罹患胆石症后，由于身体抵抗力低下的缘故，容易发生各种并发症，例如胆囊化脓，坏疽和穿孔，引起胆汁性腹膜炎。毛细胆管炎，肝内毛细胆管阻塞和发炎会影响肝细胞功能。胆道出血，胆管黏膜因结石摩擦和炎症糜烂出血，引起呕血与便血。肝脓肿，肝内胆管阻塞继发细菌感染，形成脓肿。化脓性胆管炎，结石阻塞胆管，发生高热、黄疸、寒战，甚至中毒休克。急性胰腺炎，因胆石阻塞胰管开口造成，会发生左上腹剧痛等症状。

值得注意的是，无症状结石在老年结石症患者中占30%～50%，可出现胆囊坏死、穿孔等严重并发症，一旦出现症状，病情常已十分严重，可危及老年患者的生命。老年人无症状胆石症应注意合并胆囊癌，特别是妇女更应高度警惕。故许多学者主张对无症状胆石症应尽早采取积极有效的治疗措施。

由此可见，绝对不能轻视老年人胆石症。

老年人如何预防胆石症

胆石症的发病率随着年龄的增长而逐渐增高，因此老年人比青年人更容易患胆石症，年龄越大，患胆结石的人就越多。生活中，老年人应当如何预防胆石症呢？

（1）避免高脂肪和高胆固醇饮食，如动物内脏、蟹黄、鱿鱼、虾皮等，保证足量蛋白质摄入。含较多胆固醇和脂肪食物的摄入，会使胆汁中胆固醇的浓度增高，促使胆固醇结石的形成。蛋白质摄入

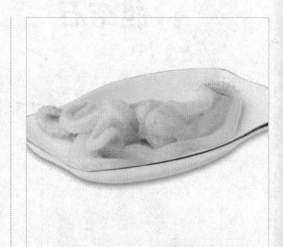

◎老年人预防胆石症应避免高脂肪和高胆固醇饮食，如动物内脏、蟹黄、鱿鱼、虾皮等

量长期不足，可增加胆固醇结石的形成。因此，应少食高胆固醇食物，多摄取富含纤维素和富含蛋白质的食物，以减少结石的形成。

（2）少食甜食。糖分会刺激胰岛素分泌，同时加速胆固醇积聚，而且易转化为脂肪，使人发胖，进而引起胆固醇分泌增加，造成胆汁内胆固醇、胆汁酸和卵磷脂三者比例严重失调，从而导致胆石生成。因此，饮食中要适当控制糖类物质摄取，控制总热量和糖类比例。

（3）吃早餐。人体在晚餐后至第二日早晨10余小时不再进食，胆囊内的胆汁不排出，经一夜的浓缩，其高浓度的胆汁中成石成分就易于析出。如果早晨仍不吃早餐，没有食物刺激胆囊排出胆汁，则胆汁存留时间更长，这样更会导致胆汁中成石成分的析出，使患胆囊结石的可能性大增。另外，空腹会使胆汁成分发生改变，胆固醇含量相对增加，久而久之，胆固醇就易结晶析出而发生胆结石。

胆囊息肉的掌纹特征及护理

生活中所说的胆囊息肉，在医学上属于"胆囊息肉样病变"范畴中的一种疾病。胆囊息肉样病变包括多种疾病，胆囊息肉病理上可分为：（1）肿瘤性息肉，包括腺瘤和腺癌；（2）非肿瘤性息肉，如胆固醇息肉、炎性息肉、腺肌增生等。由于胆囊息肉术前难以确诊性质，故笼统称为"胆囊息肉样病变"或"胆囊隆起性病变"。其中，最常见的是"胆囊胆固醇性息肉"及"胆囊腺瘤"，两者均为良性病变。

胆囊息肉样病变，多无特定的临床症状，诊断目前主要以B型超声波检查为主，因为它除无痛苦、花费较少外，而且检出率较其他仪器敏感。因此，自从B超在临床上广泛应用以来，该病的检出率有了明显提高，被诊断为胆囊息肉的病人也日渐增多。

常见症状

胆囊息肉的常见症状不太明显，但常表现为右上腹隐痛不适，时而出现肩背部的放射性隐隐作痛，多数病人无发热及剧烈疼痛。

掌纹特征

（1）食指根部的隆起部位若有岛纹或肉结或三角纹，说明胆囊有息肉。

（2）2线与3线夹角处的肝区出现白色斑点，这说明因胆囊息肉，胆分泌胆汁的功能减弱，并引发肝部的损伤。

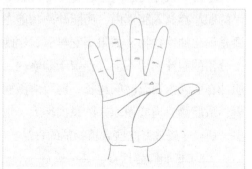

◎食指根部的隆起部位若有岛纹或肉结或三角纹，说明胆囊有息肉

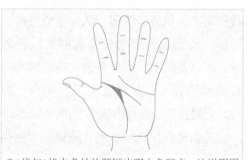

◎2线与3线夹角处的肝区出现白色斑点，这说明因胆囊息肉，胆分泌胆汁的功能减弱，并引发肝部的损伤

① 胆囊息肉的调治法

饮食疗法

饮食以清淡为主，忌食肥厚之品以及刺激性食物，多食新鲜蔬菜、瓜果等。具体而言，患者有以下饮食上的注意事项。

（1）禁酒及含酒精类饮料

酒精在体内主要通过肝脏分解、解毒，所以，酒精可直接损伤肝功能，引起肝胆功能失调，使胆汁的分泌、排出过程紊乱，从而刺激胆囊形成新的息肉或使原来的息肉增长、变大，增加胆囊息肉的癌变系数。

（2）饮食要规律、早餐要吃好。

规律饮食、吃好早餐对胆囊息肉患者极其重要。人体内肝脏主管分泌胆汁，分泌的胆汁存储入胆囊内，而胆汁的功能主要是消化油性食物。如果不吃早餐，则晚上分泌的胆汁利用不上，存留于胆囊内，胆汁在胆囊内滞留时间过长，即可刺激胆囊形成胆囊息肉或使原来的息肉增大、增多，所以早餐最好吃些含植物油的食品。

（3）低胆固醇饮食

胆固醇摄入过多，可加重肝胆的代谢、清理负担，并引起多余的胆固醇在胆囊壁结晶、积聚和沉淀，从而形成息肉，所以，胆囊息肉患者应降低胆固醇摄入量，尤其是晚上，应避免进食高胆固醇类食品如鸡蛋（尤其是蛋黄）、肥肉、海鲜、无鳞鱼类、动物内脏等食品。

宜多食各种新鲜水果、蔬菜，干豆类及其制品；宜选用植物油，不用动物油。烹饪时，宜用煮、蒸、烩、炒、拌、氽、炖的烹调方法。

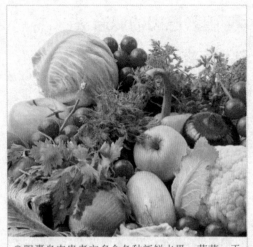

◎胆囊息肉患者宜多食各种新鲜水果、蔬菜，干豆类及其制品

按摩疗法

胆囊息肉的按摩法，可以选用耳穴疗法。主穴取胰胆、肝、内分泌、耳迷根穴。根据不同的症状选择配穴，比如伴厌油、恶心、呕吐者，配加胃、脾、肺穴；伴口苦、心烦易怒者，配加三焦、心穴；伴失眠者，配加神门、肾穴；疼痛较甚者，配加皮质下、三焦、交感穴。

治疗时，在上述耳穴中寻找敏感点，施以耳穴贴压法，每次贴单侧耳穴，两耳交替进行。将王不留行籽粘在"消炎镇痛膏"上贴压耳穴，并于每日睡前、午饭前、晚饭前各按压1次，每次5～10分钟。每2～3日改换对侧耳穴1次贴压，10～15次为1个疗程，每个疗程相隔1周时间。

② 胆囊息肉的常见问题

怎么处理胆囊息肉

胆囊息肉是长在胆囊内壁即黏膜面上的一种小肉赘，它的根蒂可粗宽，也可细长，使息肉像颗小葡萄样挂在胆囊内壁上。

胆囊息肉一搬可分为3种：胆固醇性息肉、炎性息肉和腺瘤性瘤息肉。胆固醇性息肉和炎性息肉常常较小，直径常小于1厘米，可只长1个或同时长几个，胆固醇性息肉可长数十个。腺瘤性息肉实际上是一种良性肿瘤，约1/3的病人息肉呈单发、较大，直径大于1厘米，且大多数同时伴有胆囊结石。此外，腺瘤性息肉患者中有一小部分有恶变成胆囊癌的倾向。

对胆囊息肉的处理，一般认为，如病人有胆囊结石、慢性胆囊炎的临床症状，并且胆囊息肉比较大，直径大于1厘米，特别是根蒂较宽或没有蒂的病人，为防止息肉恶变，应该做胆囊切除治疗。

对其他胆囊息肉患者，应定期作B超检查，如发现息肉增大较快，也应行胆囊切除术。

胆囊切除后会产生什么不良后果

有些胆囊息肉或其他胆病患者需要手术将胆囊切掉，但又担心切除后影响身体健康，于是顾虑重重，一直不敢下决心手术。那么，切除胆囊对身体究竟有没有影响呢？

胆囊切除以后，胆道系统丧失了浓缩胆汁的"工厂"，失去了储存胆汁的"仓库"，也使胆道暂时失去了胆道压力的"调节站"。但是，胆汁的制造和排出通道并未受影响，胆汁可以一直源源不断地缓缓流入十二指肠。胆囊切除后的短时期内，在进食后的消化阶段，胆汁显得不够。而在非消化阶段，流入肠道的胆汁又不能发挥作用。但经过一段时间的代偿，呈被动性、代偿性的扩大增粗的胆管部分代替了胆囊的功能。胆囊切除后，空腹时胆总管下端的括约肌可出现持久而有节律地关闭和开放，以逐渐适应消化食物的需要。

胆囊炎、胆石症病人的胆囊由于长期发炎，相当一部分的胆囊早已萎缩且失去了功能。切除这种萎缩无用的胆囊后，清

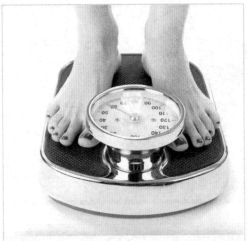

◎胆囊炎、胆石症病人切除萎缩无用的胆囊后，清除了病灶，食欲和体重均会比过去有所增加

除了病灶，症状消除了，不但对消化功能无影响，反而因消化不良症状的消失而使患者生活质量得以提高，食欲和体重均会比过去有所增加。

当然，也有少数病人由于胆汁源源不断地进入十二指肠，空腹时胆汁在十二指肠内滞留，并向胃反流。胆汁中的胆酸对胃黏膜有一定的刺激性，会使胃黏膜充血、水肿，甚至形成溃疡，即"胆汁性胃炎"。但这种情况并不多见，一般药物治疗有效。

以上不难看出，胆囊切除术会在一段时间内，对消化功能有些影响，但不会给身体健康带来不良后果，经过代偿适应即可如常人一般地工作和生活。

看掌纹知胃腑

第七章

◎胃是消化道中最膨大的部分，它位于腹腔的左上部，像一个有弹性的口袋，是食物暂时停留和消化的场所。胃是重要的消化器官，它具有贮纳、转运食物，消化食物以及杀灭病菌等生理功能。

不得不知的胃腑常识

胃是消化道中最膨大的部分，它位于腹腔的左上部，像一个有弹性的口袋，是食物暂时停留和消化的场所。胃是重要的消化器官，它具有贮纳、转运食物，消化食物以及杀灭病菌等生理功能。

（1）消化食物：胃对食物有物理消化和化学消化两种作用。

①物理消化：进食时反射性通过迷走神经作用，使平滑肌伸长。食物进入胃后，胃壁舒张，以便容纳食物，同时开始有节奏地蠕动。蠕动波从胃体开始，向幽门方向推进。这种蠕动将食物混合并磨碎，变成食糜，并将食糜自幽门部向十二指肠推送。一般来说，混合性食物在胃内停留3～4小时；糖类食物需2个小时以上；蛋白质停留较长；脂肪更长，达6小时；水则只停留5～10分钟。

②化学消化：食物在胃中的化学消化是由胃液来完成的。人的胃液是一种无色的酸性液体。正常成人是昼夜分泌胃液1.5～2.5升。空腹时平均胃液量为30～50毫升，在消化食物期间，平均每小时分泌的胃液量为100毫升。胃液中含有无机物和盐酸、钠和钾的氯化物，有机物如黏液蛋白、消化酶等。

食物能刺激胃酸（盐酸）分泌，胃酸是消化中不可缺少的物质。甜的食物可促使胃酸分泌增多，咸的食物则相反；较坚硬的食物引起分泌较多，软的或流质食物则分泌较少。

胃液中的最重要的消化酶是胃蛋白酶，它与胃酸能初步消化食物中的蛋白质。

（2）贮纳、转运食物：胃可以容纳和暂时储存吃进去的食物，在胃内进行消化变成食糜后向小肠推送。

（3）杀灭病菌：胃液中的胃酸能杀灭随食物进入胃中的病菌。

❶ 胃的内部结构

胃的结构分为胃底、胃体和胃窦三部分，胃有前后两壁，还有上下两弯，较短的上边是胃小弯，较长的下边是胃大弯。

胃壁的肌肉层很厚，具有强大的舒缩能力。胃壁的内里衬有一层膜叫胃黏膜，其中主要有胃酸、胃蛋白酶和黏液等，这些物质都是食物消化中不可缺少的。

胃的形状和位置因人而异，主要由肌张力和体型决定。在站立位时用硫酸钡等造影剂充填胃并作X线观察，则胃可分为四型：

（1）角型胃：位置较高，胃底和胃体几乎成横位，整个胃上宽下窄，胃角钝，呈牛角型，多见于超力型体质矮胖者。

（2）钩型胃：胃底和胃体斜向右下或垂直，幽门部转向右上方，形似钩，角切迹明显，胃下极达髂嵴水平。多见于正力型体质者。

（3）瀑布型胃：胃底呈囊袋状，向后倾倒，胃泡大，亦多见于正常人。

（4）长型胃：胃呈垂直位，全胃几乎位于腹腔左侧，只有幽门位于左侧，胃下缘可在髂嵴连线水平以下，甚至进入盆腔，上窄下宽。多见于无力型体质瘦长及衰弱者。胃的形态、位置、大小不仅因人而异，而且随全体位和胃的充盈程度而变化。卧位时，较高；站立时，位置较低；在胃过度充盈时，可达脐平面以下。

❷ 中医对胃的认识

《黄帝内经素问刺法论》曰："胃为仓廪之官，五味出焉。"仓廪：仓，谷藏也；廪，发放。仓廪，即管理财物并按时发放的官员，可以说，我们身体所需要的全部能量，都来自于胃的提炼、转化。

胃上承食道，下接十二指肠，是一个中空的由肌肉组成的容器。金朝医学家说："胃者，脾之腑也……人之根本。胃气壮则五脏六腑皆壮也。"在中医理论中，胃被称为"水谷之海"，它最主要的功能便是接纳腐熟的水谷。可以说，在饮食物消化的过程中，胃的作用是至关重要的，所以中医将它与脾一起，合称为"后天之本"，于是也就有了"五脏六腑皆禀气于胃"，胃气强则五脏功能也就旺盛的说法。

所谓"胃气"，在中医理论中泛指以胃肠为主的消化功能。在中医经典著作《黄帝内经》中有这样的记载："有胃气则生，无胃气则死。"也就是说，胃气决定着人的生与死。对正常人来说，胃气充足是机体健康的体现；对病人而言，胃气则影响到康复能力。

那么，如何判断一个人有无胃气呢？这就要看一个人是否有饥饿感。

婴儿饿了，就哇哇地哭，这就是饥饿感；小孩子饿了，就闹着要吃饭，这就是饥饿感；成年人早晨起来想吃东西，这就是饥饿感；病人病好点了，就有吃东西的欲望，这就是饥饿感。人能有饥饿感，就说明这个人是健康人，也说明此人的胃气很好。

胃气是人赖以生存的根气，只可养，不可伤。因此在诊断上要审察胃气，在治疗上要顾盼胃气，在养生上要调摄胃气。胃气强壮，则气血冲旺，五脏和调，精力充沛，病邪难侵，可祛病延年。

❸ 如何养护胃腑

养胃的最佳时间：辰时

胃经在辰时当令，就是早晨的7点到9

点之间，一般这段时间大家都非常忙碌，赶着去上学、上班，但是不管多忙，早饭都一定要吃好，而且最好是在这段时间吃。因为这个时候太阳升起来了，天地之间的阳气占了主导地位，人的体内也是一样，处于阳盛阴衰之时，所以，这个时候人就应该适当补阴，食物属阴，也就是说应该吃早饭。

从中医角度看，吃早餐时不宜先喝蔬果汁、冰咖啡、冰果汁、冰红茶、绿豆沙、冰牛奶。早餐应该吃"热食"，才能保护胃气。因为早晨的时候，身体各个系统器官还未走出睡眠状态，这时候你吃喝冰冷的食物，会使体内各个系统出现挛缩、血流不畅的现象。也许刚开始吃喝冰冷食物的时候，不会觉得胃肠有什么不舒服，但日子一久或年龄渐长，你会发现皮肤越来越差，喉咙老是隐隐有痰、不清爽，或是时常感冒，小毛病不断。这就是因为早餐长期吃冷食伤了胃气，降低了身体的抵抗力。

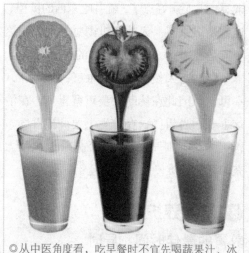

◎从中医角度看，吃早餐时不宜先喝蔬果汁、冰咖啡、冰果汁、冰红茶、绿豆沙、冰牛奶

因此，早饭应该是享用热稀饭、热燕麦片、热羊乳、热豆花、热豆浆、芝麻糊、山药粥等，然后再配着吃蔬菜、面包、三明治、水果、点心等。

另外，午饭前先喝肉汤，可以很好地调摄胃气。常言道"饭前先喝汤，胜过良药方"，这是因为从口腔、咽喉、食道到胃，犹如一条通道，是食物必经之路。吃饭前，先喝几口汤，等于给这段消化道加点"润滑剂"，使食物能顺利下咽，防止干硬食物刺激消化道黏膜。若饭前不喝汤，则饭后会因胃液的大量分泌使体液丧失过多而产生口渴感，这时喝水会冲淡胃液，影响食物的消化和吸收。

调养胃气的小动作

我们日常可以多做些小动作来加强胃肠功能：

（1）仰卧式

去掉枕头，平躺在硬床上，身体伸成一条直线；脚尖并拢，尽力向膝盖方向钩起；双手十指交叉，掌心向上，放于颈后；两肘部支撑床面。身体模仿金鱼游泳的动作，快速地向左右两侧做水平扭摆。如果身体难以协调，可以用双肘与足跟支撑，帮助用力。练习协调之后，可以逐渐加快速度。每次练3～5分钟，每天练习2次。

（2）俯卧式

身体俯卧，伸成直线。两手十指交叉，掌心向上，垫于前额下。以双肘尖支撑，做迅速而协调的左右水平摆动。

（3）屈膝式

仰卧，双手十指交叉，垫在颈后，掌

心向上。两腿并拢屈膝，脚跟靠近臀部。摆动时以双膝的左右摇动来带动身体的活动，向左右两侧交替扭转。开始时幅度可小，熟练后可加大幅度，加快频率。

养胃要穴：足三里

足三里穴是胃经的要穴。我们知道，胃是人体的一个"给养仓库"，胃里的食物只有及时地消化、分解、吸收，人体的其他脏器才可以得到充足的养分，人才能身体健康，精力充沛。所以，胃部消化情况的好坏，对我们来说极为重要，而足三里穴则能担此重任。《黄帝内经·灵枢》认为："阳气不足，阴气有余，则寒中肠鸣腹痛。阴阳俱有余，若俱不足，则有寒有热。皆调于足三里。"这说明，足三里对调节人体阴阳平衡有着很好的效果，在该穴处按摩，不但能补脾健胃，促使饮食尽快消化吸收，增强人体免疫功能，扶正祛邪，而且能消除疲劳，恢复体力，使人精神焕发，青春常驻。

从古至今，人们一直非常重视足三里穴的保健作用，民间有"肚腹三里留"这种说法。现代人通常气血不足，身体处于业健康状态，这在很大程度上都是受了消化不好的影响。胃肠功能不好，人体的吸收能力就弱，吃进身体里的食物经常因为无法吸收而直接排出，营养得不到充分利用，身体自然就不好。所以，每天用手指揉上5分钟，坚持十来天，食欲就会有改善，身体也会明显感觉舒服。

按揉足三里穴能预防和减轻很多消化系统的常见病，如胃十二指肠球部溃疡、急性胃炎、胃下垂等，解除急性胃痛的效果也很明显，对于呕吐、呃逆、嗳气、肠炎、痢疾、便秘、肝炎、胆囊炎、胆结石、肾结石绞痛以及糖尿病、高血压等，也有很好的作用。

按揉足三里要遵循"寒则补之，热则泻之"的原则，如果胃部不适或病症是因为受了寒气，手法上的指腹方向就得往上，如果是暴饮暴食而引起的胃痛、腹部不舒服，手法上的指腹方向就得往下，通过泻法来排出淫邪之气。按压时，用大拇指指腹稍用力，分别对准两腿足三里穴，先按顺时针方向旋转按压50次后，再用反时针方向按压50次，至皮肤有热感，病症消失。病症严重者按这个方法，每天进行3次左右的按压，连续两三天，胃痛症状就会明显减轻。

刺激足三里也可用艾灸，就是把艾炷直接放在穴位上面灸，皮肤上面不放置任何导热的东西。这样对提高人体自身免疫力有好处，对于那些由于机体免疫力下降导致的慢性疾病效果很好，比如哮喘。每星期艾灸足三里穴1～2次，每次灸15～20分钟，艾灸时让艾条离皮肤2厘米，灸到局部的皮肤发红，缓慢地沿足三里穴上下移动，注意不要烧伤皮肤。

还可以用手或按摩锤经常按揉敲打足三里，每次5～10分钟，做到使足三里穴有一种酸胀、发热的感觉即可。

总之，不管使用哪种方法，一定要每天都坚持，并按要求去做。每天花上几分钟就能换来身体健康，非常值得。

小米和花生都是养胃大师

中医认为小米有和胃温中的作用，小

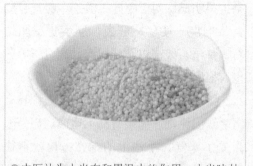

◎中医认为小米有和胃温中的作用，小米味甘咸，有清热解渴、健胃除湿、和胃安眠等功效

米味甘咸，有清热解渴、健胃除湿、和胃安眠等功效，内热者及脾胃虚弱者更适合食用它。有的人胃口不好，吃了小米后能开胃又能养胃，具有健胃消食、防止反胃、呕吐的功效。

小米粥是健康食品，可单独煮熬，亦可添加大枣、红豆、红薯、莲子、百合等，熬成风味各异的营养粥。对脾胃虚弱，或者在夏季经常腹泻的人来说，小米有很好的补益作用。与山药熬粥，可强健脾胃；加莲子同熬，可温中止泻；食欲不振的，可将小米加糯米与猪肚同煮而食，方法是将小米和糯米浸泡半小时后，装到猪肚内，炖熟后吃肉喝汤，内装的小米和糯米取出晾干，分次食用。小米磨成粉，可制糕点，美味可口。

在众多的养胃食品中，还有一味我们不得不提，那就是花生。花生具有健脾和胃的功效。主治营养不良，食少体弱等病症。

手掌上胃区位置及疾病预示

胃区在手掌上的位置有两处。胃一区在掌长1/2处的掌心区域内，2线的下方，附近有手厥阴心包经的劳宫穴位，胃一区与部分心区的位置相重。胃二区在手的虎口处，胃不舒服的时候，掐虎口也能得到缓解。通过胃区的色泽、形态变化能够观察到胃的功能。

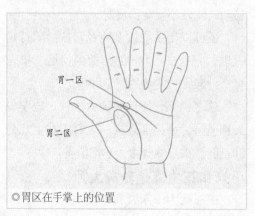

◎胃区在手掌上的位置

如果胃区整体凹陷，掌纹清晰，颜色呈粉红且有光泽，四周的章丘拱起，说明胃的功能良好，身体健康；

如果胃区凹陷，但颜色发白发亮，是胃虚寒的表现，说明此人胃的消化功能弱，不爱吃东西；

如果胃区潮红，除去因多食辣椒或酒后胃部充血外，多提示胃热、胃酸过多，通常伴有口臭的症状；颜色呈青暗色，提示有胃病；

如果胃区有白色斑块，或白色中带有青色，一般为胃痛，等白色消失时胃痛也就好了；若出现红色斑块，通常提示胃局部充血；若出现浅咖啡色斑点，提示曾有过胃出血史；若出现大片暗青色或咖啡色斑点，同时胃区凹陷，提示为胃手术切除。

胃病的辅助诊断法

（1）食指掌丘及大鱼际褶纹起端有青紫色或浅黑色改变，多提示有消化功能不良或胃病。

（2）大鱼际区下部纹理散乱，皮肤粗糙。有椭圆形的暗红色斑，说明脾胃功能不足，如果暗色明显提示正患胃病。

（3）大鱼际褶纹中部出现明显岛纹很可能是胃溃疡、十二指肠溃疡的先兆，如果岛纹处变成浊褐色或揭黑色提示病情严重，切不可掉以轻心，应到医院进一步检查。

（4）手背的第三掌骨中部呈瘀血的紫色或出现硬块，挤压时会有剧痛提示胃溃疡病。

胃下垂的掌纹特征及护理

胃下垂是当人自然站立时，胃的位置低于正常，甚至垂入盆腔，胃小弯弧线最低点降至髂嵴连线以下的一种病症。临床多见于驾驶员，瘦长体型者，也多见于20～40岁的妇女。本病病因未完全明确。一般认为，凡能影响造成膈肌位置下降的因素，如膈肌活动力降低，胃壁张力低下，胃膈韧带与胃肝周围韧带松弛，无力牵引，以及腹壁肌肉松弛，弹性减弱，腹压减低所致。由于病因及原发疾病和体质不同，临床表现也不同。如无力型者往往伴全身脏器下垂，其悬吊，固定脏器的组织韧带全部为肌张力；而慢性消耗性疾病或久卧少动者，往往是腹肌张力下降，膈肌悬吊力不足和胃肝韧带松弛为主。

发生胃下垂后，胃蠕动和食物排空缓慢，胃分泌功能降低，患者常见腹部不适，饱胀重坠感，餐后、站立或劳累后症状加重，卧床则可减轻，胃下垂严重时，可同时伴有肝、肾、结肠等内脏的下垂现象。

常见症状

临床症状以消化不良症为主，可见厌食、恶心、上腹不适、隐痛、饱胀、下坠感等，也可有便秘或腹泻等症。一般在餐后或者劳累和站立稍长，症状加重，卧床休息即可减轻症状。

掌纹特征

（1）1线在无名指下或中指下有下行弧走，使手掌碱区增大。

（2）5线（事业线）的顶端有像羽毛球拍样的长竖岛纹，提示患胃下垂。

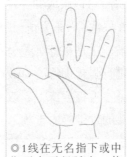 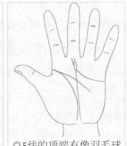

◎1线在无名指下或中指下有下行弧走，使手掌碱区增大

◎5线的顶端有像羽毛球拍样的长竖岛纹，提示患胃下垂

其他辅助诊断

（1）中指指甲的甲体部分增大变厚，无光泽，甲根的皮带出增宽，并且紧紧地粘连在甲根处，为胃下垂的象征。如

果中指指甲上还伴有黑色的纵纹，甲根皮肤发皱，说明胃下垂的病情很严重；

（2）手指比掌部长，整个手掌明显地形成长方形手，提示易患胃下垂。

另外，肚脐若有明显下垂，也提示胃下垂。

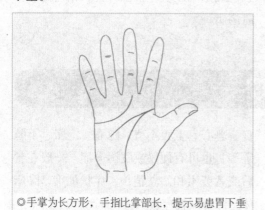

◎手掌为长方形，手指比掌部长，提示易患胃下垂

❶ 胃下垂的调治方法

胃下垂患者平时要减少站立时间，避免剧烈活动，尤其是跳跃类的运动。可以经常参加体育锻炼，着重对腹肌进行锻炼，没有体育器械的患者，可以采取仰卧起坐的简便方法，每日做3~5次，做累为止。

也可以做半仰身坐，这是在仰卧起坐的基础上，对腹直肌进行强化训练的有效方法。具体方法：仰卧在地板或床上，双手抱头，两脚勾住床头的皮带等固定物。接着，挺胸直腰、头部上顶，以拉长上体的"重力臂"。然后，意念腹直肌发力，上体平稳升起，当与地面成45度夹角时，保持姿势不动，做静力性锻炼。呼吸为顺畅的胸式呼吸，不能屏气憋劲。静停30秒左右为一组，后仰卧或起身休息。另外，还可结合做一些拓展性的动作。

❷ 胃下垂的常见问题

胃下垂患者应该忌食哪些食物

胃下垂多是出于体质虚弱，韧带松弛所致，表现为腹胀、纳呆、胃肠胀满等不适，应禁食以下食物。

（1）忌食产气食物，如芋头、白薯、豆类、牛奶和甜腻糕点等，这类食物食后会导致肠管扩张和胀气，使胃部疼痛加剧。

（2）忌食过冷、过热食物，如冰激凌、冰水等过冷食物会使胃部血管收缩，胃平滑肌痉挛，加重疼痛；进食过热的食物会使胃部血管扩张，胃黏膜充血、水肿，亦会导致病情加重。

（3）忌食油炸、粗糙食物，如花生、瓜子、炸油饼、烤羊肉、炸猪排等，这些食物坚硬、粗糙、又不易消化，加重患者的胃肠道负担。

胃下垂患者为什么容易便秘

正常情况下，由于胃壁有多层肌肉，舒缩能力很强，并能保持一定张力而不致胃下垂，且同时腹腔内脂肪能起到一定托衬作用。而胃下垂多见于身材瘦长，腹壁脂肪较薄的人，这是由于他们的营养状态不佳，全身肌肉，包括胃肠道肌肉萎缩、无力，全身无脂肪蓄积。因此，胃下垂患者的肠道蠕动能力明显下降，粪便在肠道内滞留时间延长，水分被过度吸收而致粪便干燥。另外，此类患者消化吸收功能往往也减弱，食量减少，对胃肠黏膜的刺激也减弱。当然，这类患者腹肌、膈肌、提肛肌等也无力，致使粪便排出动力缺乏。

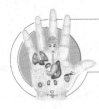

胆结石

指甲特征

中指指甲有黑色纵线纹，甲根皮肤变皱，提示胃下垂病较重。

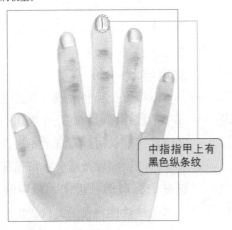

中指指甲上有黑色纵条纹

手线变化

1线在无名指或中指下下行而走，使手掌碱区增大，提示胃下垂病。

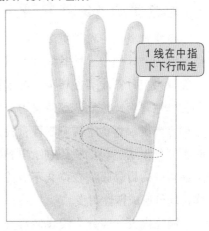

1线在中指下下行而走

手纹变化

5线出现如羽毛球拍样长竖岛纹，提示胃下垂。

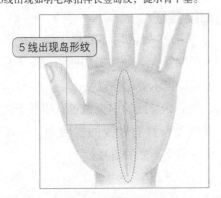

5线出现岛形纹

墨印手纹展示

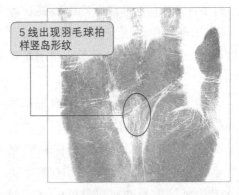

5线出现羽毛球拍样竖岛形纹

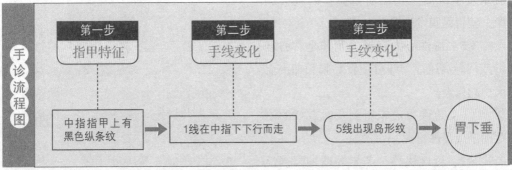

手诊流程图

第一步	第二步	第三步	
指甲特征	手线变化	手纹变化	
中指指甲上有黑色纵条纹	1线在中指下下行而走	5线出现岛形纹	胃下垂

因此，胃下垂本身不是便秘的原因，它仅是全消化道肌力下降的一种表现，而有这种表现的人易发生便秘。

❸ 慢性胃炎的掌纹特征及护理

慢性胃炎是一种常见多发病，指慢性胃黏膜的炎性病变。按其病理特点分类，一般分为三种：浅表性胃炎、萎缩性胃炎和肥厚性胃炎，按病变部位又可分为胃体炎和胃窦炎。喜食辛辣刺激性食物、吃饭时不充分咀嚼、长期服药刺激胃黏膜或是急性胃炎后胃黏膜病变持久不愈或反复发作，均可形成慢性胃炎。

慢性胃炎一般分为浅表性胃炎、肥厚性胃炎、萎缩性胃炎，它的发病因素较多，一般为下面几点：

（1）饮食不规律，过冷过热，暴饮暴食，过多食辛辣食物等都会刺激胃黏膜。

（2）药物中如消炎药用量时间长，如吲哚美辛、阿奇霉素，等等，可引起胃黏膜损伤。

（3）长期吸烟，使有害尼古丁刺激胃黏膜引起胃酸分泌增加。

（4）长期饮酒。酒能使胃黏膜充血，水肿，甚至糜烂，酒精可引起细胞质脱水发生沉淀。长期对胃黏膜的直接刺激，使胃黏膜发生慢性炎症。

（5）慢性心力衰竭，尤其是右心衰竭或门静高压症，即可使胃黏膜长期瘀血而引起胃炎。

（6）急性胃炎未得到及时有效的治疗而渐成慢性胃炎。

（7）过度忧愁、劳累等精神因素反复作用下，可使自主神经机能失调，致胃部出现病理变化，如人生气时即可出现胃脘痛。这样胃壁血管痉挛性收缩，形成缺血区，可导致胃腺分泌异常。长期反复如此，可形成慢性胃炎。

除以上7种情况外，自身免疫性损伤、十二指肠液反流等原因也可导致胃炎发作。

常见症状

慢性胃炎起病缓慢，多有进食后上腹部不适或疼痛，往往是无规律的阵发性或持续性疼痛；可伴有食欲不振或厌食、恶心、呕吐、腹胀及嗳气；可出现消瘦、疲乏无力、腹泻、舌炎、指甲脆弱及贫血（多为缺铁性贫血）；自我按摩的时候，能够感到上腹部有轻微压痛，皮肤黏膜苍白，光滑舌，少苔等。

掌纹特征

（1）胃区局部鼓起，纹理粗糙，多为慢性胃炎。如果局部凹陷，皮下呈暗青色者，提示萎缩性胃炎；

（2）3线的中央位置有横条干扰线，震位皮松且有较浅的横凹沟，为慢性胃炎、消化不良的信号；

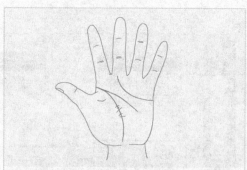

◎3线的中央位置有横条干扰线，震位皮松且有较浅的横凹沟，提示慢性胃炎

（3）1线在中指下方出现小方纹或竖形干扰线，提示慢性胃炎或胃溃疡；

（4）在左右手的2线、3线的交汇处，有菱形纹出现，提示胃病。

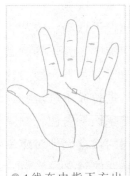 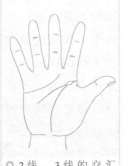

◎1线在中指下方出现小方纹或竖形干扰线，提示慢性胃炎

◎2线、3线的交汇处，有菱形纹出现，提示胃病

辅助诊断

掌心发白，为慢性胃炎。

食指的甲面上出现浅浅的横沟或小指甲面有条状纵纹，均提示有慢性胃炎。

眼睛下方的眼白处，有毛细血管扩张的走向，提示慢性胃炎、十二指肠溃疡，血管的颜色红，提示病情较轻，色黑，提示病情重，若血管又黑又粗，提示胃恶变的先兆。应尽快去医院仔细检查。

④ 慢性胃炎的按摩疗法

按摩疗法在调治慢性胃炎时，简便易行，疗效明显，并且没有副作用。现将按摩方法介绍如下：

（1）按压肩井穴、肝俞、脾俞、胃俞、胆俞、三焦俞各30～50次，力度稍重，以胀痛为宜。脾俞、胃俞是胃病的特效穴，对急性胃炎、慢性胃炎、胃下垂、胃疼、食欲不振等症状有很好的疗效。

（2）揉按章门、期门、脐中、气海、膻中、中脘、天枢各30～50次。力度轻柔平缓。其中章门穴对消化系统疾病有很好的疗效；中脘是胃部中心的重要穴位，应反复刺激此穴。

（3）按压曲池、手三里、三阴交、阳陵泉、足三里、上下巨虚各穴位50次，力度以酸痛为宜。其中手三里、足三里可缓解因胃病所带来的不适症状。

（4）掐按合谷、太冲各30～50次，力度适中，以胀痛为宜。

⑤ 慢性胃炎的常见问题

胃炎为何也会侵犯儿童

胃炎虽然主要发生在成年人，但近年来在儿童中也时有发生，且发病率有日益上升的趋势。诱发小儿胃炎的因素很多，如饮食、环境、体质、感染等，归纳起来，主要有以下几种。

（1）饮食习惯不好

一日三餐是保证小儿健康的关键。早餐以流质、半流质或易消化的食物为宜。而有些家长则在早餐时给小儿吃油条、煎馒头等不易消化的食物，甚至喝冷饮，这样容易引起小儿胃酸分泌过多，刺激胃粘膜。还有的小孩吃饭时不专心，边吃边玩，吃饭时间太长，吃得饭菜冰凉，可损害胃粘膜。有些小孩整天零食不断，使得胃始终处于运动状态。过多摄入冷饮……种种不良的饮食习惯，均可使胃液及胃酸分泌失调，影响胃粘膜的营养，日久便会导致胃炎。

（2）卫生习惯不好

近年来研究发现，幽门螺杆菌可以长期在体内保持几年、几十年甚至终生，导致胃炎、消化性溃疡。有些小孩卫生习惯不好，不刷牙，饭前便后不洗手，极易造成胃部细菌感染而致胃炎。

（3）挑食和偏食

有些小儿，尤其是独生子女，从小养成挑食和偏食的坏习惯。长期这样容易引起多种维生素、必需矿物质等营养物质的缺乏，从而影响胃的正常功能。

（4）疲劳过度和精神紧张

有些小儿因看电视睡得太晚，睡眠不足或因功课负担太重、精神紧张等，均可影响目的消化功能。

（5）缺乏体育活动

现在有的小儿待在家中看书、看电视，或打电子游戏机，几乎没有什么户外活动，易造成胃分泌浓减少，胃运动减弱。

（6）用药不当

有些小儿经常服用对胃粘膜有刺激作用的药物，如吲哚美辛（消炎痛）、激素、阿司匹林和抗生素等，结果损伤了胃粘膜，诱发胃炎。

慢性胃炎是否会癌变

慢性胃炎的癌变危险性，主要是针对萎缩性胃炎来讲的。对于浅表性胃炎目前不认为它与胃癌发生有什么联系，对于无症状的浅表性胃炎甚至可以不加理睬。慢性萎缩性胃炎是胃癌的癌前病变这一说法，国外、国内目前尚有争论。胃癌（尤其是肠型胃癌）的高发与慢性萎缩性胃炎的发病是平行的。

另外，慢性胃炎伴有恶性贫血者，癌变发生率比其他胃肠病要高很多，要引起胃肠病患者重视。

慢性胃炎患者的养护建议

慢性胃炎的发病多与饮食习惯有密切的关系，如：长期过量饮酒、浓茶、咖啡，长期过量食用辣椒、芥末等刺激性强的调味品。更重要的是不合理的饮食习惯，如：不按时进餐或不进早餐，盲目减肥控制进餐或暴饮暴食使胃黏膜受损伤。因此，合理的饮食调理对防治慢性胃炎有着极其重要的意义。当然，患者一旦发生急性胃炎应及时治愈，防止转化为慢性胃炎。

慢性胃炎的饮食原则主要有以下几点。

（1）食宜定时定量

每日三餐应按时进食，且不宜吃得过饱。正餐之间可少量加餐，但不宜过多，以免影响正餐。

（2）注重软、烂、消化

食用的主食、蔬菜及鱼肉等荤菜，特

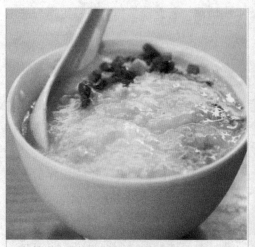

◎慢性胃炎的饮食原则主要就注重软、烂、易消化的食物,少吃粗糙和粗纤维多的食物

别是豆类、花生米等硬果类都要煮透、烧熟使之软烂，便于消化吸收，少吃粗糙和粗纤维多的食物，要求食物要精工细作，富含营养。

（3）保持新鲜、清淡

各种食物均应新鲜，不宜存放过久食用。吃新鲜而含纤维少的蔬菜及水果，如冬瓜、黄瓜、番茄、土豆、菠菜叶、小白菜、苹果、梨、香蕉、橘子等。吃清淡少油的膳食。清淡膳食既易于消化吸收，又利于胃病的康复。

（4）讲究烹调方法

宜选用的烹调方法为蒸、煮、焖、炖、烩、汆。不宜选用煎、炸、熏、烤等烹调方法，因为用这些方法加工出的菜肴不易消化，机体很难吸收。

（5）莫忘饮食禁忌

慢性胃炎患者忌食烈性酒（其他酒类也应少饮或不饮）、香烟、浓茶、咖啡、辣椒、芥末等刺激性强的调味品。不宜吃

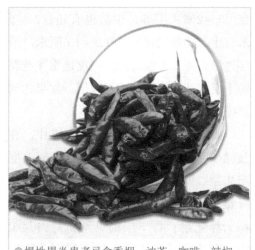

◎慢性胃炎患者忌食香烟、浓茶、咖啡、辣椒、芥末等刺激性强的调味品

过甜、过咸、过浓、过冷、过热、过酸的汤类及菜肴，以防伤害胃黏膜。大量饮用碳酸饮料也会对胃黏膜造成不同程度的损害。慢性胃炎一旦患上就难以根治，日常生活中稍不注意就会跑出来折磨你的胃，美食不能随意享受不说，还要饱受疼痛的折磨，所以，预防慢性胃炎的发生与发作比治疗更重要。

胃溃疡的掌纹特征及护理

溃疡病是一种常见的慢性全身性疾病，分为胃溃疡和十二指肠溃疡，又称为消化性溃疡。之所以称之为消化性溃疡，是因为以前人们认为胃溃疡和十二指肠溃疡是因为胃酸和胃蛋白酶对黏膜自身消化所形成的，事实上胃酸和胃蛋白酶只是溃疡形成的主要原因之一，还有其他原因可以形成溃疡病。

因为胃溃疡和十二指肠溃疡的病因和临床症状有许多的相似之处，医生有时难

以区分是胃溃疡还是十二指肠溃疡，因此诊断上往往统一为消化性溃疡，或胃、十二指肠溃疡。如果能明确溃疡在胃或十二指肠，那就可直接诊断为胃溃疡或十二指肠溃疡。

一般情况只有1个溃疡，即单发溃疡。极少数病例同时在胃内有2、3个多发溃疡。同时发生在胃和十二指肠的溃疡叫"复合性溃疡"。

溃疡通常为圆形或椭圆形，直径一般

在0.5～2厘米不等，少数也有超过2.5厘米，十二指肠溃疡则为0.2～1.6厘米。溃疡边缘整齐，好像刀割。深度通常穿越黏膜下层，甚至达肌层或浆膜层。如果达到浆膜层可发生穿孔。

如果把溃疡一块组织做成切片，在显微镜下观察，大致分为四层，最上层渗出层，可见到炎性渗出物，由细胞和纤维索覆盖；其下为一层坏死组织，称为坏死层；再下层则见到新鲜肉芽组织，称为肉芽组织层；最下层则是陈旧疤痕组织层。

常见症状

溃疡病患者常有上腹部疼痛感，剑突（心窝）下或上腹部中线周围，呈烧灼性、啮咬性或饥饿性钝痛、胀痛或隐痛。不过，有时疼痛也仅局限于胸腔下部。疼痛发生后会持续半小时到三小时。一阵阵的疼痛时发时消，经过历时数周的间歇性疼痛后，会出现一段短暂的无痛期。这种疼痛与饮食有关，常因饥饿、服药、酸性食物或饮料而诱发。疼痛可以因进食、饮水、服用碱性食物而缓解。其他可能伴随的症状是胃灼热、吐酸水、嗳气、食欲丧失、体重减轻、贫血、偶尔呕吐，呕吐后就会使疼痛缓和下来，黑色或柏油样大便。

掌纹特征

（1）1线走向食指、中指二指缝，提示长期消化功能差。

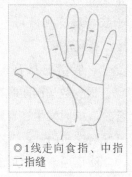

◎1线走向食指、中指二指缝

（2）2线突然折峰下行，提示此人易患胃病。

（3）用工具按手掌大拇指少商穴，感觉有压痛感，提示胃病信号。

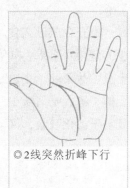 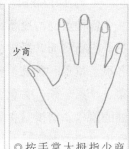

◎2线突然折峰下行　◎按手掌大拇指少商穴，感觉有压痛感，提示胃病信号

（4）3线中央有几个小岛相连，并有"井"字纹，提示胃溃疡、十二指肠溃疡信号。

（5）手掌劳宫穴处皮下有红色斑片者，提示此人患有为胃溃疡并正在出血。

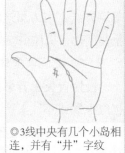

◎3线中央有几个小岛相连，并有"井"字纹

（6）胃区凸起并呈暗色，为病程较长的溃疡病。

辅助诊断

溃疡患者会在靠近黑眼球的边缘出现灰白色的光环，光环越宽病越重。

❶ 胃溃疡的按摩疗法

按摩就是用手在身体的一定部位或穴位上直接或间接地对皮肤进行摩擦，从而产生一种机械性刺激，达到防病治病的目的。调治胃溃疡时，常用的按摩手法有以下几种：

（1）揉中脘。以一手掌之大鱼际，紧贴于脐上四寸中脘穴处，沿顺时针方向旋转揉动，用力均匀柔和，不宜太重，持续揉按2～5分钟，每日1～2次，可健胃和中，促进消化，但溃疡病合并出血时不宜应用。

（2）揉神阙。用右手掌紧贴于肚脐处，左手按于右手背上，沿顺时针方向旋转、揉动。动作由慢渐快，力量均匀柔和，连续揉按2～5分钟，每日一次，可促进胃肠蠕动，增强消化功能。

（3）揉小腹。将双手掌紧贴于脐旁两侧皮肤表面，作由上而下的往返揉动，连续操作30～50次。以局部皮肤及腹腔内舒适感为宜，隔日一次，一般在早晨起床后进行按摩最好。这种方法可增强腹肌，治疗腹胀、腹泻、便秘。

按摩中应注意身心放松，心平气和，肌肉放松，思想集中。指甲不宜过长，以免损伤皮肤。按摩时间最好在睡前或晨起后进行，一个局部按摩的时间大约15分钟，多部位的大约30分钟。按摩要持之以恒，有信心，有耐心，才能达到预期的疗效。

❷ 胃溃疡的常见问题

胃溃疡患者日常保健

胃溃疡是一种多发病、慢性病，容易反复发作，因此要想治愈胃溃疡，是一个较为艰难持久的历程，这就需要患者在日常生活中做好自我保健。

（1）注意饮食卫生

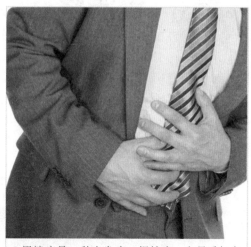

◎胃溃疡是一种多发病、慢性病，容易反复发作，需要患者在日常生活中做好自我保健

不注意饮食卫生、偏食、挑食、饥饱失度或过量进食冷饮冷食，或嗜好辣椒、浓茶、咖啡等刺激性食物，均可导致胃肠消化功能紊乱，不利于溃疡的愈合。注意饮食卫生，做到一日三餐定时定量，饥饱适中，细嚼慢咽，是促进溃疡愈合的良好习惯。

（2）避免精神紧张

胃溃疡是一种典型的心身疾病，心理因素对胃溃疡影响很大。精神紧张、情绪激动，或过分忧虑对大脑皮层产生不良的刺激，使得下丘脑的调节作用减弱或丧失，引起自主神经功能紊乱，不利于食物的消化和溃疡的愈合，因此，保持轻松愉快的心境，是治愈胃溃疡的关键。

（3）讲究生活规律，注意气候变化

胃溃疡病人生活要有规律，不可过分疲劳，劳累过度不但会影响食物的消化，还会妨碍溃疡的愈合。溃疡病人一定要注意休息，生活起居要有规律。溃疡病发作与气候变化有一定的关系，因此溃疡病人

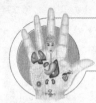

胃溃疡

色泽特征

　　胃一区有一个或数个暗棕色或红棕色的圆形斑点。胃二区有凸起，皮下呈暗黄色或暗褐色。

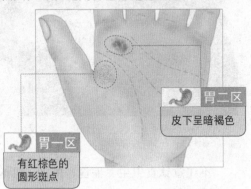

胃二区
皮下呈暗褐色

胃一区
有红棕色的圆形斑点

八卦星丘

　　震位和胃一区皮下有暗色斑，为过去胃部患过溃疡，现在好转，但对应的胃黏膜或胃壁还没有恢复到原先的状况。

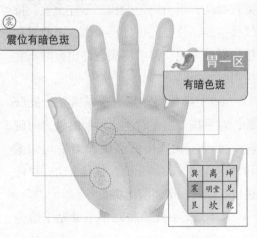

震位有暗色斑

胃一区
有暗色斑

巽	离	坤
震	明堂	兑
艮	坎	乾

手线变化

　　2线平直，有分裂，不圆滑。

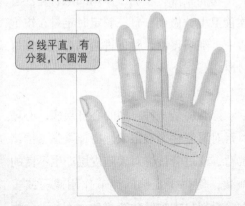

2线平直，有分裂，不圆滑

手纹变化

　　震位有"米"字纹与长叶状小岛形纹，有红色斑点。

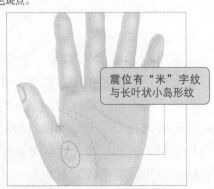

震位有"米"字纹与长叶状小岛形纹

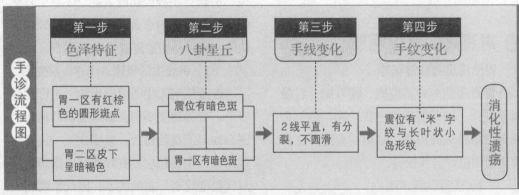

手诊流程图

第一步	第二步	第三步	第四步	
色泽特征	八卦星丘	手线变化	手纹变化	
胃一区有红棕色的圆形斑点	震位有暗色斑	2线平直，有分裂，不圆滑	震位有"米"字纹与长叶状小岛形纹	消化性溃疡
胃二区皮下呈暗褐色	胃一区有暗色斑			

必须注意气候变化，根据节气冷暖，及时添减衣被。

胃溃疡患者慎用感冒药

对普通患者来说，感冒药可有效缓解其不适症状；但原有胃肠疾病，特别是胃溃疡的患者，感冒时可不要空腹服用感冒药，应征求医生建议后，选择对胃肠刺激小的感冒药。

这是因为有的感冒药易造成胃黏膜损害，经常服用会使胃肠疾病复发，或诱发消化道出血。具有退烧镇痛作用的感冒药，其主要成分多为非甾体抗炎药，如布洛芬、安乃近、对乙酰氨基酚（扑热息痛）、阿司匹林、维C泡腾片、泰诺林、VC银翘片等，溃疡患者需慎用上述药物，因为即使很少的剂量也会引起胃出血。

感冒时，如发现自己出现上腹疼痛、消化不好等病症，千万不要忽视，应到医院检查是否患有胃溃疡；如此前得知自己有溃疡，最好慎用或不用感冒药。已服用感冒药的溃疡患者，可同时配合服用治疗溃疡的药物，如奥美拉唑（洛赛克）、耐信等，以防止感冒药对肠胃的刺激。

胃大部切除后的注意事项

一般来说，胃大部切除以后，对人的身体与生活都没有很大影响，经过一段恢复可以如常人一样生活和工作。但是，也可能有些人会出现一些症状，如在吃过饭10～20分钟，出现上腹饱胀、心悸、头晕、软弱无力、恶心、呕吐，甚至肠鸣、腹痛、腹泻。

另外，约有25％胃大部切除术后病人，在手术后1～2年内面色苍白，有不同程度的贫血，绝大多数是缺铁性贫血。主要原因是胃大部切除术后，胃粘膜分泌盐酸量大为减少，同时小肠里碱性肠液，容易通过胃与肠吻合口，倒流入胃内，与胃内盐酸中和，使胃内酸度降低。因为胃酸是铁吸收的重要条件，影响铁的吸收，而铁又是造血主要原料，因此出现缺铁性贫血。

对已经做胃大部切除术的病人，在恢复期生活上应该注意以下几个方面。

（1）饮食仍宜少吃多餐，多吃些高热量饮食。

（2）多吃些新鲜富有维生素及营养的食物，以免营养缺乏。

（3）饭后如有胃部胀满，肠鸣增加，腹痛等症状，必须平卧半小时左右。

（4）如有多汗、心悸、头晕、眼花、无力等低血糖症状时可平卧休息。口服少许甜食或蜜糖，症状会逐渐消失。

（5）由于胃切除，胃酸减少很多，食物中的铁质不能被溶解吸收，一部分病人可有贫血，因此应补充稀盐酸和维生素口服。

（6）过去会饮酒的病人，以为已动过手术，可以不再控制饮酒了，这是不对的。

（7）还有少数人术后可能出现腹泻，对此不要害怕和不安。经对症治疗，如吃些助消化药，慢慢会好转的。

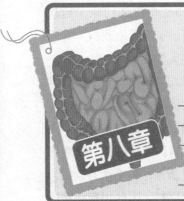

看掌纹知大小肠

◎大肠居于腹中，上口在阑尾处与小肠相接，下口紧接肛门。小肠是食物消化吸收的主要场所，盘曲于腹腔内，上连胃幽门，下接盲肠，全长3～5米，分为十二指肠、空肠和回肠三部分。

第八章

不得不知的大肠、小肠常识

大肠居于腹中，上口在阑尾处与小肠相接，下口紧接肛门。其上中部绕行于腹部的左右，先升后降，所以古人称为"回肠"；下部管腔扩大，沿脊椎的下部下行到魄门（即肛门），所以古人称为"广肠"。回肠相当于现代解剖学之结肠、盲肠，广肠即直肠。与小肠相对来说，大肠较短而宽大，全长约1.5米。结肠依次又分为升结肠、横结肠、降结肠和乙状结肠四部分。

小肠是食物消化吸收的主要场所，盘曲于腹腔内，上连胃幽门，下接盲肠，全长3～5米，分为十二指肠、空肠和回肠三部分。

十二指肠位于腹腔的后上部，全长25厘米。它的上部（又称球部）连接胃幽门，是溃疡的好发部位。肝脏分泌的胆汁和胰腺分泌的胰液，通过胆总管和胰腺管在十二指肠上的开口，排泄到十二指肠内以消化食物。

空肠连接十二指肠，占小肠全长的2/5，位于腹腔的左上部。回肠位于右下腹，占小肠全长的3/5。空肠和回肠之间没有明显的分界线。

大肠的主要功能是吸收水分。小肠内的食物残渣进入大肠，经结肠吸收其中的水分后，逐渐形成粪便。

❶ 肠道年龄关乎身体健康

肠道年龄实际上就是指随着生理年龄的增长，肠道内菌群势力分布变化的阶段反映。它可以作为一种反映体质状况的健康数据，通过肠道菌群之间的平衡程度，人们可判断肠道是否有老化现象。

肠道老化，菌群失调，可危及生命与健康。这是因为肠道内有益菌群如双歧杆菌减少了，而那些荚膜杆菌、梭菌、大肠杆菌及腐败性细菌便会大肆生长繁殖，兴风作浪，产生有害毒素，肠道内硫化氢、氨、酚、靛基质等有毒物质增多，被吸收入血液后，就会对心、脑、肝、肾等重要脏器造成危害，引发多种疾病，使人体过早衰老。对中老年人来说，由于肠道的张力和推动力逐渐减退，牙齿缺损，咬不烂食物，加上吃的东西过于精细，运动量小等原因，致使胃肠道的消化、蠕动功能差，极易引起便秘，粪便在肠道停留时间过长，菌群生态发生改变，有害菌群增殖而影响健康。如果经常吃高蛋白及高脂肪类食物，可促使胆囊向肠道排泄胆汁增加，某些细菌将部分胆汁转化为二次胆汁酸，这些胆汁酸是一种促癌物质，和其他致癌物质共同刺激肠壁，易引发大肠癌。

❷ 中医对大小肠的认识

中医理论认为，小肠的主要生理功能是受盛、化物和升化清浊。受盛即接受或以器盛物的意思。化物，具有变化、消化、化生的意思。《黄帝内经·素问》说："小肠者，受盛之官，化物出焉。"这说明小肠是体内食物消化吸收的主要场所。胃中初步消化的食物都由小肠接受，并停留一定的时间，以利于进一步地消化吸收，然后缓慢下输，输入大肠。如果小肠"受盛"功能运转不灵，传化阻滞，那么体内的气机就会因失于通调的缘故，滞而为痛，出现腹部疼痛的症状。同时，如果小肠的消化吸收能力失常，也会导致消化不良、吸收障碍等，具体表现为腹胀、腹泻、便溏等症状。

大肠在《黄帝内经》中被看作是"传道之官"，它就像管理道路运输一样，既能够传达糟粕，也能传达津液。

（1）传送食物的糟粕

大肠接受由小肠下移的饮食残渣，再吸收其中剩余的水分和养料，使之形成粪便排出体外。如果大肠在排除垃圾的过程中，不能充分发挥自己的功能，那么滞留在肠内的垃圾就会在肠内腐烂、发臭，制造出大量的有害物与有害气体和毒素。

（2）吸收食物的津液

大肠在接受由小肠下注的饮食物残渣和剩余水分之后，将其中的部分水液重新吸收，参与调解体内水液代谢的功能。如果大肠虚寒，无力吸收水分，则水谷杂下，将会出现腹痛、泄泻等。如果大肠实热，消耗水分，肠液干枯，又会出现便秘的症状。

❸ 如何保养大小肠

养护大肠的最佳时间：卯时

大肠经值班是在卯时，也就是早晨5点到7点之间。为什么这个时候正是排便的时间呢？因为一般5点到7点，天就亮了，也就是天门开了，与天门相对应的是地门，即人的肛门，它也要开，所以就需要排便。还有就是因为人体的气血走向这时也到达大肠，身体经过一夜的代谢，也已将废物输送到大肠，这时如果不把废物排出体外，又会重新代谢吸收，所以，在这个时候起床排便是最好的。已经养成这个习惯的人自然不成问题，没有养成习惯的人也可以在这段时间到厕所蹲一会儿，促进便意，长期坚持，肯定会对身体有好处。

肠道里的食物残渣废物及毒素，如果不及时排出的话，有些会顽固地附着在肠壁上，使肠壁变得异常狭窄，导致排泄困难，便秘加重。有人做过统计，一天不大便对身体产生的毒素等于三包烟产生的那么多。几乎所有的食物在人体停留时间过长，都会释放毒素。毒素较少时，肝脏可以清除；毒素较多时，肝脏就无能为力了。于是毒素随着血液流向人体各个角落，损害人体各个器官，引发各种疾病，出现记忆力减退、疲劳、面色灰黄、痔疮、内分泌失调、便秘和肥胖等。

正常的大便为：健康人每日或隔日大便一次，排便通畅，成形不燥，内无脓血、黏液和未消化食物等；每次排量为100～200克，颜色为黄色或棕黄色，近似圆柱状，直径约3厘米，长度25～30厘米，多食肉者，排量少，多食蔬菜者量大；粪便表面略带光泽，水冲不散，便后粪便不粘卫生纸为最佳。

异常的大便为：便秘（排便次数少，间隔时间长、大便干燥、排便困难）、腹泻（一日多便且不成形）、前干后稀或时干时稀，大便带血或黏液、黑色柏油样便、白色陶土样便等。

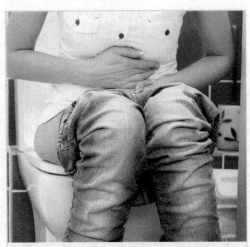

◎肠道里的食物残渣废物及毒素，不及时排出的话，会导致排泄困难，便秘加重

正常的排便是健康的保证，是人体新陈代谢状态的重要方面。疾病的最初虽没有明显不适，但会出现排便异常。排便异常表示某些传染病和食物中毒在人体的反映，还包含着饮食营养不当，对人体所造成的危害，故排便不良是健康不良的信号；排便异常，说明人体抵抗力低下，病毒易侵入。所以，排便不能仅仅是排出，关键要正常，正常的排便即不便秘也不腹泻。

缓解便秘的肠运动

经常便秘的不常运动一族，如果能够了解运动就能使肠蠕动的道理，便秘也就不用担心了。下面的这些运动方式如果能够坚持，一定能够缓解你的痛苦，让肠道更加健康。

（1）将两脚放松与肩同宽，稍微向外站立着。然后深呼吸后慢慢吐气，需要把力量放掉，尽量放轻松。

（2）将两手交叉手掌向外，边吸气边慢慢把手往头上伸。然后放松，再边吐气手边往下放。做5次。

（3）因为大腿的肌肉连接着腰骨，如果经常活动大腿的话对刺激肠有帮助。首先必须上仰平躺，放轻松。把一只腿弯曲后用两手抱住膝盖，边吸气并用力地往胸膛拉。再慢慢地吐气归位。另一脚也相同，大腿压迫下腹有助肠内的空气放出。睡前左右各3次，不要过于勉强。

（4）早上在棉被中即可做的轻微腹部运动，为了不让颈部不舒服请拿掉枕头，首先也从放松全身开始。用同样的姿势在弯曲膝盖的情况下，将脚抬高10～15

厘米，慢慢地数到十，再还原，边休息边做3次。

（5）可能比较辛苦，但如有力气的话，请试着做做看。在地板上两脚伸直坐着，把两手往后撑，上半身有点倾斜。努力让头与指尖呈一直线，把背伸直，抬腰部保持10～15秒，然后一边吐气一边恢复原来的姿势，共做5次。

（6）在坐公车抓住吊环时，等待红绿灯时，坐在办公室时，无论何时何地都可以进行刺激腹部运动。

（7）多多促使大腿的肌肉运动，如果爬楼梯过于困难的话，在家里抬高大腿走动也可以。

每天敲打大肠经，抗衰防老身体好

经常敲打大肠经，能使大肠经的气血保持通畅，这样大肠的功能正常，才能排便正常，才清除体内的毒素、垃圾。大肠经很好找，只要把左手自然下垂，右手过来敲左臂，一敲就是大肠经。敲打的时候，手握空拳（微握拳，不必太用力），从手腕开始，沿着大肠经的行径路线从下往上敲（因为大肠经的气血行走方向是从下往上、从手走头的）。拍打的手法不要太重，一只手拍打6分钟即可，然后换手，用左手拍打右臂，一定要把整条经都拍打到了。敲时有酸胀的感觉，敲到曲池穴时多敲一会儿，曲池穴就在大肠经上肘横纹尽头的地方。

气血的循行在12时辰里面各有旺衰，大肠经对应卯时，也就是早上的5～7点按摩大肠经最好，一般有早起习惯的人可以做到，如果没有早起的习惯，那就往下推2个时辰，在同名经经气旺的时候进行按摩。

每天坚持拍打大肠经一次，保持大肠经气血的旺盛通畅，这样你的身体内外的很多健康问题都能迎刃而解。首先，大肠经通畅了，排泄功能正常，身体就不会堆积太多垃圾废物，也不会给身体留下太多毒素，脸上不会长各种斑点，各脏器不被毒素侵袭，保持健康，预防衰老。而且对于整天操作电脑的办公室白领或整天忙于机械操作的师傅来说，拍打大肠经还有一个最现实的好处，可以缓解或消除手臂的酸胀疼痛，这样身体的痛苦解决，心情也会变得愉悦。

手掌上肠区位置及疾病预示

肠区指的是大肠区、直肠区、小肠区和十二指肠区等的统称，它在手掌上的反射区比较好辨认，顺着小指

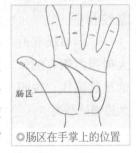

肠区
◎肠区在手掌上的位置

垂直向下，与2线的交汇处即是。由上之下可以观察结肠、直肠、阑尾等肠部的生理和病理情况。

当大小肠区出现片状或丘疹充血，多见于慢性肠炎，如果片状是白色的或有脱皮现象，多提示便秘；同样，阑尾区所出

现点状或丘疹充血，预示是急性阑尾炎的信号，呈白色或灰色的则为慢性阑尾炎，慢性阑尾炎急性发作时手掌上的阑尾区会出现白点，边缘为红色或片状的红晕；十二指肠区若出现圆点或圆形斑块提示十二指肠溃疡的病变。

肠道疾病的辅助诊断法

（1）甲诊

拇指指甲上横纹提示胃肠疾病。食指松软凹塌，呈瘀血状。出现疼痛、硬块等征兆时表示大肠等消化器官功能衰弱。

（2）唇诊

口唇糜烂多是脾胃有热，常见于慢性肠胃病。

嘴唇颜色黑青，多有消化系功能异常，提示便秘腹泻、腹痛、食欲不振等。

（3）鼻诊

两个鼻孔周围发红，为肠道有疾患。

急慢性肠炎的掌纹特征及护理

急慢性肠炎是因细菌、病毒或寄生虫等因素所导致的肠炎、小肠炎和结肠炎，根据肠炎的病程长短，可分为急性和慢性两种。

急性肠炎一般是在暴饮暴食或进食刺激性食物，或食变质有毒之食物，或腹部受凉寒而引起肠道急性炎症。临床表现主要为腹痛、腹泻、恶心、呕吐等症，情况严重的甚至还可导致脱水、休克等症。一年四季均可发生，但以夏秋两季发病率最高。

慢性肠炎泛指肠道的慢性炎症，慢性肠炎常因饮食、情感、劳倦或腹部受寒而诱发，或急性肠炎误治延治迁延而成。临床特点为病程缓慢，反复发作，缠绵难愈，重者可有黏液便或水样便，属中医学的"泄泻"范畴，同样在夏秋两季易发作。

常见症状

急性肠炎：一般有急性肠炎者，常先表现为恶心、呕吐，然后出现腹泻，每天3~5次，甚至数十次不等，大便呈水样，深黄色或带绿色，恶臭，同时，还可能伴随腹部绞痛、发热、全身酸痛等症状。

慢性肠炎：慢性肠炎患者的腹胀、腹痛、腹泻通常呈现出间断性，并且遇冷、进油腻之物或遇情绪波动，或劳累后，最易发作。外在表现为大便次数增加，日行几次或数十余次，大便不爽。粪质清稀。

掌纹特征

（1）3线靠近大拇指内侧有细长的岛纹副线，说明久患慢性肠炎。

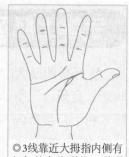

◎3线靠近大拇指内侧有细长的岛纹副线，说明久患慢性肠炎

（2）大鱼际根部及艮位处呈现青黑色，是急性肠炎的象征。

（3）肠区和1线小指指很短的近侧（兑宫）出现"井"字纹，是易患或已患肠炎、腹泻的征兆。

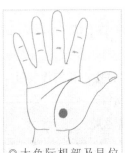

◎大鱼际根部及艮位处呈现青黑色，是急性肠炎的象征

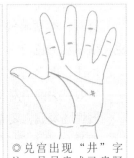

◎兑宫出现"井"字纹，是易患或已患肠炎、腹泻的征兆

（4）肠区、掌底和手腕处出现圆形或椭圆形的育黑色斑块。

（5）手掌尺侧缘的皮肤皱纹较多，肌肉塌陷，多是慢性肠炎导致脱水，体液不足的表现。

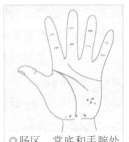

◎肠区、掌底和手腕处出现圆形或椭圆形的育黑色斑块

辅助诊断

（1）甲诊

①指甲的前端甲缘下发红，成红色宽带，提示急性肠炎。

②指甲表面出现紫色纵纹，由甲尖向甲根部延伸，提示大肠恶变信号

（2）鼻诊

一侧的鼻隧纹断断续续，提示慢性结肠炎。

① 肠炎的按摩疗法

治疗泄泻最有效的方法首推推拿。采用推拿治疗急性肠炎，几乎都可一次而愈，而治疗慢性肠炎，无论是成人还是小儿，也可在数次内治愈。

（1）刺激足部反射区

一般当趴在床上的时候，两个脚的脚后跟会直接露出来，然后在脚跟中间又靠近里面的位置，这是寻找腹泻的地方，用一个比较细又比较硬的东西充当探具，一下一下地点按足跟的区域，直到出现了一个非常疼的地方，一般按压在几十次的时候就会感觉的肚子没有以前那种感觉了，腹泻也开始减缓了，根本用不着去那么多次的卫生间了。这个地方就是人体的止泻点。人体的止泻点是直接到达有问题的地方，在内部起效，所以多进行几次一定会止住腹泻。

（2）摩腹

摩腹法需要从左下腹开始，逆时针进行缓慢的按摩，直到腹部能感到暖暖的温热感，再继续摩掌。按摩的时候能保持手掌有一定的柔软性，让手掌跟随手腕在不断的移动，同时力量会慢慢地渗透进腹部的肌肤。

② 肠炎的常见问题

小儿腹泻怎么办

腹泻是宝宝最容易患的"小儿四病"之一，几乎每个宝宝都不止一次地发生过腹泻，这时很多家长恨不能让宝宝立即好起来。于是，一股脑儿地给宝宝服用各种

药。殊不知，宝宝体质纤弱，根本承受不起这些药物，于是病情根本不见好转，甚至拖至几个月不愈，使宝宝的生长发育受到很大影响。小儿腹泻常与腹痛并发，其病因大多与暑热、湿滞、伤食、虚寒损伤脾胃等致气机失调有关，临床上分为寒证与热证两种，所以饮食疗法也要分别对待。

（1）小儿寒证腹泻

小儿寒泻多是由脾胃虚寒，肾火不足，不能运化水湿，致使水湿停聚而引起的。主要表现为：泻下完谷不化，澄澈清冷，如鸭粪一般，气不甚臭，腹部冷软，小便清白，汗出作呕，面唇淡白或淡黄，精神疲倦，舌质淡、苔薄白。对此，可以选用以下两种食疗方：

①薏米京柿粥

材料：京柿1～2个（或柿饼1个），炒薏苡仁15～20克，陈皮3克。

做法：煲粥。

功效：本粥健脾行气。

②苹果牛肚汤

材料：苹果1～3个，木耳2朵，大枣2～3枚，牛肚100～150克。

做法：煲汤。

功效：本汤健脾止疴。

（2）小儿热证腹泻

小儿热泻多发生于夏秋季节，暑湿内扰，或冬春风温，热移大肠，主要表现为：肠鸣腹痛，痛泻阵作，泻下如注或夹肠垢黏稠，便色深黄，气秽臭，唇面微红，烦躁啼哭，口渴喜冷，腹部胀满，四肢温或手心热，肛门四周发红，舌质红少津。对此可选用以下两种食疗方。

①绵陈鱼尾汤

材料：绵茵陈（布裹）30克，鲩鱼尾（全尾）100～150克，陈皮3克，蜜枣3枚。

做法：煲汤。

功效：本汤清热去湿。

②莱菔涮滞茶

材料：鲜莱菔秧（萝卜苗）100～150克，生苡仁30克。

做法：煎水，加少许蜜糖和匀代茶服。

功效：去湿消滞和胃。

慢性肠炎病人要怎么吃

慢性肠炎经常反复发作，病情有时比较轻有时又比较重，因为病程较长，患者的身体营养流失较多，对身体消耗较大，严重时还会因为失水、失盐，引起虚脱。久治不愈的慢性肠炎，可导致营养不良，甚至引起营养不良性贫血，对健康影响很大。因此，患有慢性肠炎的病人，除了针对病因积极治疗外，还要妥善安排好饮食。

（1）宜食低脂、少纤维的食物。含

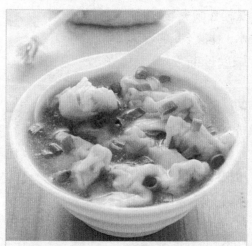

◎慢性肠炎病人应选择容易消化的馄饨、嫩菜叶、鱼、虾、蛋及豆类制品等进食

脂肪太多的食物，除了不易消化外，它们的滑肠作用常会令腹泻的病情加重，所以患者应避免或少吃油炸、油煎、生冷及多纤维食物。饮食中可选择容易消化的细挂面、烩面片、馄饨、嫩菜叶、鱼、虾、蛋及豆类制品等，以使肠道得到休息。

（2）伴有脱水现象的慢性肠炎患者，可喝些淡盐开水、菜汤、米汤、果汁、米粥等，以补充水、盐和维生素。

（3）排气、肠鸣过强时，要少吃蔗糖以及容易产气发酵的食物，如土豆、红薯、白萝卜、南瓜、牛奶、黄豆等。

（4）慢性肠炎病人多半身体虚弱、抵抗力差，所以更应注意饮食卫生，不吃生冷、坚硬及变质食物，不喝酒，不吃辛辣刺激性强的调味品。

（5）苹果含有鞣酸及果酸成分，有收敛止泻作用，慢性肠炎患者可经常食用。

肠内寄生虫的掌纹特征及护理

❶ 肠内寄生的特征

肠内寄生虫是小儿及儿童常见病，是蛔虫、蛲虫、绦虫、阿米巴原虫等在肠道内寄生所引起的疾患。蛔虫发病主要原因是由于饮食不洁，生吃未洗净的蔬菜、水果及未熟面带有虫卵的食物。蛲虫发病主要原因是由于饮食不洁，卫生习惯不良。肠内寄生虫病往往是因小儿体质柔弱所引起。蛲虫多寄生肛门内，常夜间爬出排卵。虫动则痛，当腹痛时，用手拍压痛处，虫因受震动敛藏不动，常饭前饥饿时腹痛加重，饭后腹痛可减轻。

常见症状

蛔虫病患者常见有阵发性的腹痛，位置多在肚脐周围，疼痛不重，常反复发作，喜按揉痛处，食欲不佳和腹泻。部分儿童有喜食生米、茶叶、泥土等异嗜症状，或睡中磨牙，或有恶心、呕吐、腹泻或便秘等消化道症状；严重感染的儿童常可引起营养不良、贫血、消瘦、智力迟钝、发育障碍等。

蛲虫病以夜间肛门、阴部奇痒为主要特征，有时可在肛门周围或粪便中看见白色细线状蛲虫。部分儿童因夜间瘙痒影响睡眠，可见精神萎靡、注意力不集中、烦躁、夜间磨牙、遗尿，搔抓处可有血痕或糜烂，女孩常合并外阴瘙痒。有的患儿有厌食、恶心、腹痛、腹泻等消化道症状，可伴有食欲不振、好咬指甲、消瘦、烦躁、夜惊等症状。

绦虫病患者可无明显自觉症状，约半数患者有腹痛、腹胀，有些患者伴发肛门瘙痒、荨麻疹。绦虫在小肠内扭结成团时，可诱发急性阑尾炎。由于绦虫长期寄生于人体吸食营养物质而致气血亏虚，故部分患者尚可见消瘦、乏力、头昏、食欲不振等症状。

掌纹特征

3线的中间出现青色黑点，提示体内

有寄生虫信号。

其他辅助诊断

（1）面诊

面部出现淡白色圆斑，背光时较明显，斑大说明蛔虫多。

（2）眼诊

小儿白睛上出现蓝色、灰色或黑斑点，提示肠内有蛔虫信号

（3）舌诊

舌下系带两侧有米黄色寄生物或在舌的表面尤其是舌尖和舌两边，出现凸起的红色斑点，也提示肠内蛔虫。

❷ 肠内寄生虫的常见问题

蛔虫会对宝宝造成哪些危害

蛔虫症是儿童时期最常见的肠道寄生虫病之一。这种病严重影响孩子的食欲和肠道的消化、吸收功能，妨碍孩子的生长发育。而且，蛔虫症还可产生较多的并发症，严重时可能危及生命。因此，家长不要将蛔虫症仅仅视为孩子的小毛病，而应采取积极的防治措施。

蛔虫的成虫多寄生在人体的肠道内，虫卵通过大便排出体外。孩子的食物或手被虫卵污染后，即可经口感染而患蛔虫症。虫卵在肠道内发育成成虫，便会令孩子出现一系列的症状，比如腹痛、食欲不佳、恶心、呕吐、轻度腹泻或便秘等。其中腹部疼痛的程度多不太严重，常为阵发性的脐周或脐稍上方部位隐痛，可反复发作，但持续时间不定。有时在饥饿状态下，孩子腹痛可较为明显。此外，部分患有肠道蛔虫症的孩子，可出现精神、神经症状，如精神萎靡或兴奋不安、头痛、易怒、睡眠不佳、磨牙、易惊等。这是由于虫体的代谢产物或崩解物被吸收至血液中所造成的。严重的肠道蛔虫症患儿还可继发营养不良、贫血、发育迟缓以及智力发育欠佳等情况。

蛔虫有游走钻孔的习性。如果肠道内蛔虫过多或当孩子在发生高热、消化不良，以及驱虫不当等情况时，可使蛔虫产生骚动，从而可引起蛔虫性肠梗阻、胆道蛔虫症、蛔虫性阑尾炎、腹膜炎以及蛔虫性肝脓肿等严重情况。蛔虫从孩子的鼻中钻出的情况亦并非少见；对特异性过敏体质的孩子来说，若是患有蛔虫症，则可反复出现荨麻疹、皮肤瘙痒、颜面水肿等全身过敏症状。

诊断蛔虫症的最可靠依据是孩子有吐虫或排虫史。假如孩子常有不定时的轻微脐周腹痛，同时伴有消瘦、食欲欠佳；或有喜欢吃土块、炉渣等不良习惯，则应高度怀疑蛔虫症。粪便中如能查到虫卵，则蛔虫症的诊断可确立，但未发现虫卵亦不能排除本病。因为体内如果仅有雄虫或不成熟的雌虫，粪便中均可没有虫卵。另外，值得注意的是，民间认为蛔虫病患儿在面部可见白斑（通俗称虫斑）、指甲有白色小点及巩膜处有蓝色或紫褐色小点等，经科学调查和研究，证明这些并非是蛔虫症所特有的表现，所以不可自以为诊断根据。

双歧杆菌是肠道的排毒高手

肠内细菌有100种左右，按照其对人体的作用，可以分为"好细菌""坏细

菌"和"时好时坏的细菌"。好、坏细菌的代表，就是双歧杆菌和威尔斯菌。其中，双歧杆菌几乎可以说是最优异的"好细菌"。此外，乳酸杆菌也是好细菌的一种，但在一般人的肠内并没有那么多。

我们说双歧杆菌是最好的细菌，那么它究竟有什么好处呢？下面我们就来看看双歧杆菌的七种机能：

（1）防止身体感染病原菌

健康人的肠内栖息着大量的双歧杆菌。最典型的代表，即为吃母乳的婴儿，他们的肠内细菌丛99%都是双歧杆菌。双歧杆菌可制造出醋酸和乳酸，使肠内的pH值偏向酸性，从而抑制病原菌的繁殖，防止人体受到感染。因此，母乳喂养的婴儿较少发生腹泻或肠炎，死亡率也比较低。成人也是如此，肠内的双歧杆菌越占优势，就越不容易感染疾病。

（2）抑制肠内腐败的情况

蛋白质在肠内被坏细菌分解时，会形成氨、吲哚、硫化氢等腐败物质。这些物质被人体吸收后，就会导致便秘、腹泻、癌症、高血压等各种疾病，加速身体的老化，而双歧杆菌就可以抑制肠内腐败的状况。

（3）制造维生素

双歧杆菌可以制造出维生素B_1、维生素B_6、维生素B_{12}、维生素K_{12}，烟酸和碘等元素。其中有一部分被人体吸收以后，对人体会有很大益处。

（4）促进肠蠕动，防止便秘

双歧杆菌在肠内繁殖时，会制造出乳酸或醋酸等有机酸，作为代谢产物。可促进肠道蠕动，防止便秘。

（5）预防和治疗腹泻

肠内细菌丛失去平衡时，就可能引起细菌性腹泻。如果双歧杆菌能在肠内繁殖，即表示肠内细菌丛已保持正常的平衡。因此，可以预防腹泻。

（6）提高身体的免疫力

肠内的双歧杆菌可因自我溶解，令菌体的成分被体内吸收，而有助于免疫能力的提高。

（7）分解致癌物质

肠内存在着使食物成分转变成亚硝胺等致癌物质的坏细菌，而双歧杆菌却能将这种亚硝胺分解。

从上述双歧杆菌的机能可以看出，这种好细菌对我们的身体有多么重要。但是，在日常生活中，我们怎样才能让体内的"好细菌"增加呢？

首先要从饮食习惯做起。地下根茎类、谷类、豆类、海草等含有丰富食物纤维的食物，就具有帮助双歧杆菌繁殖的作用。其中红薯的食物纤维最多，每100克中约有1.9克的食物纤维；水煮的芋头含有

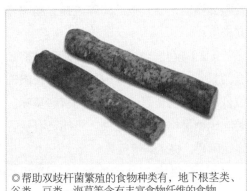

◎帮助双歧杆菌繁殖的食物种类有，地下根茎类、谷类、豆类、海草等含有丰富食物纤维的食物

0.5克的食物纤维；清蒸的马铃薯含有0.4克的食物纤维；水煮的山芋含有0.3克的食物纤维。另外，胡萝卜、莲藕、牛蒡等食物纤维含量多的蔬菜炖煮后食用，效果也非常不错。

肠梗阻的掌纹特征及护理

❶ 肠梗阻的特征

肠梗阻指肠内容物在肠道内通过受阻，为常见急腹症之一。可由肠粘连、肠炎或肿瘤、消化功能低下、蛔虫、肠道异物、粪块、结石等因素引起。

正常人进食，食物经口内咀嚼后，随唾液经食管到胃，食糜又与胃液混合。随着胃肠蠕动，食物在肠道内从小肠到大肠，逐步被消化吸收，残渣成为粪便排出。这就是食物消化运行的过程。若肠的某个部位受阻不通，就叫肠梗阻。肠梗阻不但引起肠管本身的解剖与功能改变，还会引起全身性的紊乱，如体液丧失、水电解质紊乱、酸碱度失衡、感染与中毒、休克及呼吸循环障碍，等等。

常见症状

（1）腹痛。由于梗阻部位以上的肠管强烈蠕动，导致腹部阵阵绞痛，肠鸣音亢进。

（2）呕吐。在机械性肠梗阻早期，会频繁呕吐，吐出食物或胃液，若梗阻部位低，呕吐出现迟，吐出物则有粪臭味。若吐出物呈棕褐色或血性，可能已有肠管血运障碍，提示病情危重。

（3）腹胀。高位肠梗阻虽呕吐频繁，腹胀却不明显。低位梗阻或动力性

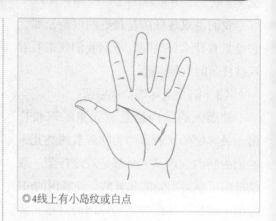

◎4线上有小岛纹或白点

的麻痹性肠梗阻，腹胀明显。若全腹部膨隆不均匀，很可能是肠管两端都堵塞不通的"闭襻性"的结肠梗阻或肠扭转，病情凶险。

（4）停止肛门排气排便。

掌纹特征

4线上有小岛纹或白点，说明肠梗阻正在发生。

辅助诊断

白眼球上出现绿色斑点或舌苔上呈褐色者，提示患有肠梗阻。

❷ 肠梗阻的常见问题

为何老年人容易患上食物性肠梗阻

在老年肠梗阻中，以食物性肠梗阻为多见.老年人由于全身各脏器的退行性改变，肠道功能低下，肠道的消化、吸收、分泌顺逆蠕动等功能易出现紊乱。

一般成年人能消化的食物，在老年人的胃肠道内就可能不易被消化，这些未完全消化的团块成年人可顺利排出，老年人则可能排不出，因而堵塞肠腔，导致肠梗阻。老年人肠道消化液分泌减少，加之肠蠕动无力，常有习惯性便秘，食物残渣聚集成秘结的粪块也可引起肠梗阻。此外，老年人如伴其他疾病，使胃肠道的分泌蠕动进一步降低，也是诱发食性肠梗阻的因素。

老年食物性肠梗阻形成后，一般很难经保守治疗使梗阻解除，大多需要手术治疗。但手术又可能带来一些新的并发症，如多数老人术后会有肠粘连，进而导致粘连性肠梗阻，患者将面临再次手术的危险。有些贻误病情者，还有可能发生体液和电解质丢失，肠壁血液循环障碍、坏死，继发感染等，最后可致毒血症、休克，甚至死亡。

食物性肠梗阻的预防措施主要有以下几点：

（1）饮食预防

老年人应多选择易消化、含纤维素多的植物性食物，少食动物性食物。食物加工或烹饪要精细，以利咀嚼。动物类食品更应熟烂后食用，以便于消化吸收.一些不易嚼烂、易形成团块的食物，如糯米、葡萄、香菇、竹笋、黄豆芽，动物筋膜、肌腱等，要尽量少食。

（2）保护好牙齿

老人牙齿衰老、脱落，易造成咀嚼不全，加上肠道蠕动功能降低，食物不易分解，未经充分咀嚼的食物遇水膨胀，就可能导致肠腔堵塞。所以，老人更应经常清洗口腔，勤刷牙，如牙齿脱落过多，最好安装假牙，重视牙齿保养或修复，预防食物性肠梗阻的重要一环。

（3）防治便秘

老年人患习惯性便秘者较多，除平时应多活动、多饮水少吃辛辣食物外必要时可选用些药物调节肠道分泌功能，促进肠蠕动，帮助粪便软化，预防肠梗阻。

（4）治疗其他原发病

消化系统及心血管疾病是引起肠梗阻常见的原发病。临床观察发现，消化道溃疡的患者发生食物性肠梗阻的概率最高，肺心病老人卧床多、活动少，肠道功能较健康老人明显降低，发生食物性肠梗阻的机会也会增加，所以，积极治疗原发病，也是预防食物性肠梗阻的一个方面。

肠梗阻患者术前、术后的饮食禁忌

近年，随着中西医结合治疗急症的广泛开展，对肠梗阻病理生理的认识不断加深，治疗方法亦改进，使治疗效果显著提高。肠梗阻患者在手术后应该注意饮食禁忌，这样才能让身体尽早康复。

（1）术前忌长纤维食物。长纤维食物会使消化道充实，而不利于手术时清洁胃肠，故手术前最好忌食芹菜、菠菜、大白菜、香椿、蒜苗、韭菜、韭黄、雪里江、冬笋、毛笋、菠萝等。

（2）术前忌胀气之物。胀气之物对手术有很大影响，甚至会造成手术的失败，故手术前忌食胀气之物，如牛奶、豆制品、黄豆、蚕豆、甘薯、土豆、豌豆、荞麦面等。

（3）术前限制盐量。术前1~3天内应低盐饮食，以减轻组织间水分。

（4）术后忌粗糙食物。手术后3~4天，肛门排气后，提示肠道功能开始恢复，此时可给予少量流质饮食，5~6天后可改为少渣半流质饮食。忌食鸡肉、火腿、鸽肉以及各种蔬菜的汤类。此物即使煮的很烂，也不能操之过急。

（5）术后禁油腻食品。即使到了第10天，机体能承受软饭时，油腻食品也不能早食，如母鸡汤、肉汤、羊肉、肥肉、排骨汤、甲鱼等。

（6）术后忌食发物。即使术后拆线，也应禁食狗肉、羊肉、雀肉、雀蛋、笋干、大葱等。

大肠息肉的掌纹特征及护理

大肠息肉是大肠黏膜面上隆起的赘生物的统称，包括肿瘤性和非肿瘤性两类。一般而言大肠息肉的发病率随年龄增长而逐渐增高，而且也具有一定的恶变倾向，恶变率大概是为10%。在大肠息肉中，有些是肿瘤性息肉，有些是非肿瘤性息肉。其中，肿瘤性息肉与大肠癌的关系密切，占到70%~80%。而非肿瘤性息肉，如炎症性息肉、增生性息肉、错构瘤性息肉，它们的发生与大肠癌关系不大。

肿瘤性息肉从病理上又可分为：管状腺瘤、混合性腺瘤、绒毛状腺瘤三种，一般来说，小的息肉多数是管状腺瘤，大一点的息肉是混合性腺瘤，再大一点的息肉则是绒毛状腺瘤。这三种腺瘤中管状腺瘤改变的可能性较低，混合性腺瘤癌变的可能稍高，绒毛状腺瘤癌变最高。息肉越大，癌变的可能性也就越大。因此，一旦病理检查发现该息肉是绒毛状腺瘤，必须及早摘除。

常见症状

患者的排便习惯表现为大便次数增多、便秘或腹泻等，大便的性质也会出现改变，可能便血、大便溏稀不成形或带有黏液等。部分人还有腹痛的症状，大便完之后可以看见蒂息肉脱出肛门外。

掌纹特征

（1）掌侧小鱼际处出现白色肉结，提示有肠道息肉。

（2）掌根部出现岛纹，提示痔疮或者肠息肉。

（3）4线即健康线上出现岛纹，提示肠道息肉。

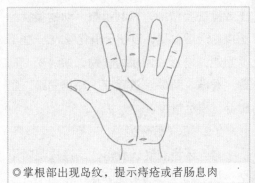

◎掌根部出现岛纹，提示痔疮或者肠息肉

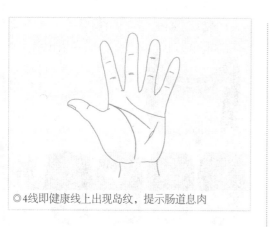

◎4线即健康线上出现岛纹，提示肠道息肉

❶ 大肠息肉的调治方法

药物疗法

中医治病讲究辨证治疗，大肠息肉从总体上来看病因大致可以分为四类：湿热下注、肠风下血、气滞血瘀、脾虚气滞。这四类大肠息肉的症状有所不同，治疗时所选的药物也有差别。

（1）湿热下注

症状：大便黏浊带血，肛门灼热不适，下坠伴腹痛、腹泻、腹胀，息肉表面粘着脓性物，糜烂，或有肿物脱出肛外，指诊有时可触及肿物，舌质红，苔黄或黄白相间而腻，脉弦滑细。

治则：清热利湿，理气止血。

方药：黄连解毒汤加味：黄连6克，黄芩10克，黄柏10克，栀子8克，茯苓12克，地榆炭10克，大蓟小蓟各10克，枳壳8克。

加减：若便秘加炒决明15克。

（2）肠风下血

症状：大便下血，色鲜红或紫黯，量多，肛门不痛或轻度不适感，肛内指诊可触及息肉样肿物，或无。舌红苔薄，脉浮数。

治则：清肠疏风，凉血止血。

方药：便血合剂加减：炒槐花12克，地榆炭12克，荆芥10克，黄芩炭5克，防风10克，仙鹤草10克，细生地黄12克，炒枳壳10克，生甘草3克，当归6克。

（3）气滞血瘀

症状：病久息肉明显增大，硬而痛，纳少，面黯消瘦，舌质暗，苔白，脉弦滑。

治则：理气活血，化瘀散结。

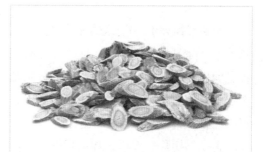

◎黄芪常服可令人精神焕发，体质增强，荣颜润肤，延年益寿

方药：补阳还五汤加减：生黄芪20克，全当归10克，赤芍15克，地龙6条，川芎10克，桃仁10克，红花6克，牛膝10克，穿山甲8克。

加减：腹胀、肛门下坠加枳实10克、木香8克。

（4）脾虚气滞

症状：自幼出现便血，时有肿物脱出肛外，腹泻史较长，腹部隐痛便血时多时少，倦怠懒言，舌淡苔白，脉细弱无力。

治则：温中健脾，理气散瘀血。

方药：良附丸加味：高良姜10克，制香附10克，炙黄芪20克炒枳实8克。

加减：便时带血加煅赤石脂20克、血余炭6克。

其他疗法

现代医学有两种方法治疗肠息肉，一是在肠镜下用活检钳、高频电、氩气等物理方法切除息肉；另一方法是外科手术切除。

肠镜下切除息肉对患者的创伤最小，是最为理想切除方法。但并不是所有的肠息肉都适合在肠镜下切除。肠镜下切除的适应证是：有蒂息肉，不论其大小；直径小于2.0厘米的无蒂息肉。

如果直径大于2.0厘米的无蒂息肉，在肠镜下切除易发生肠穿孔。此外，还有三种息肉也不能在肠镜下切除。它们分别是多发性息肉数目较多且局限于某一肠段；家族性腺瘤病；已有明显癌变者。

肠镜下切除息肉后，如果切除的息肉较大或有出血倾向者应住院观察。术后禁食和卧床休息6小时。手术后的两周避免重体力活动，小息肉者的时间可适当缩短。另外，手术后的两周还要保持大便通畅，便秘者需服用缓泻剂。

❷ 大肠息肉的常见问题

如何区分大肠息肉是良性的还是恶性的

区分直肠息肉的性质，是手术治疗方案选择，以及患者预后好坏的重要保证。

（1）脆性：在检查时，以窥器或器械触及时极易出血者，多为恶性息肉。反之则为良性。

（2）溃疡：息肉一般情况下无溃疡，当恶变时，即可形成溃疡，特别是带蒂的息肉一般不会引起溃疡，一旦发生溃

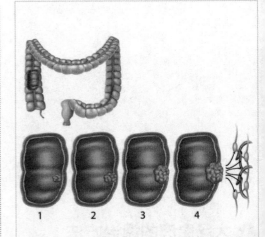

◎息肉一般情况下无溃疡，当恶变时，即可形成溃疡，一旦发生溃疡，则表明其有恶性改变

疡，则表明其有恶性改变。

（3）活动性：坚实牢固、无蒂的息肉易恶变；而带蒂具有活动性的则恶变相对较低。

（4）外形：有分叶的息肉易恶变，光滑圆润的则少。

（5）基底：息肉基底大，头小者极易恶变。

（6）类型：有蒂的多是管状腺瘤，相对癌变率较低。

（7）大小：息肉增大或息肉较大的易恶变，息肉无明显增大的，则较少恶变。

息肉切除后会复发吗

部分息肉有复发的可能，一般不是在息肉切除后的原位复发，而是在其他部位出现新的息肉。所以，在息肉切除术后应定期复查肠镜：单发息肉切除后1年复查1次，阴性者以后3年、5年各复查1次；多发息肉半年、2年、3年、5年各复查1次。发现新的息肉并将之处理后，则又再重复以上的复查间隔。

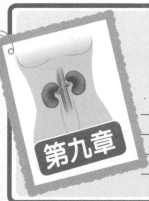

看掌纹知膀胱

第九章

◎膀胱是贮存尿液的囊性器官，它的大小、形状、位置和膀胱壁的厚度均随尿液充盈程度而异。婴儿的膀胱较高，位于腹部，其颈部接近耻骨联合上缘。

不得不知的膀胱常识

膀胱是贮存尿液的囊性器官，它的大小、形状、位置和膀胱壁的厚度均随尿液充盈程度而异。婴儿的膀胱较高，位于腹部，其颈部接近耻骨联合上缘；到20岁左右，由于耻骨扩张，骶骨角色的演变，伴同骨盆的倾斜及深阔，膀胱即逐渐降至骨盆内。空虚时膀胱呈锥体形，充满时形状变为卵圆形，顶部可高出耻骨上缘。成人膀胱容正常容量为300～500毫升，最大容量可达800毫升。

膀胱的生理功能主要有两个：一是储存尿液；一是进行周期性地排尿。正常情况下，大脑皮层对脊髓排尿中枢起到制约作用，膀胱逼尿肌处于持续的轻度收缩状态，使膀胱内压经常保持在10厘米H_2O以下。即便当膀胱内的尿量增加时，因为膀胱的伸展性，它内部的容积也能随尿量的增多而增大，内压并无多大变化。当尿量增加到400～500毫升时，膀胱内压就会超过10厘米H_2O并且明显升高，此时膀胱壁的牵张感受器因受刺激而兴奋，神经冲动传入

大脑皮层排尿反射中枢，令人产生排尿的感觉。

如果条件许可排尿，那么冲动传出，引起逼尿肌收缩、内括约肌松弛，尿液进入后尿道，后尿道的感受器受到刺激后，进一步加强其活动，使外括约肌开放，在强大的膀胱内压下尿液就被排出。

如果条件不允许或者自己不去排尿，膀胱内的尿量就会继续增多，当达到700毫升时，膀胱内压就会增到35厘米H_2O，此时逼尿肌出现节律性收缩，排尿欲也会明显增大。不过，此时意志力还能控制得住。一旦膀胱内压达到70厘米H_2O以上时，身体就会会出现明显痛感以致必须进行排尿。

❶ 膀胱的结构

膀胱的前上部称膀胱顶，后下部呈三角形，称膀胱底，顶、底之间为膀胱体。膀胱底的内面有三角形区，称为膀胱三角，位于两输尿管口和尿道内口三者连线之间。

膀胱壁由黏膜、黏膜下层、肌层和外

膜组成。黏膜被覆于膀胱内面，除膀胱三角区外，经黏膜下层与肌层疏松连接。膀胱收缩时，黏膜聚集成皱襞，膀胱充盈时皱襞消失。膀胱三角，因缺少黏膜下层，黏膜直接与肌层黏着，无论在膀胱充盈或收缩时，均为平滑状态。

膀胱三角区是膀胱疾患（结核、肿瘤）好发部位。肌层由三层平滑肌组成，内、外层为纵行，中层为环行。整个膀胱的肌层构成膀胱逼尿肌。环行肌在尿道内口处形成膀胱括约肌（又称尿道内括约肌）。

❷ 中医对膀胱的认识

《素问·灵兰秘典论》曰："膀胱者，州都之官，津液藏焉，气化则能出矣。"人体内的水液代谢是通过脾、肺、肾、小肠、大肠、三焦等脏腑共同作用而完成的。肾接收脾胃下输的水液再经肾的气化生成尿液，下输膀胱。尿液在膀胱内储留至一定程度时，即排出体外。所以《素问·灵兰秘典论》说："膀胱者，州

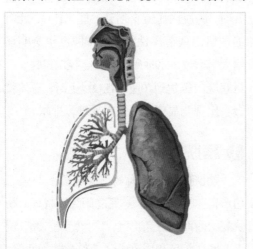

◎肾接收脾胃下输的水液再经肾的气化生成尿液，下输膀胱

都之宫，津液藏焉，气化则能出矣。"

膀胱的功能是储藏和排泄尿液。如果膀胱发生病变，储存尿液功能出现问题，就会出现尿频、尿急、遗尿、尿失禁等。如《黄帝内经·素问·脉要精微论》所说："水泉不止者，是膀胱不藏也。"小便失禁是膀胱不能储藏津液的表现，如果膀胱排尿功能失调，就会出现小便不利、淋漓不尽，甚至小便癃闭不通等问题。由此可见，遗尿和小便不通是膀胱发生病变的两大信号。

《素问·宣明五气篇》说："膀胱不利为癃，不约为遗溺。"遗尿不仅常发生在小孩身上，有的大人也会遗尿，这就是是膀胱经出现了问题。点按中极穴（膀胱的募穴），微微用力按压5分钟左右，然后按揉膀胱经上的膀胱俞（第二骶椎棘突下，旁开1.5寸），每天两次即可，按压时以本人感觉有酸胀感为宜。如果膀胱俞定位不准，可以在其背部脊柱两旁小儿本人两指宽的地方点按揉压，可以从后颈部一直点揉到尾骨，小儿感觉酸痛的地方揉的时间长一些。最后以脊柱两侧的痛点消失为准。不仅小儿调理如此，大人也可如此调理。

"癃闭"，就是我们常说的尿潴留，表现为排尿不痛快，点滴而短少，或不通。病势较缓者为"癃"；小便不利，点滴全无，病势较急者为"闭"。古人认为，下窍闭起自上窍闭，因而上窍通下窍也通，所以通利小便常用通上窍的方法来解决，这有着"提壶揭盖"之意。其中喷嚏法可以说是最简单、最有效的通利小便

的方法。即以打喷嚏的动作，开肺气、举中气，通利下焦之气，使小便通利、顺畅。用消毒棉签向鼻中取嚏，平时可以经常按摩足三里、三阴交、中极、阳陵泉、水泉等穴位，也有助于通利小便。当然病情严重者，还是尽快需要去医院诊治。

❸ 如何养护膀胱

（1）憋尿容易招致膀胱疾病

正常人膀胱壁承受的压力是有限的，在正常压力的情况下，膀胱内膜有自我保护机制，可吞噬细菌免受侵犯。当膀胱内尿液过多，超过了正常膀胱壁所能承受的压力，对膀胱内膜就会造成伤害，这种自我保护的能力也会受到损伤，细菌就可乘虚而入，引发膀胱炎。

长期憋尿可能引起膀胱损伤。控制膀胱收缩的神经分布在膀胱壁的肌肉里，憋尿太久，会使神经缺血或过度胀扯而受损，造成以后小便疼痛、尿频或尿不干净等后遗症。如果神经受损严重，膀胱括约肌无力，甚至会造成尿不出小便的后果。

女性憋尿，除了会诱发膀胱炎、肾盂肾炎等疾病外，还会对生殖器官产生许多不利影响。因为，女性内生殖器官与膀胱"同居"于盆腔内，子宫位于膀胱后面。憋尿使膀胱充盈，充盈的膀胱便会压迫子宫，使子宫向后倾斜。如经常憋尿，子宫后倾则难以复位。子宫后位分为三度，如果膀胱压迫子宫后倾为二度，就会妨碍经血流出，出现严重的痛经症状；如果发生三度后倾，还会因为子宫体压迫骶骨前面的神经丛而引起腰骶部疼痛，并可引起性

交痛。所以，憋尿是极不好的习惯，有尿意一定要及时排尿，不可硬憋，女性尤应注意。

（2）尿失禁的调理方法

尿失禁可由精神因素、神经系统疾病、分娩、外伤等引起，大多是因膀胱、尿道功能失调所致如张力性尿失禁、紧迫性尿失禁，溢出性尿失禁等。其中又以张力性尿失禁居多，因患者骨盆底部肌肉对尿道的控制能力下降，尿道括约肌的力量变得薄弱，抵挡不住膀胱积尿后增高的压力的冲击，使尿液不经意地流出，尤其在笑、哭、咳嗽、打喷嚏、站立、行走时易发生，安静或平卧时稍见缓解。故这种尿失禁又称压力性尿失禁。

对于压力性尿失禁，药物治疗通常无济于事，一般采取保守治疗。中医认为人之所以会出现尿失禁的情况，是因为肾气虚，中气下陷导致。因此，治疗时多采用补益肾气，提升中气为主。民间常用艾灸神阙、关元、中极、涌泉等穴位，其具体

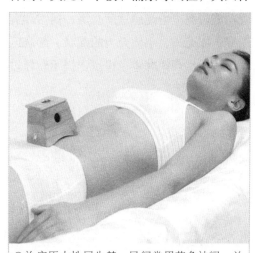

◎治疗压力性尿失禁，民间常用艾灸神阙、关元、中极、涌泉等穴位

方法是：点燃艾条，在以上诸穴位轮换熏，每个穴位处感到灼热难忍时换穴再灸，一般一次需要半小时。一日一次，连续灸一周，如果症状消失，即可停灸。再次复发时，如法再灸一周。如此反复施灸，可很快控制病情。

手掌上膀胱区位置及疾病预示

❶ 手掌上膀胱区位置

膀胱区在手掌上的反射区主要有两个，一个是小指的根部位置，另一个位于肾区到手腕褶纹的中点，膀胱区有一部分与肾区是重合的。通过这两个掌区的手纹、气色和形态的变化，能够观察到膀胱疾病。

膀胱区若凸起，并呈现出白色或花白相间的颜色，而且小便黄气味大，是湿热下注引起膀胱炎的迹象。如果膀胱区凸起的地方呈红色，说明膀胱充血；颜色若变暗，呈咖啡色、暗紫色的硬结，而且凸起的形状不整，边缘不清，身体同时还伴有血尿，尿频、尿急等症状，提示膀胱肿瘤的信号。

膀胱区若整个凹陷下去，一般提示膀胱功能较弱或曾经患过膀胱炎，通常伴有尿痛、尿无力，小便无力的症状。膀胱区还有可能出现浅咖啡色斑点，提示曾尿过

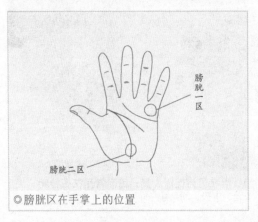

◎膀胱区在手掌上的位置

血，膀胱受到过伤害，或者做过大的手术。如在本区某位置出现硬包，像茧子一样，说明患者相应的膀胱部位有长期慢性病症，或膀胱内受伤，局部小手术痊愈后遗留的疤痕或伤口已结疤，常见于疤痕体质者。

❷ 膀胱炎的掌纹特征及护理

膀胱炎顾名思义就是膀胱内膜发炎，膀胱炎的病因很多，但大多数为化脓菌的感染。诱因有结石、异物、肿瘤或阻塞性病变，包括由于神经系统疾产生的排尿功能障碍等。膀胱炎的急性炎症的病理变化有黏膜充血、水肿、出血和溃疡形成，并有脓液或坏死组织。慢性炎症主要有黏膜增生或萎缩、肉芽组织形成，并有纤维组织增生，膀胱容量减少；或并发阻塞所引起的肌肉肥大，膀胱容量增大甚至有憩室形成等改变。

常见症状

膀胱炎的临床表现主要有急性与慢性两种。

急性膀胱炎主要症状为：有轻度发热，亦有时以恶寒战栗而发病；尿意频数，便时疼痛，并有灼热感觉，尿量酸性反应，且极混浊，含有血球及膀胱上皮细胞；终末血尿常见；时有肉眼血尿和血块

排出。患者感到体弱无力，有低热，也可有高热，以及耻骨上不适和腰背痛。而且这些症状既发生于晚间，又发生在白天，女性常见。

慢性膀胱炎的症状与急性膀胱炎相似，但无高热，症状可持续数周或间歇性发作，使病者乏力、消瘦，出现腰腹部及膀胱会阴区不舒适或隐痛，有时会出现头昏、眩晕等神经衰弱症状。

掌纹特征

（1）3线的末端处靠近掌外有几条流苏线，并且线上又有小支线，提示急性膀胱炎，或妇科炎症正在发病。

（2）地丘处发黄色，出现椭圆红色斑，提示急性膀胱炎。若地丘位发黑褐色，提示小腹内器官有恶变信号。

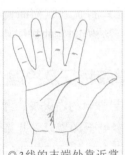
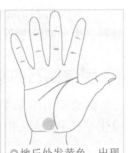

◎3线的末端处靠近掌外有几条流苏线，并且线上又有小支线

◎地丘处发黄色，出现椭圆红色斑，提示急性膀胱炎

辅助诊断

小指指甲面有链状条纹符号，提示慢性膀胱炎。

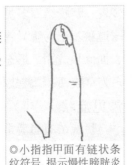

◎小指指甲面有链状条纹符号,提示慢性膀胱炎

② 膀胱炎的调治方法

推拿疗法

按摩治疗膀胱炎的原则是疏利膀胱气机，清利下焦湿热，实者利湿通淋为先，虚者补益脾肾为要。在此，我们介绍的是耳穴上的推拿法。

对症取穴：膀胱、尿道、肾、耳轮部

治疗方法：

（1）指推尿道3分钟，稍用力，频率每分钟90次。

（2）指点膀胱3分钟，稍用力，频率每分钟90次。

（3）指揉肾2分钟，轻用力，频率每分钟90次。

（4）捻耳轮部2分钟，轻微用力，频率每分钟90次。

运动疗法

扭腰功是一套简单有效的强肾功法，还能有效缓解腰胯以内的疾病，对于调治膀胱炎也有一定的效果。

动作要领：

（1）双脚按等同双肩距离站立，身体略微前倾；双脚脚趾紧紧向下抓住地面；

（2）双手用力撑住腰部，掌心朝内护住丹田处（肚脐下方），两只手拇指、食指形成的空白正好在丹田处形成一个空空的方形，双肘自然弯曲至90度左右，与双手在用力时形成固定位置；

（3）以脊椎为轴心，两胯带动整个臀部向左做圆形扭动，经身体左侧、后方，最后从右方返回，使整个肚皮和胯部正好转完一个180度的圈，以此动作连续做20下，即转20圈；转圈时双肘和双手都在原位置固定不动，就像新疆舞里脑袋移动而双手不动的动作；

（4）向左方的转圈扭动做完20个之后，在以同样的姿势向反方向转动胯部20次；做完后再向左方转动20次，如此反复变化方向转动；

（5）在整个练功过程中，口须微张，与鼻孔一同呼吸，不可紧闭。

❸ 膀胱炎的常见问题

女性如何预防膀胱炎

膀胱炎会给女性的生活带来很多的不便，因此，女性朋友们在日常生活中应养成良好的生活习惯。

（1）在感到尿急时就应及时将尿液排出，不要憋尿太长时间。而每次排尿时都要将尿液彻底排空。

（2）腹部避免受凉，同时要注意不要过度劳累。

（3）小心选用卫生纸，尽量不要用漂色的卫生纸。记得拭抹的动作是由前到后的。

（4）卫生棉或护垫要经常更换。

（5）多喝水，最好每天2升。

（6）不要穿过紧的内裤和牛仔裤，要选用棉质的内裤。

（7）男女双方性交前后都要彻底清洗干净，性交前及性交后立刻将膀胱的尿液排净。

（8）小心使用避孕的方法，用子宫帽的女士会有较大的机会患有膀胱炎。

膀胱炎患者的饮食禁忌

膀胱炎要禁止所有发酸性饮料及刺激性食品。具体点说，就是在膀胱炎服药期间严禁酒、辣椒、鸡、鱼、牛肉、虾子、海鲜、咸菜，佐料只能用盐、醋、味精（其他调料不要用），这是因为如果患者饮食控制不好会延长治疗时间。此外，膀胱炎患者在治疗时还应注意以下方面的饮食：

（1）多吃利尿性食物，如西瓜、葡萄、菠萝、芹菜、梨等。

（2）适当吃些田螺、玉米、绿豆、葱白，可帮助缓解尿频、尿急、尿痛等症状。

（3）多饮水，保持每日至少1500毫升以上的排尿量。

（4）避免食用柑橘，因为柑橘可导致碱性尿的产生，有利于细菌的生长。

（5）咖啡因能导致膀胱颈收缩而使膀胱产生痉挛性疼痛，故应少喝咖啡。

❹ 膀胱结石的掌纹特征及护理

膀胱结石多见于男性，约占95%，可发生于任何年龄，但多见于10岁以下儿童及50岁以上老人，儿童多为原发性膀胱结石，而成人则多见源于肾输尿管的继发性膀胱结石。膀脏结石大多单发，较大，亦可多发。膀胱结石多见于患有前列腺增生、尿道狭窄、膀胱异物等疾病的患者。结石表面比较光滑，形态多呈卵圆形，其成分多为草酸钙、磷酸盐和尿酸盐混合而成。

常见症状

膀胱结石患者常伴有排尿中道，下腹部疼痛，可放射至会阴部，以及血尿、尿频、尿急、尿痛和发热等外在症状。

掌纹特征

（1）1线紊乱呈现链状，3线短，提示有泌尿系结石。

（2）2线在走到月丘下方时呈断续状，或在末端出现岛纹或格子纹路出现。

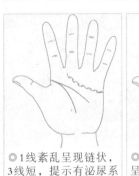

◎1线紊乱呈现链状，3线短，提示有泌尿系结石

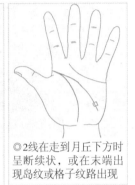

◎2线在走到月丘下方时呈断续状，或在末端出现岛纹或格子纹路出现

辅助诊断

小指指甲面有异色斑点，提示膀胱尿道结石。

⑤ 膀胱结石的调治方法

药物疗法

膀胱结石患者不一定都要通过手术取出结石，对于那些害怕动手术，而结石又比较小的患者而言，药物治疗是比较的选择。

（1）鹅不食草200克（鲜品）洗净，捣烂取汁，加白糖、白酒少许，一次服完。每日1剂，服3剂。

（2）两头尖30粒，牛膝、炮山甲、归尾各6克，川楝9克，赤苓12克，大麦秆（切碎）60克。用急流水煎服，头煎服后3～4小时如未排出尿石时，要将原药再煎1次服，如仍无效，再服至排出尿石为止。一般每日服1～2剂，每隔4～8小时服

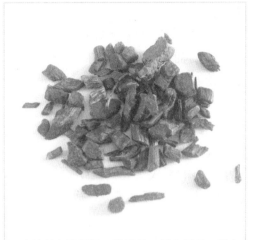

◎牛膝具有补肝肾、强筋骨、活血通经、引火（血）下行、利尿通淋的功效

1次。三四岁以上儿童可照此量给服，病儿过于羸弱可酌减。

（3）取金钱草、海沙藤各60克，鸡内金15克，每天1～2剂，加水煎汤代茶频饮，可大增尿量和稀释尿液，能加强对结石的冲刷力，使结石缩小排出体外。本方适合治疗不需手术的输尿管、膀胱等尿路结石。

⑥ 膀胱结石的常见问题

膀胱结石患者日常要注意些什么

膀胱结石患者在出院后定期复查，定期做尿液检查、X线和B型超声检查，观察有无复发和残余结石情况。若病人出现腰痛、血尿等症状时，更应及时就诊。

家人要多体贴、关心病人，从日常生活的各个方面给予患者照顾。另外，患者应坚持长期积极预防，可减少或延缓结石的复发。

（1）锻炼身体，增强体质，老年人可打太极拳，并经常做蹦跳和踮脚

跟锻炼。

（2）科学合理地调节饮食，勿摄入过多的甜食、蛋白质和脂肪食物，多吃水果和蔬菜，补充膳食纤维和维生素C等。

（3）日常生活中应增加饮水次数和饮水量，以增加尿量，稀释尿液，可减少尿中结石的形成。尤其是睡前和夜间饮水，效果更好。不能憋尿，成人应保持每日尿量在2000毫升以上。

（4）积极治疗会导致结石生成的疾病。治疗尿路感染、尿路异物、尿道炎症、痛风、前列腺增生等疾患。

（5）根据结石成分调节饮食。含钙结高应尽可能少食。尿酸结石的病人应进食低嘌呤食物，忌食动物内脏，少食肉类、螃蟹、菠菜、豆类、菜花和香菇等。磷酸结石者宜食低磷食品，少食含钙食品；草酸结石病人宜食低草酸食品。少吃含钙食物。胱氨酸结石病人则应食用低胱氨酸饮食，避免大量摄入动物蛋白、精制糖和动物脂肪。

（6）预防骨脱钙。伴有甲状旁腺功能亢进的病人，必须积极治疗。鼓励长期卧床的老年病人积极进行功能锻炼，防止骨脱钙，从而减少尿钙排出。

膀胱结石患者晚上莫吃虾皮

虾皮营养丰富，素有"钙的仓库"之称，是物美价廉的补钙佳品。据文献记载，虾皮还具有开胃、化痰等功效。虾皮营养价值高，物美价廉，用途广泛，可汤、可炒、可馅、可调味，家常

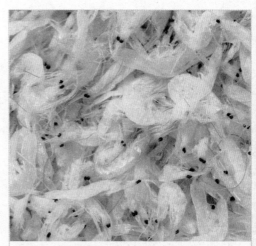

◎膀胱结石患者晚餐最好不要吃虾皮之类含钙高的食物

菜中的虾皮豆腐、虾皮油菜、虾皮韭菜、虾皮小葱、虾皮萝卜汤等，均为鲜美的下饭佳肴。

虾皮营养丰富，每100克虾皮中含钙量高达991毫克（成人的每日钙推荐摄入量为800毫克），素有"钙的仓库"之称，虾皮还具有开胃、化痰等功效。但是，建议大家不要在晚上吃虾皮，以免引发泌尿系结石。

我们知道，泌尿系结石的主要成分是钙，食物中含的钙除一部分被肠壁吸收利用外，其余的则全部从尿液中排出，一般在饭后4～5小时才是人体的排钙高峰，如果晚餐食物含钙过多，排钙高峰到来时，我们已经上床睡觉了，结果尿液全部潴留在尿路中，不能及时排出体外。这样，尿液的钙含量也就不断增加，不断沉积下来，久而久之极易形成泌尿系结石。所以，晚餐最好不要吃虾皮之类含钙高的食物。

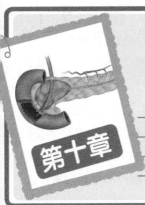

看掌纹知胰腺

第十章

◎胰腺是体内一个非常重要的分泌器官，它位于胃的后下面，紧靠腹后壁，长12～15厘米，宽3～5厘米，厚1.5～2.5厘米，重70～100克。

不得不知的胰腺常识

胰腺是体内一个非常重要的分泌器官，它位于胃的后下面，紧靠腹后壁，长12～15厘米，宽3～5厘米，厚1.5～2.5厘米，重70～100克。

别看胰腺个头不大，它在体内所起的作用可不小。胰腺所分泌的胰液对食物的消化和吸收是不可缺少的。正常人胰腺每天约分泌1000毫升胰液，差不多等于其自身重量10～14倍，可见其功能是多么活跃。胰液除水分外，主要成分是电解质和酶原蛋白，前者能中和胃酸，使由胃进入小肠的食物迅速由酸性变为碱性，这又给后者——酶原蛋白转化为胰酶提供了必要的条件。

除此之外，胰腺还有一个非常重要的功能，那就是分泌胰岛素。在胰腺内散布着大大小小的许多细胞团，尤其以胰尾和胰体部最多，头部最少。从胰腺的切面来看，这些细胞团很像是分布在水面上的许多岛屿，因此取名胰岛，胰岛素就是由胰岛细胞分泌的。胰岛素是人体糖代谢中不可缺少的物质，如果胰岛素不足，人体就有可能患糖尿病。胰岛细胞除分泌胰岛素外，还分泌胰高血糖素、胃泌素和生长激素释放抑制素等，因此其生理功能也是多方面的。

❶ 胰腺的内部结构

胰腺一般分为头、颈、体、尾四部分，胰头正好在十二指肠弯成的小弯内，胰尾的组织结构由外分泌的腺体及内分泌的胰岛两部分所组成，因此属混合性腺体。胰腺内有一条管道，叫胰管，它从胰尾部起始，直到胰头部，大多与胆总管形成一条"共同通道"，开口于十二指肠。

（1）胰腺的头部

胰腺头部，比较扁平，位于十二指肠形成的C形弯曲内。胰头前面有横结肠系膜根通过，后面贴靠下腔静脉，相当于右、左肾静脉进入下腔静脉处。胆总管通过胰腺后面的沟内，有时包埋在胰实质内。胆总管由上往下行进，和主胰管汇合，开口于十二指肠降部。胰头在后方有个胰切迹和胰体分隔。肠系膜上动脉位于胰切迹内。胰头在肠系膜上动脉后方向左突出如钩形，5～7厘米称为钩突.在钩突后方为主动脉。

（2）胰腺颈部

为胰切迹前面的一段胰腺组织，长约2厘米，稍缩窄，称为胰腺的颈部，前面有腹膜覆盖，与胃幽门部位相毗邻，在胰颈后面，脾静脉和肠系膜上静脉汇合成门静脉。

（3）胰腺体部

胰腺体部由胰切迹往左，横过主动脉和上部腰椎的前方，位于网膜囊后。其横切面约为三角形，故具有前、后、下三个面和上、前、下缘横结肠系膜根部大部附着于胰腺的前缘，其前层腹膜往上后覆盖胰体前面，在胰和胃之间形成腹膜腔及网膜囊。胰体下面也有腹膜，由横结肠系膜后层折返至腹后壁，腺体后面无腹膜，此面接触主动脉，肠系膜上动脉，左肾上腺、左肾及其血管，紧邻脾静脉。脾动脉

由腹腔动脉出发后，沿胰腺上缘由右向左弯曲进行以适应胃的蠕动改变。

（4）胰腺尾部

胰腺尾部由胰体向左延伸而变细，末端圆钝。位于左肾之前，和脾脏及结肠左曲紧邻，经常进入脾肾韧带基部而接触脾门。沿胰体上缘行进的脾动脉，通常越过胰尾前面，脾静脉则经胰尾后向右行进。

❷ 中医对胰腺的认识

中医学对胰腺的认识始于金、元时期，李东垣《脾胃论》记载："脾长掩一尺，掩太仓。"《十四经发挥》也有："脾广三寸，长五寸，掩手太仓，附于脊之第十一椎。"其实都是对于胰腺的描写。到清代，随着中医解剖学的发展，对胰腺有了进一步的认识，王清任的《医林改错》写道："津管一物……总提俗名胰子，其体长于贲门右，幽门之左……接小肠"，"胃外津门左名总提，肝连于其上。"

胰腺疾病的辅助诊断法

消瘦和体重减轻常是慢性胰腺炎症和胰腺癌症常见的临床表现。慢性胰腺炎的病人有明泄的营养不良和体重减轻。胰腺癌

肿患者的体重减轻更快且显著，可在短期内体重减轻数十千克，此和腹痛、黄疸、食欲不振一起构成胰腺癌的晚期四大表现。

胰腺炎的掌纹特征及护理

❶ 胰腺炎的特征

胰腺炎一般是由消化酶或荷尔蒙的

分泌受到阻碍引起的，生活中人们常因饮食不节，暴饮暴食，过食油腻，慢性酒精中毒，代谢失常，慢性胰管阻塞，

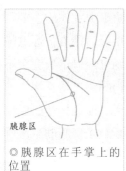

◎胰腺区在手掌上的位置

胰腺区

胰腺附近器官如胆囊、胆道病变、胰血管病变导致胰脏功能受损。

胰腺炎分为急性和慢性两种。急性胰脏炎发病快，来势凶猛；慢性胰腺炎则表现得反反复复，病情发展很慢，症状从轻微至严重需要经过很长一段时间。胰脏炎发病的原因与胆道疾病、胰管梗阻、胰腺创伤以及感染等有着密切的联系。

值得注意的是，儿童也会得急性胰腺炎。虽然，与成人相比较，小儿急性胰腺炎患者并不太多，可一旦发生，大多比较严重。儿童急性胰腺炎临床主要症状为上腹部疼痛，多呈持续性，并常伴恶心、呕吐。呕吐物为食物与胃、十二指肠液。严重病例可有脱水及休克症状，并因肠麻痹而致腹胀。

常见症状

急性胰腺炎：中左上腹部突然出现持续性的剧烈疼痛，并蔓延到左腰、左背或左肩部。体检时上腹部一般按压时都会出现疼痛。病情继续恶化，胰腺的周围就会出现大面积坏死，并可产生腹胀、腹壁紧张、全腹压痛等腹膜刺激症状，甚至还会出现腹水、高热以及休克等较为严重的症状。

慢性胰腺炎：上腹部疼痛反复发作或持续出现，进食后上腹部饱胀不适，食用油腻食物后经常会腹泻，粪便内含有脂肪和未消化的肌肉纤维。少数患者甚至会因胰岛遭到破坏而引起糖尿。如果病期比较长，患者便会出现程度不等的营养障碍。

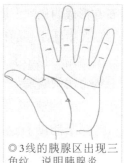

◎3线的胰腺区出现三角纹，说明胰腺炎

掌纹特征

3线的胰腺区出现三角纹，说明胰腺炎。

辅助诊断

十指指甲前甲端下出现红色片状，未感冒时，大拇指白色甲半月呈红色，均提示胰腺炎病信号。

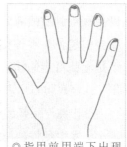

◎指甲前甲端下出现红色片状，大拇指白色甲半月呈红色，均提示胰腺炎病信号

经常性上腹左侧或肚脐一周有钝痛，提示慢性胰腺炎或胰腺癌先兆。若一个人鼻子上出现肿块，提示胰腺或肾脏有疾。

❷ 胰腺炎的常见问题

为什么会得胰腺炎

胰腺炎发病的原因主要有酗酒、创伤、胆道疾病等。国外胰腺炎患者多是因为酒精中毒而致，我国与此不同，主要是因为胆结石导致胰液引流不畅、反流而使胰腺发炎。近些年，我国胰腺炎的发病率有所升高，其中，因为胆结石导致的胰腺炎，即胆源性胰腺炎占发病人群的50%以上。

胆结成形成的原因比较复杂，国内外也有区别，比如胆固醇结石与胆色素结石在形成的机理上就有很大不同。现在随着居民生活水平的日益提高，饮食不当造成的胆结石也多了起来。所以，预防胆结石的方法很明确：一是提高饮食的卫生水平；二是少吃脂肪类、高胆固醇类的食物。

除了胆结石这一原因之外，暴饮暴食、酗酒也是急性胰腺炎的重要发病因素。暴饮暴食会促使胰液大量分泌，酒精也会直接刺激胰液分泌，酒精进入十二指肠会引起乳头水肿和奥狄氏括约肌痉挛，于是无路可走的胰液对胰腺进行"自我消化"；合并胆石症者也可因胆汁反流或是胰液"出路"不畅发生急性胰腺炎。在临床上，发生急性胰腺炎患者，绝大多数有暴饮暴食的经历。因此，不论何时都要荤素搭配，饮食合理。

综上所述，要想预防胰腺炎，最主要还是要针对其致病原因，少饮酒、预防或及时治疗胆道疾病、避免暴饮暴食以减少胰腺负担、避免外伤，等等。

胰腺炎患者的饮食原则

暴饮暴食是胰腺炎的高发因素，饮食上要荤素搭配，营养均衡，多吃新鲜蔬菜和水果，同时饮食上不能酗酒，饮酒要适量。不能吃得太饱，不能吃得太油腻，尽量做到少食多餐，每天吃4～6顿为宜。

饮食不慎是引起胰腺炎发作的重要原因。胰腺炎急性期禁止经口摄食，通过静脉补充营养素。恢复期可经口给予完全不含脂肪和高碳水化合物的清流质食物，如果汁、杏仁茶、浓米汤、西红柿汁，以免消化不良。病情稳定后给予低脂肪半流质饮食，开始用脂肪含量很低的易消化食物。蛋白质不宜过多，应供给充足的碳水化合物。

胰腺炎病人忌食油煎、炸、烤等食物；易产气使腹胀的食物不宜吃，如炒黄豆、蚕豆、豌豆、红薯等；调味品不宜太酸、太辣；禁酒。

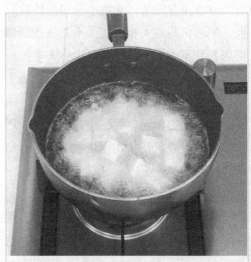

◎胰腺炎病人忌食油煎、炸、烤等食物；易产气使腹胀的食物不宜吃

糖尿病的掌纹特征及护理

糖尿病是一种有遗传倾向，因代谢、内分泌失常而引起的慢性疾病。糖尿病的典型症状就是三多一少，为多饮、多尿、多食，体重减轻等，病情严重时，可出现酮症中毒等急性代谢紊乱。糖尿病的症状除了典型的三多一少以外，还可表现为无力、乏力、消瘦、腰酸腿痛，皮肤瘙痒，男性阳痿、女性

月经不调，便秘，视力障碍等。对于任何疾病来说表现为典型症状的，可以说是极少一部分。就糖尿病而言，许多患者往往并没有明显的症状，只是在体检或其他情况下，意外发现血糖升高。

因为很多老年人的生活及饮食习惯都很好，并没有不良的嗜好，但是也会慢慢出现糖尿病的症状，去医院检查就会发现血糖确实高出正常很多。为什么老年人会出现这种情况呢，这都是老年人机体功能减退的原因，主要是胰腺的功能降低。

常见症状

早期可毫无症状，往往在体检中发现。患糖尿病的人群多数肥胖，约半数人有高血压，主要症状是"三多"，即水喝得多，食物吃得多，小便次数和量多。但因老年人口渴中枢敏感性低，所以"三多"的现象较轻，有时只出现一两个症状；又因老年人肾脏的排糖阈增高，即使血糖高，尿糖也未必高。老年人糖尿病的常见早发症之一是皮肤发痒，如果同时伴有疲乏时，应考虑有糖尿病的可能性。

专家们认为下列10种现象是患糖尿病的前兆：

（1）不正常的口渴。

（2）经常性大量排尿。

（3）频繁的饥饿感。

（4）突然不明原因的体重减轻

（5）皮肤伤口或感染不易痊愈。

（6）经常发生感冒。

（7）清晰与模糊不清的视力交替出现。

（8）说不清理由的体力衰退。

（9）出现外阴瘙痒或阳痿。

（10）足部常感麻木或刺痛。

掌纹特征

（1）生命线弩张，使酸区增大，掌面十指端指腹发红如染。

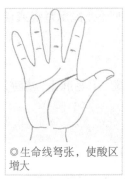

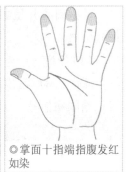

◎生命线弩张，使酸区增大

◎掌面十指端指腹发红如染

（2）手掌的乾位有两三条放纵线，提示糖尿病信号。

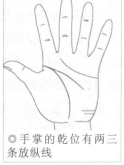

◎手掌的乾位有两三条放纵线

辅助诊断

（1）甲诊

①左手中指的指甲根部出现圆形斑点，呈白色，说明糖尿病的前兆。

②十指甲均呈凹勺状，提示患有糖尿病已久。

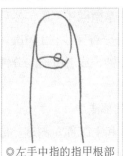

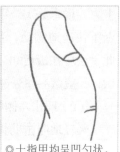

◎左手中指的指甲根部出现圆形斑点，呈白色

◎十指甲均呈凹勺状，提示患有糖尿病已久

（2）眼诊

①视力突然高度减退，屈光不正，对远

或近的物体看不清晰，提示有患糖尿病之信号。

②亮眼的白眼球常出现小红点，提示糖尿病信号。

（3）耳诊

耳垂肉薄并呈咖啡色，提示肾疾或糖尿病信号。

（4）牙诊

牙齿松动，常发炎，手足麻木，嗜睡，提示糖尿病信号。

❶ 糖尿病的调治方法

推拿疗法

糖尿病患者还可以通过自我按摩的方法，以达到调整阴阳，调和气血，疏通经络，益肾补虚，清泄散焦躁热，滋阴健脾的目的。具体手法如下。

（1）抱腹颤动法

双手抱成球状，两个小拇指向下，两个大拇指向上，两掌根向里放在大横。

穴上（位于肚脐两侧一横掌处）；小拇指放在关元穴上（位于肚脐下4个手指宽处）；大拇指放在中脘穴上（位于肚脐上方一横掌处）。手掌微微往下压，然后上下快速地颤动，每分钟至少做150次。此手法应在饭后30分钟，或者睡前30分钟做，一般做3~5分钟。

（2）叩击左侧肋部法

轻轻地叩击肋骨和上腹部左侧这一部位，约为2分钟，右侧不做。

（3）按摩三阴交法

三阴交穴位于脚腕内踝上3寸处，用拇指按揉，左右侧分别做2~3分钟。

泡脚和泡腿配合按摩效果会更好，可以增加按摩的作用。以上疗法每天做1~2次。只要能长期坚持就能有效控制糖尿病恶化。

运动疗法

同健康人一样，糖尿病患者运动时也应遵循一定程序，按部就班地进行能取得良好效果的运动，而不至于对身体有所损害。

在正式锻炼开始之前，应先做准备活动，如运动一下四肢、抻抻腿、拉拉胯，活动活动各个关节和肌群，增加全身的柔韧性，使心率有所增加，为较大运动量做准备。

开始锻炼后，要让心率持续保持在"有效心率范围"内，并坚持一段时间，一般而言不能少于每周3次，每次半小时，否则不能达到满意的效果，如能每周5次甚至天天锻炼，效果则更加理想。仅在周末进行突击锻炼对糖尿病患者来说是有害无利的。

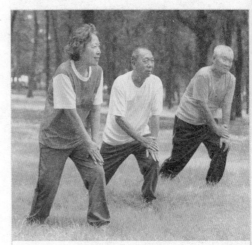

◎糖尿病患者在正式锻炼开始之前，应先做准备活动，如运动一下四肢，抻抻腿、拉拉胯等

运动过后，应进行放松整理活动，使心率和血压慢慢下降，有些糖尿病患者有神经病变，血管调节功能有障碍，如果突然停止运动，可引起血压急剧下降而造成头晕，眼前发黑，甚至发生晕厥，这些患者应更加注意。

在整理活动时，还可以做做局部运动，如俯卧撑、仰卧起坐等，以对前面运动中活动不够的部位进行一下补充锻炼。

另外老年糖尿病人也必须参加体育锻炼，持之以恒、切合实际的体育锻炼，可使患者血糖、血脂下降，体重减轻，体质增强，而且精神愉悦，充分享受幸福的晚年生活。但老年人毕竟是老了，有些问题在体育锻炼中必须予以注意：

（1）体育锻炼前要对身体状况做一次细致、全面的检查，充分了解自己的糖尿病及其并发症到了什么程度，以便选择最适当的运动方式、运动时间和运动强度。

（2）避免过分激烈的运动，避免可能引起血压急剧升高或者造成心、脑血管意外的运动方式，比如，强烈对抗性运动、登梯爬高、用力过猛的运动和倒立性运动等。

（3）运动要适量，不要玩起来就忘乎所以，要注意适可而止，以免运动过量，反而影响健康。

（4）老年糖尿病人皮酥骨脆，在运动中要善于保护自己的皮肤及骨骼，避免穿过硬、过紧的鞋子，以防皮肤损伤或发生骨折。

❷ 糖尿病的常见问题

糖尿病的病因

有人说，糖尿病是一种恶毒的"糖门暗器"，虽然有点恶搞的成分，但是却有一定道理。糖尿病的危害性毋庸置疑，而且往往喜欢暗下杀手，严重威胁着人们的健康。当然，糖尿病病因及发病机制十分复杂，目前尚未完全阐明，但糖尿病之所以能够在人们面前作威作福，是因为它背后有着7个"帮凶"。究竟是哪7个因素呢？

（1）遗传因素

糖尿病是遗传性疾病，遗传学研究表明，糖尿病发病率在血统亲属与非血统亲属中又明显差异，前者较后者高出5倍。在糖尿病I型的病因中遗传因素的重要性为50%，而在糖尿病2型中其重要性达90%以上，因此引起糖尿病II型的遗传因素明显高于糖尿病I型。

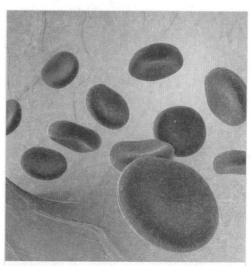

◎随着精神紧张、情绪激动及各种应激状态，会引起升高血糖激素

（2）精神因素

伴随着精神紧张、情绪激动及各种应激状态，会引起升高血糖激素的大量分泌，如生长激素、去甲肾上腺素、胰升糖素及肾上腺皮质激素等。

（3）肥胖因素

肥胖是糖尿病的一个重要诱因，有60%～80%的成年糖尿病患者在发病前均为肥胖者，肥胖的程度与糖尿病的发病率呈正比。

（4）长期摄食过多

饮食过多而不节制，营养过剩，使原已潜在功能低下的胰岛素β细胞负担过重，而诱发糖尿病。

（5）感染

幼年型糖尿病与病毒感染有显著关系，感染本身不会诱发糖尿病，仅可以使隐性糖尿病得以外显。

（6）妊娠

有关专家发现妊娠次数与糖尿病的发病有关，多次妊娠易使遗传因素转弱诱发糖尿病。

（7）基因因素

目前科学认为糖尿病是由几种基因受损造成的：

I型糖尿病——人类第6对染色体短臂上的HLA-D基因损伤；

II型糖尿病——胰岛素基因、胰岛素受体基因、葡萄糖溶酶基因和线粒体基因损伤。

总之，不管哪种类型的糖尿病，也不论是因为遗传易感而发病，还是环境因素、病毒感染发病，归根结底都是基因受损所致。

糖尿病的早期信号

糖尿病发病前有早期信号，如果发现自身有这些疾病的信号要提高警惕，改变不良的生活习惯，这也能帮助你早日发现并早些治疗。

糖尿病可引起白内障，导致视力下降，进展较快，有时也会引起急性视网膜病变，引起急性视力下降。

研究证明，糖尿病有明显的遗传倾向，如果父母有一人患病，其子女的发病率比正常人高3～4倍。

糖尿病引起的皮肤瘙痒，往往使人难以入睡，特别是女性阴部的瘙痒更为严重。

糖尿病可引起末梢神经炎，出现手足麻木、疼痛以及烧灼感等，也有的人会产生走路如踩棉花的感觉。在糖尿病的晚期，末梢神经炎的发病率就更高。

糖尿病引起尿路感染，通常有两个特点：

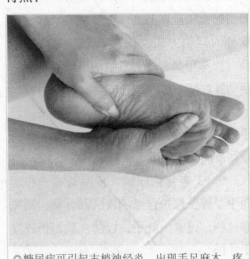

◎糖尿病可引起末梢神经炎，出现手足麻木、疼痛以及烧灼感等

（1）尿路感染起源于肾脏，而一般的尿路感染多起源于下尿道。

（2）尽管给予适宜的抗感染治疗，但急性肾盂肾炎发热期仍比一般的尿路感染发热期长。

糖尿病伴发胆囊炎的发病率甚高，而且可不伴有胆石症，有时胆囊会发生坏疽及穿孔。男性糖尿病患者出现排尿困难者约为21.7%。因此，中老年人若发生排尿困难，除前列腺肥大外，应考虑糖尿病的可能。

糖尿病可引起内脏神经病变，造成胃肠道的功能失调，从而出现顽固性的腹泻与便秘，其腹泻使用抗生素治疗无效。

糖尿病可引起神经病变和血管病变，从而导致男性性功能障碍，以阳痿最多见。

女性腰围与臀围之比大于0.7~0.85（不论体重多少），糖耐量试验异常者达60%。有人认为，这种体型可作为诊断糖尿病的一项重要指标。

糖尿病人容易发生脑梗死，因此，脑梗死病人应常规化验血糖。

糖尿病会不会遗传

糖尿病是一种多因素疾病，其发病与遗传、生活方式、环境、肥胖、精神压力、病毒感染等多种因素相关。这些因素只影响发病，而不是绝对发病的原因。糖尿病发病是多种因素作用的结果。

糖尿病的遗传因素是明确的，父母有糖尿病，其子女患糖尿病的危险就大，但并不是必然要患糖尿病。父母只是把一颗"糖尿病"的种子（易感糖尿病的基因）

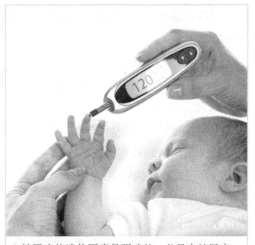

◎糖尿病的遗传因素是明确的，父母有糖尿病，其子女患糖尿病的危险就大

给了子女，如果有合适的土壤，比如具备了上面的多种条件，如营养过剩、多吃少动、长期精神紧张等，犹如给"糖尿病"种子浇水施肥，这颗种子就会生根发芽，长出糖尿病这棵"苗子"。相反，如果子女不给这颗种子生长的条件和机会，它就永远只是粒种子而长不出"苗子"，这也是有些事业有成的儿子先得糖尿病，而生活条件改善了的父亲或母亲后得糖尿病的原因。我们不可以说父母的糖尿病是儿子遗传的，只能说他们都有易得糖尿病的遗传基因，只是条件不同，发病的早晚不同而已。糖尿病是一种全身性的慢性病，也是个可以预防、可以治疗的慢性病（虽不能根治，但可以控制）。所以，即使得了糖尿病也不用害怕，只要和医生很好配合，在医生的指导下合理干预，完全可以打败糖尿病的进攻，糖尿病患者也可以幸福长寿。

不过，家里如果有了一个糖尿病患者，有血缘关系的其他亲属就应该提高警惕，适当注意这方面的问题，加强糖尿病的预防意识。

糖尿病是吃糖引起的吗

糖尿病的主要临床特点就是血糖升高。因此，容易使人误解是吃糖多引起的。其实，糖尿病是一种多因素结合导致的疾病，与遗传和环境因素都有关系，而与吃糖并没有必然的联系。

生命活动需要的血糖浓度是有一定范围的，过低固然不行，但血糖过高，生命活动也不能正常进行。当血糖经常高过正常人，妨碍了正常的生命代谢，就是得了糖尿病。这与吃糖不吃糖无必然的关系，而与体内管理血糖的机制出了故障有关。人体内有个管理血糖的复杂系统，胰腺中的胰岛β细胞分泌的胰岛素是控制血糖的关键物质，是人体生命代谢不可缺少的、重要的、而且是休内唯一可以降低血糖的激素（人体内可升高血糖的激素有6种以上）。正常人体内每时每刻都在不断地生

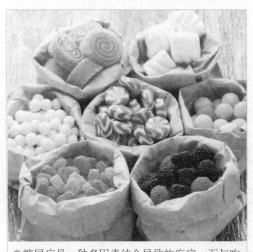

◎糖尿病是一种多因素结合导致的疾病，而与吃糖并没有必然的联系

产胰岛素，可以根据人体的需要自动调整分泌的量：如果人体摄入的糖太多（进食后），就多分泌胰岛素，使血液中的葡萄糖只出不进，把血糖降下来，不让血糖超过正常值；不进食时，就少分泌胰岛素，让内源性葡萄糖（主要由肝脏提供）不断进入血液，使血糖始终保持在一个符合生理需要的合适浓度。如果生产的胰岛素不够用，或数量少，或分泌慢，或质量不好，或升高血糖的因素太强而使胰岛素不能发挥作用（胰岛素抵抗）等，都会使血糖升高超过正常值。血液中糖太多，就会阻碍身体细胞的正常生命活动，高血糖造成血液常呈高黏高凝状态，容易形成血栓，影响细胞的新陈代谢，继而发生多种急慢性并发症，甚至造成残废或死亡，这就是糖尿病控制不好的最坏结局。

虽然吃糖与糖尿病发病无必然关系，但是吃糖太多太快，无疑会增加已经有病的分泌胰岛素的β胰岛细胞的工作量，使其不能胜任工作的缺陷更突出，血糖也会更明显升高，这也是有些人在大量吃糖或大量输葡萄糖水时才发现患糖尿病的原因。这样的人吃糖只是个发病的诱因，而不是得病的根本病因。因此，糖尿病患者为了使血糖控制好，也为了不加重胰岛β细胞的负担，保护其残留的分泌功能，使其有休养生息和修复再生的机会，合理控制饮食，少吃点心和含糖多的食物也是必要的。但是，绝对不吃糖或不吃主食会造成营养物质不平衡，导致代谢紊乱和由此而发生的种种问题。

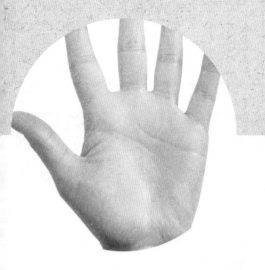

第三篇

常见疾病的掌纹识别与防治

●掌纹诊断首先承认他身体上的疾病，并给予有效的治疗，同时依据所选用的掌纹顺势治疗。在生活中可以根据具体的病症来进行分析和防治，如：心脑血管疾病、呼吸系统疾病、消化系统疾病、泌尿生殖系统疾病、内分泌及新陈代谢疾病、血液结缔组织疾病、癌症及其他疾病等，都可以使用掌纹识别来进行防治。

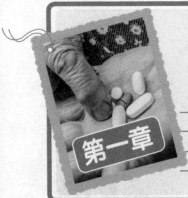

心脑血管疾病

◎心脑血管疾病主要原因就是血管壁平滑肌细胞非正常代谢造成的，由于新的细胞组织不能正常的形成，使血管壁本身存在"缺陷"因此就容易产生炎症血管收缩不畅。

风湿性心脏病

风湿性心脏病简称风湿性心脏病，是指由于风湿热活动，累及心脏瓣膜而造成的心脏病变。表现为二尖瓣、三尖瓣、主动脉瓣中有一个或几个瓣膜狭窄和（或）关闭不全。患病初期常常无明显症状，后期则表现为心慌气短、乏力、咳嗽、肢体水肿、咳粉红色泡沫痰，直至心力衰竭而死亡。有的则表现为动脉栓塞以及脑梗死而死亡。本病多发于冬春季节，寒冷、潮湿和拥挤环境下，初发年龄多在5~15岁，复发多在初发后3~5年内。

中医学认为风湿性心脏病多属于"怔忡""喘证""水肿""心痹"等范畴。其病机主要是风寒湿邪内侵，久而化热或风湿热邪直犯，内舍于心，乃至心脉痹阻，血脉不畅，血行失度，心失所养，心神为之不安，表现心悸、怔忡，甚而阳气衰微不布，无以温煦气化，而四肢逆冷，面色㿠白，颧面暗红，唇舌青紫。水湿不化，内袭肺金，外则泛溢肌肤四肢或下走

肠间，咳嗽气短，胸闷脘腹痞胀，不能平卧等证。

风湿性心脏病的并发症有：心功能不全；急性肺水肿；控制和消除心房颤动。

常见症状

（1）显著的心脏杂音是心肌炎的突出特点。

（2）心率增快，且与体温升高不相称，睡眠休息时心率也不减慢。

（3）心力衰竭，心率加快，超过120次/分钟，心脏迅速增大。

（4）心包摩擦音明显，心包有较多积液时，其音消失。

（5）肝脏肿大，触痛，伴有咳嗽、呼吸困难等。

掌纹特征

（1）2线上有"十"状纹或"米"状纹。

（2）3线尾端有6线出现。

（3）拇指根部有青筋显露，伴有"米"状纹。

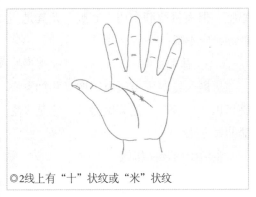

◎2线上有"十"状纹或"米"状纹

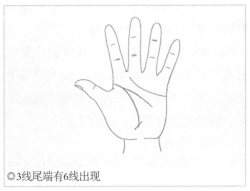

◎3线尾端有6线出现

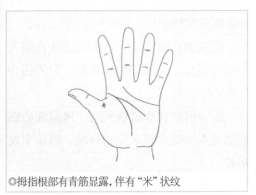

◎拇指根部有青筋显露,伴有"米"状纹

❶ 风湿性心脏病的饮食疗法

为什么精细食物在市场上的价格往往不如粗制食物的价格高呢?这是因为,人们已经意识到粗制食物对人体健康的重要性。

经过精加工的食物,不仅丢失了皮中的营养,而且丧失了胚芽中的营养。胚芽

是生命的起点,它的功效可以直接进入人体的心系统,对人的心脏有非常好的保健作用。

因此,如果要保护好心脏,那么平时一定要多吃粗制的食物,特别是心脏不好的人,在选购粮食时,一定要记得多给自己的心脏选点粗制的粮食,尽量买胚芽没有被加工掉的粮食。比如:全麦、燕麦、糙米等。这些食物都是心脏的"守护神"。

另外,如果不是很喜欢吃粗粮,那么可以选择粗细搭配的食物,比如表面撒了一层麦麸的面包。

用透明的食物来补养我们的心脏。保养心脏的食物,不仅能从其粗糙程度上来辨别其对心脏的好处有多大,而且还能看出来,例那些看起来透明的食物,都是补养心脏的佳品。

透明的食物非常常见,比如夏天吃的凉粉,小吃摊上一般都有,现吃现拌,味道不错。凉粉的品种很多,比如绿豆凉粉、蚕豆凉粉,地瓜凉粉等,即可凉拌,又可清炒,是夏日养心不可缺少的美味佳肴。

藕粉和何首乌粉也是不错的补心食物,可取适量的藕粉放在碗里,加少许水调和,然后用开水冲开即可。藕粉可以作为日常的调养制品,既便宜又方便,特别是家有老人、孩子,或者病人的情况下,藕粉更应常备常食。

另外,还可以用藕粉做成各种食物,比如甜点,也算得上餐桌上的一道风景。

透明的食品还有西米,可经常煮食,常见的消夏美食就有椰汁西米。常见的消夏美食就有椰汁西米。

❷ 风湿性心脏病的常见问题

如何在餐桌上保护好我们的心脏

有资料表明，大部分的冠心病都和吃有关系，不当的饮食是导致心脏疾病的主要原因，因此，保护心脏最重要的场所就是餐桌。日常在餐桌上，应注意两多、三少。

（1）杂粮、粗粮应适当多吃

杂粮、粗粮营养齐全和B族维生素丰富，纤维素有益于心脏，杂粮、粗粮比精米精面含量多，所以，这类食物应多吃。

（2）新鲜蔬菜、大豆制品应多吃

由于维生素C、纤维素、优质蛋白、维生素E等对心血管均有很好的保护作用，所以每顿吃新鲜蔬菜，每天不离豆制品应成为习惯。

（3）高脂肪、高胆固醇食品少吃点儿

脂肪和胆固醇摄入过多，可引起高血脂和动脉硬化，应少吃，尤其是肥胖者、高血压者、血脂偏高者、糖尿病患者以及老年人，更应少吃。

（4）酒要少喝

少量饮酒特别是少饮些果酒，有益于

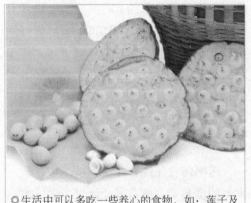

◎生活中可以多吃一些养心的食物，如：莲子及以莲子为主的食物

心脏。但大量饮酒会伤害心脏，尤其是烈性酒，应不喝。

（5）盐要少吃

盐摄入量多可引起血压增高和加重心脏负担，应少吃，把菜做得淡一些是少吃盐的好办法。

生活中的预防措施

（1）防治链球菌感染。

（2）劳逸结合。适当的运动和体力劳动可增加心脏的代偿能力。

（3）稳定心神。不少风湿性心脏病患者精神紧张，情绪激动时，会突然发生心动过速，增加心脏负担，造成心功能不全，因而要宽心平气，淡泊守神。

（4）合理饮食

①风湿性心脏病易发生水肿，因而必须限制食盐的摄入量，防止水肿加重，防止心脏负担增加。

②减少高脂肪饮食：高脂肪饮食摄入后不易消化，会增加心脏负担，有的还会发生心律失常。

③与限制食盐道理相同，风湿性心脏病患者应少吃含钠丰富的食品，以免引发水肿。

④缓进饮料：进食饮料不要太多，最好一次不超过500毫升。需要多喝水时，分成几次喝，每次少一点儿，相隔时间长一些。

⑤戒刺激性食饮和兴奋性药物：辣椒、生姜、胡椒、烟、酒和大量饮浓茶，服咖啡因、苯丙胺等兴奋药对心脏也会带来负担。

⑥节制性生活。由于夫妻双方进行性生活时，心跳会加快，血压会升高，心脏

的负担也会随之加重。因此，风湿性心脏病患者宜节制性生活。

⑦常饮柠檬汁。口服柠檬汁治疗风湿性心脏病有良好的疗效。

先天性心脏病

先天性心血管病简称先心病，是先天性畸形中最常见的一类，为小儿最常见的心脏病。病因可能和遗传、宫内感染，特别是母孕早期三个月内受病毒感染（风疹、流行性感冒和腮腺炎等）有关，也与接触放射线、抗癌药物、代谢紊乱性疾病有关。轻者无症状，查体时发现，重者可有活动后呼吸困难、发绀、晕厥等，年长儿可有生长发育迟缓。症状有无与表现还与疾病类型和有无并发症有关。高原地区动脉导管未闭和心房间隔缺损较多。

主要根据血流动力学变化将先天性心脏病分为三组。

（1）无分流型（无青紫型）。即心脏左右两侧或动静脉之间无异常通路和分流，不产生紫绀。包括主动脉缩窄、肺动脉瓣狭窄、主动脉瓣狭窄以及肺动脉瓣狭窄、单纯性肺动脉扩张、原发性肺动脉高压等。

（2）左向右分流组（潜伏青紫型）。此型有心脏左右两侧血流循环途径之间异常的通道。早期由于心脏左半侧体循环的压力大于右半侧肺循环压力，所以平时血流从左向右分流而不出现青紫。当啼哭、屏气或任何病理情况，致使肺动脉或右心室压力增高，并超过左心压力时，先天性心脏病则可使血液自右向左分流而出现暂时性青紫。如房间隔缺损、室间隔缺损、动脉导管未闭、主肺动脉隔缺损，以及主动

脉窦动脉瘤破入右心或肺动脉等。

（3）右向左分流组（青紫型）。该组所包括的畸形也构成了左右两侧心血管腔内的异常交通。右侧心血管腔内的静脉血，通过异常交通分流入左侧心血管腔，大量静脉血注入体循环，故可出现持续性青紫。如法洛四联症、法洛三联症、右心室双出口和完全性大动脉转位、永存动脉干等。

先天性心脏病的并发症有：肺炎；心力衰竭；肺动脉高压；感染性心内膜炎；缺氧发作；脑血栓和脑脓肿。

常见症状

（1）心衰。患儿面色苍白，憋气，呼吸困难和心动过速，心率每分钟可达160~190次，血压常偏低。可听到奔马律。肝大，但外周水肿较少见。

（2）发绀。鼻尖、口唇、指（趾）甲床最明显。

（3）蹲踞。患有发绀型先天性心脏病的患儿，特别是法洛四联症的患儿，常在活动后出现蹲踞体征，这样可增加体循环血管阻力从而减少心隔缺损产生的右向左分流，同时也增加静脉血回流到右心，从而改善肺血流。

（4）肺动脉高压。临床表现为发绀，红细胞增多症，杵状指（趾），右心衰竭征象，如颈静脉怒张、肝大、周围组

织水肿。

（5）发育障碍。先天性心脏病的患儿往往发育不正常，表现为瘦弱、营养不良、发育迟缓等。

（6）其他症状。如胸痛、晕厥、猝死。部分患儿则有体循环方面的症状，例如排汗量异常（通常表现为大大超出正常同龄人的量）。

掌纹特征

（1）2线有断裂。

（2）在2线上有岛纹或"井""十"状纹。

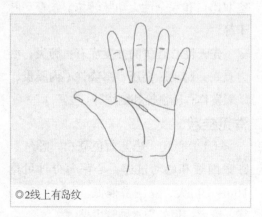

◎2线上有岛纹

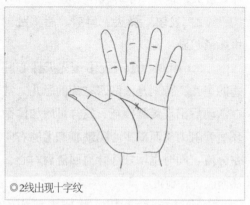

◎2线出现十字纹

（3）3线呈锁链状。

（4）三大主线颜色变浅。

❶ 先天性心脏病的调治方法

饮食疗法

与朋友聚会，开开心心、吃吃喝喝是难免的，但如果狂喜加上暴饮暴食，那么你可要注意了，你的心脏未必能承受。外贸公司的鲁先生就有这样经历。一次公司的庆功宴上，老板点名表扬了鲁先生的部门，鲁先生与同僚都相当高兴，结果乐极生悲，居然引发了心脏病，幸好抢救及时，要不然后果不堪设想。

像鲁先生这样，本来就有心脏病，欢喜过度时心气已经涣散了，这个时候又暴饮暴食，脾胃的负担超负荷了，只好"借用"心气来消化这些食物，心气必然亏虚。因此，心脏病患者，特别是老年人，在这个时候往往会突然引发心脏病，这就是乐极生悲了。所以，不管是在平时，还是在节庆假日里，都要在饮食上有所节制，要管好自己的嘴，千万不要让美食成为生命的威胁。

还有些人，晚上老是心慌失眠，那也是心气虚的表现。这个时候比较适宜喝莲子粥补心。《本草纲目》记载，莲子甘、涩，平。归脾、肾、心经。具有补脾止泻，益肾涩精，养心安神的作用。晚上喝点莲子粳米粥可以养心助睡眠。

中医把心作为"君主之官"。把心称为君主，就是肯定了心在五脏六腑中的重要性。心脏功能正常，则精神健旺，神志清楚；反之，则可致精神异常，出现健忘、失眠、惊悸、癫狂等症，也可能会导致其他脏腑的功能紊乱。

既然心这么重要，我们就要好好养护它。除了常喝莲子粥养心以外，我们在平时饮食中也要注意，以清淡为主，因为盐分过多会加重心脏的负担；不要暴饮暴食，戒烟限酒；多吃一些养心的食物，除了莲子以外，还有杏仁、黄豆、黑芝麻、木耳、红枣等，都对补养心脾很有好处。

运动疗法

跑步是基本活动技能，是人体快速移动的一种动作姿势。跑步和走路的主要区别在于两腿在交替落地过程中有一个腾空阶段。跑步是最简便而易见实效的体育健身内容。近年来，跑步已成为国内外千百万人参加的群众健身运动，是深受广大群众所欢迎的健身项目。人们普遍认为跑步是最好的健身方法。跑步可以促进身体最根本性的器官的健康，增强心、肺、血液循环系统及其耐久力，而心血管系统的健康是身体健康的最重要标志。

跑步是一项全身性运动，尤其是依靠离心肺较远的下肢做周期性的跑步动作，推动人体向前移动，对人体影响较大。

跑步是一项实用技能，运用它锻炼身体，对正在成长的青少年来讲，是发展速度、耐力、灵巧、协调等运动素质，促进运动器官和内脏器官机能的发展，增强体质的有效手段。对中老年人来说，确是保持精力与体力、延年益寿、强身祛病的好方法。

跑步的主要健身作用有：

（1）增强心肺功能

跑步对于心血管系统和呼吸系统有很大影响和作用。青少年坚持跑步锻炼，可发展速度耐力，促进心肺的正常生长发育。中老年人坚持慢跑，就是坚持有氧代谢的身体锻炼，可保证对心脏的血液、营养物质和氧的充分供给，使心脏的功能得以保持和提高。实践证明，有的坚持长跑的中老年人，其心脏功能相当于比他年轻25岁的不经常锻炼的人的心脏。肺部功能的情况也大体如此。

（2）促进新陈代谢，有助于控制体重

超重和肥胖往往是患病的危险因素，而活动少则是引起超重和肥胖的重要原因之一。因此，控制体重是保持健康的重要原则之一，尤其对中年人来讲更是如此。跑步锻炼既促进新陈代谢，又能消耗大量能量，减少脂肪存积。对于那些消化吸收功能较差而体重不足的体弱者，适量的跑步就能活跃新陈代谢功能，改善消化

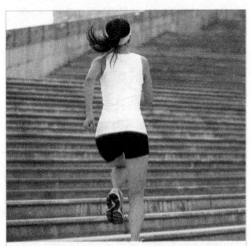

◎跑步可以让运动器官和内脏器官得到有效的发展，还能更好的增强体质

吸收，增进食欲，起到适当增加体重的作用。可见跑步是控制体重、防止超重和治疗肥胖的极好方法。

（3）增强神经系统的功能

户外或郊外跑步对增强神经系统的功能有良好的作用，尤其是消除脑力劳动的疲劳，预防神经衰弱。坚持跑步锻炼的人有共同体会，就是跑步不仅在健身强心方面有着明显的作用，而且对于调整人体内部的平衡、调剂情绪、振作精神也有着极好的作用。

跑步的确是最健康的运动方式，那么最"聪明"的跑步方法是什么呢？

方法：每周3～4次、每次30～40分钟的跑步对身体健康有益，有助于保持机体的柔韧性，增强灵活度，增加力量和耐力；同时减少压力，降低心脏病风险，维持健康的体重。

需要注意的是，单独跑步者在途中往往会产生孤独感，这种孤独感对身体没有什么好处。由此，专家建议开展体育活动，尤其是跑步，最好是几个人结伴进行，这样做更有益于大脑健康。

❷ 先天性心脏病的常见问题

先天性心脏病的日常护理

不良饮食习惯会对健康造成损害是众所周知的事情，但当与朋友聚会时，大量的美食放在你的面前，你能把住自己的嘴吗？这时你也许会想，偶尔暴食一顿应该不会给身体带来什么不好的影响吧，于是，就开始大快朵颐。

与朋友聚会，开心地吃喝是难免的，但如果大喜加上暴饮暴食，那就要注意了，因为心脏可能会受不了你的这种行为，从而提出"抗议"。

太高兴会让人心气涣散，又吃了这么多东西，会怎么样呢？这就会出现中医里"子盗母气"的状况了。

所谓的"子盗母气"，是用五行相生的母子关系来说明五脏之间的病理关系。子在这里是指脾胃，母指心，就是说脾胃气不足而借调心之气来消化食物。

如果一个人本来就有心脏病，太高兴心气已经涣散了，然后这个时候又要暴饮暴食，脾胃的负担超负荷了，只好"借用"心气来消化这些食物，心气必然亏虚，因此心脏病患者（特别是老年人）在这个时候往往会突然发生心脏病，这就是乐极生悲了。

所以，不论何时，都要在饮食上有所节制，要把好自己的嘴，千万不要让美食成为生命的威胁。

先天性心脏病的家庭护理

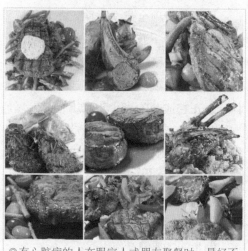

◎有心脏病的人在跟家人或朋友聚餐时，最好不要暴饮暴食，会加重病情

（1）尽量让孩子保持安静，避免过分哭闹，保证充足的睡眠。大些的孩子生活要有规律，动静结合，既不能在外边到处乱跑（严格禁止跑跳和剧烈运动），也不必整天躺在床上，晚上睡眠一定要保证，以减轻心脏负担。

（2）心功能不全的孩子往往出汗较多，需保持皮肤清洁，夏天勤洗澡，冬天用热毛巾擦身（注意保暖），勤换衣裤。多喂水，以保证足够的水分。

（3）保持大便通畅，若大便干燥、排便困难时，过分用力会增加腹压，加重心脏的负担，甚至会产生严重后果。

（4）居室内保持空气流通，患儿尽量避免到人多拥挤的公共场所逗留，以减少呼吸道感染的机会。应随天气冷暖及时增减衣服，密切注意预防感冒。

（5）定期去医院心脏科门诊随访，

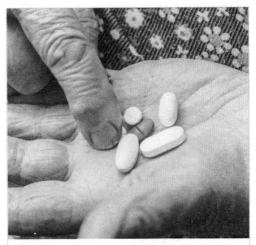

◎先天性心脏病患者必须绝对控制剂量，按时、按疗程服用，以确保疗效

严格遵照医嘱服药，尤其是强心、利尿药，由于其药理特性，必须绝对控制剂量，按时、按疗程服用，以确保疗效。每次服用强心药前，须测量脉搏数，若心率过慢，应立即停服，以防药物毒性作用发生，危及孩子生命。

心肌梗死

当冠状动脉发生急性闭塞时，心肌持久严重缺血，致使心肌结构发生损坏，称为心肌梗死。

凡是各种能增加心肌耗氧量或诱发冠状动脉痉挛的体力或精神因素，都可能使冠心病患者发生急性心肌梗死，常见的诱因如下：

（1）过劳

做不能胜任的体力劳动，尤其是负重登楼，过度的体育活动，连续紧张的劳累等，都可使心脏的负担明显加重，心肌需氧量突然增加，而冠心病病人的冠状动脉

已发生硬化、狭窄，不能充分扩张而造成心肌短时间内缺血。缺血缺氧又可引起动脉痉挛，反过来加重心肌缺氧，严重时导致急性心肌梗死。

（2）激动

有些急性心肌梗死病人是由于激动、紧张、愤怒等激烈的情绪变化诱发的。

（3）暴饮暴食

不少心肌梗死病例发生于暴饮暴食之后，进食大量含高脂肪高热量的食物后，血脂浓度突然升高，导致血黏稠度增加，血小板聚集性增高。在冠脉狭窄的基础上

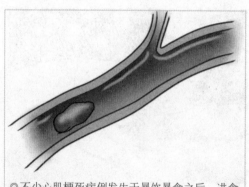

◎不少心肌梗死病例发生于暴饮暴食之后，进食过量会导致血黏稠度增加，血小板聚集性增高

形成血栓，引起急性心肌梗死。

（4）寒冷刺激

突然的寒冷刺激可能诱发急性心肌梗死。这就是医生们总要叮嘱冠心病病人要十分注意防寒保暖的原因，也是冬春寒冷季节急性心肌梗死发病较高的原因之一。

心肌梗死的并发症有以下几点。

（1）心脏破裂

占致死病例3%～13%。常发生在心肌梗死后1～2周内，好发于左心室前壁下1/3处。原因是梗死灶失去弹性，心肌坏死、中性粒细胞和单核细胞释放水解酶所致的酶性溶解作用，导致心壁破裂，心室内血液进入心包，造成心包填塞而引起急死。另外室间隔破裂，左心室血液流入右心室，引起右心功能不全。左心室乳头肌断裂，可以引起急性二尖瓣关闭不全，导致急性左心衰竭。

（2）室壁瘤

占梗死病例10%～38%。可发生在梗死早期或梗死灶已纤维化的愈合期。由梗死心肌或瘢痕组织在心室内压力作用下，局限性的向外膨隆而形成室壁瘤。

室壁瘤可继发附壁血栓、心律不齐及心功能不全。

（3）附壁血栓形成

多见于左心室。由于梗死区内膜粗糙，室壁瘤处及心室纤维性颤动时出现涡流等原因而诱发血栓形成。较小的血栓可发生机化，但多数血栓因心脏舒缩而脱落引起动脉系统栓塞。

（4）急性心包炎

透壁性梗死，常在心肌梗死后发生浆液性或浆液纤维素性心包炎。约占心肌梗死的15%，常发生在MI后2～4天。

（5）心律失常

占心肌梗死的75%～95%。心肌梗死累及传导系统，引起传导紊乱，有些可导致心脏急停、猝死。

梗死区心肌收缩力丧失，引起左心、右心或全心衰竭，是患者死亡的最常见原因，约占心肌梗死的60%。

（6）心源性休克

占心肌梗死的10%～20%。心肌梗死面积>40%时，心肌收缩力极度减弱，心输出量显著减少，可引起心源性休克，导致患者死亡。

常见症状

半数以上的急性心肌梗死病人，在起病前1～2天或1～2周有前驱症状，最常见的是原有的稳定型心绞痛变为不稳定型，或继往无心绞痛，突然出现长时间心绞痛。疼痛典型的心肌梗死症状包括突然发作剧烈持久的胸骨后压榨性疼痛、休息和含硝酸甘油不能缓解，常伴烦躁不安、出汗、恐惧或濒死感；少数病人无疼痛，一开始即表现为休克或急性心力衰竭；部分病人疼痛位于上腹部，被误认为胃穿孔、急性胰腺炎等急腹症，脑卒中样发作可见于年龄大的患者。全身症状：发热、白细胞增高，血沉增快；胃肠道症状：多见于下壁梗死病人；心律失常：见于75%～95%病人，发生在起病的1～2周内，而以24小时内多见，前壁心肌梗死易发生室性心律失常，下壁心肌梗死易发生房室传导阻滞；心力衰竭：主要是急性左心衰竭，在起病的最初几小时内发生，发生率为32%～48%，表现为呼吸困难、咳嗽、发绀、烦躁等症状。

（1）1线和2线之前出现"十"字纹，无名指下方1线上出现"米"字纹，智慧线尾端出现岛形样纹。

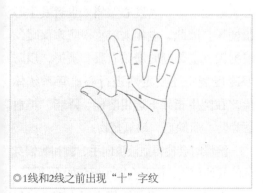

◎1线和2线之前出现"十"字纹

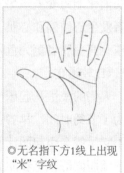 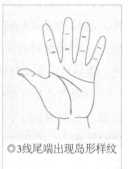

◎无名指下方1线上出现"米"字纹　　◎3线尾端出现岛形样纹

（2）智慧线起端出现岛形样纹，无名指下方的智慧线上出现"米"字纹，大鱼际色泽呈灰暗色。

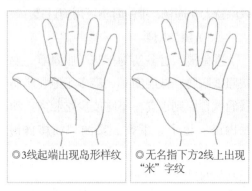

◎3线起端出现岛形样纹　　◎无名指下方2线上出现"米"字纹

（3）智慧线上出现红色或暗红色斑点。

① 心肌梗死的调治方法

饮食疗法

心肌梗死是一种严重的疾病，也是老年人的常见病。

造成心梗的危险因素很多，包括高血压、糖尿病、高血脂、肥胖、年龄、吸烟、冠心病早发家族史等。以上的危险因素有的可以控制，有的不可控制。如年龄，随着年龄的增长，冠心病的发病率明显上升，所以年龄是我们不可控的因素。

（1）限制总热能，保持理想体重

这是营养治疗的核心。理想体重可简单计算为身高（厘米）减去105。一般在理想体重正负10%以内为正常，超过理想体重20%者为肥胖。

（2）清淡饮食

选择容易消化吸收的食物，少量多餐为主；限制食盐，每日钠盐摄入量不宜超过5克。避免饮用浓茶、浓咖啡和浓肉汤；避免摄入刺激性食物及调味品，如辣椒、芥末等；饮食不宜过热过冷；可适量选用魔芋、燕麦等富含可溶性膳食纤维的食物，以保持大便通畅，排便时不可用力过猛。

（3）限制脂类

避免摄入过多动物脂肪、胆固醇，要按照低脂肪、低胆固醇、高多不饱和脂肪酸的饮食原则进食。不吃或少吃肥肉、动物内脏、鱼子、蛋黄、奶油和油炸食物等，要多吃新鲜蔬菜和水果，增加鱼类、豆制品的摄入。

（4）补充维生素和矿物质

每天要摄入充足的维生素（特别是维生素C、维生素E和胡萝卜素等）及矿物质。注意钾钠平衡，适当增加镁的摄入量；结合临床病情的变化，随时调整水和电解质的失调，伴有高血压病或充血性心力衰竭时应限钠。

（5）禁烟、节酒

这类病人必须禁烟，饮酒也要有节制，可少量饮用红葡萄酒，对烈性酒应禁饮。

❷ 心肌梗死的常见问题

如何预防心肌梗死

人体通过一夜的睡眠后，体内水分随尿液、汗液和呼吸丢失许多，血液会变得黏稠，血管腔也因血容量减少而变窄，这常使供给心脏血液的冠状动脉发生急性供血不足，甚至发生闭塞。因此，心绞痛及心肌梗死多发生在清晨及上午九点左右。老年人如在清晨喝杯水，就能达到补充水分、降低血液黏稠度和扩张、复原血管的目的，从而减少心绞痛及心肌梗死的发生。

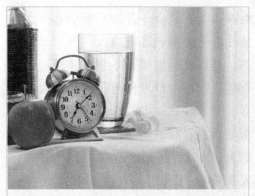

◎清晨喝杯水，就能达到补充水分、降低血液黏稠度和扩张、复原血管的目的

隆冬季节与冬末初春为急性心肌梗死的两个发病高峰期，其原因除了气温偏低刺激人体交感神经，引起血管收缩外，寒冷还能增加血中纤维蛋白原含量，血液黏稠度增高，易导致血栓形成而阻塞冠状血管。此外，病变的冠状动脉对冷刺激特别敏感，遇冷收缩，甚至使血管闭塞，导致心肌缺血缺氧，诱发心绞痛，重者发生心肌梗死。因此，老年人应重视防寒保暖，根据天气变化随时增添衣服、被褥，以防寒冷侵袭；还要定期进行心血管系统体检，在医生指导下选用溶栓、降脂、扩血管和防心肌缺血、缺氧药物。

洗澡时会使得血液流向手、脚和我们身体的其他部位，因此会减少胃部的血液量，这将会使得我们胃部的消化能力变差。另外，还易导致冠心病者发生心绞痛和心肌梗死，尤其是对高血压、高血脂者更为危险。饭后1~3个小时洗澡比较适宜。

一天之计始于晨，人们的繁忙从起床的那一刻就开始了，为了节约时间，早餐常常被抛弃。但长期不吃早餐会引起胆汁变化，甚至导致胆汁浓缩胆固醇积累在胆囊中形成胆结石。长期不吃早餐的人群是心肌梗死的危险人群，早晨经常空腹会诱发血栓形成，并带来心肌梗死，还会引起代谢失调而肥胖。

中午小憩片刻，降低心肌梗死发病率

社会竞争的激烈，生活节奏的加快，使得很多人成天埋头工作，无暇顾及午休。其实，经过了一个上午的工作和学习，人体能量消耗较多，午饭后小睡一会儿能够有效补偿人体脑力、体力方面的消耗，对于健康是大有裨益的。

午睡可使大脑和身体各系统都得到放松和休息。午睡过程中，人体交感神经和副交感神经的作用正好与原来相反，从而使机体新陈代谢减慢，体温下降，呼吸趋慢，脉搏减速，心肌耗氧量减少，心脏消耗和动脉压力减小，还可使与心脏有关的激素分泌更趋于平衡。这些对于控制血压具有良好的效果，有利于心脏的健康，可降低心肌梗死等心脏病的发病率。

午睡固然可以帮助人们补充睡眠，使身体得到充分的休息，增强体力、消除疲劳、提高午后的工作效率，但午睡也需要讲究科学的方法，否则可能会适得其反。

首先，午饭后不可立即睡觉。刚吃完饭就午睡，可能引起食物反流，使胃液刺激食道，轻则会让人感到不舒服，严重的则可能产生反流性食管炎。因此，午饭后最好休息20分钟左右再睡。其次，午睡时间不宜过长。午睡实际的睡眠时间达到半个小时就够了；习惯睡较长时间的，也不要超过一个小时。因为睡多了以后，人会

进入深度睡眠状态，大脑中枢神经会加深抑制，体内代谢过程逐渐减慢，醒来后就会感到更加困倦。

再次，午睡最好到床上休息，采取右侧卧位。不少人习惯坐着或趴在桌上午睡，这样会压迫身体，影响血液循环和神经传导，轻则不能使身体得到调剂、休息，严重的可能导致颈椎病和腰椎间盘突出。现在医院在临床诊疗中，已经发现越来越多二三十岁的年轻人，因为睡眠习惯不佳而导致这方面的疾病。专家建议，应该养成在需要休息时上床睡觉的习惯。对于实在没有条件又需要午睡的白领，至少也应该在沙发上采取卧姿休息。

午睡是一种需求和享受，可以充分休息和放松心情。但午睡并非必需，对于没有这种需求的人，强迫自己午睡，反而可能扰乱生物钟，导致疲劳和困倦。

旅游中心绞痛与心肌梗死如何抢救

心绞痛多见于中、老年脑力劳动者。此病是因冠状动脉供血不足，急性暂时性

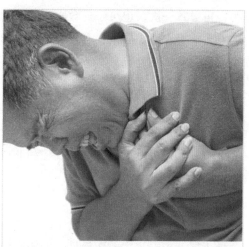

◎有过心绞痛病史的旅游者，在旅行前应准备好抗心绞痛的药物

心肌缺血、缺氧而引起的阵发性心前区或胸骨后疼痛。

以往曾有过心绞痛病史的旅游者，在旅行前应准备好抗心绞痛的药物。常用药物有：硝酸甘油、二硝酸异山梨醇、亚硝酸异戊酯、麝香保心丸等。这些药物都能很快终止心绞痛的发作。

如果心绞痛持续10分钟以上并伴出冷汗，就要考虑是心肌梗死的前期预兆。如果疼痛持续半小时以上，经休息和服药均无效，而且心神烦躁、面色苍白、恶心呕吐、心律失常、口唇发紫，说明心肌梗死确已发生。这时患者身边的人要禁止患者活动，小心将其抬上担架或车上，取半卧位，松开衣领、皮带，尽快而平稳地送往医院抢救。如果出现意识丧失、呼吸跳停止，要立即进行人工呼吸和心脏按压。

为了预防心绞痛发作及心肌梗死的发生，冠心病患者一定要坚持服药。旅途中避免剧烈运动和情绪激动，不要过饥过饱，应戒烟戒酒，保证充足的睡眠。处于心绞痛发作期的病人，不宜参加旅游。

心绞痛

心绞痛是冠状动脉供血不足，心肌急剧的、暂时缺血与缺氧所引起的以发作性胸痛或胸部不适为主要表现的临床综合征。其特点为阵发性的前胸压榨性疼痛感觉，可伴有其他症状，疼痛主要位于胸骨后部，可放射至心前区与左上肢，常发生于劳动或情绪激动时，每次发作3~5分钟，可数日一次，也可一日数次。心绞痛的并发症有：心律失常；心肌梗死；心力衰竭。

常见症状

心绞痛症状多表现为闷痛、压榨性疼痛或胸骨后、咽喉部紧缩感，有些患者仅有胸闷，同时可分为典型性心绞痛和非典型性心绞痛。

（1）典型心绞痛症状

典型心绞痛发作是突然发生的位于胸骨体上段或中段之后的压榨性、闷胀性或窒息性疼痛，亦可能波及大部分心前区，可放射至左肩、左上肢前内侧，达无名指和小指，偶可伴有濒死的恐惧感觉，往往迫使病人立即停止活动，重者还出汗。疼痛历时1~5分钟，很少超过15分钟；休息或含有硝酸甘油片，在1~2分钟内（很少超过5分钟）消失。常在体力劳累、情绪激动（发怒、焦急、过度兴奋）、受寒、饱食、吸烟时发生贫血、心动过速或休克亦可诱发。

（2）不典型的心绞痛症状

不典型的心绞痛，疼痛可位于胸骨下段、左心前区或上腹部，放射至颈、下颌、左肩胛部或右前胸，疼痛可很快或仅有左前胸不适发闷感。

掌纹特征

（1）掌部水肿，手掌色泽呈红色或紫红色，肌肉无弹性，指关节反应迟钝。感情线呈锁链状。

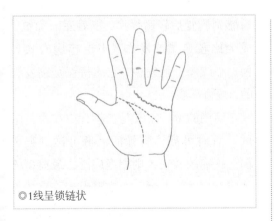

◎1线呈锁链状

（2）1线与2线之间相隔较近，内有"十"字纹。

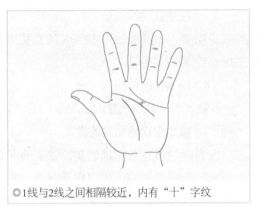

◎1线与2线之间相隔较近，内有"十"字纹

（3）中指下方感情线上出现"米"字纹，智慧线上出现"十"字纹，生命线中段出现斑点，尾端呈羽毛状。

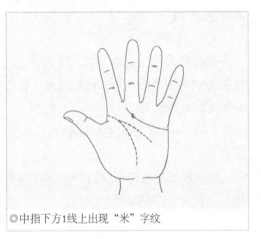

◎中指下方1线上出现"米"字纹

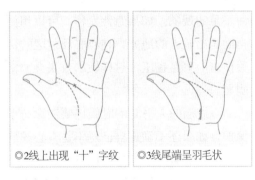

◎2线上出现"十"字纹　　◎3线尾端呈羽毛状

❶ 心绞痛的推拿疗法

心绞痛发作非常难受，一边在忍受心脏罢工的痛苦，另一方面还要担心能否恢复过来。所以心绞痛的人真的是有一个无法去除的心病。当然心病还得心药医，这个心药就是人体的反射区。

为什么说反射区是治疗心绞痛的心药呢，这是因为心绞痛是因为心脏缺血而引起的。要解决心肌缺血当然不能靠心脏自己，而药物即便是有作用也需要时间，何况很多药物的效果都不明显，如果采用物理的疗法，一方面还要担心是不是会增加心脏的负担。综合这些因素看，反射区是最佳的方法。首先反射区的作用原理会让效果直接传达到心脏，还有反射区不会引起心脏出现任何的副作用，它没有一点儿负担，最重要的是无论发作的时候还是未发作的时候，反射区都能起到治疗的作用，这是其他任何一种方法都不能媲美的。

在足底的反射区中，左脚脚心的位置就是心脏的对应位置。在进行按摩的时候，选择脚心的位置开始逐渐的向外扩散，而作用的力量要缓和，使作用逐渐渗透进去。这样心脏就能收到信号，缓解供血不足的现象。如果急性发作，可以用拇指面积比较大的地方，在心脏反射区的位置横着向脚趾推压，这样做的效果会非常明显。

心绞痛的人平时的时候也要注意一下保护，如果还不确定自己是不是有心绞痛的话，一是看一下疼痛的位置，还有就是自己摸一摸足底的心脏反射区，很多心绞痛的人在这个位置都是不平坦的，有的是疙瘩，也有的是条索。

当然因为心脏的功能非同一般，所以心脏要是出现疼痛的话应该区别对待。别的疼痛可以忍一忍就过去了，心脏的疼痛时无论如何也不能忍的。

❷ 心绞痛的常见问题

司机最怕的职业病——心绞痛

由于司机驾车时思想高度集中，又缺乏运动，血液循环缓慢，容易引起心绞痛等。这些一般是老年人才发生的疾病，现在年轻人也时有发生。据悉，目前心绞痛在年轻人当中有上升的趋势，而且专业司机占大多数。

心绞痛是心肌一时性缺血所引起的症状群。临床特点是胸骨后有压缩感的，令人忧虑不安的发作性疼痛，可由体力活动而诱发，停止活动或服用硝酸甘油后即可停止发作。

心绞痛的起病方式可以是突然的，也可以是缓慢的。大约半数病人起病比较突然，常常是在一次劳累之后（如：上楼，快步行走，持重物等）立即发生，以后则不断复发。另外半数病人起病缓慢，常在劳动后感到胸骨后轻微疼痛，以后逐渐加重，成为比较典型的发作。不论起病方式如何，心绞痛一旦发生，它的特点是突发性的、短暂疼痛。

疼痛的部位常常是在胸骨中段及其附近，有时可高达胸骨柄，低可达剑突下部。疼痛的放射区则相当广泛，最典型的是向左肩并沿左臂及左前臂内侧一直放射到第四、五手指，疼痛较重时可向两肩及两上肢放射。

心绞痛的注意事项

（1）控制盐的摄入量

少吃盐，心绞痛的患者每天的盐摄入量应该控制在6克以下。

（2）控制脂肪的摄入

少吃脂肪、减少热量的摄取。

（3）减少食用植物油的摄入

应当尽量减少食用油的量，油类也是形成脂肪的重要物质。但可以选择含不饱和脂肪酸的植物油代替动物油，每日的总用油量应限制在5～8茶匙。

（4）避免食用动物内脏

因为动物内脏含有丰富的脂肪醇，例如肝、心、肾等。

（5）戒烟戒酒

烟酒对人体的害处，众所周知，它不仅是心绞痛的诱因之一，也是诱发急性心肌梗死的重要原因。

（6）多吃富含维生素和膳食纤维的食物

如新鲜蔬菜、水果、粗粮等，多吃海鱼和大豆有益于冠心病的防治。

（7）平时多吃有利改善血管的食物

如大蒜、洋葱、山楂、黑木耳、大枣、豆芽、鲤鱼等食物。

（8）避免吃刺激性食物和胀气食物，如浓茶、咖啡、辣椒、咖喱等。

（9）注意少食多餐，切忌暴饮暴食。晚餐吃的过饱，会诱发急性心肌梗死。

偏头疼

偏头痛是反复发作的一种搏动性头痛，属众多头痛类型中的"大户"。发作前常有闪光、视物模糊、肢体麻木等先兆，同时可伴有神经、精神功能障碍。它是一种可逐步恶化的疾病，发病频率通常越来越高。天然石膏具有除烦镇痛、助眠安神的功效，睡眠时使用天然石膏磨制而成的石膏枕，对偏头痛引起的各种症状有很好的缓解作用，起到了"内病外治"的作用。

恶心是偏头疼最常见的伴随症状，达一半以上，且常为中、重度恶心。恶心可先于头痛发作，也可于头痛发作中或发作后出现。近一半的患者出现呕吐，有些患者的经验是呕吐后发作即明显缓解。不少患者还可出现视物不清、畏光畏声及其他自主功能障碍，如尿频、排尿障碍、鼻塞、心慌、高血压、低血压，甚至可出现心律失常。发作累及脑干或小脑者可出现眩晕共济失调、复视、听力下降、耳鸣、意识障碍等。头痛缓解后可出现怠倦、昏昏欲睡。有的感精疲力竭、饥饿感或厌食、多尿、头皮压痛、肌肉酸痛。也可出现精神心理改变，如烦躁、易怒、情绪低落、少语、少动等。

偏头疼的危害如下。

（1）影响人的生活工作，最直接的就是影响睡眠，没有几个头痛患者睡眠是好的，轻者入睡困难，重者整宿难眠。因为睡眠不足，白天就没精神，工作也大受影响。而且有部分患者偏偏是工作就发作，十分耽误事。

（2）影响人心理健康，这是因为人久患头痛疾病，性格发生变化，往往性情变得暴躁。又因为久治不愈，生活受到重大影响，心理脆弱，丧失信心。

（3）影响人体健康，人无缘无故不会出现头痛，正常人在疲劳、紧张、感冒时也会头痛，但是只是一时的，很快应该恢复正常。如果不但不恢复，还频繁发作，疼痛难忍，就是一种病。时间长了必然对人的心脑血管产生不利影响，因为头痛后发作的脑血栓、高血压、脑出血，临床非常常见。

常见症状

（1）典型性偏头痛。多数病人呈周期性发作，女性多见。发病前大部分病人可出现视物模糊、闪光、幻视、盲点、眼胀、情绪不稳，几乎所有病人都怕光，数分钟后即出现一侧性头痛，大多数以头前部、颞部、眼眶周围、太阳穴等部位为主。可局限某一部位，也可扩延整个半侧，头痛剧烈时可有血管搏动感或眼球跳出感。疼痛一般在1～2小时达到高峰，持续4～6小时或十几小时，重者可历时数天，病人头痛难忍十分痛苦。

（2）普通型偏头痛。普通型占80％，比较常见，发病前可没有明显的先兆症状，也有部分病人在发病前有精神障碍、疲劳、哈欠、食欲不振、全身不适等表现，女性月经来潮、饮酒、空腹饥饿时也可诱发疼痛。头痛多呈缓慢加重，疼痛部位可为一侧或双侧，也有的为整个头部，疼痛的程度也较典型性偏头痛轻。

（3）丛集性偏头痛。其特点是没有先兆症状，每次发作的时间大致相同。头痛常突然开始，持续30～120分钟，在一天内可发生多次，临床表现可出现眼眶发胀、流泪、眼结膜充血、鼻塞、出汗、痛侧颜面部烧灼感等，典型病例可见头皮血管增粗、弯曲等。

掌纹特征

（1）手掌呈乌贼状，手指关节大小不等。掌部平坦，肌肉不明显，1线浅淡且延伸至巽位。

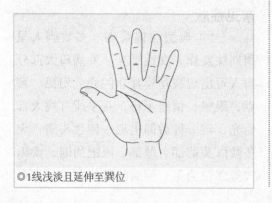

◎1线浅淡且延伸至巽位

（2）1线下垂至离位，尾端三角形纹或岛形样纹，部分人手上可见尾端分叉。

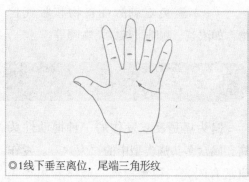

◎1线下垂至离位，尾端三角形纹

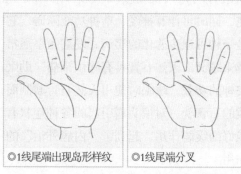

◎1线尾端出现岛形样纹　◎1线尾端分叉

（3）2线呈锁链状，或出现"米"字纹、岛形样纹，手上出现大量散乱的6线。

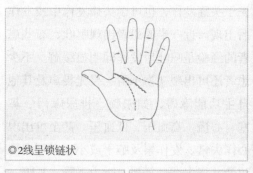

◎2线呈锁链状

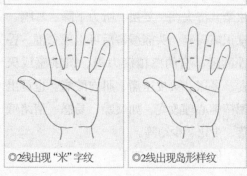

◎2线出现"米"字纹　◎2线出现岛形样纹

（4）2线尾端出现分支且手上出现4线。

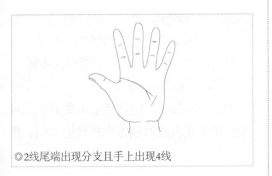

◎2线尾端出现分支且手上出现4线

❶ 偏头疼的推拿及其他疗法

（1）冰袋冷敷：将冰块放在冰袋里或用毛巾包好，敷在头疼部位。等冷却的头部血管收缩后，症状自然会减轻。

（2）躺下来休息一会儿：如果有条件的话，在偏头疼发作时，不妨在光线较暗、四周安静的房间里休息一会儿，一般来说，只要睡上半个小时，偏头痛就会有所减缓。

（3）按摩头部：对头部进行力度适中的按摩，是缓解偏头疼的有效方法。太阳穴是偏头痛按摩的重要穴道，你可以用食指来按压，可以用拳头在太阳穴到发际处轻轻来回转动按摩。

（4）饮用绿茶：绿茶中的物质对缓解偏头疼有效果，所以，可以适量地饮用绿茶来克服严重的偏头疼。

❷ 偏头疼的常见问题

月经期间偏头痛的营养疗法

（1）每天摄入200～400毫克维生素 B_2，维生素 B_2 可能在脑内能量代谢途径中发挥作用，让偏头疼"短路"。

（2）在月经前一周每天摄入50毫克的维生素 B_6，然后在整个月经期把剂量提高到每天100毫克。维生素 B_6 刺激产生血清素，这是脑内的一种化学物质，能够收缩血管，防止偏头疼的发生。需要提醒的是，如果过长时间每天服用50毫克～2克的维生素 B_6，可能会步态不稳和双脚麻木。

（3）每天摄入400国际单位的维生素E。维生素E有助于稳定体内雌激素水平，其本身抗氧化的性质也可能发挥了部分作用。

多扎马尾易头痛

马尾辫因为清爽利落，而成为很多女性在运动时、做家务时偏爱的发型。但是，医学工作者发现，扎马尾辫常是头痛的罪魁祸首。马尾辫造成头痛的原因，主要在于人们的头皮布满了神经和血管，相当敏感。一旦有不当的压迫、拉扯都很容易造成血管收缩、神经反射，引起头痛。医生认为，这种头痛的治疗与预防都很简单。首先，马尾辫不宜长时间扎，一旦有了可放松的时机，应该赶紧取下发箍，让自己的头皮休息一下。其次，头发过长、过多的女性不宜尝试这种发型，因为发辫的重量较大，对头皮的伤害尤其严重。此外，经常梳圆髻的女性，可能会遇到和马尾辫同样的问题。

偏头痛的日常护理

迄今尚无特效治疗方法，可令偏头痛永不复发。不过，实践证明，患者除通过心理调适、饮食调养外，最有效的治疗方式是在偏头疼的间隙期进行预防性治疗。

（1）少碰3C食物

奶酪起司、巧克力、柑橘类食物，以

及腌渍沙丁鱼、鸡肝、西红柿、牛奶、乳酸饮料等富含酪胺酸。而酪胺酸是造成血管痉挛的主要诱因，所以如果你有偏头疼的病史，那么最好远离这些食物。

（2）小心香肠、热狗

香肠、热狗、火腿、腊肉等腌熏肉类、加工肉品等含有亚硝酸盐的食品，以及含味精多的食品会害你偏头痛，日常生活中最好尽量少吃些。

（3）警惕代糖食品

研究发现，代糖"阿斯巴甜"会过度刺激或干扰神经末梢，增加肌肉紧张，而引发偏头疼。而低糖可乐、低糖汽水、无糖口香糖、冰淇淋、综合维生素和许多成药中都含有阿斯巴甜。所以对代糖过敏的人，只要啜饮一小口低糖汽水，就会引发头痛。

（4）谨慎使用止痛药、感冒糖浆

止痛药可能是个诱人的陷阱。许多人私下服用止痛药以企图减轻疼痛，然而超量服用止痛药，不但无法解疼，相反地会造成药物引起的"反弹性头痛"，让你患

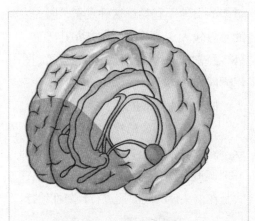

◎偏头痛服用止痛药可能是个陷阱，不但无法解疼，反尔造成药物引起的"反弹性头痛"

上慢性偏头疼。如果你一星期吃超过2或3次止痛药来缓解疼痛，请马上就医。

（5）来些镁

镁能调节血流、放松肌肉。对某些人来说，即使只缺一点镁，就能引发头痛。

（6）补充维生素B₂

研究发现，口服高剂量维生素B_2，可减少偏头痛发作的频率和持续的时间，但其剂量一天不应超过400毫克。

（7）咖啡，让你欢喜让你忧

咖啡因会刺激神经系统，并干扰睡眠，喝多易上瘾，而戒咖啡时则会引发偏头疼。所以，一天中摄入的咖啡的含量最好少于100毫克（大约一杯浓咖啡）。

（8）少喝红酒

所有酒精类饮料都会引发头痛，特别是红酒含有更多诱发头痛的化学物质。

（9）学会减压

如果你常因工作压力而导致偏头痛，不妨经常泡泡温水浴，或尝试一些肌肉放松技巧，例如腹式呼吸技巧：慢慢吸气，令腹部充分外鼓，吐气时，感受腹部逐渐内扁。

（10）规律运动

医生指出：对有偏头痛的人来说，着重呼吸训练、调息的运动（例如瑜伽、气功），可帮助患者稳定自律神经系统、减缓焦虑、肌肉紧绷等症状。

（11）睡眠规律，拒绝晨昏颠倒

维持规律的作息，即使在假日也定时上床、起床，对有偏头痛的人来说格外重要。因为，睡眠不足或睡太多都容易引发偏头痛。

（12）善用热敷和冰袋

头疼时，试着把热敷袋放在颈部、在前额放冰袋。冷热刺激能帮你有效缓解肌肉紧张，减少痛感。

（13）勤做肩颈运动

专家发现，颈部和肩部肌肉的某些部位承受压力时，会加剧偏头痛，甚至令从未有过偏头疼的人患上慢性偏头痛。所以对于上班族来说，如果你需要长时间使用计算机，则要注意屏幕和座椅高度及坐姿，且每工作50分钟，最好休息10分钟，并常常活动颈肩部。

（14）月经期多喝水

偏头疼常会在女性月经期发作，所以当经期快到时及经期之间，最好比平常喝更多水，以帮助身体排毒，有效降低偏头疼的发病概率。

（15）小心你的香水和众多清洁剂

强烈的气味，如香烟和雪茄、油漆、废气、清洁剂和化学洗涤剂、印刷油墨等，会引发偏头疼。平日里最好经常开窗通风，并尽量避免接近加油站等有强烈刺激气味的场所。

（16）小心使用避孕药

有些女性首次服用避孕药后，便开始偏头痛发作。一些专家研究认为，患偏头痛的女性服用避孕药，甚至会增加中风的风险。

（17）戴上你的太阳眼镜

神经内科的大夫提醒大家：强烈的阳光和反射闪光能使偏头痛的发病率上升25%～30%。所以有偏头痛的人外出时最好戴上太阳眼镜，避免强光照射。

（18）营造安静的环境

强烈的光、嘈杂的环境都能诱发偏头痛。有70%以上的偏头痛病人对吵闹声超乎寻常的敏感。装修时，最好让工人加强一下房间的隔音效果，窗帘最好也选择稍厚一点的款式。

（19）吃鱼防头疼

每周至少吃3次鱼并服食一些鱼油补给品能有效减少偏头痛发作的频率。

急性发作的偏头疼治疗应在安静避光的室内休息。轻者可服用一般的镇痛剂和安定剂（如阿司匹林、布洛芬等），多数可获得缓减。头痛伴恶心、呕吐者可应用甲氧氯普胺（胃复安）。

偏头痛的其他常见问题

偏头痛的确切病因及发病机制仍处于讨论之中。很多因素可诱发、加重或缓解偏头痛的发作。通过物理或化学的方法，学者们也提出了一些学说。

对于某些个体而言，很多外部或内部环境的变化可激发或加重偏头痛发作。

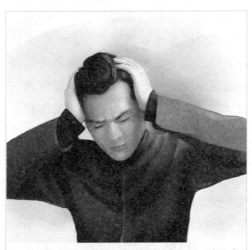

◎对于某些个体而言，很多外部或内部环境的变化可激发或加重偏头痛发作

（1）激素变化。口服避孕药可增加偏头痛发作的频度；月经是偏头痛常见的触发或加重因素（"周期性头痛"）；妊娠、性交可触发偏头痛发作（"性交性头痛"）。

（2）某些药物。某些易感个体服用硝苯地平（心痛定）、异山梨酯（消心痛）或硝酸甘油后可出现典型的偏头痛发作。

（3）天气变化。特别是天气转热、多云或天气潮湿。

（4）某些食物添加剂和饮料。最常见者是酒精性饮料，如某些红葡萄酒；奶制品，奶酪，特别是硬奶酪；咖啡；含亚硝酸盐的食物，如汤、热狗；某些水果，如柑橘类水果；巧克力（"巧克力性头痛"）；某些蔬菜；酵母；人工甜食；发酵的腌制品如泡菜；味精。

（5）运动。头部的微小运动可诱发偏头痛发作或使之加重，有些患者因惧怕乘车引起偏头痛发作而不敢乘车；踢足球的人以头顶球可诱发头痛（"足球运动员偏头痛"）；爬楼梯上楼可出现偏头痛。

（6）睡眠过多或过少。

（7）一顿饭漏吃或后延。

（8）抽烟或置身于烟中。

（9）闪光、灯光过强。

（10）紧张、生气、情绪低落、哭泣（"哭泣性头痛"），很多女性逛商场或到人多的场合可致偏头痛发作；国外有人骑马时尽管拥挤不到1分钟，也可使偏头痛加重。

神经官能症

神经官能症又称神经症、精神症，是一组非精神病功能性障碍。其共同特征是：是一组心因性障碍，人格因素、心理社会因素是致病主要因素，但非应激障碍，是一组机能障碍，障碍性质属功能性非器质性；具有精神和躯体两方面症状；具有一定的人格特质基础但非人格障碍；各亚型有其特征性的临床相；神经症是可逆的，外因压力大时加重，反之症状减轻或消失；社会功能相对良好，自制力充分。

神经官能症的并发症有：慢性咽喉炎、口腔溃疡；肠易激综合征、结肠炎、慢性胃炎；神经性头痛、头晕、头昏、失眠、多梦；抑郁、焦虑、恐惧、强迫、疑病症；多汗、虚汗、盗汗、怕冷、怕风；心脏神经官能症、胃神经官能症；脖子肌肉僵硬、关节游走性疼痛、幻肢痛；记忆差、反应迟钝、神经官能症；早泄症、易感冒、免疫力低下。

神经官能症容易与以下疾病混淆，需要区分开来：

（1）脑损伤综合征：如脑炎、脑外伤、脑血管病、一氧化碳中毒等病变的恢复期可以有类似表现，但常伴有智力损害、肢体瘫痪、神经麻痹，脑CT或脑电图异常可帮助鉴别。

（2）焦虑症：焦虑症多发生于中青

年群体中，诱发的因素主要与人的个性和环境有关。虽然也有心慌、气短、消化不良、恶心呕吐、腹胀便秘、出汗、肢体震颤、遗精、阳痿、月经不调等症状，但与神经官能症不同的是病史比较短，而且可以询问出导致焦虑的原因。

（3）甲状腺功能亢进：患有甲亢的患者有类似神经官能症的表现，但通过临床体检化验可以发现一些甲亢特有体征，如眼球突出、双手细震颤、甲状腺轻度肿大、血中T3、T4增高等可资鉴别。

专家提示：神经官能症，常常由于长期的思想矛盾或精神负担过重、脑力劳动者，劳逸结合长期处理不当，病后体弱等原因引起。患此病后，首先要解除上述原因，重新调整工作和生活。正确认识本病的本质，起病是慢慢发生的，病程较长，常有反复，但预后是良好的。要解除自己"身患重病"的疑虑，参加适当的体力劳动和体育运动有助于神经活动的恢复，积极配合药物治疗，树立战胜疾病的信心。

常见症状

神经官能症的症状复杂多样，有的头痛、失眠、记忆力减退；有的则有心悸、胸闷、恐怖感等。其特点是症状的出现、变化与精神因素有关。如有的胃肠神经官能症患者，每当情绪紧张时出现腹泻。

（1）自主神经功能紊乱的主要症状有以下几种：

①与精神易兴奋相联系的精神易疲劳表现为联想回忆增多，脑力劳动率下降，体力衰弱，疲劳感等。

②情绪症状表现为烦恼、易激惹、心情紧张等。

③睡眠障碍主要表现为失眠。

④头部不适感紧张性头痛，头部重压感、紧束感等。

⑤内脏功能紊乱胃胀、肠鸣、便秘或腹泻；心悸、胸闷、气短、肢体瘫软、乏力、濒死感；低热；皮肤划痕症阳性；女子月经不调，男子遗精、阳痿等。

（2）心脏、胃肠自主神经功能紊乱临床症状

心脏自主神经功能紊乱，又称心脏神经症，是一种心血管系统自主神经系统作用下，受精神因素影响的综合征。临床以心前区疼痛、心悸、气短或换气过度、濒死感为主要症状，此外尚有乏力、头晕、多汗、失眠等症状。

（3）胃肠自主神经功能紊乱临床症状

胃肠自主神经功能紊乱，又称胃肠神经症，临床以纳呆饱胀感、呃逆、腹部不适、肠鸣以及便秘与腹泻交替发作为主要症状，常由情绪刺激而激发。

掌纹特征

（1）1线出现分支，艮位呈青紫色，震位有"十"字纹，提示神经官能症。

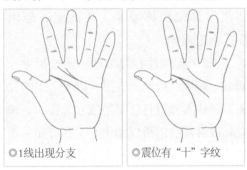

◎1线出现分支　　◎震位有"十"字纹

（2）2线平直，且手中出现"丰"字纹。

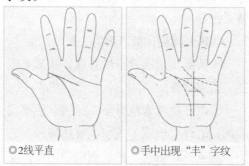

◎2线平直　　　　◎手中出现"丰"字纹

（3）坤位出现三角形纹，且肌肉塌陷。

（4）3线在生殖区出现断裂，腕横纹浅淡，提示神经官能症。

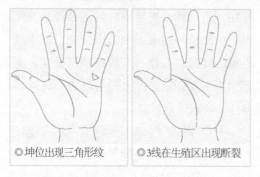

◎坤位出现三角形纹　　◎3线在生殖区出现断裂

❶ 神经官能症的心理疗法

（1）认知疗法：认知疗法就是帮助病人矫正扭曲的认知，或说改变各种不正确的看法，从而达到治疗病人，使病人改善或消除适应不良的情绪和行为，适用于抑郁性神经症、焦虑症、恐惧症、强迫症等。

（2）支持性心理治疗：通过指导、劝解、疏导、鼓励、安慰，以至一定的保证，让病人知道自己不是孤立无援的，树立起战胜疾病的勇气和信心，并进而从超负荷的心理压力下解脱出来，恢复心理的

平衡，甚至最终治愈各种症状，这就是支持性心理治疗。

（3）行为疗法：行为治疗是通过条件反射或学习以及适当的奖励和处罚来改进或改变人的行为，与此同时，人的态度和情感也会随着行为的改变而出现相应的改变。用于治疗神经症的行为疗法主要有：系统脱敏疗法和冲击疗法（暴露疗法）。

（4）生物反馈疗法：生物反馈治疗是在行为治疗的基础上发展起来的，通常需使用一些治疗仪器，比如肌电生物反馈仪，皮肤电反馈仪等。治疗时将病人体内生理活动的信息记录下来，并经过仪器放大变成我们可以看见或听见的信号，让病人根据这些信息信号，在一定范围内调节控制自己的生理活动，通过反复学习和训练，病人掌握了这一技术，就可以放松自己，减轻或消除紧张焦虑等各种症状。

（5）森田疗法：森田治疗的理论认为，病人存在某种疑病的素质，总是过分担心自己的健康，同时病人又知道自己的症状是不正常的，力图摆脱它，但又摆脱不掉，循环往复反而进一步造成心理冲突，形成恶性循环。如果让病人在心理上"听其自然"，放弃对疾病的抗拒，切断恶性循环，就可以使症状减轻或消失。

（6）精神分析法：传统的精神分析法是让病人自由联想，近年来主要是采用面对面的普通交谈方式，让病人充分表达潜意识中的意念，通俗地说就是倒出灵魂深处的想法，医生经由分析来了解病人的

各种欲望和动机，认识病人对挫折、冲突或应激的反应方式，并对病人进行解释和帮助，经过长期的治疗，调整病人的内心世界，消除各种情感疙瘩，促进人格的成熟，提高对现实的适应能力。

（7）催眠疗法：催眠疗法是通过环境和言语的暗示或使用药物如2.5%硫喷妥钠，使病人达到一定程度的催眠状态，病人全身放松，再用言语暗示，或帮助病人把创伤的体验回忆和发泄出来，通过数次治疗之后，病人的恐惧、焦虑以及缄默、抑制、遗忘等症状即可以消失。但有时病人可能会出现兴奋激动或由于暗示不当症状加重。因此，操作者必须是具有丰富经验的专科医生，病人的选择也应慎重。

❷ 神经官能症的常见问题

老年期神经官能症之失眠

老年期神经官能症的临床表现比较复杂，最常见的为失眠，其次是焦虑状态。据研究，老年人夜间睡眠一般为6～7小时，睡眠时间太长对于一位健康的老人来说未必十分有益。

老年人一夜可自动觉醒5～6次，每次可长达10分钟以上，早晨醒来，感觉没有睡好，这种变化，是生理性的。如果上床后很快就能入睡，思想上就不必有恐惧与焦虑感。除非上床后辗转不安，入睡困难，有时持续很长时间，精神上压力很大，此时服用一些镇静催眠药是合适的。

还有一种睡眠障碍是睡行症，习惯上又称夜游症或梦游症，它是在完全熟睡过程

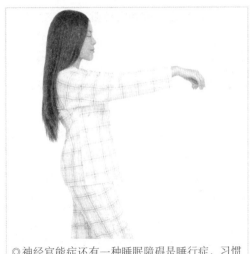

◎神经官能症还有一种睡眠障碍是睡行症，习惯上又称夜游症或梦游症

中，无意识地起床做各种各样的动作，做完一阵工作后，又自动上床入睡，待早晨起床后问他夜里做了什么，他坚持说一夜睡到天亮，没有离开床。这是老人的睡眠较浅，入睡后某些管理专职的一群神经细胞仍处于兴奋状态，所以才会发生睡行现象。

一般来说，这些睡眠现象不会发生危险性，但足以影响他的休息。这两种现象均可按失眠处理。首先要了解睡眠的规律，对某些生理现象，切不可当作病理现象处置，以免加重老年人的思想顾虑。其次，应适当进行体育锻炼，睡前稍作运动，用温水洗脚，枕头可略高些，但要自己感到舒适为准，冬天下身盖得暖和些，上床前不饮茶水，尽量不再吃东西，对帮助入睡都有好处。同时，养成按时就寝入眠，可以睡前半小时服安定25～50毫克，若效果差，可改服水合氯醛、甲喹酮（安眠酮）等。最好每隔几天调换一种，剂量在医师指导下应用，切不可随便使用或盲目加量。

失眠引起的神经官能症

神经官能症病人，由于大脑皮质的内抑制下降，神经易兴奋，睡眠时不易引起广泛的抑制扩散，难以入睡或不够深沉，容易惊醒或睡眠时间太短，或醒后又难以再睡。长期如此，势必形成顽固性失眠。失眠后白天头昏脑涨，精神萎靡，使学习、工作效率低下，病人深感痛苦。到了晚上又担心失眠。从而，因焦虑而失眠，由失眠而焦虑，互为因果，反复影响，终为神经官能症的失眠症。

失眠引起的神经官能症，从临床应用上看，如果是轻度患者，可适当服用安定类药物进行控制，但切忌长期使用以免产生药物依赖，让病情进一步恶化。如失眠时间较长或较为严重的患者，临床研究显示，采用中西药进行综合治疗，如采用安定类西药与中药制剂马来眠进行联合治疗，可取得较为快速、理想的疗效。另外，失眠引起的神经官能症患者应该培养起较好的生活习惯，如晚饭后多散步，平常多运动等，这些对于症状的恢复均有很好的帮助。

心脏神经官能症注意事项

（1）心脏神经官能症的预后是良好的，它既不会影响患者的寿命，又不会增加患者罹患其他疾病的机会。

（2）心脏神经官能症患者多不宜住院治疗（视具体病情而定），可在家或门诊治疗，因为住院反而容易使患者的病情恶化。患者的亲友和同事要对患者多一分理解和鼓励，以帮助其早日摆脱困境。

（3）患者可在医生的指导下适当服用药物进行对症治疗。

（4）患者应适当进行体育锻炼，因为静养反而对疾病的康复不利。具体的运动方式和持续时间可视患者的年龄、体力和病情轻重而定，一般以轻柔的太极拳、气功、散步等为宜。患者在运动时应以不觉累为原则，切忌盲目地加大运动量，更不可急于求成。

脑动脉硬化

脑动脉硬化是全身动脉硬化的一部分，同时也是急性脑血循环尤其是脑缺血发作的主要发病基础，是各种因素导致的脑动脉管壁变性和硬化的总称。包括医学上常常提到的脑动脉粥样硬化（大、中动脉）、小动脉硬化、微小动脉的玻璃样变都称为脑动脉硬化。脑动脉硬化主要发生在脑部的大动脉和中等动脉，受累的动脉管腔狭窄，极易导致脑供血不足，管腔阻塞就势必造成脑梗死。虽然脑动脉硬化比其他动脉硬化出现晚，然而，一旦发生血栓，进展速度很快，约70%的中风患者都存在动脉硬化症。

根据流行病学的调查研究发现：脂肪与胆固醇代谢失常、高血压、糖尿病、肥胖、吸烟及性别年龄等均可成为导致脑动脉硬化的因素。

动脉硬化的形成过程是相当缓慢的，

动脉硬化并不是到老年才开始发展起来的，而是随着年龄的增长发生进行性的扩散及加重，多数病人不一定有临床症状，因此也往往容易被人们忽视。但随着脑动脉硬化的逐渐进展，脑组织会因缺血而软化、坏死，脑细胞变性死亡，最后产生脑萎缩和脑动脉硬化性痴呆。严重的病人可出现严重的脑中风（脑出血和脑梗死）而危及生命，即使能活下来，也会遗留严重的后遗症。因此及早认识和预防脑动脉硬化是十分重要的。

常见症状

（1）头晕。有些是一过性的，常在突然下蹲或起立时出现，有些是持续性的。

（2）头痛。多为持续性钝痛或搏动性胀痛，甚至有炸裂样剧痛。常在早晨睡醒时发生、起床活动及饭后逐渐减轻。疼痛部位多在额部两旁的太阳穴和后脑勺。

（3）烦躁、心悸、失眠。这与大脑皮层功能紊乱及自主神经功能失调有关。

（4）注意力不集中，记忆力减退。早期多不明显，但随着病情发展而逐渐加重，表现为注意力容易分散，近期记忆减退，常很难记住近期的事情，而对过去的事如童年时代的事情却记忆犹新。

（5）肢体麻木。常见手指、足趾麻木或皮肤如蚁行感或项背肌肉紧张、酸痛，部分病人常感手指不灵活。

（6）出血。较少见，由于高血压可致动脉脑硬化，使血管弹性减退，脆性增加，故容易破裂出血。其中以鼻出血多见，其次是结膜出血、眼底出血、脑出血等。

掌纹特征

（1）2线上有"米"状纹。

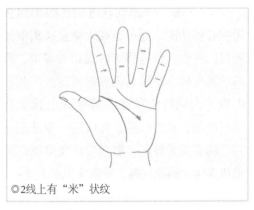

◎2线上有"米"状纹

（2）拇指根部纹理僵直，有青筋暴露。

（3）有血脂丘形成。

（4）酸区扩大。

（5）有高血压纹。

脑动脉硬化的常见问题

预防六字诀

预防脑动脉硬化简而言之就是六个字，被称为"六字诀"。那么到底是哪六个字呢？

（1）稳，即稳定情绪。极度愤怒或紧张均可诱发中风，故患者应保持乐观愉快的心态。狂喜、暴怒、忧郁、悲哀、恐惧和受惊都可能诱发中风。

（2）防，即防止便秘。大便干结易使腹内压增高、血管外周阻强、血压骤增，造成脑动脉破裂而发生中风。要多吃蔬菜和水果，不吃辛辣、油炸食品，以保持大便通畅。

（3）低，即饮食低脂、低盐。动物

脂肪易使血脂升高，引起动脉粥样硬化，增加中风的可能性。食盐过多可引起水钠潴留，使血压进一步升高。长时间血压升高可诱发中风。

（4）忌，一忌饮食过饱。腹部饱胀影响心肺功能，还可造成大量血液集中到肠胃，使心、脑等器官供血相对减少，容易诱发中风；二忌看电视时间过久。久看电视，大脑持续紧张，可使肾上腺素分泌；增加、血管收缩，血压进一步升高；三忌随意突然停药。若擅自停服降压药可造成血压大幅度反跳，导致中风的发生。

（5）练，即坚持适度的锻炼。每天坚持散步、做体操或打太极拳，以增强体质，防止中风。

（6）诊，即早治"小中风"。"小中风"的主要表现为自觉半身无力或半身麻木，突然说话不灵或吐字不清，甚至不会说话，但持续时间短，最长不超过24小时。发生"小中风"的患者在一年内有42%发生中风。

现代人必知的健脑之法

我国传统医学认为"脑为元神之府"，脑是精髓和神经高度汇聚之处，人的视觉、听觉、嗅觉、感觉、思维和记忆力等，都是受到脑的控制，这说明脑是人体极其重要的器官，是生命要害的所在，所以我们在生活中一定要学会健脑的方法，这样才能健康长寿。

（1）颐神养脑

脑藏神，精神愉快则脑不伤；如果精神紧张，心境不宁，神乱神散，那么脑就会受到损害。颐神养脑，须重道德

修养。如豁达大度，恬淡寡欲，不患得患失，不追名逐利，悠然自得，助人为乐，就利于养脑；如胸襟狭窄，凡事斤斤计较，七情易动，引起脏腑气血功能失调则易致病。

（2）节欲健脑

中医认为，肾主骨生髓，通于脑。肾与脑有密切关系，节欲可养精，养精才能健脑全神，推延大脑的衰老。反之，纵欲过度，则会伤精耗神，未老先衰，百病丛生。

（3）气功强脑

练气功得法，可充分发挥意念的主观能动性，大大激发健脑强脑的自调功能。气功功法很多，有不少以补脑强脑为目的的功法，具体练习以有气功师指点为好。

（4）"浴脑"锻炼

每日清晨起床后，宜到公园、江滨、郊外、庭院等地，进行太极拳、跳舞、散步等活动。清晨空气清新，能唤醒尚处于

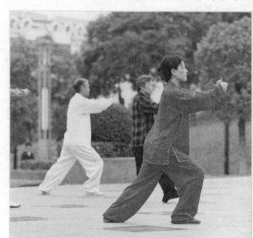

◎预防脑动脉硬化，每日清晨宜到公园、江滨、郊外、庭院等地，进行太极拳、散步等活动

抑制状态的各种神经、肌肉的活动，使大脑得到充分的氧气，提高脑功能。

（5）饮食补脑

分析古今健脑药方，一般是以补肝肾、益精血（如山萸肉、地黄、首乌、枸杞、菟丝子、五味子、川杜仲、牛膝、当归等）、益元气、活血脉（如黄芪、人参、丹参等）为主，化浊痰、开清窍（如石菖蒲、远志、茯苓、泽泻等）为辅，临床应用时应当以辨证论治为原则，有针对性地配制较好。此外，如芝麻、动物脑等食补亦可取。

（6）手脑结合

手脑关系最为密切，手托两个铁球或核桃，在手中不停地转动。可以使手脑协调，从而起到健脑的作用。

（7）音乐健脑

医学研究显示，人的大脑左半球负责完成语言、阅读、书写、计算等工作，被称为"语言脑"。大脑的右半球负责完成音乐、情感等工作，被称

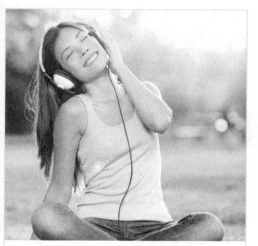

◎听音乐可以对脑的电波活动产生有益的作用，同时有促进了大脑两个半球联络的功能

为"音乐脑"。由于人类生活离不开语言，因而"语言脑"的利用率则相对比较高，"音乐脑"的利用率则相对比较低，从而造成左右脑的功能失调。听音乐可以对脑的电波活动产生有益的作用，在刺激右脑功能的同时，也促进了大脑两个半球联络的功能，从而提高了大脑整体的智力活动水平。

损伤大脑的十大"杀手"

脑为人体"元神之府"，精神意识、记忆思维、视觉器官，皆发于脑。脑对于人的重要性可见一斑，科学用脑显得尤为重要。为了保持年轻而充满创造力的头脑，你就必须摒弃不良的生活习惯。

（1）长期饱食

研究发现，进食过饱后，大脑中被称为"纤维细胞生长因子"的物质会明显增多。纤维细胞生长因子能使毛细血管内皮细胞和脂肪增多，促使动脉粥样硬化。长期饱食，势必导致脑动脉硬化，出现大脑早衰和智力减退现象。

（2）嗜酒、嗜甜食

酒精使大脑皮层的抑制减弱，故酒后人觉得头重脚轻、举步不稳、反应迟钝等。酗酒对大脑的损害尤其严重。

甜食会损害胃口，降低食欲，减少对高蛋白和多种维生素的摄入，导致机体营养不良，影响大脑发育。

（3）不愿动脑

思考是锻炼大脑的最佳方法。多动脑、勤思考，人会变得更聪明。反之，越不爱动脑，大脑退化得越快，人也会变得更愚笨。

（4）带病用脑

在身体不适或患疾病时，勉强坚持学习或工作，不仅效率低下，而且给大脑带来很大的损害。因此，在生病时，不妨轻松自在地休息一下。

（5）蒙头睡觉

用被子蒙头，里面的二氧化碳浓度就会升高，氧气浓度不断下降。长时间吸进潮湿的二氧化碳浓度高的空气，对大脑危害极大。

（6）不注意用脑环境

大脑是全身耗氧量最大的器官，只有保证充足的氧气供应才能提高大脑的工作

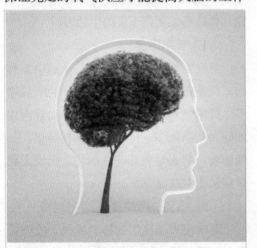

◎大脑是全身耗氧量最大的器官，只有保证充足的氧气供应才能提高大脑的工作效率

效率。因此用脑时，要特别讲究工作环境的空气卫生。

（7）轻视早餐

不吃早餐会使机体和大脑得不到正常的血糖供给。大脑的营养供应不足，久而久之，对大脑有害。此外，早餐质量与思维能力也有密切关系。据研究，一般吃高蛋白早餐的人最佳思维时间普遍相对延长，而吃素的人精力下降相对较快。

（8）睡眠不足

大脑消除疲劳的主要方式是睡眠。长期睡眠不足或睡眠质量太差，会加速脑细胞的衰退，聪明的人也会变得糊涂起来。

（9）少言寡语

大脑有专司语言的功能区，经常说话尤其是多说一些内容丰富、有较强哲理性或逻辑性的话，可促进大脑这些功能区的发育。整日沉默寡言、不苟言笑的人，这些功能区会退化。

（10）长期吸烟

吸烟会破坏大脑细胞合成蛋白质，造成记忆力衰退。常年吸烟引起脑动脉硬化，导致大脑供血不足，神经细胞变性，继而发生脑萎缩，导致老年痴呆。

脑出血

脑出血又被人们成为"脑出血"，系指非外伤性的原发于脑实质内的出血。它往往具有起病急骤、病情凶险、死亡率极高的显著特点，是急性脑血管病中最严重的一种，为目前中老年人致死性疾病之

一。脑出血主要发生于高血压和脑动脉硬化的患者，是死亡率和致残率极高的一种常见病，占全部脑卒中的20%～30%。预防脑出血首先防治高血压，在饮食中应保证蛋白质和维生素C的摄入，以增强血管

的柔韧性。

脑出血的并发症如下。

（1）肺部感染

是脑出血者的主要并发症之一和主要死亡原因之一。脑出血后3～5天内，昏迷患者常合并肺部感染。

（2）上消化道出血

是脑血管病的严重并发症之一，即应激性溃疡。脑出血合并上消化道出血以混合型和内囊内侧型出血居多，分别占49%和36%。发生机制为下视丘和脑干病变所致，现在认为与视丘下前部、后部、灰白结节及延髓内迷走神经核有关。自主神经中枢在视丘下部，但其高级中枢在额叶眶面、海马回及边缘系统，消化道出血的机制与上述部位原发或继发的病灶有关。

（3）褥疮

主要是躯体长期不变动体位，而致局部皮肤及组织受到压迫时间过长而发生缺血、坏死的一系列表现。脑血管病患者，由于高龄患者较多，肢体瘫痪，长期卧床，活动不便，容易对于骨隆起等部位压迫，使局部组织缺血及缺氧。

（4）高血压脑出血手术后常见的并发症

肺部感染，再出血，消化道应激性溃疡，肾功能衰竭和多脏器功能衰竭等。

常见症状

（1）内囊出血：是最常见的出血部位。其典型临床表现为对侧"三偏"（偏瘫、偏身感觉障碍、偏盲）。

（2）丘脑出血：如属一侧丘脑出

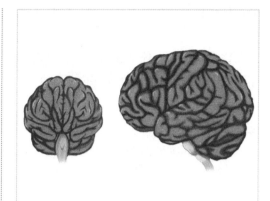

◎人类的丘脑基本上是两个球形的结构，各长约5.7厘米，关于中矢面对称分布

血，且出血量较少时，表现对侧轻瘫，对侧偏身感觉障碍，特别是本体感觉障碍明显。如果出血量大，受损部位波及对侧丘脑及丘脑下部，则出现呕吐咖啡样物，呕吐频繁呈喷射状，且有多尿、尿糖、四肢瘫痪、双眼向鼻尖注视等症。

（3）脑叶出血：表现头痛、呕吐、烦躁不安、疑虑、对侧偏瘫、运动性失语等。

（4）桥脑出血：早期表现病处侧面瘫，对侧肢体瘫。严重则影响对侧，出现四肢瘫、瞳孔缩小、高热、昏迷等症。

（5）小脑出血：头晕、头痛、频繁呕吐、走路不稳、讲话不清；如果出血量大，压迫延髓生命中枢，严重者可突然死亡。

（6）脑室出血：一般分为原发性和继发性，原发性脑室出血为脑室内脉络丛破裂出血，较为少见。继发性者是由于脑内出血量大，穿破脑实质流入脑室。临床表现为呕吐、多汗、皮肤发紫或苍白。发病后1～2小时便陷入深昏迷、高热、四肢瘫或呈强直性抽搐、血压不稳、呼吸不规律等。

脑出血、脑血栓都属中风，其性质却不相同，脑出血属出血性中风，脑血栓属缺血性中风。

掌纹特征

（1）3线突然断截消失不见或被干扰线切断。

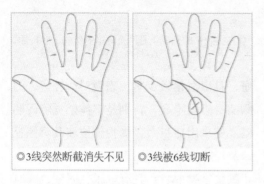

◎3线突然断截消失不见　◎3线被6线切断

（2）手掌鲜红，小鱼际部位色深发黑。

（3）2线平行走向。

（4）多有6线生成。

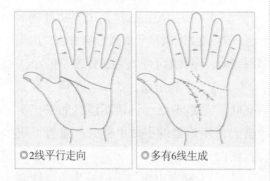

◎2线平行走向　　　◎多有6线生成

❶ 脑出血的调治方法

饮食疗法

脑出血也是预防重于治疗的疾病，人们在平时的饮食中不仅要清淡少盐、低糖、低脂，还要多吃富含维生素K的事

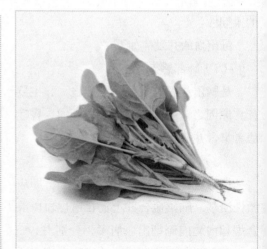

◎预防日常可以多食如菠菜、西红柿、卷心菜、胡萝卜、黄豆、动物肝及鱼、蛋类等

物，如金花菜、菠菜、西红柿、卷心菜、胡萝卜、黄豆、动物肝及鱼、蛋类等，有效预防脑出血的发生。

脑出血者要控制脂肪、蛋白质的摄入量。脑出血患者要多吃豆油、茶油、芝麻油、花生油等植物油，促进胆固醇排泄及转化为胆汁酸，从而有效降低血中胆固醇含量，推迟和减轻动脉硬化。患者还要注意补充适量的蛋白质，常吃些蛋清、瘦肉、鱼类和各种豆类及豆制品，以供给身体所需要的氨基酸；而牛奶则能抑制体内胆固醇的合成，降低血脂及胆固醇的含量；蔬菜、水果要多吃。新鲜蔬菜和水果中含维生素C和钾、镁等，维生素C可降低胆固醇，增强血管的致密性，防止出血，钾、镁对血管有保护作用。脑出血患者应多进食；控制食盐量，适当补碘。每日食盐在6克以下为宜，食盐中含有大量钠离子，过多食盐会增加血容量和心脏负担，增加血液黏稠度，从而使血压升高，可能导致脑出血的复发。多吃海带、紫菜、虾米等食物都富含丰富的碘物质，它可减少胆固醇在动脉壁沉积，防止动脉硬化的发生。

少吃动物脂肪高、胆固醇高的食物，如猪油、牛油、奶油等、蛋黄、鱼子、动物内脏、肥肉等。这些食物中包含有大量的饱和脂肪酸，能使血中胆固醇浓度明显升高，促进动脉硬化；忌吃酒、浓茶、咖啡及姜、蒜等调味品都具有极强的刺激性，容易刺激神经系统的兴奋。

运动疗法

（1）健身球。健身球可锻炼手指活动，增强掌力、指力和腕力，可调节中枢神经系统功能，改善脑部血液循环，预防脑出血的发生等，长期坚持，可祛病延年。

（2）羽毛球。打羽毛球可锻炼全身肌肉，有益智健脑的作用。打羽毛球速度可快可慢，距离可远可近，运动量可随时调节，很适合老年人健身。

② 脑出血的常见问题

别让你的大脑提前进了养老院

不少步入中年的人们会抱怨自己的记忆力大不如前了。的确，人到中年后身体各器官的代谢能力逐渐呈下降趋势，大脑也不例外，其记忆程度往往不如青年时期那样快捷和清晰。然而科学家发现，人的大脑受训练越多则衰老越慢。

研究发现，智力的发展更多地取决于脑细胞之间建立的复杂联系，而不只是取决于细胞数量。而这种脑细胞间网络联系的发展，其平均速度在成年时期要超过脑细胞减少的平均速度，即使按这样的速度

递减，到80岁时丧失的脑细胞数量也还不到脑细胞总数的3%。可见，脑细胞随年龄而减少，并不是智力下降的主要原因。

为了保持旺盛的精力，延缓大脑早衰，你可以尝试以下10种方法：

（1）情：善于控制自己的情绪，任何不良情绪都会破坏大脑皮层兴奋和抑制的平衡，遇事冷静、豁达大度、宽以待人，是预防脑衰的首要原则。

（2）食：注意营养平衡，不要过量食入动物脂肪及含胆固醇的食物，而应多食蛋、鱼、豆、水果及蔬菜，防止大脑动脉硬化。

（3）氧：大脑是人体耗氧量最多的器官，脑细胞缺氧易导致思维能力、智力下降。因此要多呼吸新鲜空气，切忌用脑时门窗紧闭。

（4）动：注意锻炼身体，如散步、慢跑、体操、逛街、打太极拳等，做到劳逸结合，有利于消除大脑疲劳。

（5）睡：保持睡眠的时间和质量，

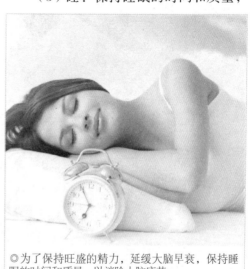

◎为了保持旺盛的精力，延缓大脑早衰，保持睡眠的时间和质量，以消除大脑疲劳

以消除大脑疲劳，保证充沛的精力。失眠者要及时治疗，同时要防止对安眠药的依赖。

（6）思：保持好奇心，留心观察、分析周围的事物，强化自己的记忆力、理解力、创造力，是锻炼大脑、防止脑衰的有效方法。

（7）读：读书学习是智慧的源泉，知识面越广，思路越开阔，大脑的工作效率越高。然而读书学习，一次性用脑时间不宜过长。

（8）手：经常活动手腕，做精细的手工活，可以保持大脑的灵活性、敏锐性，延缓脑细胞衰老。

（9）乐：充分享受生活的乐趣，看电视、看电影、听音乐、听戏或周末郊游等可以提高大脑的生理功能。

（10）医：有身心疾病要及时就医治疗，尤其要警惕冠心病、神经衰弱、脑动脉硬化、头痛、视力和听力障碍，以减少对大脑的影响。

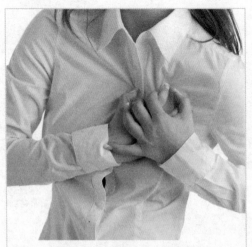

◎有身心疾病要及时就医治疗，尤其要警惕冠心病、神经衰弱等，以减少对大脑的影响

人体和冬天约会养生法则：护阳养形

在冬季严寒的恶劣环境下，人体机能易发生紊乱，尤其是年老体弱者，当不能适应外界环境时，就会诱发一些疾病。如在冷空气刺激下，人体免疫机能降低，防御疾病能力减弱，一旦遭受到细菌、病毒的侵袭，可引起感冒、慢性支气管炎和肺炎等疾病。冬季，由于寒冷刺激，使交感神经兴奋，肾上腺素等物质分泌增加，引起周围小血管阻力加大，血压升高，血液流变发生变化，可加重原有心、脑血管粥样硬化的病理损害，导致冠心病、心肌梗死、脑栓塞、脑出血等疾病发作或加重，甚至发生意外。

此外，哮喘、胃及十二指肠溃疡、皮肤瘙痒症等，冬季多有复发，亦应引起足够的注意。因此，要选择适当的锻炼项目锻炼身体。锻炼场所应以室内为主，风和日丽的天气，可进行适度的户外锻炼。这样既可舒服筋骨、流通血脉，又是增热保暖防寒的积极措施。冬季养生，应根据不同地区气候和人的体质，以动功为主，以适应冬季气候，增强人体的抗寒能力。冬季锻炼切忌在大寒、大风、大雪及雾露中进行，年老体弱者尤应避免。冬季锻炼运动量要适度，《千金方》说："冬时天地气闭，血气伏藏，人不可作劳出汗，发泄阳气，有损于人也。"这就说明，冬季阳气潜藏，若运动量过度，则会耗散阳气。

脑出血的家庭护理

（1）患者需要一个安静、舒适的环境，特别是发病2周内，应尽量减少探

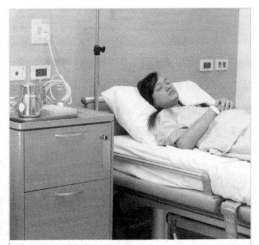

◎脑出血患者需要一个安静、舒适的环境，特别是发病2周内，应尽量减少探望

望，保持平和、稳定的情绪，避免各种不良情绪影响。

（2）绝对卧床休息2周，头部可轻轻向左右转动，应避免过度搬动或抬高头部，四肢可在床上进行小幅度翻动，每2小时一次，不必过分紧张。大小便须在床上进行，不可自行下床解便，以防再次出血的意外发生。

（3）有些患者会出现烦躁不安、躁动的症状，可以采取约束带、床档等保护措施，防止病员自行拔除输液管或胃管、坠床等意外。

（4）病程中还会出现不同程度的头疼，例如头部胀痛、针刺样痛、剧烈疼痛等，属于常见的症状。随着病情的好转，头疼会逐渐消失，可以尝试患者分散注意力。

（5）老年病人，心脑血管老化、脆性程度高，季节变化易诱发疾病。长期卧床易肺部感染，痰多不易咳出，药物祛痰，加强翻身、拍背，使痰液松动咳出，减轻肺部感染。无力咯痰者，采取吸痰措施。

（6）长期卧床，皮肤受压超过2小时，易发生褥疮，应加强翻身。按摩受压处，保持皮肤清洁干燥。

（7）饮食要营养丰富、低脂、清淡软食，如鸡蛋、豆制品等。进食困难者，可头偏向一侧，喂食速度慢，避免交谈，防呛咳、窒息。

（8）保持大便通畅，可食用香蕉、蜂蜜，多进水，加强适度翻身，按摩腹部，减少便秘发生。病人数天未解便或排便不畅，可使用缓泄剂，诱导排便。禁忌用力屏气排便，防再次脑出血。

（9）恢复期据医嘱摇高床头10~15厘米，然后按照耐受及适应程度逐渐摇高床头至半卧位，每天30分钟、1~2小时不等。

（10）高血压是此病的常见诱因。服用降压药物要按时定量，不随意增减药量，防血压骤升骤降，加重病情。

（11）出院后定期门诊随访，监测血压、血脂等，适当体育活动，如散步、太极拳等。

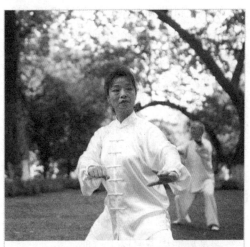

◎脑出血患者出院后定期门诊随访，监测血压、血脂等，适当体育活动，如散步、太极拳等

癫痫

癫痫俗称羊痫风，是一种突发性、短暂性大脑功能失调性疾病。发病率较高，可发生于任何年龄，青少年尤为多见。癫痫发作时，病人往往大叫一声，昏倒在地，四肢抽搐，两眼上视，口吐涎沫，小便失禁，数秒或几分钟之后症状消失，行动如常人一样。

专家认为，癫痫"以头颅神机不用为主，脏腑功能失调为本，痰、火、瘀邪为标，内风触动为机。先天遗传与后天所伤是两大致病因素，痰、火、瘀引动内风，气机逆乱，元神失控，神机受累而不用，为病机之关键"。癫痫患者本身肝、肾、心、脾脏气不足，再加上体内痰、火、瘀诸邪滞留，一旦情志不畅，或劳累过度，体内的邪气就会引动内风，使之骚动窜走，上达脑部即会出现癫痫的各种症状。

癫痫的诱发因素如下。

（1）发热、过量饮水、过度换气、饮酒、缺眠、过劳和饥饿等均可诱发癫痫发作。某些药物如美解眠、丙咪嗪、戊四氮或突然撤除抗痫药物，亦可导致癫痫发作。

（2）感觉因素：某些患者对某些特定的感觉如视、听、嗅、味、前庭、躯体觉等较为敏感，当受刺激时可引起不同类型的癫痫发作，称反射性癫痫。

（3）精神因素：某些患者在强烈情感活动、精神激动、受惊、计算、弈棋、玩牌等时可促癫痫发作，称精神反射性癫痫。

通常癫痫患者有以下特征。

（1）忧郁。这本身就是一种发病因素，一旦患了癫痫，忧郁的特征就更加明显，心理负担加重，闷闷不乐，心情不畅，时间稍长，会形成较严重的精神抑郁症，给患者造成生活痛苦，也会影响治疗效果。

（2）自卑。一般地讲，常见有来自两方面的原因：一是患者自己，因为癫痫发作不分时间、不分地点、不分场合，发作稍多，患者自己形成病态心理，产生较严重的自卑；二是社会压力，生活在患者周围的人，有意无意之间给患者造成心理伤害，更不要说社会歧视给患者造成的精神负担了，甚至即使是患者亲属或周围的人对他的过分照料、保护，也会使患者产生自卑感。

（3）孤独。有时患者意识到自己是个癫痫病人，工作、生活、学习等方面都要受到一定的限制，不能和正常人一样了，于是便陷入孤独，不愿和大家在一起，不愿参加集体活动，喜欢一个人待着。特别是处于青春期的患者，孤独感更强烈些。

（4）悲观。由于上述几个特征存在，患者受到极大的心理创伤，是产生悲观情绪的一个原因。癫痫是一种难治的病，长时间治疗，对患者身心都造成了严重伤害，动摇了患者战胜疾病的信心，甚至使患者产生绝望心理。

常见症状

现代医学认为发生癫痫的原因可以分为两类：原发性（功能性）癫痫和继发性

（症状性）癫痫。

原发性癫痫：又称真性或特发性或隐源性癫痫。其真正的原因不明。虽经现代各种诊查手段检查仍不能明确。

继发性癫痫：又称症状性癫痫。根据发作情况主要可分为大发作、小发作、精神运动性发作、局限性发作和复杂部分性发作。

（1）大发作，又称全身性发作，半数有先兆，如头昏、精神错乱、上腹部不适、视听和嗅觉障碍。发作时（痉挛发作期），有些病人先发出尖锐叫声，后既有意识丧失而跌倒，有全身肌肉强直、呼吸停顿，头眼可偏向一侧，数秒钟后有阵挛性抽搐，抽搐逐渐加重，历时数十秒钟，阵挛期呼吸恢复，口吐白沫（如舌被咬破出现血沫）。部分病人有大小便失禁、抽搐后全身松弛或进入昏睡（昏睡期），此后意识逐渐恢复。

（2）小发作，可短暂（5~10秒）意识障碍或丧失，而无全身痉挛现象。每日可有多次发作，有时可有节律性眨眼、低头、两眼直视、上肢抽动。

（3）精神运动性发作（又称复杂部分性发作），可表现为发作突然，意识模糊，有不规则及不协调动作（如吮吸、咀嚼、寻找、叫喊、奔跑、挣扎等）。病人的举动无动机、无目标、盲目而有冲动性，发作持续数小时，有时长达数天。病人对发作经过毫无，记忆。

（4）局限性发作一般见于大脑皮层有器质性损害的病人表现为一侧口角、手指或足趾的发作性抽动或感觉异常，可扩散至身体一侧。当发作累及身体两侧，则可表现为大发作。

掌纹特征

（1）1、2、3线变浅，掌部细纹减少。

（2）2、3线呈锁链状。

（3）肝区夹角狭窄，出现黑色暗斑。

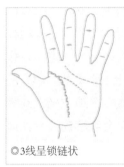

◎3线呈锁链状

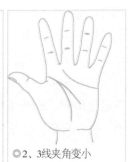

◎2、3线夹角变小

（4）掌部僵硬、平直。

（5）2线上出现多个"十"字纹，提示癫痫是由头疼引发的。

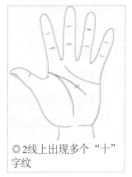

◎2线上出现多个"十"字纹

① 癫痫的调治方法

饮食疗法

癫痫患者饮食尽可能做到多样化，多吃富有营养、易于消化的食物，如面食、豆类、瘦肉、鸡蛋、鱼、牛奶等，尤其应多食用豆类、新鲜蔬菜、水果、乳制品，这些富含高蛋白质和磷脂的食品，有助于脑功能的恢复和减少发作次数；少吃一些油腻肥厚的食品及中医所说的"发物"，鹅肉、羊肉更应少吃；刺激性很强的食物，如辣椒、葱、蒜等，也少吃为好，否则不利于康复；烟酒可使神经兴奋性增高，诱发癫痫发作；另外，患者对于水和盐的摄入也要控制，研究表明体内积蓄水分过多，癫痫容易发病。

推拿疗法

一般来说，癫痫病人在发作前有先驱自觉症状，如感觉异常，胸闷、上腹部不适、恐惧、流涎、听不清声音、视物模糊等。因此，患者本人在预示到癫痫发作前应尽快离开如公路上、水塘边、炉火前等危险境地，及时寻找安全地方坐下或躺下。患者的家属也应学会观察病人发作前的表现，以便尽早做出预防措施，防止其他意外伤害的发生。在病人未发作起来时立即用手指掐人中、合谷等穴位，有时可阻止癫痫发作。

药物疗法

少数患者的大发作，可接连发生，在间歇期间仍是神态晕迷，这为癫痫的持续状态。这是该病的一种危重情况，如不及时抢救，可出现脑水肿、脑疝、呼吸循环衰竭直至死亡的严重后果。一旦发生癫痫的持续状态，如就近有鲁米那针剂，可先给一次较大剂量的药物，然后尽快将病人送往医院抢救。

❷ 癫痫的常见问题

救助癫痫患者的注意事项

（1）如癫痫连续发作，要将病人送到医院继续抢救。

（2）癫痫病人在平时要按医嘱用药，不要自行减药、停药或换药。

（3）抗癫痫药有一定的刺激作用，要在饭后服用。服药期间注意口腔卫生，经常刷牙。

（4）癫痫病人在日常生活中要避免情绪激动和劳累，不要登高、骑车、游泳，不宜在机器旁工作，以免癫痫病发作时发生意外。

（5）病人如有假牙，应在每日睡觉前摘下。癫痫病人睡单人床时，要在床边增加床档，以防发病时坠床跌伤。

（6）癫痫发作时不要强行喂水或强行按压肢体，应刺激或点压人中、合谷、足三里、涌泉等穴位。

月亮的盈亏变化与癫痫的奇妙关系

中医认为：月亮的盈亏变化会直接影响到人的气血、经络之气的盛衰，这种变化会对防病治病和养生保健产生奇妙的影响。《素问·八正神明论》就说过："月始生，则血气始精，卫气始行；月廓满，则血气实，肌肉坚；月廓空，则肌肉减，经络虚，卫气去。"

月亮的盈亏变化对人体产生如此大的影响，与月球对地球的引潮力有关。

现代医学研究证实，月球引潮力与地磁场力对人体的干扰较大，会影响人体内的激素、电解质平衡，导致生理、心理上的各种变化，使疾病的发病率明显高于常态，甚至犯罪率、交通事故发生率、人的食量在这一时间段也会出现突然变化。这种引潮力还会影响人的心脑血管，使已狭窄的血管因受压而变形，血压波动幅度增大，血液流动受阻，容易发生血栓、动脉痉挛、脑血管破裂等情况，诱发心绞痛、心肌梗死、中风猝死等。月相变化对人的心理也有影响，满月时人的情绪比平时紧张，容易激动和失眠，癫痫病发作的可能性更大。

每月阴历三十、初一、初二出现的月相叫新月或朔，此时月缺无光，白天阳气渐弱，夜晚阴气渐虚，机体抵抗力下降，是癫痫、风湿性心脏病、肺心病、冠心病、心绞痛、心肌梗死、脑梗死的易发和加重期。患有上述疾病的人在这几天内要注意及时添加衣服，避免感受风寒邪气，还要保持情绪稳定。

此时亦应注意补气养血、固本扶正，可在朔日正午时分（中午11点至下午1点）服用补气生血的黄芪当归鸡汤：将鸡腿1只切小块，汆烫后去血水。与当归5克、黄芪15克、清水1000毫升放入锅内，大火煮开后改小火煮至鸡腿熟烂，加盐、酒调味后食用，连服3天。午时是手少阴心经最旺盛的

时候，此时服药能使药液迅速抵达病所，有助药力发挥。此外，坚持晚上9～10时就寝，睡前拍打后背，先拍正中，再拍两侧，从上至下50～100次，能振奋心阳，有助于夜间体内血液循环。

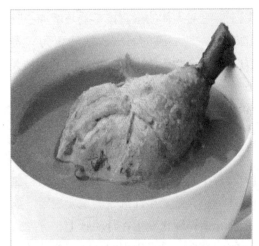

◎可在朔日正午时分（中午11点至下午1点）服用补气生血的黄芪当归鸡汤

高血压

动脉血压高于正常叫做高血压，是一种以动脉压升高为特征，伴有心、脑、肾等器官异常的全身性疾病。早期表现为血压升高和神经系统功能失调（头痛、头昏、头胀、失眠、心悸、健忘等），后期出现各有关脏器的功能不全。正常人的血压随年龄升高而升高，在不同生理情况下有一定波动。世界卫生组织规定的成年人收缩压（高压）<140毫米汞柱（18.66千帕）、舒张压（低压）<90毫米汞柱（12千帕）为正常血压。收缩压≥140毫米汞柱（18.66千帕）、舒张压≥90毫米汞柱

（12千帕）为高血压。如连续3次测血压（不在同一天内）都超过正常标准就可能患了原发性高血压。

高血压分为原发性与继发性两种。继发性高血压是指由某些明确疾病引起的，如急性或慢性肾炎引起的肾性高血压，只占高血压病人的5%～10%；原发性高血压占90%以上，其病因尚不完全明确，但与家族的遗传及吸烟、食盐过多等不良习惯和职业、性别、情绪等因素有关。

高血压只是一种症状，不能算是独立的疾病。许多疾病如急慢性肾炎、肾盂肾

炎、甲亢等，都可能出现血压升高的现象。但由于这种高血压是继发于上述疾病之后，通常称为继发性高血压或症状性高血压。

而高血压病是一种独立的疾病，又称为原发性高血压，约占高血压病人的90%以上。它对人体的最直接影响是增加心脏的负担，使心脏的每一次搏动更为"费力"，还会激活体内多种生物因子，日久则会引起心肌肥厚、心脏扩大，随即并发高血压性心脏病，最终可导致心力衰竭，部分患者可因心律失常发生猝死。

高血压病也是动脉粥样硬化的重要发病因素。而脑动脉粥样硬化还可以引起血管性痴呆，是老年性痴呆的重要病因。如果动脉粥样硬化发生在肾动脉上，可导致肾组织缺血，最后出现肾功能不全。严重的可致尿毒症，而后者加重高血压，形成恶性循环。因此，说高血压是潜伏在人们身边的一颗定时炸弹，一点都不夸张。

而且它的潜伏工作做得相当出色，前期表现也并不突出，仅有一些头晕、头痛、眼花、耳鸣、全身乏力、记忆力减退、失眠、烦躁易怒等症状。另外，血压不稳定也是高血压病的早期特点之一。大约有50%的早期高血压病人完全没有症状，容易被疏忽。到了高血压病中晚期，血压持续增高，会造成全身各器官小动脉损害，出现眼底出血、心绞痛、脑中风、肾功能下降等并发症，严重者会危及生命。

所以，我们一定要随时关注自己的健康，定期体检，不要给高血压病可乘之机。

常见症状

（1）头疼。部位多在后脑，并伴有恶心、呕吐等症状。若经常感到头痛，而且很剧烈，同时又恶心作呕，就可能是向恶性高血压转化的信号。

（2）眩晕。女性患者出现较多，可能会在突然蹲下或起立时有所感觉。

（3）耳鸣。双耳耳鸣，持续时间较长。

（4）心悸气短。高血压会导致心肌肥厚、心脏扩大、心肌梗死、心功能不全。这些都是导致心悸气短的症状。

（5）失眠。多为入睡困难、早醒、睡眠不踏实、易做噩梦、易惊醒。这与大脑皮质功能紊乱及自主神经功能失调有关。

（6）肢体麻木。常见手指、脚趾麻木或皮肤如蚁行感，手指不灵活。身体其他部位也可能出现麻木，还可能感觉异常，甚至半身不遂。

掌纹特征

（1）无名指一下有2条平行的6线伸向1线。

（2）3线尾端向坎位延伸。

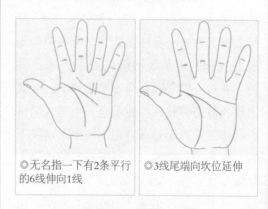

◎无名指一下有2条平行的6线伸向1线　　◎3线尾端向坎位延伸

（3）大鱼际肌肉隆起，掌色鲜红。

（4）酸区扩大。

大多数高血压主要是由饮食引起的，大多体重超标的高血压患者通常只要减轻体重就可以大大降低血压。

① 高血压的调治方法

饮食疗法

"高血压"就像家常便饭一样被大家司空见惯，提起高血压，大家都会联想到头晕头痛、耳鸣健忘、失眠多梦、血压升高等症状，可见高血压的"知名度"不是一般的高，其"覆盖率"也呈逐年上升的趋势。许多人常年吃着降压药，但是一旦停下来，血压又上去了，对于这种疾病，西医西药束手无策，但谁也不愿意做"药罐子"，近年来，大家把防治高血压的希望寄托在了中医的身上。

中医认为，情志内伤，肝肾阴亏阳亢或饮食不节，痰浊壅滞就会出现高血压；因此应以滋阴平肝潜阳或除痰祛湿等方法来防治。不负众望，用中医的办法对付高血压，大都可以截断扭转病势。那么，不管是防，还是治，我们应该怎样做呢？

无高血压病者，应做到未病先防，如平素应积极开展养生防病；偶尔发现一两次血压升高，即应引起重视，如定期复查、及时开展防与治。

一旦患有本病，原则上一期高血压病应重在防而兼顾治，以防发展；二期、三期合并有心、脑、肾器质性损害者则在中西医治疗的基础上，注重于防，以阻止病情恶化。

患病后应加强摄生调养，尤其要保持心情舒畅，不必恐惧、焦虑和紧张。只要

情志畅达，气血阴阳协调，自有益于本病的康复。

注意劳逸结合，慎防劳心、劳力和房事太过。紧张的脑力劳动者尤需注意休息、娱乐；否则，长期精神紧张会使交感神经兴奋，肾上腺素分泌增加，小动脉收缩，从而使血压增高。房事太过亦是如此。

经常散步或户外活动，以及郊游览胜，可促使气血阴阳平和，降低并稳定血压。

除此之外，中医也强调了日常饮食的重要性。

（1）控制食盐量

我们每天摄食的盐分主要是氯化钠。过多的钠盐可因钠离子浓度的增加，造成体内水分潴留，血容量增加。而另一方面，体内长期高钠也会导致血管平滑肌肿胀，血管腔变细，血液流动的阻力增加，两者均促使血压升高。所以，过多的钠盐摄入可能是高血压发生的直接原因。

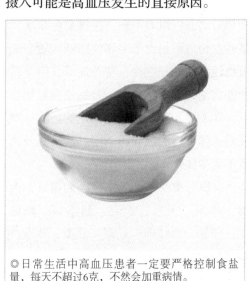

◎日常生活中高血压患者一定要严格控制食盐量，每天不超过6克，不然会加重病情。

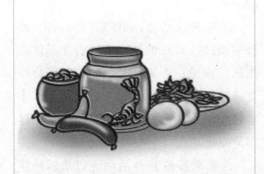

◎高血压患者，过多的钠盐摄入可能是高血压发生的直接原因

为了预防高血压，每人每天的摄盐量应控制在5克以下。为了你的健康，请从控制食盐摄入开始，降低口味，尽量食用清淡的食物。

（2）食宜清淡

过多的饱和性脂肪可促进动脉粥样硬化的发生，进而造成高血压。动物脂肪（如猪油、奶油、牛油）以及内脏和各种肥肉中均含有大量的饱和脂肪酸，这些食物都对高血压患者不利，应该避免食用。烹调食物应采用含不饱和性脂肪酸较多的植物性食油如花生油、葵花油等。但是植物性食油经长时间加热，特别是重复加热后，其不饱和脂肪酸会因高热的影响，变成对人体有害的饱和脂肪酸。故高血压患者不宜多食煎炸食品。

宜以豆类及谷类为主食，如黄豆、大麦、小米、玉米、小麦、高粱等，以白菜、芹菜、西红柿、豆芽、菠菜、萝卜、海带等为主要蔬菜；

少食含胆固醇高的食物如动物内脏、蛋黄、螃蟹、带鱼、鱼子等。少食发物如雄鸡、猪头肉、狗肉、鹿茸等，因这一类发物均易耗损肝阴，使肝阳易亢，病情复发或加重。

推拿疗法

抗击疾病，其实很像是一场武林高手之间的对决。疾病如何向你发难，你就要相应地将其巧妙化解，然后再痛击其要害，将疾病制服。那么，如何对付高血压这种敌人，应该如何出招呢？是用郭靖的降龙十八掌，还是用李探花的夺命飞刀？都不用，你只要学几招"小擒拿手"——按摩手法，就可以将它轻松搞定。

（1）推头：用两手大小鱼际按住头部两侧揉动，由太阳穴（外眼角向后约一寸处的凹陷中）揉到风池穴（在枕骨隆凸直下凹陷处与乳突间），然后改用两手拇指揉风池穴，以达到酸胀感为度。

（2）干梳头：取坐式，双手十指从前发际梳至后发际，次数不限，但至少10遍。

（3）抹前额：取坐式，双手食指弯曲，用食指的侧面，从两眉间印堂穴（两眉内端连线中点，正对鼻尖处）沿眉外抹到太阳穴外，至少10遍。

（4）按揉四肢：用右手从左肩部按揉至左手背，从上向下按揉大腿两侧肌肉，向小腿推按，重复操作4次。然后用同样的操作方法，按揉右腿4次。

（5）揉腹：将掌心放在肚脐上，另一手掌重叠按压，先按顺时针方向缓慢平稳地按揉腹部3分钟，然后逆时针方向揉腹3分钟。也可适当延长揉腹时间，以腹部暖热微鸣为佳。

（6）搓手心：站、坐位均可，双手掌心相贴，用力搓动，至掌心发热为度。

（7）顺气：双手平放在胸上，掌心贴胸部，用鼻深吸一口气，接着用口呼气，双手慢慢向下抚到小腹部，反复做10遍。

（8）按腰：两掌手指并拢，并按腰背脊柱两侧，从上往下挤压至臀部尾骨处，反复做20遍。

（9）捏手掌心：血压急剧上升时，捏手掌心可作为紧急降压措施。其做法：先从右手开始，用左手的大拇指按右手掌心，并从手掌心一直向上按到指尖，从手掌各个部位起至每根指尖。然后再照样按左手掌。

（10）按摩涌泉穴（足底中，足趾弯曲时足凹陷中）：晚上睡前，端坐，用两手拇指分别按摩两足底中心的涌泉穴，或者用左足跟搓右足的涌泉穴，用右足跟搓左足的涌泉穴，各按摩100次，按摩时只能搓向足趾方向，不可回搓。

（11）摩擦颈两侧：左手掌擦抹右颈部胸锁乳突肌，再用右手以同样手法及同样穴位擦抹左颈，擦抹32次，能解除胸锁乳突肌的痉挛，起到降低血压的功效。

（12）摩抹脑两旁：两手五指自然分开，手掌从前额向耳后按摩，两手交换使用，摩擦32次，能平肝息风，疏经通络，降血压，清脑。

以上数种按摩方法，患者只要选择运用，持之以恒就会起到防治高血压的作用。

运动疗法

得了高血压还敢做运动？相信好多人都会觉得有点不靠谱。的确，血压超过220/110毫米汞柱的患者，应该绝对禁止运动。严重高血压性心脏病患者，也不可以触碰运动这根"高压线"的。但是并非所有的高血压患者都与运动绝缘了，若通过服用降压药后血压下降了，他们是可以考虑轻度活动。

（1）散步

散步被认为是最方便且有益的健身活动之一，对各类高血压病人来说都比较适合。适当行可使血脂胆固醇、p-脂蛋白、甘油三酯下降，改善血管舒缩功能，还可以调节中枢神经的紧张度。平时可以到室外散散步，以时走时立为好，时间以20～30分钟为佳，可适当多走上坡路，全身放松。这样既能调节情绪，又能得到适当的锻炼。

（2）慢跑

慢跑可通过持续有节奏的呼吸运动，

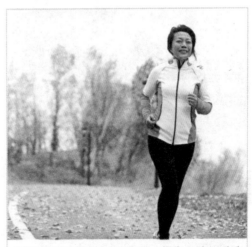

◎慢跑运动可缓解神经紧张，提高心脏的耐受性，有助于高血压的治疗

吸人充足的氧气。还可缓解神经紧张，提高心脏的耐受性，有助于高血压的治疗。一般病人在定量步行2～3千米无不良反应时，可采用慢跑锻炼。不过，高血压病人宜采用间歇训练法，即每慢跑30秒钟左右，休息1～2分钟，反复进行10多次。也可以和其他保健体操穿插进行，效果会更好。时间不宜超过1小时，最好以达到轻度疲劳感为度。运动过程中自测心率每10秒钟21次左右为极限。

（3）太极拳

太极拳动作柔和，姿势放松，肌肉松弛，外周血管阻力下降，从而使血压下降。由于打太极拳时用意念引导动作，思想集中，心安神定，也有助于调节大脑的功能。对于太极拳的选用，患者可根据自己的情况而定，如杨式、简化二十四式太极拳等运动量不太大，比较合适，而陈式太极拳运动量较大，要慎行。如果患者没有学过太极拳或记忆力较差，也可以选一些太极拳中个别动作重复练，如左右倒卷

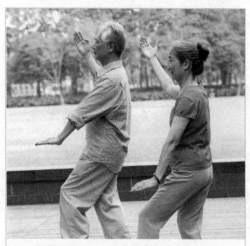

◎太极拳动作柔和，姿势放松，肌肉松弛，外周血管阻力下降，从而使血压下降

肱、云手、左右揽雀尾等，对安定心神效果良好。

（4）游泳

水对皮肤有冷刺激，刚入水可使皮肤血管先收缩后舒张，一段时间后血管又收缩。这样的收缩和舒张可以改善血管的功能，促进血液的再分布。同时，游泳时身体取水平位，减轻了心脏的负担，对治疗高血压有一定的帮助。因此，患者在天气温暖时，可以去游泳，但同样要掌握好运动量，游泳前有充分的热身活动，泳姿一定要舒适自如，同时禁做长距离游泳或进行游泳比赛，也不要远离岸边去水深处，以免发生危险。

（5）自我推拿

自我推拿具有简便易学、安全有效的特点，对中老年高血压患者更为适宜。患者可选用干沐浴法，即用手反复摩擦皮肤，有促进血液循环、畅通经络的功效。也可取坐位，用中指端放在百会穴，两拇指端分别按在率谷穴（耳尖直上二横指处），双手同时作前后的揉动，用力要均匀，不宜过强或过弱，有平肝潜阳的作用。

当然，患者也可以根据自己的爱好，选一些运动量小、情绪变化不大的体育运动项目，如交谊舞、保健操、门球等。但不管是何种运动项目，都要注意掌握运动量不要太强。

总的来说，体疗比较适合于原发性高血压病的早期患者；中晚期病人也可以进行，但要严格掌握好运动量，有严重心律不齐、心动过速、心绞痛等症状的患者，就不适合进行体疗了。对于体疗的安排，

患者可根据自己的情况来定，如把运动量大的项目与运动量小的项目穿插起来进行。体疗宜循序渐进、持之以恒，不能急于求成。只要坚持锻炼，选用的方法适当，对高血压一定会有帮助的。

❷ 高血压的常见问题

高血压的日常护理

（1）多食用水果和蔬菜

蔬菜和水果含有大量的维生素、矿物质和纤维素，对软化血管、修复皮肤以及软组织和骨骼的成长都有帮助，可多食用。

（2）戒烟

吸烟可使大量的尼古丁及烟碱进入体内，这两种物质都有明显的缩血管作用，可引起血压升高，长期接触必然会导致高血压。除了主动吸烟者外，在吸烟环境中被动吸烟者也同样会受到尼古丁和烟碱的危害，而且，其受害程度要大于主动吸烟者。所以，为了你及他人的健康，请立即戒烟吧！

（3）适量饮酒

我国中医很早就认识到，酒可以活血化瘀，所以少量饮酒对身体的健康是有好处的。现代医学的研究也发现，适量饮酒特别是饮用葡萄酒可降低脑卒中的发生。但是，大量饮酒，特别是酗酒，不但伤胃、影响工作，更重要的是可增加脑卒中的发生。因此，酒可以养生，也可以害人，关键是注意不能过量。

（4）经常参加体育锻炼

体育锻炼可以增强体质，提高机体对外部环境的应激能力。

（5）释放情绪

高血压诱发因素之一就是情绪不稳定、激动，克服紧张、放松心情、保持心态平和可以降低血压，所以遇事应理智对待，也就是我们平时所的"难得糊涂"。

（6）控制体重

近些年研究发现，高血压与血脂异常、糖耐量异常有密切关系，肥胖会导致夜间睡眠呼吸暂停，所以对于肥胖者应限制食物的总热量和脂肪饮食，并适当增加活动，以减轻体重，减少心脏负荷。

（7）控制与高血压密切相关的疾病

研究表明，高血压与糖尿病、冠心病、心脑血管疾病互为危险因素，并互相促进，为预防和控制高血压，应注意以上相关疾病的治疗。

（8）合理使用降压药物

控制血压时一定要注意在医生指导下用药，因为患有高血压时往往合并其他情况，所选用的降压药不尽相同，保护器官的作用也不一样。用药原则是从小剂

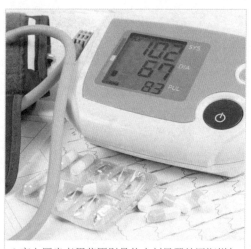

◎高血压患者用药原则是从小剂量开始逐渐增加剂量，直到血压得到有效控制

量开始逐渐增加剂量，直到血压得到有效控制。在血压控制达标后仍然需要继续用药，需要终生服药，否则血压会对机体重新形成危害。

（9）经常测量血压

这是预防高血压病的重要举措。高血压病的隐患始于青少年和有家族史的人群。

高血压病人应该牢记的健康箴言

很多病都是不良生活方式所致，高血压也不例外。那么如何才能不让自己掉进高血压的"泥淖"之中？或者已经患病的人应该怎样改善自己的生活方式呢？下面我们来看看高血压病人应该牢记的健康箴言：

（1）忌情绪激动。一切忧虑、悲伤、烦恼、焦急等不良刺激及精神紧张和疲劳，可使交感神经兴奋，血液中儿茶酚胺等血管活性物质增加，引起全身血管收缩、心跳加快、血压升高，甚至可引起脑出血。

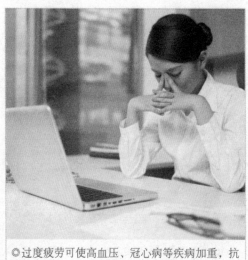

◎过度疲劳可使高血压、冠心病等疾病加重，抗病能力减弱

（2）忌过度疲劳。过度疲劳可使高血压、冠心病等疾病加重，抗病能力减弱。

（3）忌饮食过饱。饮食过饱易引起消化不良，发生胃肠炎和急性胰腺炎等疾病，同时因吃得过饱使膈肌上移，影响心肺的正常活动。由于消化食物需要大量血液集中到胃肠道，心脑供血相对减少从而可能诱发中风。

（4）忌贪杯暴饮。过量饮酒特别是饮烈性酒会使血压升高，老年人的肝脏解毒能力较差，也易引起肝硬化。胃黏膜萎缩易引起炎症和出血，故不可贪杯暴饮。

（5）忌血压骤降。若血压骤降，全身各组织器官的供血量都将不足，尤其是脑、心、肝、肾等重要器官，可因缺血缺氧而发生功能障碍，甚至造成严重后果。

（6）忌大便秘结。大便秘结时大便要憋气使劲，这样血压就急剧升高，松劲时血压又急剧下降，特别是蹲便时更容易出现这种大幅度变化，以致引起脑出血和心肌梗死。

没有着急，没有烦恼，就没有高血压

高血压是一种对人类健康危害极大的心血管病，不仅会破坏人的心、脑、肾等器官，还会引起肾衰竭、心律失常、动脉硬化、中风、猝死等症状。

高血压根据致病因子分为原发性和继发性两种，通常所说的高血压病都是指原发性的，它是由遗传、体内激素调节以及生活习惯等因素综合导致的。吸烟、酗酒、饮食结构不合理、睡眠不好、易怒等都有可能导致一个人患上高血压病，这种症状在肥胖人群和体质较差人群中尤为常见。在日常生活中，对于高血压经常有以下误区：

（1）忽视疾病

由于高血压病起病隐匿，病程缓慢不易发觉，虽有头晕等症状，但一经休息即可缓解，不能引起人们的重视。多数人还抱有"年岁大，血压自然有点高"的错误认识，更易忽视血压高带给自己的警告信号。

（2）忽视心理

心理因素是导致高血压的重要因素。中年知识分子患病率高的一个因素，就是工作持续紧张。

（3）药物万能

不少人知道自己有了高血压，也知道要服药治疗，但又陷入单纯依赖药物的误区。其实，这种被动的治疗还受个体主观因素的影响。现在对高血压的治疗，已非常重视心理社会因素对疾病的影响。改变不良生活方式，并应用生物反馈放松训练，对改善症状有明显的好处。

（4）忽视辅助治疗

运动、限盐、限脂、减体重、放松情绪可以预防和治疗高血压，这个道理大家都知道，可现实中，身体力行的却不多。所以，要战胜高血压，必须先战胜自己对自己的放任。持之以恒才能获益。

疾病自查——高血压离你究竟有多远

高血压是指收缩压和（或）舒张压持续升高，一般要在数周之内非同日两次测血压均增高，方可诊断为高血压。血压处于临界水平，则需3~6个月的时间来肯定测定值，如果血压明显升高或病人已有

心、脑、肾等脏器并发症，观察时间可缩短。世界卫生组织规定，血压增高达到140/90毫米汞柱，方可诊断为高血压。血压在130~139/85~89毫米汞柱为血压的"正常高值"。

对高血压患者来说监测血压如同服降压药控制血压一样重要。监测血压是医生对病人制定降压治疗方案的重要依据，也是评估是否已将血压控制在理想目标值，从而预防心、脑、肾等靶器官损害及其并发症的判断标准。

自测血压的方案目前虽不统一，应根据临床上高血压病人的情况，可采取下列方法：

（1）血压计的选择：可根据需要选购小巧、携带方便、操作简单、读数准确、使用方法容易掌握的血压计。

（2）自测血压的部位：最好在上臂肱动脉处。手腕部位因明显低于心脏水平，测量数据可能相对偏低；手指部位的动脉压力波形提前受到反射波叠加，测量数据相对偏高并且变异较大，因此在手腕和手指部位进行自测血压有待继续研究。

（3）测血压的体位：平卧或坐位，使上臂与心脏保持在同一水平。

（4）自测血压的方法：可根据病人的需要，血压平稳时每周测1~2次，血压波动时至少每天1~2次；最好是在晨起7：00~8：00点和下午7：00~8：00点测量，每次测量3次取平均值记录。

（5）家庭用的血压计特别是电子血压计，读数可能会有偏差。建议与医院的水银柱血压计校对。

低血压

低血压是指体循环动脉压力低于正常的状态，低血压由于高血压在临床上常常引起。一般认为成年人肢动脉血压低于12/8千帕（90/60毫米汞柱）即为低血压。在医学上，低血压可分为急性低血压与慢性低血压两种。急性低血压是指血压由正常或较高的水平突然下降，多见于晕厥和休克。慢性低血压多见于慢性肾上腺皮质功能减退症、垂体前叶功能减退症、慢性消耗性疾病以及营养不良、心血管疾病。多数情况下，居住在平原的人如果进入高原地区，也会出现暂时性的低血压症状。

一般认为上肢血压低于12/8千帕（90/60毫米汞柱）为低血压。血压低、血液循环缓慢无力、远端毛细血管缺血会影响向组织细胞输送氧气、营养以及带走二氧化碳和代谢废物等，长期如此会导致机体功能大大下降。

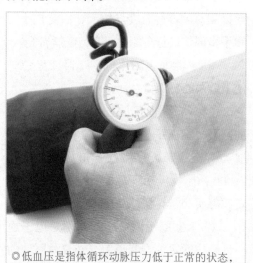

◎低血压是指体循环动脉压力低于正常的状态，低血压由于高血压在临床上常常引起

根据其发生原因一般可以分为三类：

（1）体位低血压

即由卧位突然变为直立或长时间站立收缩压下降2.67千帕以上。早晨起床后常出现眼前发黑、头晕欲仆。以40～70岁男性较多见。可因久病卧床身体虚弱或由于同时服用具有扩张静脉作用的降压药所引起。

（2）症状低血压

由某些疾病或药物所引起，如脊髓空洞症严重二尖瓣或主动脉瓣狭窄慢营养不良者服用降压药等。

（3）体质低血压

一般认为与体质瘦弱有关。多见于20～40岁妇女。多有家族遗传史，有的没有任何症状，有的则出现疲乏、健忘、头晕、头痛、心慌甚至晕厥或有心前区压迫感等症状。

许多患者伴有头痛、头晕、胸闷、气短、精神不振、注意力不集中、睡眠浮浅、胃口不好、脚肿等症状。这些表现在夏季湿度较高时较常见，体质衰弱者及女性较多见，但并无其他明显的异常感觉。

中医认为低血压是脾肾阳气亏损所致，治疗上注重温脾肾升阳气。

常见症状

（1）疲乏、无力。尤其是早上，患者常感到精神萎靡不振、四肢酸软无力，经午睡或休息后可好转，但到下午或傍晚又感乏力。

（2）头痛、头晕。多表现为颞顶区或枕下区隐痛，也可呈剧烈的搏动性疼痛或麻木性疼痛。头晕轻重不一，轻者两眼发黑、眩晕；重者可以失神，甚至晕厥倒地，常在突然改变体位，尤其是由蹲位突然起立时最易发生。

（3）心前区隐痛或不适。

（4）神经功能障碍。可表现为精神萎靡不振、记忆力减退、睡眠障碍和失眠等。自主神经功能失调可表现为多汗、皮肤苍白或轻度发绀，浑身忽冷忽热，时有蚁爬感，手脚麻木等。

（5）内分泌功能减退的现象。主要表现为肾上腺素和去甲肾上腺素一类物质不足，部分患者血糖降低和性功能衰退。

（6）其他。可表现为食欲不振、腹部不适、消化不良，以及血红细胞增多、白细胞减少、抵抗力降低易引起感染等征象。

掌纹特征

（1）1线凸起。

（2）3线尾端有断裂。

（3）1、2、3线变浅，手掌削长、手指枯瘦。

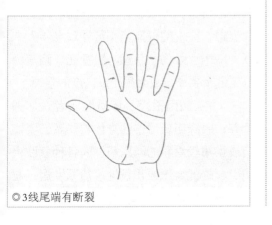

◎3线尾端有断裂

① 低血压的调治方法

饮食疗法

低血压病人的饮食选择包括下列几点。

（1）如伴有红细胞计数过低，血红蛋白不足的贫血症，宜适当多吃富含蛋白质、铁、铜、叶酸、维生素B_1。

（2）维生素C等"造血原料"的食物，诸如大豆、豆腐、红糖及新鲜蔬菜、水果。纠正贫血，有利于增加心排血量，改善大脑的供血量，提高血压和消除血压偏低引起的不良症状。

（3）莲子、桂圆、大枣、桑葚等果品，具有养心益血、健脾补脑之力，可常食用。

（4）伴有食少纳差者，宜适当食用能刺激食欲的食物和调味品，如醋、糖、胡椒、辣椒等。

推拿疗法

百会穴位于头部，在两耳郭尖端连线与头部前后正中线的交叉点。

经常锻炼百会穴，不仅能治疗头痛、眩晕、脱肛、昏厥、低血压、失眠、耳鸣、鼻塞、神经衰弱、中风失语、阴挺等症，还可开发人体潜能增加体内的真气，调节心、脑血管系统功能，益智开慧，澄心明性，轻身延年，青春不老。

百会穴的保健方法常用以下四种：

（1）按摩法：睡前端坐，用掌指来回摩擦百会至发热为度，每次108下。

（2）叩击法：用右空心掌轻轻叩击百会穴，每次108下。

（3）意守法：两眼微闭，全身放

松，心意注于百会穴并守住，意守时以此穴出现跳动和温热感为有效，时间约10分钟。

（4）采气法：站坐均可，全身放松，意想自己的百会穴打开，宇宙中的真气能量和阳光清气源源不断地通过百会进入体内，时间约10分钟。

❷ 低血压的常见问题

低血压的日常护理

（1）病因治疗

对体质虚弱者要加强营养；对患有肺结核等消耗性疾病者要加紧治疗；因药物引起者可停用或调整用药剂量。如高血压患者服降压药后血压下降过快而感到不适时，应在医生指导下调整给药方法和剂量，或根据需要改用温和的降压药如复方降压片、心痛定或中药等，必要时可停用降压药；对体位性低血压患者，由卧位到站立时不要过猛，或以手扶物，以防因低血压引起摔跤等。

（2）适当加强锻炼

生活要有规律，防止过度疲劳，因为极度疲劳会使血压降得更低。要保持良好的精神状态，适当加强锻炼，提高身体素质，改善神经、血管的调节功能，加速血液循环，减少直立性低血压发作，老年人锻炼应根据环境条件和自己的身体情况选择运动项目，如太极拳、散步、健身操等。

（3）调整饮食，进行食疗

每餐不宜吃得过饱，因为太饱会使回流心脏的血液相对减少；低血压的老人每

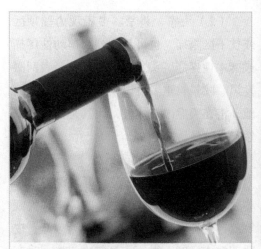

◎低血压患者可适量饮用葡萄酒，可使交感神经兴奋，加快血流，降低血液黏稠度

日清晨可饮些淡盐开水，或吃稍咸的饮食以增加饮水量，较多的水分进入血液可增加血容量，从而可提高血压；适量饮茶，因茶中的咖啡因能兴奋呼吸中枢及心血管系统；适量饮酒（葡萄酒最好，或饮适量啤酒，不宜饮烈性白酒），可使交感神经兴奋，加快血流，促进心脏功能，降低血液黏稠度。

老年性低血压防治

老年低血压国内研究相对较少。实际上，它和高血压一样具有重要的临床意义：长期的症状性低血压可严重影响老年人生活质量，导致各种重要脏器功能进行性衰退；突发的低血压则可导致老年人晕厥、跌倒、外伤、急性心肌梗死、脑卒中以至危及生命，故必须予以高度的重视。

（1）病因治疗。体质虚弱者宜加强营养；服降压药后感到身体软弱者，要停药或换用较温和的降压药；因各种急性疾病引起的低血压要积极地诊治原发病；避免过快地变动体位和长时间站立；睡眠时

枕头垫高以15厘米为宜；夜间最好不去厕所，在床上备有便盆或有他人陪同，以防意外。

（2）加强体育锻炼。体育锻炼对高血压、低血压都有调节作用。国外有位学者说过："锻炼身体可以代替许多药剂，但任何药剂也代替不了锻炼身体。"低血压的老年人可根据自己的体力情况，选择适合自己的锻炼项目。

（3）高盐饮食。低血压的老年人可适当增加盐的摄入量，约为正常食盐量的2～3倍，即每日20～25克。多摄盐后必须多喝水，较多的水分进入血液可增加血容量，从而升高血压。

（4）选用滋补药。低血压的老年人可选用滋补药来调节血压，可每日服用桂圆肉6克，也可在医生指导下服用人参。中药"参脉散"（人参10克、麦冬20克、五味子10克）每日1剂煎服，效果也佳。

（5）药物治疗。低血压症状明显，可选用利他林、麻黄素等升压药及三磷酸腺苷、辅酶A、B族维生素及维生素C，以改善脑组织代谢功能。

慢性低血压患者健康自测

一般成人肱动脉血压＞12/8千帕（90/60毫米汞柱）时，称为低血压。当血压由正常或较高的水平突然下降至明显低于正常范围时，称为急性低血压，可表现为晕厥和休克；慢性低血压则指血压呈持续降低的状态。本部分讨论慢性低血压。

慢性低血压症状如下。

（1）低血压与高血压交替发生，或低血压发生于高血压之后；年轻人或儿童出现高血压；病程中有阵发性心悸、苍白、出汗及阵发性高血压或血压波动幅度较大；或排尿或大便时引起高血压发作或晕厥。

（2）多尿、烦渴、多饮、多食、乏力，易伴继发化脓性感染。

（3）常于晨起出现低血压，站立时诉头昏眼花、腿软乏力、一过性黑蒙、眩晕或昏厥，甚至不能保持站立数分钟以上而需长期卧床；昏厥时不伴面色苍白、出汗、恶心、心率改变等；直立位较卧位的收缩压下降超过3.99千帕（30毫米汞柱），舒张压下降超过1.99千帕（15毫米汞柱）。

（4）血压显著下降发生于从平卧位转变为直立位，或长时间站立时；体质瘦弱的女性，可伴头晕或晕厥；无器质性疾病或营养不良。

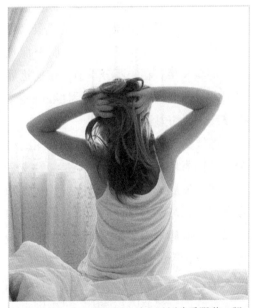

◎常于晨起出现低血压，站立时诉头昏眼花、腿软乏力、一过性黑蒙、眩晕或昏厥

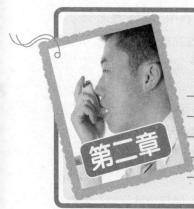

呼吸系统疾病

第二章

◎呼吸系统是执行机体和外界进行气体交换的器官的总称。呼吸系统的功能主要是与外界的进行气体交换，呼出二氧化碳，吸进新鲜氧气，完成气体吐故纳新。呼吸系统包括呼吸道（鼻腔、咽、喉、气管、支气管）和肺。

慢性支气管炎

慢性支气管炎是由于感染或非感染因素引起气管、支气管黏膜及其周围组织的慢性非特异性炎症。其病理特点是支气管腺体增生、黏液分泌增多。支气管炎多发病在秋、冬这两个季节，主要是由于疲劳过度，身体受风寒而损害了呼吸道的生理保护机能，同时又受到鼻病毒、副流感、呼吸道融合病毒以及腺病毒等的感染而导致生成的。早期症状轻微，晚期炎症加重，症状长年存在，不分季节。疾病进展又可并发阻塞性肺气肿、肺源性心脏病，严重影响劳动力和健康。

慢性支气管炎是内外因共同作用的结果。外因表现在：吸烟、感染是慢性支气管炎发生发展的重要因素，主要为病毒和细菌感染，鼻病毒、黏液病毒、腺病毒和呼吸道合胞病毒为多见；刺激性烟雾、粉尘、大气污染的慢性刺激，常为慢性支气管炎的诱发因素之一；寒冷常为慢性支气管炎发作的重要原因和诱因；过敏因素。内因表现在：呼吸道局部防御及免疫功能

减低；自主神经功能失调。

慢性支气管炎的并发症如下。

（1）阻塞性肺气肿为慢性支气管炎最常见的并发症。

（2）支气管肺炎慢性支气管炎蔓延至支气管周围肺组织中，患有寒战、发热、咳嗽增剧，痰量增加且呈脓性。白细胞总数及中性粒细胞增多。X线检查，两下肺叶有小斑点状或小片阴影。

（3）支气管扩张慢性支气管炎反复发作，支气管黏膜充血，水肿，形成溃疡，管壁纤维增生，管腔或多或少变形，扩张或狭窄。扩张部分多呈柱状变化。

① 慢性支气管炎的常见症状

部分患者在起病前有急性支气管炎、流感或肺炎等急性呼吸道感染史。患者常在寒冷季节发病，出现咳嗽、咯痰，尤以晨起为著，痰呈白色黏液泡沫状，黏稠不易咳出。在急性呼吸道感染时，症状迅速加剧。痰量增多，黏稠度

增加或为黄色脓性，偶有痰中带血。慢性支气管炎反复发作后，支气管黏膜的迷走神经感受器反应性增高，副交感神经功能亢进，可出现过敏现象而发生喘息。随着病情发展，终年咳嗽，咯痰不停，冬秋加剧。喘息型支气管炎患者在症状加剧或继发感染时，常有哮喘样发作，气急不能平卧。呼吸困难一般不明显，但并发肺气肿后，随着肺气肿程度增加，则呼吸困难逐渐增剧。

（1）无名指与中指下的1线有方形纹，且有6线穿过。

（2）无名指与中指下的1线处有"井"状纹、三角纹。

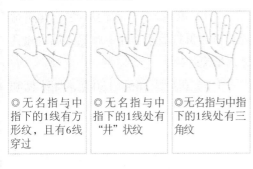

◎无名指与中指下的1线有方形纹，且有6线穿过

◎无名指与中指下的1线处有"井"状纹

◎无名指与中指下的1线处有三角纹

（3）有时会出现9线。

（4）支气管区出现"井"状纹或白色凸起，或偏红的斑片（块）。

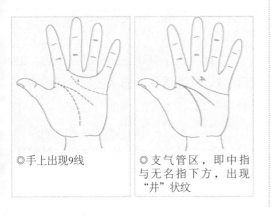

◎手上出现9线

◎支气管区，即中指与无名指下方，出现"井"状纹

② 慢性支气管炎的调治方法

饮食疗法

竹荪又名竹参、僧竺蕈。它寄生在枯竹的根部，有深绿色的菌帽，雪白色圆柱状的菌柄，粉红色的蛋形菌托，在菌柄顶端有一圈细致洁白的网状裙，从菌盖向下铺开，显得俊美异常。竹荪有"菌中皇后"的美名，这不仅是因为它漂亮的外形，更是由于它有其他菌类所不能及的丰富的营养、鲜美的滋味，所以自古竹荪就被列为"草八珍"之一。

因为富含较多的氨基酸，还有蛋白质、碳水化合物、矿物元素和维生素等营养物质，竹荪有防止植物腐败的特点。在炎热的夏季做菜煲汤时，里面放少许竹荪，可防止菜品的酸败，可以延长存放时间。竹荪还是食疗佳品，可以镇痛、补气、降低血压；长期食用还能调整中老年人血脂及脂肪酸，可治痢疾、牙痛病、慢性支气管炎、白血病、风湿病、妇科病，而且抗癌治癌的作用也不错。

竹荪食味鲜美，质地脆嫩，香气浓郁，有"京果之王"的美称。但是现在新鲜竹荪仍然不常见，而且价格很高，但是干竹荪却很常见。竹荪还有"刮油"的作用，能减少腹壁脂肪的贮积，所以也很有减肥的人缘。由于竹荪鲜味类氨基酸及芳香族氨基酸含量比较高，其中谷氨酸含量最高，所以汤菜和调料用得最多，就像烹调时使用食盐和味精一样，不用不好吃，用多了也不好吃。一般情况下，一碗汤菜（500毫升）只需用10~20克。一般家庭简便的吃法是：将汤烧开后，把用冷水或开水发开的竹荪丢进锅里煮开，盛入碗里，撒点葱、胡椒、生姜末就可以了。这样简便的做法可以更好地保留竹荪本来的鲜美。竹荪也可以作鸡、鱼、肉、蛋及蔬菜的配料，与肉共煮，味鲜防腐，与蔬菜共煮别具风味。现在，很多人喜欢用竹荪涮火锅，口感很是适合。但是，太过辛辣的味道会破坏竹荪的鲜美，所以应该有所着重。

竹荪在一些小偏方里也可以显现出神力，而且好吃好用。比如，竹荪浸入酒中，患者饮服能治风湿病，长期服用能活血、养颜；竹荪和糯米在一起煮水饮服，有止咳、止痛的功效；竹荪煮水饮服能治痢疾、妇科病；竹荪煮肉能治支气管炎及因肾虚引起的牙痛。

同时，为大家一些治疗慢性支气管炎的小偏方：

（1）大蒜、食醋各250克，红糖90克。将大蒜去皮捣烂，浸泡在糖醋溶液

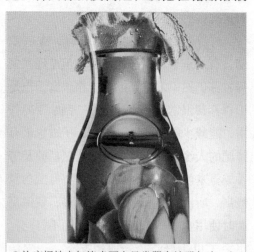

◎治疗慢性支气管炎可在日常服食糖醋每次一汤匙，每日3次，能有效改善症状

中，一星期后取其汁服用，每次一汤匙，每日3次。

（2）白萝卜250克洗净切片，冰糖60克，蜂蜜适量，加水适量煮至熟烂，食萝卜饮汤，每日早晚各1次。

（3）白萝卜250克洗净切片，生姜7片，红糖30克，加水适量煎汁服用，每日早晚各1次。

（4）红白萝卜250克洗净切片，加麦芽糖25克放置半天，取其汁液饮服，每日2~3次。

（5）麦芽糖、蜂蜜、大葱汁各适量，熬好后装瓶备用。每次取服1茶匙，每日3次。

（6）鸡蛋2个，香油50克，食醋适量。将鸡蛋打散放香油中炸熟，加食醋食之，早晚各1次。

（7）花生米100~150克，加冰糖和水各适量煮至熟烂，食花生米饮汤，每日1~2次。

（8）杏仁15克，反复捣烂加水滤汁，再加蜂蜜1茶匙，用开水冲服，每日2~3次。

（9）雪梨1个削皮去核，纳入贝母粉9克、冰糖30克，隔水蒸熟食之，每日早晚各1个。

（10）南瓜500克去皮切成小块，红枣15枚，红糖适量，加水适量煮汤服食，每日1~2次。

（11）鲜橙1个连皮切成4瓣，加冰糖15克，隔水炖半小时，连皮食之，早晚各1个。

（12）冬瓜子、冬瓜皮各20克，麦

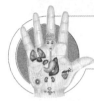

慢性支气管炎的诊病方法

望面诊病

球结膜被脂肪物覆盖

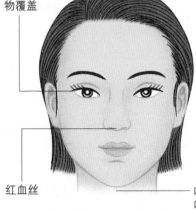

红血丝

咳嗽、咯痰、喘息

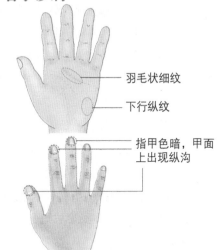

羽毛状细纹

下行纵纹

指甲色暗，甲面上出现纵沟

慢性支气管炎的治疗方法

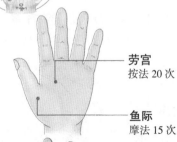

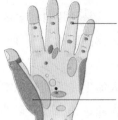

劳宫
按法 20 次

鱼际
摩法 15 次

肺穴
掐法 15 次

胸腔呼吸器官区
摩法 15 次

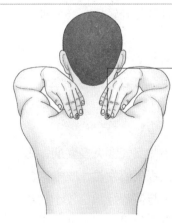

取穴技巧：
双手手心向颜面，沿脖颈处伸向背部，小指挨着颈项，则中指指腹所在的位置即肩中俞穴。

肩中俞穴，可解表宣肺，能够治疗许多呼吸系统疾病，如支气管炎、哮喘、支气管扩张等，对视力减退、肩背酸疼也有很好的疗效。

药膳调理法 · 解表宣肺南瓜红枣汤

原料南瓜 500 克，红枣 15 枚，红糖适量。

做法南瓜去皮切成小块，与红枣、红糖一同加水适量，煮汤服食，每日 1 ~ 2 次。

功效解表宣肺，对慢性支气管炎有很好的辅助治疗作用。

冬15克，加水煎汁服用，每日1剂分早晚服。

（13）甜杏仁10克，细嚼慢咽，每日2次，有止咳、化痰、定喘等作用。

（14）雪梨1个挖去果核，填入冰糖适量，隔水蒸熟食之，每日早晚各1个。

（15）芝麻、生姜各50克共捣烂，加水适量煎汁服用，每日1剂。

（16）鲜百合2～3个，洗净捣烂滤汁，用温开水冲服，每日2～3次。

（17）大蒜100克去皮拍碎，猪瘦肉500克洗净切片，加调料炒熟食之。

推拿疗法

（1）以手摩擦头面部及上下肢的暴露部位，每日3～5次，每次5分钟。

（2）按摩迎香穴：迎香穴位于鼻唇沟止于鼻翼处，以食指轻轻揉1～3分钟，每日2次。

（3）按摩风池穴：风池穴位于颈部颈肌两旁的凹窝中，以双手掌心按摩之，每次30～60下，每日2～3次。

药物疗法

冬春季节是小儿支气管炎多发期，患病小儿常常有不同程度的发热、咳嗽、食欲减退或伴呕吐、腹泻等症状，较小儿童还可能有喘憋、喘息等表现。此外，小儿支气管炎多并发于其他疾病，如流感、百日咳、麻疹、伤寒等急性传染病。

人们将小儿支气管炎分为两类：风寒型和风热型，强调辨证施治。

（1）风寒型

症状：咳嗽、喉痒、痰稀色白。

①组成：取苏叶3克，陈皮3克，半夏4.5克，薄荷3克，肺风草9克，白芷3克，前胡4.5克。

用法：水煎服，1日2次。

②组成：杏仁、半夏、荆芥各6克，前胡、苏叶各10克，麻黄3克，生姜3片。

用法：水煎温服，每日2次，每日1剂。

（2）风热型

症状：咳嗽痰黄，不易咳出。

①组成：麻黄2克，苦杏3克，苏子6克，桑白9克，竹茹15克，鱼腥草15克，桔梗6克，胆星3克，黄芩6克。

用法：水煎服，1日2次。

②组成：麻黄3克，生石膏15～20克，杏仁、黄芩、前胡、苏子各6克，川贝母、瓜蒌仁各10克，莱菔子5克。

用法：水煎，每日1剂，分2次服，必要时可每日2剂。

另外，家长还可以给孩子煮一些花生大枣汤喝，孩子久咳不止，肺气虚，花生大枣汤是益气润肺的。取花生米、大枣、蜂蜜各30克。水煎，食花生、枣，喝汤，1日2次。

空气疗法

空气疗法，就是利用自然界的新鲜空气来达到促进人体健康的一种自然疗法，可以在任何气候区、任何季节进行。自然界的清气，是人体生命活动赖以维持的基本物质之一，人通过肺的呼吸运动进行排浊吸清。浊气出，则五脏调和；清气入，则五脏得养。空气浴能增强体温调节机能及血管运动中枢的反射活动，提高神经系统兴奋性及机体对外界环境的适应力，抵御不利气象因素对机体的侵害，防止疾病并提高健康水平。

（1）深呼吸

全身浴于空气中，直立，两腿分开如肩宽，两臂自然下垂，做自然深呼吸。通过鼻腔呼出"浊气"，吸入"清气"。吸气时手心向下，两臂徐徐向前向上抬高，过头后缓缓外展，随胸廓的扩大，吸气也由浅慢慢加深，尽量达到最大限度。呼气时两手臂徐徐下放并内收，同时收腹，呼气由浅而深尽力呼出。根据个人的体力，每晨可做1~4次，主要用于治疗虚损等，如肺结核、慢性支气管炎、哮喘、慢性鼻炎等症，也适用于北方冬季天冷身体不宜裸浴的外界环境。

（2）空气浴

就是人体裸露于自然中，让清气尽量与皮肤接触，此为外练卫气的好方法。体强者可穿短裤进行，体弱者可逐渐减衣，尽力而行，以不受凉为度。进行空气浴前，脱衣后应先擦热皮肤，然后小跑，或练一套拳，感觉发微热而不出汗时，即可进行空气浴了。也可配合深呼吸进行。进行空气养身法可达到健身防病的效果，有慢性虚弱病症的人可促进康复。慢性支气管炎、老年慢性咳喘、易患感冒、对气候变化适应能力差的人，更适合用此方法康复。

❸ 慢性支气管炎的常见问题

养肺防衰在"多事之秋"

干燥的秋天，每天通过皮肤蒸发的水分在600毫升以上，所以，补水是秋季养肺的重要措施之一。一个成年人每天喝水的最低限度为1500毫升，而在秋天喝2000毫升才能保证肺和呼吸道的润滑。因此，每天最好在清晨和晚上临睡之前各饮水200毫升，白天两餐之间各饮水800毫升，这样，可使肺脏安度金秋。

在秋季经常沐浴也能起到养肺的作用，沐浴有利于血液循环，使肺与皮毛气血相通。一般秋季洗澡的水温最好在25℃左右，洗浴前30分钟，先喝淡盐开水一杯，洗浴时不宜过分揉搓，以浸浴为主。

"通腑气"是改善肺功能、防止肺病的一个有效途径。古人常说："若要长生，肠中常清。"肺与大肠相表里，大肠不通就会影响气的肃降，导致肺气上逆，气道不利。临床上大多数慢性支气管炎患者都有大便秘结的症状，而通过通大肠不仅能降肺气、泄浊阴，还有利中焦、调脾胃之效。在生活中则应常吃猪血，因为猪血里的血浆蛋白质经人体胃酸和消化液中的酶分解后，可产生滑肠作用，能与侵入人体的粉尘、有害

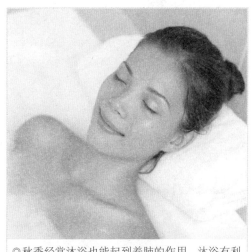

◎秋季经常沐浴也能起到养肺的作用，沐浴有利于血液循环，使肺与皮毛气血相通

金属微粒等结合并随大便排出体外。新鲜蔬果、蜂蜜等富含纤维素的食物，不仅可润肠通便，还能治肺补肺。

慢性支气管炎的诱饵——香烟

吸烟是慢性支气管炎、肺气肿和慢性气道阻塞的主要诱因之一。实验研究发现，长期吸烟可使支气管黏膜的纤毛受损、变短，影响纤毛的清除功能。此外，黏膜下腺体增生、肥大，黏液分泌增多，成分也有改变，容易阻塞细支气管。在实验中，接触大量的烟尘可引发肺气肿。

如果说吸烟者受到危害那是咎由自取，那么被动吸烟者可就太无辜了。被动吸烟者是指生活和工作在吸烟者周围，不自觉地吸进烟雾尘粒和各种有毒物质的人们。

吸烟有百害而无一利，犹如悬在我们头上摇摇欲坠的达摩克利斯之剑，随时都可能斩落。为了我们的健康，为了我们家人的健康，应当尽早使这把剑消失。

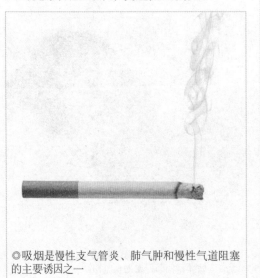

◎吸烟是慢性支气管炎、肺气肿和慢性气道阻塞的主要诱因之一

上班第一件事，打开门窗通通气

办公室空气污染对人体可产生或轻或重的危害。如果人们在低浓度的空气污染物的长期作用下，可引起上慢性支气管炎、呼吸道炎、肺气肿以及支气管哮喘等疾病。

办公室有许多电器设备，如电脑、复印机、空调器，等等，在给我们带来便利的同时，也带来了大量问题。现在流行的一个词"负离子"，可不仅仅是给女性带来新形象。关闭的门窗，空调、电脑、复印机、电视机、消毒柜等电器的使用，使得室内空气的负氧离子数目显著减少。原因何在?原来空调等电器设备产生正离子，关闭的室内空气经过反复过滤，因而负离子就减少了。而且，每每从空调室出来时，都会很明显地感觉到室内外条件的悬殊差异，加上负离子的减少，就会导致室内"空调综合征"，也就是人们通常说的"空调病"。

办公设备也是污染源的一部分。电脑的显示器、电视机的高压电等会产生臭氧，复印机旁边的臭氧浓度也很高。臭氧具有很强的氧化作用，对呼吸道有着强烈的刺激性。如果复印机室内通风不良的话，容易产生"复印机综合征"，表现为咽喉干燥、咳嗽、头晕、视力减退等，严重时甚至可以导致肺水肿或神经方面的病变。办公设备还有辐射污染，也会对身体造成危害。

甚至人体体味也会成为室内空气污染源之一。因为人体呼出大量的二氧化碳，以及肺部可以排出20多种有毒的物质，包括二甲基胺、硫化氢等，人体皮肤也可以散发大量的乳酸等有机物质，对于吸烟的人来说，值得注意的是，室内吸烟的危害远大于马路上一辆行驶的汽车排放的污染物。

综上所述，上班第一件事就是打开门窗通通气，让有害气体出去，新鲜空气进来。

肺结核

由结核杆菌引起的一种慢性传染病，结核杆菌侵入人体主要经由呼吸道及消化道两个途径，而肺结核主要通过飞沫和飞尘经呼吸道侵入肺部。如病人吐在地上的痰和其用具、衣被所沾染的痰干燥后，结核杆菌可随尘土飞扬，引起传染。吃病人吃剩的食物或未经消毒的牛奶，也会引起肠道感染。

原发型肺结核的发病原因：当人体抵抗力降低时，经呼吸道或消化道初次侵入人体的结核菌，常在肺部或肠壁形成原发灶，90%～95%发生在肺部，吸入感染的结核菌经上呼吸道、气管、支气管而达到肺泡，在肺部的任何部位都可以形成渗出性炎性病灶，称为原发性病灶。

血型播散型肺结核的发病原因：当机体抵抗力降低时，大量结核菌一次或在极短时间内多次侵入血循环而引起，此时，由于机体变态反应增高，可致血管通透性增强，结核菌可通过血管壁侵入肺间质，进而侵及肺实质形成粟粒大小的结节。

继发型肺结核的发病原因：继发性肺结核是指原发感染过程中肺内遗留下的潜在性病灶重新复燃或结核杆菌再次感染所引起的肺结核，多见于成人，所以又称成人型肺结核病。

结核病的传播途径有呼吸道、消化道和皮肤黏膜接触，但主要是通过呼吸道。肺结核是通过呼吸道传播与传染的，传统的观点偏重于尘埃带菌传染，现称菌尘气溶胶传染，即指因肺结核排菌病人随地吐痰，干燥后细菌随尘土飞扬，被他人吸入而引起感染发病。因此过去在结核病防治措施中，特别强调肺结核病人痰的消毒，主张肺结核病人的痰不论在医院或家庭，都要求吐在一个痰瓶内经煮沸以后再倒掉，在农村可以把痰深埋等，在群众中广泛持久地开展宣传，禁止随地吐痰。此外，也强调病人要和健康人隔离，能分房的分房，不能分的可分床或分头睡，注意病人的食具消毒，防止消化道传染。

以上的传染方式固然应该注意，但对排菌病人说话、咳嗽、打喷嚏排至空气中的微滴核的传染性也应该引起重视。因为现代研究关于呼吸道传播的机理认为，排菌病人平时大声谈笑、唱歌、咳嗽、打喷嚏把带传染性的唾沫飞沫（微滴核）；散播于空气中，它的颗粒在4微米以下可以直接通过呼吸道进入肺泡引起感染。如果微滴核大于5～10微米；吸入支气管后进不了肺泡，最终可经支气管管壁纤毛运动和病人的咳嗽而排出体外、不致引起传染。结核菌的传播主要在夜间，和排菌病人同住在一个房间内的儿童和青年最容易受感染。

常见症状

（1）周身无力，疲倦，发懒，不愿活动。

（2）手足发热，不思饮食，白天有低烧，下午面颊潮红，夜间有盗汗。

（3）发热，体力下降，双肩酸痛，女性月经不调或闭经。

（4）经常咳嗽，但痰却不多，有时痰中带有血丝。

（5）大量咯血，胸背疼痛。

（6）高热。

凡有1～4项能对得上号者，应及时检查，可能是初期患病，只要抓紧治疗可很快好转；凡有5～6项对得上号者，病情已较重，应去医院拍片确诊，抓紧诊治；有发热咳嗽者，应与慢性支气管炎加以区别；有咳嗽、咯痰、咯血者，应与支气管扩张加以区别；有发热、咳嗽者，应与肺炎加以区别。

掌纹特征

（1）1线变浅或纹理散乱呈锁链状，若1线上出现放形样纹，肺结核多已钙化。

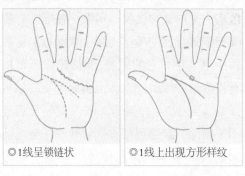

◎1线呈锁链状　　◎1线上出现方形样纹

（2）肺区有凸起的一个或数个圆形或椭圆形白色、偏暗的斑点。

（3）肺区光泽暗淡，感染初期颜色绯红，随病情进展逐渐变暗淡，至病灶愈合，则变为灰色。

（4）生命线的起点有绳状纵线向下行，这表明此人在青少年时期时得了肺结核病，通常情况下，生命线下方会有向末端延伸的辅线。

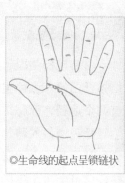

◎生命线的起点呈锁链状

❶ 肺结核的调治方法

饮食疗法

秋高气爽的时节，寒气比夏季重，需要特别注意肺部保养和人体进补。秋季养肺有四宝，以下分别介绍。

（1）百合

百合是老幼皆宜的营养佳品，有止血、活血、清肺润燥、滋阴清热、理脾健胃的功能。现代研究表明，百合具有明显的镇咳、平喘、止血等作用，能提高免疫力，还可抑制肿瘤的生长。将百合洗净，煮熟，放冰糖后冷却食用，既可清热润肺，又能滋补益中。

（2）大枣

大枣是健脾益气的佳品。中医常用大枣治疗脾胃虚弱、气血不足、失眠等症。药理研究证实，大枣有保护肝脏、调节血脂等作用。不过，大枣虽然味甘、无毒，但性偏湿热，故不能多食，尤其体内有湿热者，多食会出现烦热口渴、胃胀等不良反应。

（3）枸杞

枸杞具有补益肝肾、润肺止咳的功效，可用来治疗头晕目眩、腰膝酸软、虚劳咳嗽、糖尿病（辅助治疗）、视力减退等。枸杞根（中药称为地骨皮）有清虚热、平肝息风的功效，煎煮后饮用，能够降血压。枸杞茶则可治疗体质虚寒、性冷淡、肝肾疾病、肺结核、便秘、失眠、低血压、贫血、眼疾、脱发、口腔炎等。体质虚弱、常感冒、抵抗力差的人最好每天食用枸杞。

（4）红薯

红薯含有丰富的淀粉、维生素、纤维素等人体必需的营养成分，还含有丰富的镁、磷、钙等矿物元素和亚油酸等。这些物质能保持血管弹性，对防治老年习惯性便秘十分有效。另外，红薯是一种理想的减肥食品，因其富含纤维素和果胶而具有阻止糖分转化为脂肪的功能。

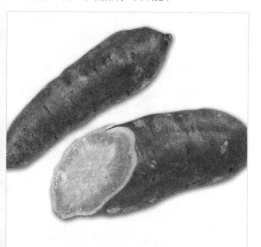

◎红薯是一种理想的减肥食品，因其富含纤维素和果胶而具有阻止糖分转化为脂肪的功能

在日常饮食中，还要注意以下几点。

（1）多摄入含优质蛋白质高的食物。结核病灶修复需要大量蛋白质，提供足量的优质蛋白，有助于体内免疫球蛋白的形成和纠正贫血症状，应多吃瘦肉、鱼、虾、蛋类及豆制品等。保证每天摄入80～100克蛋白质，且优质蛋白应占到50%以上。

（2）多食含钙丰富的食物。结核病痊愈过程中的钙化，需要大量钙质。牛奶和奶制品，因其含有丰富的酪蛋白和较多的钙，都有利于结核灶的钙化，因此鼓励结核病人多饮牛奶是补钙的最佳选择，每天饮250～500克牛奶可满足机体对钙的需求。含钙高的食品还有骨头汤、贝类食物和豆制品等。

（3）适当增加维生素的摄入。维生素C可以帮助机体恢复健康，维生素B1、维生素B$_6$能减少抗结核药的不良反应，维生素A可增强上皮细胞的抵抗力，维生素D可帮助钙的吸收。新鲜的蔬菜、水果、鱼虾、动物内脏和蛋类含有丰富的维生素。

（4）经常食用富铁食品。肺结核患者由于肺部小血管的损伤，时常会咯血，久而久之造成贫血。另外结核病本身对人体造血功能也有抑制作用，故养血、补血食物不可少。含铁丰富的食物有补血作用，如动物肝脏、瘦肉、蛋黄、绿叶蔬菜、食用菌等，排骨含有直接生血原料，排骨的髓腔内，都积存大量的补血成分，多喝排骨汤对结核病人也是有利的。

（5）注意饮食调配。结核病人因胃口常常不好，因此，提倡食物多样，荤素

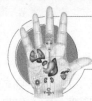

肺结核的诊病方法

看手诊病

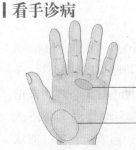

肺一区大面积表现为灰色

望面诊病

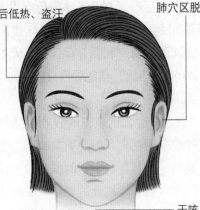

午后低热、盗汗

肺穴区脱屑

干咳、咯血

肺二区光泽暗淡，有固定的青色斑点

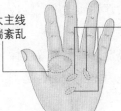

三大主线开端紊乱

有障碍线切过三大主线

肺结核的治疗方法

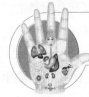

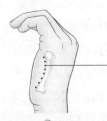

心肺点
掐法 20 次

少商
擦法 15 次

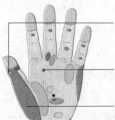

咳喘点
掐法 20 次

胸腔呼吸器官区
摩法 20 次

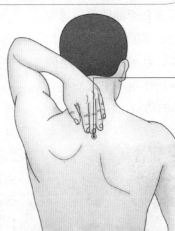

取穴技巧：

正坐或俯卧，伸左手由肩上尽力向后，中指指尖所在的位置即是。

身柱穴，属肺，主气，对气喘、咳嗽、肺结核等症有特效。长期按压此穴，对脊背强痛、小儿抽搐、热病、中风不语等症有很好的调理保健功能。

药膳调理法 · 止咳止血白及豆腐汤

原料白及 30 克，麦冬 9 克，甘草 9 克，豆腐 250 克。

做法豆腐切块，白及、麦冬、甘草装入纱布袋，加水文火煮炖 30 分钟，去药包，再煮一沸即可。

功效可收敛止血、消肿生肌，适用于咯血、肺结核、肺痈等症。

搭配，做到色、香、味俱全，营养全面。

按摩疗法

内关穴位于手掌内侧手腕处横纹，往上约三指宽的中央，属于心包经，与阴维脉交会，是八脉交会穴之一。按摩心包经的内关可以治疗和预防心血管系统的各种疾病。心包经到心脏以前要经过肺脏，所以对于哮喘、咳嗽、气管炎、肺炎、肺结核等都有治疗效果，对于普通人可有效预防心肌梗死的发生。临床上治疗冠心病时常选此穴为主穴，所以内关又被称为"冠心病的救星""心宝"等。

内关穴具有宁心安神、宽胸理气、和胃止痛、降逆止呕的功效。刺激内关可以激活心包经的气血，使心包经内气血充盈，从而使心脏得到调养，心脏功能得到改善。

按摩内关穴可治疗心痛、心悸、心慌、胸闷、烦躁、气短、胃痛、胁痛、呕吐、呃逆、眩晕、失眠、热病、中暑、中风、偏瘫、哮喘、偏头痛、肘臂挛痛、手麻，并可预防各种心脏疾病，增强心肺功能。

❷ 肺结核的常见问题

肺结核病患者的营养法则：三高两禁

肺结核病是由结核杆菌引起的慢性传染病，治疗要从整体出发，使用抗结核病药物同时必须增加机体抵抗力，加强营养，可补给患者充足热和营养素，满足结核病灶修复需要，增强机体抵抗力，在此过程中，要注意遵循三高两禁原则。

（1）高热量

结核病慢性消耗性疾病热量需要超过

正常人，一般要求达到每千克体重供给30千卡，全日总摄入量为2000千卡左右，轻体力劳动者每千克体重40千卡，全日2400千卡左右。

（2）高蛋白质

因结核病病人蛋白质消耗多，且蛋白质修补组织的重要营养素有益病灶愈合病体康复。结核病患者每日蛋白质摄入量应为每千克体重1.2～1.5克，每天的总进量为80～100克，其中优质蛋白质，如肉禽水产品蛋乳及大豆制品应占总蛋白质摄入量的50%上。

（3）高维生素

应重点补充维生素，维生素A增强机体免疫力，维生素D促进钙吸收，维生素C有利于病灶愈合和血红蛋白合成，B族维生素有改善食欲的作用。其中维生素B_6可对抗由于使用异烟肼治疗而引起的副作用。新鲜蔬菜水果也是维生素的主要来源。此外乳蛋内脏等食品含维生素A丰富，酵母花生豆类瘦肉等富含维生素B_6。

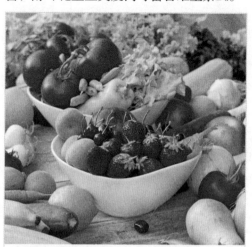

◎肺结核病患者应重点补充维生素，新鲜蔬菜水果是维生素的主要来源

（4）二禁

即禁止吸烟和饮酒。吸烟会增加对呼吸道和消化道的刺激，饮酒使血管扩张，加重患者咳嗽咯血等症状。

此外，肺结核病人膳食中还应特别注意钙和铁的补充，钙是结核病灶钙化的原料，牛奶中所含的钙量多、质优。患者每日应饮奶250～500克。铁是制造血红蛋白的必备原料，咯血便血者更要注意补充。

肺结核病人忌食

在一项随机抽样研究结果发现，吃茄子的一组肺结核患者全部在40～60分钟出现不同程度的过敏反应。如颜面潮红、皮肤瘙痒、烦躁、全身红斑、胸闷等过敏反应。结核患者吃茄子后发生此种情况，轻者可服抗过敏药物治疗，并在一段时间内不再吃茄子及其他同类食物，严重者应请医生抢救治疗。

肺结核不能吃的鱼类一般为无鳞类和不新鲜的海鱼、淡水鱼。无鳞鱼类有金枪鱼、鲐鲅鱼、马条鱼、竹荚鱼、鱿鱼、沙

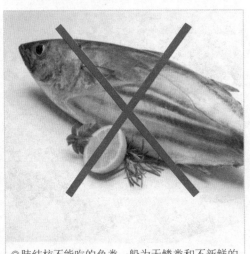

◎肺结核不能吃的鱼类一般为无鳞类和不新鲜的海鱼、淡水鱼

丁鱼等。不新鲜的海鱼如带鱼、黄花鱼等。淡水鱼如鲤鱼等。因为患者在有用异烟肼治疗结核病过程中，食用这些鱼类易发生过敏症状，轻者头痛、头晕、恶心、皮肤潮红、结膜轻度充血，重者颜面潮红、灼热感、心悸脉快、口唇和面部麻胀感、荨麻疹样皮疹、恶心、呕吐、腹痛、腹泻、呼吸困难、血压升高，甚至发生高血压危象和脑出血。国内外均有引起死亡的报道。

因此不但在服用异烟肼期间不能吃含组织胺高的鱼类，停药2周后，也要禁食这些鱼。食用其他鱼类在烹调时再加入适量山楂然后清蒸或红烧，或加一些醋，可降低组织胺含量。发生中毒反应，应迅速送往医院抢救。

肺结核病人的护理原则

肺结核是一种传染性疾病，肺结核病人是散布结核病的根源。为了控制疾病的蔓延，有必要对病人进行适当的隔离措施，具体方法如下。

（1）最好给病人一间空气流通，阳光充足的房间。如无条件者，病人可单独睡一床，经常注意开窗通风。

（2）病人被服要经常用日光暴晒消毒，病人痊愈后，房间要进行彻底消毒。可将艾卷点燃或将米醋按每立方米空间用1～2调羹放在炉上蒸熏，再用3%漂白粉上清液或3%的来苏水向空间、地面喷雾，关闭门窗1～2小时。

（3）病人应减少与他人接触，不要到公共场所去。

（4）病人的用品食具、痰液、呕吐

物都要消毒，特别注意病人痰液要吐在纸上或痰盂里，进行焚烧或消毒后倒去。

吸烟与肺结核

医学专家认为，烟中的有害气体可使呼吸道纤毛变短、脱落，纤毛运动障碍，黏液、痰干燥，排痰机能减弱，从而使呼吸道抵抗力下降，为细菌及其他病原微生物的侵袭打开"方便之门"。吸烟可以促进肝脏酶活性增强，加快药物在肝内的代谢，降低人体对药物的吸收和利用，吸烟者比不吸烟者所用抗结核药物总量和用药时间都增加四倍，而且病灶愈合较慢。另外，烟雾中有害物质能刺激支气管黏膜，破坏组织细胞，引起咳嗽和支气管收缩，黏液分泌增加，容易造成细菌感染和咳嗽，导致肺结核的恶化和传播。

慢性咽炎

慢性咽炎是指咽部慢性感染所引起的病变，中医称"梅核气"，多发于成年人，常常伴有其他咽喉部症状，故中医书籍中有记载："梅核气者，窒碍于咽喉之间，咯之不出，咽之不下，核之状者是也。"本病多因情志抑郁、抽烟、情绪波动而起病咽部干燥、灼热、发胀、发痒、堵塞等，但较少有咽痛。常以咳嗽来清除分泌物，清晨常吐出黏稠痰块，易引起恶心。

慢性咽炎的病因如下。

（1）局部因素

①多为急性咽炎反复发作或延误治疗转为慢性；

②患有各种鼻病，因鼻阻塞而长期张口呼吸及鼻腔分泌物下流，致长期刺激咽部，或慢性扁桃体炎，龋病等影响所致。

（2）物理化学因素刺激

如粉尘、颈部放疗、长期接触化学气体、烟酒过度等都可引起本病。

（3）全身因素

各种慢性病，如贫血、便秘、下呼吸道慢性炎症，心血管疾病，新陈代谢障碍，肝脏及肾脏病等都可继发本病。

（4）中医分析

中医认为，咽喉为肺胃的门户，如肺胃有蕴热，火热上炎，气血结于咽喉，可见局部慢性充血，黏膜干燥而发病。另外肾水不足，虚火上炎，咽喉干燥，久而也可发为咽炎。咽炎的病变在于咽喉，但其病理形成与肺、肝、胃、肾有密切关系。因此咽炎不可急于求成而用一些消炎类的西药，建议可以用一些具有清热退火，润肺养肾阴的药茶长期做茶泡饮，从根本上调治。

常见症状

起病急，有头痛、发热、疲乏、食欲不振等症状。咽部有异物感，作痒微痛，干燥灼热等；常有黏稠分泌物附于咽后壁不易清除，夜间尤甚，"吭吭"作声，意欲清除而后快。分泌物可引起刺激性咳嗽，甚或恶心、呕吐。检查若见咽部黏膜弥漫性充血，色暗红，并附有少量黏稠分泌物，为慢性单纯性咽炎。慢性肥厚性咽炎的症状可见黏膜增厚，弥漫充血，或腭弓和软腭边缘增厚，咽后壁有多数颗粒状突起的淋巴滤泡。

掌纹特征

（1）中指下（离位）有一条与1线平行的6线，上有"米"状纹、"十"状纹或"井"状纹，颜色多偏红。

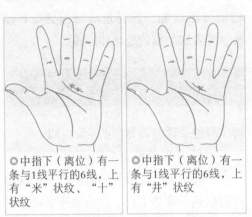

◎中指下（离位）有一条与1线平行的6线，上有"米"状纹、"十"状纹

◎中指下（离位）有一条与1线平行的6线，上有"井"状纹

（2）咽区有"井"状纹、凸起的黄色斑点或青暗色斑。症状重时，斑点红白而光亮。

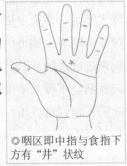

◎咽区即中指与食指下方有"井"状纹

❶ 慢性咽炎的火罐疗法

民间有"要想身体安，火罐经常沾"的说法。拔罐具有驱寒祛湿、疏通经络、活血化瘀、扶正祛邪等功效，是一种被民间老百姓广泛应用的自然疗法。随着医学和科学技术的发展，拔罐疗法更是焕发了新的生命力，已经被越来越多的人所接受。而研究证明，拔罐对于治疗慢性咽炎也有立竿见影的效果。

拔罐有两种：一种是火罐，一种是抽气罐。不管哪种拔罐方法，其基本原理都是使罐中的气压低于所扣皮肤内部的气压，在所扣皮肤的内外形成一种压力差，罐中压力低，而人体皮肤内的压力高，因而使皮肤内的气体冲透皮肤泄向罐内。

拔罐疗法不但可以治疗慢性咽炎、风寒痹痛、虚劳、喘息等数百种内外疾病，还可以强身健体，尤其一些慢性病，拔罐疗法效果更显著。对于常见病来说，拔罐也可以很快见效。

（1）感冒。感冒以后，常见表现是头昏、鼻塞、肩背酸痛，这时在肩膀和后背上拔上几个火罐，立时会感觉肩背松快、头脑清醒。

（2）慢性咽炎。关于这种慢性病，药物治疗见效很慢，而且疗效往往不能令人满意，如果经常在脖子前面的廉泉穴或天突穴拔罐，很快就会有所好转。

（3）慢性鼻炎。在后背脊柱两侧的膀胱经第一侧线走罐治疗，效果非常好。

（4）痛经。拔罐对寒湿凝滞型和气滞血瘀型的痛经效果明显，可在腹部的中极、归来、天枢穴和背部的肝俞、肾俞穴上拔罐。

❷ 慢性咽炎的常见问题

咽喉是要道，不可小觑咽喉炎

人们在形容某个地方非常重要，属于所属地区要害之处时，经常会用到一个词——咽喉要道，可见咽喉对人的重要意义。

咽喉是人体中最重要的部位，所有的经脉、气血都要经过咽喉而上行，由此咽喉也就成了一道阻挡疾病上行的屏障，我们一定要保护好这个部位。

有时候我们会感到脑子不清楚，比较迷糊，这是因为咽喉不清爽、不通畅。如果一个人的咽喉老犯毛病，那么就会慢慢影响他的脑子。

很多经脉都经过咽喉，咽喉是两个不同的地方，两边为咽，中间为喉。生活中，人们有时候会咽喉肿痛，同时大便不通畅、便秘，这是大肠之火通过经络传到与肺相连的咽喉引起的。治这种病，首先要通便，大便通畅了，咽喉肿痛也就不治而愈了。

大肠经走喉咙，如果喉咙干疼，就说明大肠"津"的功能过度了，这样的人接下来就有可能出现大便干燥、颈肿喉闭的症状。喉咙两边痛，也就是我们平时说的慢性咽炎，是脾病和心病，因为脾经和心经都沿着喉咙两边走。喉结以上痛属于心经，喉结以下痛属于肝经。如果喉咙外两边肿，就是小肠的问题，是吸收出问题了。脸大脖子粗那种症状属于小肠病。如果咽喉老是肿胀，这是肾经的病。还有三焦经也走咽喉。八条经脉全都走咽喉，甚至任督二脉也走咽喉。所以，咽喉的病是大病，如果咽喉有毛病，就要好好地诊治。

咽喉炎是一种常见的病症，很多人咽喉一疼就吃消炎药，这样的习惯对健康是没有好处的。日常生活中，治疗咽喉炎可以用以下三种方法：

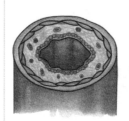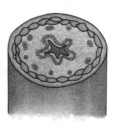

◎咽喉炎是一种常见的病症，很多人咽喉一疼就吃消炎药，这样的习惯对健康是没有好处的

（1）口舌干燥、咽喉肿痛，可泡浓茶1杯，加蜂蜜1汤匙搅拌，待蜂蜜完全搅匀后，用以漱口，然后缓慢咽下。每日3次，数次后便能使咽喉肿痛症状消失。

（2）用双手提起两耳的耳尖，然后放下，有节奏地连续提放100次。之后，喝适量白开水或橘子汁，每日3次，便会使咽喉疼痛减轻。

慢性咽炎能够做什么

（1）严禁烟、酒、辛辣。《顾氏医案》："烟为辛热之魁，酒为湿热之最。凡姜椒芥蒜及一切辛辣热物，极能伤阴。"

（2）注意营养。《素问·阴阳应象大论》："精不足者，补之以味。"《素问·五常政大论》："谷肉果菜，食养尽之。"都是强调营养的。

（3）生活和工作，需在空气新鲜的环境里。《寿世保元》认为："人卧室宇，当令清净。净则受灵气，不净则受故气。故气乱人。"

（4）居室要寒暖适宜。

（5）注意劳逸结合。《素问·上古

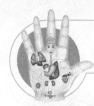

咽炎的诊病方法

▌望面诊病

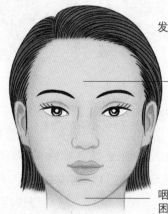

发热怕冷、头痛

咽痛咽痒、吞咽困难、声音嘶哑

▌看手诊病

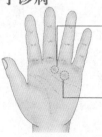

咽喉区出现"井"字纹

6线上有"米"字纹

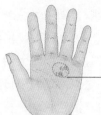

出现一条与1线平行的6线

咽炎的治疗方法

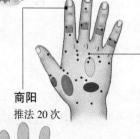

咽喉点
点法 20 次

商阳
推法 20 次

少商
推法 20 次

胸腔反射区
摩法 15 次

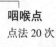

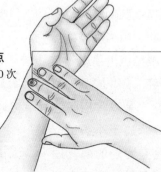

取穴技巧：

伸出左手，掌心向上，用右手给左手把脉，中指所在位置就是。

经渠穴，对咳嗽、喉痹、咽喉肿痛具有很好的疗效。现代医学中，可用于治疗呼吸系统疾病，如支气管炎、哮喘、肺炎、咽炎、扁桃体炎等。

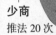

药膳调理法 · 养阴润肺百合香蕉汤

原料百合 30 克，香蕉 2 根，冰糖适量。

做法香蕉去皮，与百合一起加清水煎煮，放入冰糖适量调服，每日 1 剂。

功效养阴润肺，适用于急慢性咽炎。

天真论》："不妄作劳，故能形与神俱而尽终其天年。"过度操劳者，必伤必病。《尚书·旅獒》："玩人丧德，玩物丧志。"玩物是过分优越的同义词。志丧者形必涣散衰败。

（6）戒多言。言多损气，气损致津伤。

（7）注意锻炼。《素问·四气调神论》的"夜卧早起，广步庭前"以及《吕氏春秋·尽数》的"流水不腐，户枢不蠹，动也"，都是强调身体的锻炼。

（8）民间谚语"急发一朝生死决，慢喉百帖断根难"。意思是急性喉病可以一夜之间决定生死；慢性喉病，求其痊愈，要一百剂药尚难言把握。

（9）药茶，也是中医的一个特殊的简便疗法，就是用少量的药物，代替茶叶来做饮料。既方便，又可持久，对慢性病的确是大有用处。阴虚者，用生地、沙参、麦冬等三味。阳虚者，用白扁豆、焦米仁、山药等三味。代茶叶泡茶作饮料，天天常饮。

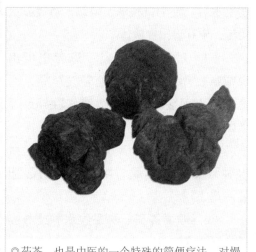

◎药茶，也是中医的一个特殊的简便疗法，对慢性病的确是大有用处

（10）保持情绪稳定，多阅读些有益文献，以涵养性情。《千金翼方·起居·养性》："焉能无闷，闷则何以遣之，还须蓄数百卷书，易老庄子等，闷来阅之。"孙思邈藏书数百卷，独独指名《易经》《老子》《庄子》三书，不是没有道理的。

（11）对治疗要有信心、恒心和决心。因为本病疗程极长，见效缓慢，往往容易失去信心。再则本病有时也可暂时减轻，足以苟安于一时，治疗就为之放松。因之一定要有信心、恒心和决心，才能有治愈之日。

热水袋，慢性咽炎的冬季必备

在冬季，许多人喜欢用电热毯取暖，其实这样做远不如在脚底放个热水袋。

这是因为，夜里长时间使用电热毯，人的身体容易对其产生依赖性，导致人体自身产生热量的能力降低。再加上被窝里的温度会逐渐升高，造成里热外冷的状况，稍有不慎，很容易着凉。而且，电热毯的加热作用会使皮肤的毛细血管一直处于扩张状态，体内水分和盐分明显丢失，容易出现口干、咽痛、舌燥、鼻孔出血、皮肤瘙痒以及大便秘结等症状，尤其对患有慢性咽炎、心脑血管疾病、慢性支气管炎的人来说，更是雪上加霜。怀孕早期的妇女也不要使用电热毯，因为电热毯通电后会产生电磁场，容易影响胎儿细胞的正常分裂，导致胎儿畸形。

而用热水袋取暖时，随着其温度逐渐下降，人体自身需要源源不断地产生更多的热量来维持温度，以有效提高人体对寒冷的抵御能力。而且，被窝里温度基本恒定，也避免了睡眠过程中人体水分、盐分的过度流失。

医学研究证明，将热水袋放在脚底效果更好。因为人的两脚离心脏较远，血液供应少，再加上脚部脂肪层很薄，局部温度常常较低。而足部又是足三阴经、足三阳经的起止点，与全身脏腑经络均有密切关系，如果睡觉时把热水袋置于脚底，能温暖足部经络，促进气血流通，使热量到达全身各处。

用热水袋取暖，水温不宜太高，一般以60～70℃为宜。使用前一定要检查塞子的密闭性，外面最好用毛巾包裹后再使用。

过敏性鼻炎

过敏性鼻炎中医称为鼻鼽，是以鼻痒、喷嚏、流涕为主要症状的鼻部疾病。过敏性鼻炎是一种常见病、多发病，而且近年有逐渐增多之势。本病若长期发病，常可合并过敏性鼻窦炎或引起鼻息肉及过敏性哮喘等其他疾病。过敏性鼻炎有常年性发病和季节性发病两种类型。

过敏性鼻炎患者多数具有过敏体质，或叫作特应性个体。就是说某些对大多数正常人无害的物质，一旦被此类人接触，即可发生过敏反应（也叫变态反应）。具体有3种致敏方式。

（1）吸入：这是引发本病最主要的方式。花粉常可引发季节性发病；室尘、真菌、动物羽毛、皮毛等常可引发常年性发病。

（2）食入：儿童对食物过敏者较成人多见，生食比熟食更易致敏。常见致敏物有：鱼、虾等海产品，以及牛奶、鸡蛋和某些药物等。

（3）接触：如化妆品、肥皂、新涂的油漆及某些药物等。

过敏性鼻炎的并发症如下。

（1）支气管哮喘：是过敏性鼻炎最常见的并发症，鼻腔的病症导致其病毒防御功能失效，侵袭支气管乃至腹部。

（2）变应性鼻窦炎：由于窦口黏膜水肿，导致鼻塞引流不通畅，且窦腔内渐生负压，此时患者多有头痛，如伴有感染，可有变应性鼻窦炎产生。过敏性鼻炎可并发咽喉炎。

（3）分泌性中耳炎：咽喉受累进而发生水肿，使咽口狭窄、阻塞，造成鼓室负压，中耳渗出性液体。

（4）过敏性咽喉炎：患者也可出现咽喉发痒、咳嗽，或有轻度声嘶，严重者可出现会厌、声带黏膜水肿导致呼吸困难。

（5）鼻息肉：反复鼻腔黏膜充血水肿致鼻息肉形成，阻塞鼻腔引起通气障碍。

（6）嗅觉障碍：鼻黏膜水肿或鼻腔感染伤及嗅神经。

（7）失眠：长期鼻塞，使得人更加

不容易入睡，导致睡眠不良引起精神不济，注意力不集中。

（8）憋气窒息：鼻腔经常性大量液体堵塞，当人入睡的时候，口部习惯性闭合，会引起人体憋气，严重可导致窒息。

临床症状

（1）眼睛发红发痒及流泪。

（2）鼻痒，鼻涕多，多为清水涕，感染时为脓涕。

（3）鼻腔不通气，耳闷。

（4）打喷嚏（通常是突然和剧烈的）。

（5）眼眶下黑眼圈（经常揉眼所致）。

（6）经口呼吸。

（7）嗅觉下降或者消失。

（8）头昏，头痛。

（9）儿童可由于揉鼻子出现过敏性敬礼症。

（10）表皮破裂。

另常见的合并症状有：失眠、鼻窦炎、中耳炎、鼻出血。

掌纹特征

（1）手上出现9线。

（2）鼻区有暗青色斑点，凸起不明显。

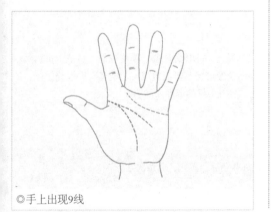

◎手上出现9线

❶ 过敏性鼻炎的调治方法

饮食疗法

鼻炎主要和维生素A、B族维生素的缺乏有关。因此，鼻炎患者应多吃一些富含维生素A、B族维生素的食物，以补充人体的需求。胡萝卜素进入人体后能转变为维生素A。在水果及蔬菜中，含有丰富的维生素A和胡萝卜素有柑橘、杏、菠萝、柿子、胡萝卜、西红柿、油菜、苋菜、动物肝脏、鸡蛋、牛奶等。B族维生素主要存在于瘦肉及动物肝脏、粗粮、糙米、小米、玉米面、荞麦面中，宜多吃。

推拿疗法

鼻炎的发生多是肾脏出现了问题，针对这些问题，有两个方法可以解决。一种方法是沿着肾经的循行路线进行刺激，因为肾经联系着很多脏腑器官，通过刺激肾经就可以疏通很多经络的不平之气，还能调节安抚相连缝的内脏器官。另一种方法则是刺激分布在肾经循行路线上的重点穴位，如太溪穴、涌泉穴。

太溪穴在内踝高点与跟腱之间的凹陷中，如果感觉腰酸膝软、头晕眼花，按按太溪穴，当时就会见效，比吃补肾的药还管用，太溪穴几乎对各种咽炎都有效，尤其是那种常觉得咽喉干燥、肿痛，属于中医上讲的肾阴不足原因引起的咽症。

涌泉穴对于治疗口腔溃疡、高血压、心绞痛、白发、过敏性鼻炎、糖尿病、皮肤粗糙等都有很好的疗效。涌泉穴的正确位置是在足底：正坐或者仰卧，翘足，在足底部，当足趾向下卷时足前部的凹陷

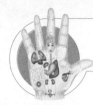

过敏性鼻炎的诊病方法

▌望面诊病

发红、发痒、流泪、出现黑眼圈

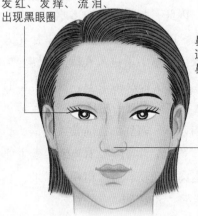

鼻痒、鼻腔不通气、打喷嚏、鼻涕多

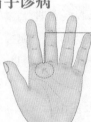

食指和中指指缝掌面处有方形纹

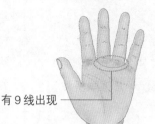

有9线出现

过敏性鼻炎的治疗方法

头穴
揉法20次

颈肩穴
揉法20次

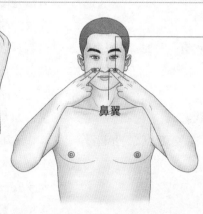

鼻翼

取穴技巧：
正坐，双手轻握拳，食指中指并拢，中指指尖贴鼻翼两侧，食指指尖所在的位置即是。

二间
揉法20次

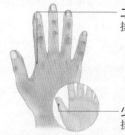

少商
揉法20次

迎香穴主治鼻病，除鼻腔闭塞、嗅能减退、鼻疮、鼻内有息肉。对颜面神经麻痹、颜面组织炎、喘息、唇肿痛、颜面痒肿等病症，也有很好的调理保健功效。

药膳调理法·祛风通窍辛夷苍耳蒸鸡蛋

原料辛夷、苍耳子各6克，鸡蛋2个，盐适量。
做法辛夷、苍耳子煎水取汁，鸡蛋去壳搅匀，调入煎汁，加盐调味，蒸熟，分两次吃。
功效益脾补虚，祛风通窍。

处，约相当于足底二、三趾趾缝纹头端与足跟连线的前1/3与后2/3的交界处。

另外，大肠经上的迎香穴可以说是治疗鼻塞的特效穴位。遇到感冒引起的鼻塞、流涕，或者过敏性鼻炎时，按摩两侧的迎香穴一两分钟，症状就可以立刻缓解。此穴位在鼻翼外缘，就是挨着鼻孔旁边的地方。

运动疗法

打喷嚏除了能够排出体内浊气的作用外，还可以治疗过敏性鼻炎。有人可能会说，打喷嚏也不是我能控制得了的，有时候想打都打不出来。别急，《黄帝内经》里有招帮助你，"哕，以草刺鼻，嚏，嚏而已"。这是说打嗝不止，可用草来刺激鼻孔，一打喷嚏，打嗝就止住了。这会你知道该怎么打喷嚏了吧，如果找不到草，我们可以用其他的东西代替，用手纸搓成细捻或把吸管铰成细丝，捅鼻孔取嚏就可以了。

打喷嚏是一种简单的养生方式，但打喷嚏可不是一件小事。喷嚏从肾来，打喷嚏是肾阳振奋的表现。过敏性鼻炎一个劲儿地打喷嚏是肾在使劲地想把寒邪攻出去的缘故。寒邪散不出去，肾又有一定的能力来攻击这个邪气，就表现为拼命打喷嚏，所以打喷嚏是件好事，是阴阳合利的象，是肾在使劲干活的象征，这说明肾还有劲儿。《黄帝内经》里有"阳气合利，满于心，出于鼻，为嚏"，就是说打喷嚏是调肾气上来想把寒邪攻出去。所以如果感冒初期就出现打喷嚏的症状，说明身体尚可；如果连喷嚏都没打就感冒了，说明

身体很虚了。但是老打喷嚏也会消耗肾气，所以要用药物帮助肾气去攻除寒邪。

❷ 过敏性鼻炎的常见问题

如何让过敏性鼻炎不"过敏"

每到秋冬季节，因为天气逐渐转冷，气温开始下降，所以过敏性鼻炎的发生率也大幅上升。那么，我们该怎样应对令人心烦的鼻炎呢？

西医认为，过敏性鼻炎主要包括鼻痒、打喷嚏、流鼻涕、鼻塞这四种常见症状，对它们通常是采取药物治疗的方法。而在中医的理论里，是没有"过敏性"这一说法的，中医认为西医眼中的"过敏性鼻炎"其实只是身体在排除寒气时所产生的症状。

当寒气入侵人体时，只要这个人的气血能量足，他就有力量排除寒气，于是就会出现打喷嚏、鼻塞等症状。但是这时我们通常采用药物来把身体这种排寒气的能力压制下去，虽然症状暂时没有了，但是那些寒气还存在身体里，身体只有等待气血能量更高时，再发起新一波的排除攻

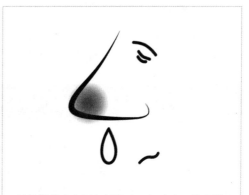

◎过敏性鼻炎主要包括鼻痒、打喷嚏、流鼻涕、鼻塞这四种常见症状

势，但是，多数时候患者又用药将之压了下去，就这么周而复始地进行着，很可能反反复复多次所对付的都是同一个寒气。如果这种反复的频率很高，间隔的时间也很短，就成了过敏性鼻炎。

所以，我们在治疗过敏性鼻炎时，首先要使气血能力快速提升。在气血能力提升至足够祛除寒气的水平时，人体自然会开始进行这项工作。这时候最重要的是不应该再用抗过敏的药或感冒药单纯地将症状消除，将寒气仍留在身体里，而应该让人体集中能量将寒气排出体外。对于病发时打喷嚏、流鼻涕等不舒服的症状，要耐心地忍受，让寒气顺利地排出体外，只有这样，过敏性鼻炎才能治愈。

鼻子的日常保健

鼻子是人体中非常重要的一个器官，它作为人体与空气打交道的第一关口，外与自然界相通，内与很多重要器官相连接，既是人体新陈代谢的重要器官之一，又是防止致病微生物、灰尘及各种脏物侵入的第一道防线。由此可见，鼻子的保健不容忽视。

（1）给鼻子"洗澡"

人们在外界环境中，不可避免地要与被各种废气污染的空气打交道，这些污染物会在鼻腔内留下大量污垢，逐渐侵害鼻腔黏膜的健康，因此，我们要经常给鼻子"洗澡"。在此特别推荐冷水浴鼻，尤其是在早晨洗脸时，用冷水多洗几次鼻子，可改善鼻黏膜的血液循环，增强鼻子对天气变化的适应能力，预防感冒及各种呼吸道疾病。

（2）鼻外按摩

用左手或右手的拇指与食指，夹住鼻根两侧并用力向下拉，由上至下连拉12次。这样拉动鼻部，可促进鼻黏膜的血液循环，有利于正常分泌鼻黏液。

（3）印堂穴按摩

用拇指、食指和中指的指腹点按印堂穴（在两眉中间），也可用两手中指、一左一右交替按摩印堂穴。此法可增强鼻黏膜上皮细胞的增生能力，并能刺激嗅觉细胞，使嗅觉灵敏，还能预防感冒和呼吸道疾病。

（4）迎香穴按摩

以左右手的中指或食指点按迎香穴（在鼻翼旁的鼻唇沟凹陷处）若干次，因为在迎香穴位有面部动、静脉及眶下动、静脉的分支，是面部神经和眼眶下神经的吻合处。按摩此穴既有助于改善局部血液循环，防治鼻病，还能防治面部神经麻痹。

哮喘

哮喘是一种以呼吸困难为主要表现的呼吸系统疾病，是由于遗传、过敏、大气污染、精神等因素互相交织在一起的变态反应性疾病。哮喘发作突然，多在半夜或清晨。这是因为支气管的平滑肌受迷走神经支，迷走神经在夜间紧张兴奋性增强，从而使支气管平滑肌收缩，管腔变窄；同时黏膜充血、水肿、分泌物增加，堵塞气管，导致哮喘发作。

喘证一般分为虚实两类。实喘多由风寒或痰浊、痰热等邪壅阻于，肺气郁闭不宣，肃降失常所引起；虚喘多是肺弱肾虚，由于肺不降，肾不纳气，精气内虚所形成。

哮喘的危害性很大，如果不注意就会危及生命。哮喘的发病与气候的变化有密切的关系。不同的季节，哮喘的发病率有较大的差异。

哮喘症状发作多在气温骤变时，如每年的四、五月份（春末）和九、十月份（秋初），气温变化幅度较大，哮喘的发病人数也明显增加。气温骤变对人体是一种刺激因素，可以影响神经、内分泌及免疫功能，老年人对外界气温突变的适应能力较差，因此更容易发病。有资料表明，当日平均气温在21℃左右时，哮喘最容易发作。此气温正值季节交替，即春末夏初和夏末秋初时。不同类型的哮喘，易发季节也有不同，花粉吸入型哮喘好发于春秋季，感染型多发于冬季，混合型在秋冬季和夏季均可发作。

空气湿度的变化对哮喘发病也有影响，湿度过高或过低对患者均不利，最适宜的相对湿度为60%～70%。一方面，湿度过高可影响人体体表水分的蒸发，为促进水分的排出，人体只能通过加快呼吸频率来代偿，结果加重了气道的阻力，容易诱发哮喘。另一方面，湿度太高能促进细菌的繁殖，有利于尘螨的孳生，这些致病微生物侵入气道后也易诱发哮喘。病毒或细菌的感染会使哮喘的发作变得更难以控制。相反，湿度过低时，可使呼吸道黏膜干燥，气道上皮细胞损伤，上皮表面的纤毛运动障碍，影响气道的排痰排异功能，也能加重病情。

气压对哮喘的发作也有一定的影响。目前认为气压过低，对哮喘患者不利。低气压可使各种过敏源如花粉、尘螨、动物皮毛、细菌、灰尘与工业性刺激物不易向高处飘逸扩散，而易于向低处散落被吸入呼吸道。气压骤然降低时可使支气管黏膜上的细小血管扩张，气管分泌物增加，支气管管腔变得狭窄，易发生气管痉挛而激发哮喘。

常见症状

与哮喘相关的症状有咳嗽、喘息、呼吸困难、胸闷、咯痰等。典型的表现是发作性伴有哮鸣音的呼气性呼吸困难。严重者可被迫采取坐位或呈端坐呼吸，干咳或咯大量白色泡沫痰，甚至出现发绀等。哮喘症状可在数分钟内发作，经数小时至数天，用支气管扩张药或自行缓解。早期或轻症的患者多数以发作性咳嗽和胸闷为主

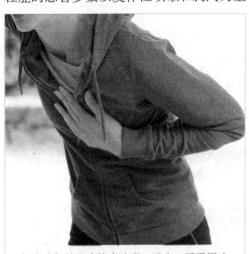

◎与哮喘相关的症状有咳嗽、喘息、呼吸困难、胸闷、咯痰等

要表现。这些表现缺乏特征性。

发病特征：

（1）发作性：当遇到诱发因素时呈发作性加重。

（2）时间节律性：常在夜间及凌晨发作或加重。

（3）季节性：常在秋冬季节发作或加重。

（4）可逆性：平喘药通常能够缓解症状，可有明显的缓解期。

掌纹特征

（1）1线、2线变浅。

（2）手上出现9线或10线。

（3）天庭区变窄，偶有隆起。

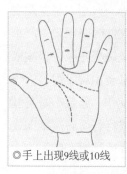
◎手上出现9线或10线

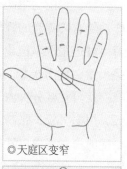
◎天庭区变窄

（4）肺区、支气管区、肾区隐现暗斑，自咽喉区起至1线尾端纹线深重杂乱、色泽暗淡。

（5）肝区扩大。

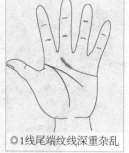
◎1线尾端纹线深重杂乱

❶ 哮喘的饮食疗法

年老体弱者，宜食补肺益肾、降气平喘的食物，如老母鸡、乌骨鸡、猪肺、甲鱼、菠菜、南瓜、栗子、白果、枇杷等。平时亦可用冬虫夏草蒸肉，白果炖猪肺，或山药、萝卜煮粥，都可减轻症状，增强体质。

羊肉性温，能给人体带来热量。中医说它是助元阳、补精血、疗肺虚、益劳损之妙品，是一种良好的滋补强壮食物。由于羊肉含的钙质、铁质高于猪、牛肉，所以吃羊肉对肺病、气管炎、哮喘、贫血、产后气血两虚及一切虚寒证最为有益。据报道，羊不容易得肺病，常吃羊肉、喝羊奶，对肺病有治疗作用。至于哮喘、气管炎咳嗽和伤风咳嗽，只需喝羊肉汤，就可减轻或痊愈。

豆浆性味甘平，功能补虚润燥、清肺化痰、通淋。常用于身体虚弱及产后气血不足、咳嗽、痰火哮喘以及淋证。

哮喘忌食的食物如下。

（1）饮食忌过甜、过咸，甜食、咸食能生痰热，可以引发哮喘病；

（2）不喝冷饮及含气饮料，雪糕、冰棒、可乐等冷饮及含气饮料易诱发哮喘；

（3）忌吃刺激性食物，如辣椒、花椒、茴香、芥末、咖喱粉、咖啡、浓茶等；

（4）忌吃产气食物，如地瓜、芋头、土豆、韭菜、黄豆、面食等；

（5）过敏性哮喘者，应忌食引起过敏的食物，如鱼、虾、鸡蛋、羊肉、巧克力等。

❷ 哮喘常见的问题

"秋冻"之说与哮喘

"春捂秋冻"从医学的角度上讲是有一定科学道理的。按照一般中医养生的理论，人与自然是一种"天人合一"的关系，而这种密切的联系在春秋季体现得尤为明显。初春和入秋的时候都是人体养生的重要季节，这时只要顺应春秋阳气生收敛的规律调养得法，就会减少患病或不发病，是人们进行自我保健的有利时节。

"秋冻"就是说秋季到来时气温就会变得凉爽，这时不要过早过多地增加衣服，通过适宜的凉爽刺激，有助于锻炼身体的耐寒能力，在逐渐降低的温度环境中，经过一定时间的锻炼，能促进身体的物质代谢，从而提高对低温的适应能力。而且，夏末初秋是季节刚开始转换的时候，温度尚不稳定，暑热尚未退尽，如果过多过早地增加衣服，一旦气温回升，身体就很容易被厚厚的衣物捂出汗，稍有不慎就易诱发伤风感冒等呼吸道疾病。所以，有意识地让机体冻一冻，这样可避免身热汗出、阴津伤耗、阳气外泄，顺应了秋天阴津内蓄、阳气内收的养生需要，对人体是十分有利的。

"秋冻"虽然科学可行，但如果一概而论，不仅不能养生，反而可能诱发疾病。其实，不是每个人都适合"秋冻"，应根据身体条件的差异灵活掌握，很多人需要少"冻"或避免"冻"。老人和小孩由于自身抵抗力较差，御寒能力较弱，遇到寒冷刺激身体易发生不良反应，因此，在秋季就应该适当地添加衣物。如果一味地讲究"秋冻"，就很容易诱发流感、腮腺炎等疾病，严重的还可能激发哮喘、肺炎等顽症。

尤其是对于哮喘患者而言，"秋冻"

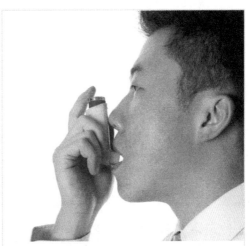

◎一味地讲究"秋冻"，严重的还可能激发哮喘、肺炎等顽症

更要慎之又慎。气温偏低的秋冬季节是哮喘的高发期，此时，哮喘患者应该根据天气变化来添加衣服，以感觉不过于寒冷为准，应多备几件背心、风衣及时添加。

如何预防哮喘

（1）注意保暖。

（2）避免接触致敏原：哮喘患者应该认清哪些物质可能会刺激自己的呼吸管道，尽量避免接触，例如对动物毛发敏感的患者就不应该在家里饲养宠物，其他容易引起发病的致敏原像毛毯等，患者亦应该尽量避免接触，或者每星期以热水清洗。

（3）保持室内空气流通及清洁：哮喘病人应特别注意室内的清洁和空气流通，因为空气中的尘螨和细菌是引致哮喘病发的主要致敏原，所以应该勤加打扫，减少空气中的尘埃。

（4）戒烟限酒：香烟中的化学品及吸烟时喷出的烟雾对哮喘患者都会有直接的影响，因为它们会刺激呼吸管道，所以患者应戒掉抽烟的习惯。另外，患者要尽量避免被动吸烟，酒水也应少喝。

（5）适量的运动：有些人因为运动可能诱发哮喘，便全面停止所有运动，其实这是一种错误的做法，因为运动能够有效增强心肺功能，对控制病情大有帮助。

（6）哮喘病患者的饮食应既清淡又富有营养，不吃能引起哮喘发作的食物和"发物"，少吃辛辣油腻的食品。多吃蔬菜水果，一些蔬菜，如萝卜、丝瓜等，具有下气、化痰、清肺的作用，对哮喘病人十分有益。有些水果，如梨、香蕉、枇杷等，还有助于保持大便通畅，降低腹压。同时，要注意补钙，钙除有促进骨骼生长发育的作用外，还具有抗过敏等功能。所以，哮喘病人可多吃些含钙高的食品。但用海产品补钙时，要注意防过敏。哮喘病人平日要多

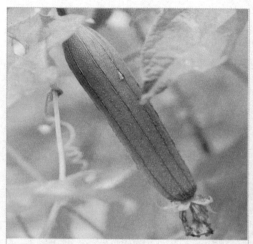

◎哮喘病患者多吃蔬菜，如萝卜、丝瓜等，具有下气、化痰、清肺的作用

喝水，喝水不仅补充了水分，而且还可以稀释痰液，有利于黏稠痰液的排出。少吃多餐进食，不要过饱。

（7）另外，哮喘病患者还应注意定时作息，劳逸结合，保持心情愉快。

感冒

感冒是由呼吸道病毒引起的，其中以冠状病毒和鼻病毒为主要致病病毒。临床表现以鼻塞、咳嗽、头痛、恶寒发热、全身不适为其特征。全年均可发病，尤以春季多见。

现代医学认为当人体受凉、淋雨、过度疲劳等诱发因素，使全身或呼吸道局部防御功能降低时，则原已存在于呼吸道的或从外界侵入的病毒、细菌可迅速繁殖，引起本病，以鼻咽部炎症为主要表现。引起普通感冒的主要为鼻病毒。

中医学则认为感冒是因外邪侵袭人体

所引起的以头痛、鼻塞、鼻涕、喷嚏、恶风寒、发热、脉浮等为主要临床表现的病症。感冒全年均可发病，但以冬、春季节为多。病情轻者称"伤风"；病情重者，且在一个时期内引起广泛流行的，称为"时行感冒"。

俗话说："感冒是百病之源"。感冒虽然不是什么大病，感冒可能会引发细菌感染，如不及时医治，会产生一系列问题：

（1）咽炎，鼻炎，气管炎。

（2）肺炎：感冒，即急性上呼吸道

感染，是指鼻和咽部的炎症，但如果未得到控制，炎症向下蔓延则可发展为支气管炎、肺炎并导致哮喘的复发。

（3）病毒性心肌炎：病毒侵犯心肌所致。

（4）病毒性脑膜炎：在机体免疫力和抵抗力下降的情况下，脑膜炎双球菌就会由呼吸道进入血液，而后达到颅内，引起脑膜炎发生炎症性改变，出现一系列临床症状。

（5）肾炎：肾炎是机体对链球菌入侵的免疫反映，但是如果你的免疫力低下，又是过敏体质，链球菌就会下行到肾脏，引起双肾弥漫性病变。

（6）风湿性关节炎等许多严重疾病：西医理论认识，风湿性关节炎是由链球菌感染所引起的。当人体发生感冒后，其抵抗疾病的能力及自身免疫力下降，容易感染链球菌。

（7）中耳炎：咽鼓管开口在咽部，当打哈欠或吞咽时，咽鼓管开放，有少量气体进入中耳，维持鼓膜内外气压的平衡。由于小儿生长发育尚未成熟，咽鼓管比较短且直，感冒后，炎症极易波及短而直的咽鼓管，进而累及中耳。

常见病症

（1）主症恶寒发热，头痛，鼻塞流涕，脉浮。

（2）风寒感冒：恶寒重，轻热或不发热，无汗，鼻痒喷嚏，鼻塞声重，咯痰液清稀，肢体酸楚，苔薄白，脉浮紧。

（3）风热感冒：微恶风寒，发热重，有汗，鼻塞浊涕，咯痰稠或黄，咽喉肿痛，口渴，苔薄黄，脉浮数有力。

掌纹特征

（1）掌色苍白；艮位青暗色。

（2）腕部有青筋暴露。

（3）鼻区、咽区可见白或微红的斑点。

❶ 感冒的调治方法

推拿疗法

太冲穴位于足部的背侧，大拇指与第二个脚趾的中间。按摩太冲穴有利于疏肝理气，缓解易生气、睡不好、压力大的烦恼心情。

太冲穴是肝经的原穴，原穴的含义有发源、原动力的意思，也就是说，肝脏所表现的个性和功能都可以从太冲穴找到形质。

在中医里面，肝被比作是刚直不阿的将军，肝脏的阳气是很足的，火气是很大的，是不能够被压抑的。肝主筋，那些中风后遗症的患者通常都是手脚拘挛，就是通常说的筋抽到一起了，这就证明肝已受伤了。肝开窍于目，肝血不足眼睛就酸涩，视物不清了；肝火太旺，眼睛就胀痛发红。如果一个人整天精神涣散，思想难以集中，魂不守舍，证明其肝气虚弱。有的人夜里总做噩梦，两三点钟便会醒来，再难入睡，这是肝脏郁结的浊气在作怪。这些问题，太冲穴都可以解决。

此外，太冲穴还可以在你发热的时候帮你发汗，可以在你紧张的时候帮你舒缓，可以在你昏厥的时候将你唤醒，可以在你抽搐的时候帮你解痉。

按摩太冲穴可治疗感冒：感冒初起，

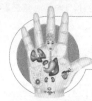

感冒的诊病方法

望面诊病

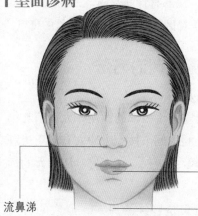

流鼻涕

舌苔薄黄、
舌尖微红

咳嗽、
呼吸困难

看手诊病

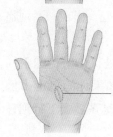

鼻区
颜色发青

气管区发白
或灰暗有微
微凸起

肺二区暗淡，
有青筋凸起

3线靠近掌心
处有众多胚
芽毛状纹

感冒的治疗方法

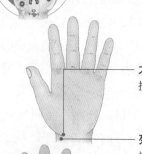

太渊
按法 15 次

列缺
掐法 15 次

肺穴
摩法 20 次

呼吸器官区
摩法 30 次

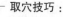
飞扬

取穴技巧：

正坐垂足，稍稍将
膝盖向内倾斜，一
手指中指并拢，其
他手指弯曲，以食
指中指指腹顺着跟
腱外侧的骨头向上
摸，小腿肌肉的边
缘即该穴。

飞扬穴具有清热安神、舒筋活络的功效。按摩此
穴，可以治疗流鼻涕、鼻塞。

药膳调理法·感冒妙方香菜葱白汤

原料香菜 15 克，葱白 15 根，生姜 9 克。

做法将上述原料洗净、切碎，一同放入锅中，加清水适量，煎煮 10 ~ 15 分钟，取汁饮用。每日 2 次。

功效适用于风寒感冒引起的头痛、鼻塞等症。

有流涕、咽痛、周身不适等感觉时，先用温水浸泡双脚10～15分钟，而后用大拇指由涌泉穴向脚后跟内踝下方推按，连续推按5分钟，然后再用大拇指按摩太冲穴由下向上推按，双脚都按摩，每侧按摩5分钟。按摩后，即刻会感到咽痛减轻，其他症状也会随之减轻，甚至痊愈。

太阳穴位于眉梢与眼外眦之间向后1寸许的凹陷处。当人们患感冒或头痛的时候，用手摸这个地方，会明显地感觉到血管的跳动。这就说明在这个穴位下边，有静脉血管通过。因此，用指按压这个穴位，会对脑部血液循环产生影响。不光是烦恼，对于头痛、头晕、用脑过度造成的神经性疲劳、三叉神经痛，按压太阳穴都能使症状有所缓解。

按压太阳穴时要两侧一起按，两只手十指分开，两个大拇指顶在穴位上，用指腹、关节均可。顶住之后逐渐加力，以局部有酸胀感为佳。产生了这种感觉后，就要减轻力量，或者轻轻揉动，过一会儿再逐渐加力。如此反复，每10次左右可休息较长一段时间，然后再从头做起。

药物疗法

随着气温的降低，感冒的人越来越多，选用口服治疗感冒的中成药，毒副作用小且简便不影响工作，符合阶梯用药原则。但是，面对市场上品种繁多的药品，我们切忌盲目选用，必须对症用药，否则，不仅无效，延误病情，甚至加重病情。在此，介绍几种简单的选用方法。

（1）风寒性感冒。症状为恶寒重，发热轻或不发热、头痛、鼻塞、流清涕、喉痒、咳嗽。这时应该选用发散风寒的辛温解表药，如九味羌活丸、参苏理肺丸、通宣理肺丸，不能选用桑菊感冒片、银翘解毒片、羚翘解毒丸、羚羊感冒片，误用会加重病情或者迁延不愈。

（2）风热性感冒。症状为发热重，恶寒轻，头痛宜胀，咽喉红作痛或者胀痛，或口干欲饮，咳嗽，咯痰黄稠。这时应该选用清热宣肺的辛凉解表药，如香雪抗病毒口服液、桑菊感冒片或银翘解毒丸、羚羊感冒片、羚翘解毒丸等，不能选用九味羌活丸、参苏理肺丸、通宣理肺丸，误用会引起体温升高，咽疼加重。

（3）感寒湿滞性感冒。外用风寒表证，发热严守恶寒，体温不高，头痛，内有痰湿中阻，胃脘满闷，恶心呕吐，腹痛泻下。可选用解表化湿的药物如藿香正气液或藿香正气水，不可服用保和丸、山楂丸。

（4）表里双感性感冒。症状为壮热憎寒，头痛目眩，口苦口干，咽喉肿痛，

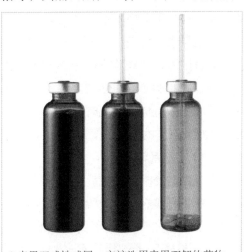

◎表里双感性感冒，应该选用表里双解的药物，如香雪抗病毒口服液、防风通圣丸等

大便秘结，小便赤涩。这时应该选用表里双解的药物，如香雪抗病毒口服液、防风通圣丸等。

（5）气虚性感冒。症状为身体素虚，抵抗力低，平时易出汗，不耐风寒，身倦乏力，食欲不振，轻度发热，鼻流清涕，常缠绵日久不愈，或者反复感冒。这时用一般感冒药疗效不好，应该选用补中益气丸。

❷ 感冒的常见问题

应对感冒存在的误区

（1）乱吃抗生素

抗菌药物对细菌性感冒有作用，对病毒性感冒则没有什么威力。而绝大多数感冒是由病毒引起的，服用抗菌药对病毒性感冒不仅毫无作用，还会导致耐药。

（2）硬扛着不看医生

由于感冒是种自限性疾病，对年轻人来说，如果能够忍受头疼、发热、流鼻涕等确实是感冒引起的症状，"扛"上几天的确能自愈，但久拖不治却可能会延误病情，甚至导致心肌炎、肾炎等。而老年人得了感冒则万万"扛"不得。他们身体状况不好，脏器病变可能性较大，身体各项功能减弱，如有症状不及时治疗，极易诱发并发症，严重的甚至危及生命。

（3）随便乱输液

没有数据表明，输液后能让感冒好得更快。药物直接进入血液所带来的风险比口服药大，会增加药物不良反应的发生率。但如果感冒者症状较重，如高热不退、频繁呕吐、继发细菌感染（如肺炎

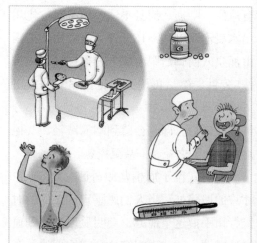

◎如果感冒者症状较重，如高热不退、继发细菌感染（如肺炎等），就应由专科医生诊断

等），就应由专科医生诊断，决定是否需要输液。

专家提醒，感冒后有条件的话最好去医院做个血常规检查，以判断属于哪种类型的感冒。如果自己给自己开药治的话，出现以下三种情况则应立即去医院治疗：一是症状持续一周以上不见缓解；二是使用对症药后症状依然没有减轻，比如发热时吃了退热药后依然高热不退；三是脏器出现问题，如吐黄痰等。

感冒可引起肾病

引起肾病的原因很多，在冬季由于皮肤排出的汗液和毒素减少，肾脏负担加大。在此基础上若患感冒，发热、用药等都会增加肾脏的负担，因此肾病病人中约七成都是由感冒直接或间接引发的。天气转冷，曾经有过肾病问题的患者要特别注意保温，尽量避免在寒冷、潮湿的环境中滞留，双手尽量少接触凉水。如果感冒后发生水肿、尿血等症状一定要及时就诊。感冒不仅会引发新的

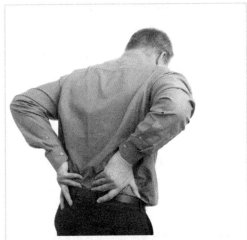

◎感冒不仅会引发新的肾病，更多会引发旧病复发或加重

肾病，更多会引发旧病复发或加重。很多肾病患者惧怕感冒也就是这个原因。感冒即是病因，又是诱因，所以天骤冷，一定要预防感冒。

产后预防感冒的注意事项

在产后女性妊娠期胃酸减少，胃动素水平较低，胃肠道平滑肌收缩力下降，使胃肠道肌张力和蠕动力均减退。产后由于孕酮水平下降，胃动素水平上升，促使消化功能逐渐恢复。产后胃肠道肌张力和蠕动力以及胃酸分泌需1周~2周才能恢复正常。因此，产后数日内产妇仍然食欲欠佳，喜食汤食。此外，由于产后腹壁及盆底肌肉松弛，活动少，故容易发生便秘。

（1）保持居室通风

新妈妈的居室应坚持每天开窗通风2次，每次20分钟左右，这样才能减少空气中病原微生物的滋生，有效预防感冒。但需要注意的是，通风时要避免对流风直吹新妈妈和婴儿。

（2）保持一定的湿度

在寒冷的冬季，居住在北方家中多有暖气，这就使室内环境特别干燥，新妈妈容易出现上火、口干舌燥、咽喉痛等症状。这时，家里最好购买一台加湿器，以保证室内的湿度适宜。但在使用加湿器时，要注意定时清洁，以免细菌在加湿器中滋生。

（3）保持衣物的清洁

新妈妈要注意常常洗澡，更换衣物，保持身体的清洁。还要在阳光充足的时间，将被褥拿出去晾晒，借助阳光中的紫外线来杀死病菌。同样，宝宝的被褥也要常常清洗晾晒。

（4）保持饮食的均衡全面

新妈妈的饮食要营养均衡和全面，适当多吃富含维生素的蔬菜、水果和蛋白质含量较高的食物。此外，新妈妈还要多喝水，这也能有效抵御感冒病毒的侵袭。

（5）自我防御

人体的手脚上布满了经络和穴位，孕妈妈经常搓手能促进手部的血液循环，从而疏通经络，增强免疫力，提高抵御感冒病毒的能力。同时，也要注意脚的保暖，最好能够时刻穿着袜子。

（6）隔离消毒

一旦有家人患上感冒，应立即与新妈妈和婴儿隔离开。同时用食醋熏蒸法进行空气消毒，以每立方米食醋5~10毫升的比例，加水将食醋稀释2~3倍，关紧门窗，加热使食醋在空气中逐渐蒸发掉，这样可以起到消毒防病的效果。

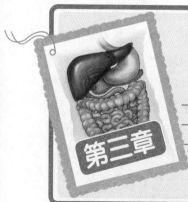

消化系统疾病

◎消化系统的基本功能是食物的消化和吸收，供机体所需的物质和能量，食物中的营养物质除维生素、水和无机盐。

消化性溃疡

消化性溃疡是一种常见病、多发病，因溃疡的形成和发展与胃液中胃酸和胃蛋白酶的消化作用有关，因此被称为消化性溃疡。溃疡主要发生在胃和十二指肠，饮食不规律的人很容易得这种病。胃溃疡往往会反复发作，时好时坏，很难痊愈，不像人体上其他的破损那么容易愈合，如黏膜破损、皮肤破损等。由于胃液的消化与刺激，胃溃疡一般都会转变为慢性病。胃溃疡病的疼痛对大脑皮层来说也是一种不良的刺激，它可以影响甚至加重大脑皮层的功能紊乱，反过来又会进一步加重胃溃疡的病情，形成身体内的恶性循环。这就使得胃溃疡成了一种几近"无赖"式的疾病。

消化性溃疡的并发症如下。

（1）大量出血。是本病最常见并发症，也是上消化道出血的最常见原因。并发于十二指肠溃疡者多见于胃溃疡，而并发于球后溃疡者更为多见。并发出血者，其消化性溃疡病史大多在一年以内，但一次出血后，就易发生第二次或更多次出血。

（2）穿孔。溃疡穿透浆膜层而达游离腹腔即可致急性穿孔；如溃疡穿透与邻近器官、组织粘连，则称为穿透性溃疡或溃疡慢性穿孔。后壁穿孔或穿孔较小而只引起局限性腹膜炎时，称亚急性穿孔。

（3）幽门梗阻。大多由十二指肠溃疡引起，但也可发生于幽门前及幽门管溃疡。其发生原因通常是由于溃疡活动期，溃疡周围组织的炎性充血、水肿或反射性地引起幽门痉挛。此类幽门梗阻属暂时性，可随溃疡好转而消失；内科治疗有效，故称之功能性或内科性幽门梗阻。反之，由溃疡愈合，瘢痕形成和瘢痕组织收缩或与周围组织粘连而阻塞幽门通道所致者，则属持久性，非经外科手术而不能自动缓解，称之器质性和外科性幽门梗阻。

（4）癌变。胃溃疡癌变至今仍是个争论的问题。一般估计，胃溃疡癌变的发生率不过2%～3%，但十二指肠球部溃疡并不引起癌变。

常见症状

溃疡病患者主要表现为上腹疼痛。胃酸分泌过多，恶性饮食刺激，精神刺激，药物刺激都可导致。消化性溃疡依照发生部位可分为胃溃疡、十二指肠溃疡，大部分的患者会感觉恶心呕吐、食欲不振、胃脘烧灼感、闷痛胀痛、饥饿痛，甚至剧烈疼痛。严重的话会有解黑便、吐血、胃穿孔、幽门阻塞等症状出现。疼痛常因精神刺激、过度疲劳、饮食不慎、药物影响、气候变化等因素诱发或加重；可因休息、进食、服制酸药、以手按压疼痛部位、呕吐等减轻或缓解。

掌纹特征

（1）1线上有杂乱的细小纹线。

（2）2线平直不圆润，有分裂。

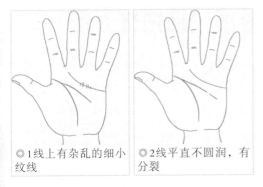

◎1线上有杂乱的细小纹线

◎2线平直不圆润，有分裂

（3）胃1区有"米"状纹与小的岛形样纹，有红色、黄色或白色斑点。

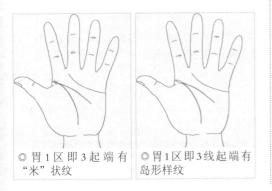

◎胃1区即3起端有"米"状纹

◎胃1区即3线起端有岛形样纹

（4）胃2区有"米"状纹，局部凸起，其皮下呈暗黄色或暗褐色，在某位置出现，溃疡就在胃部相应位置。

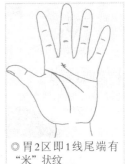

◎胃2区即1线尾端有"米"状纹

（5）胃2区有一个或数个暗棕色或红棕色的圆形或椭圆形斑点。胃胀痛时，斑点色白；胃灼痛时，斑点色红；胃隐痛时，斑点色黄；上腹刺痛时，斑点呈暗青色。

（6）皮下有暗色，较平整，为过去胃部患过溃疡，现在好转，但对应的胃壁还没有恢复到原先的状况。

❶ 消化性溃疡的饮食疗法

忌暴饮暴食，不规律地进食，酷爱咖啡、烈酒、辛辣等不良饮食习惯是导致消化性溃疡的主因。人们在饮食上要注意营养的均衡搭配，定时定量，细嚼慢咽，保持愉悦轻松的进食情绪，还要注意饮食卫生，适量进食甜点、糖类和水果。

消化性溃疡患者饮食要定时定量、少食多餐，每日可进食四到六次，准备一些饼干、烤馒头片等食品，以便疼痛时食用。以吃易消化富有营养的食物为主，并保证摄入足量的维生素类及蛋白质。此外，在饮食上还要多进食新鲜木瓜，山楂，谷类等食物。消化性溃疡忌吃食物：含高蛋白质和钙质过多的食物，如乳类；忌胀气不消化食物，如干豆类；糯米含有多量的糊精，黏性较强，膨胀性小，不容易消化，消化不良者长期食用糯米，将会加重病情。

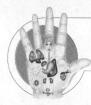

胃溃疡及十二指肠溃疡的诊病方法

看手诊病

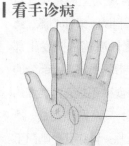

震位有"井"字纹

3线中央有几个"岛"形纹相连

2线突然如书法折锋下行

1线走行食指和中指的指缝

望面诊病

睑结膜、球结膜血管呈网状增生

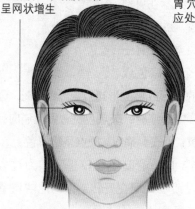

胃穴区耳背对应处，有赘生物

胃溃疡及十二指肠溃疡的治疗方法

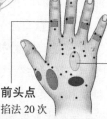

胸腹区
擦法 20 次

前头点
掐法 20 次

胃肠点
掐法 20 次

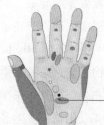

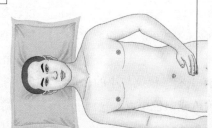

取穴技巧：
平躺，将一手掌放于腹部，掌心朝内，拇指刚好位于肚脐眼，无名指所处的位置就是。

大赫穴具有散热生气的作用。经常按摩此穴，可以治疗泄泻、痢疾等消化系统疾病，对胃、十二指肠穿孔等症有较好的调理保健作用。

药膳调理法·补虚祛寒白胡椒煲猪肚

原料白胡椒 12 克，猪肚一副。

做法白胡椒打碎，放入洗净的猪肚内，加少许水，用线扎紧两端开口，放入砂锅，文火炖煮至猪肚熟烂。

功效可补虚、祛寒、暖胃，适用于胃、十二指肠溃疡和虚寒型胃病。

下面推荐几款饮食疗法：

（1）白萝卜粥

材料：白萝卜150克，大米100克，精盐1克，味精2克。

做法：将白萝卜洗净，切成小块，大米淘洗干净，备用。锅内加水适量，放入大米煮粥，五成熟时加入白萝卜块，再煮至粥熟，调入精盐、味精即成。每日2次，连服3~5天。

功效：萝卜有宽中下气，消积化痰等功效。适用于消化不良溃疡等。

（2）荠菜豆腐粥

材料：鲜荠菜120克，豆腐10克，大米120克，精盐2克，味精2克，香油2克。

做法：将荠菜洗净，切成碎末；豆腐切成小块；大米淘洗干净，备用。锅内加水适量，放入大米、豆腐煮粥，八成熟时加入荠菜末，再煮至粥熟，调入精盐、味精、香油即成。每日2次，空腹服用，连服7~10天。

功效：荠菜有愈合溃疡创伤面的作用，豆腐营养丰富，易于消化吸收，二者合食，对消化道溃疡有营养的功效。

（3）开水冲鸡蛋

材料：鸡蛋1个，开水适量。

做法：鸡蛋打入碗中，用筷子搅匀，用滚烫的开水冲熟后即可食用，每日1剂。

功效：现代医学认为，开水冲鸡蛋质地柔软，容易被胃消化吸收，可大大减轻胃的负担，有利于溃疡病灶愈合。鸡蛋黄中含有卵磷脂，可在胃黏膜表面形成一层薄的疏水层，对胃黏膜有很强的保护作用和抵抗有害因子入侵的防御作用。

（4）鸡蛋三七炖

材料：鸡蛋1个，蜂蜜30毫升，三七粉3克。

做法：将鸡蛋打入碗中搅拌，加入三七粉拌匀，隔水炖熟再加蜂蜜调匀服食，每日1剂。

功效：三七止血抗炎；蜂蜜补中益气，健脾胃；此方可疏肝理气，和胃健脾，适用于上腹疼痛，呕吐、伴恶心、嗳气等。

（5）佛手扁薏粥

材料：佛手10克，白扁豆、薏米、山药各30克，猪肚汤及食盐适量。

做法：将佛手水煎取汁，去渣，纳入扁豆、薏米、山药及猪肚汤，煮为稀粥，略放食盐调味服食，每日1剂。

功效：佛手芳香理气，健胃止呕；白扁豆健脾化湿，和中消暑，用于脾胃虚弱、食欲不振、胸闷腹胀；薏米、山药健脾益胃；猪肚汤补虚损、健脾胃；此汤适用于胃脘灼热疼痛，口干口苦，心烦易怒的胃、十二指肠溃疡等。

（6）花生牛奶蜜

材料：花生仁50克，牛奶200克，蜂蜜30克。

做法：先将花生仁用清水浸泡30分钟，取出捣烂；牛奶用锅煮沸，加入捣烂的花生仁，再煮沸，取出晾凉，调入蜂蜜，即成。日服1剂，睡前食用。

功效：花生富含不饱和脂肪酸及卵磷脂，有益气补虚的作用；牛奶含丰富的蛋白质，能修补组织和增强免疫。蜂蜜补中益气。此方对胃溃疡有较好疗效。

❷ 消化性溃疡的常见问题

消化性溃疡的发病特点

（1）长期性。由于溃疡发生后可自行愈合，但每于愈合后又好复发，故常有上腹疼痛长期反复发作的特点。整个病程平均6~7年，有的可长达一二十年，甚至更长。

（2）周期性。上腹疼痛呈反复周期性发作，乃为此种溃疡的特征之一，尤以十二指肠溃疡更为突出。中上腹疼痛发作可持续几天、几周或更长，继以较长时间的缓解。全年都可发作，但以春、秋季节发作者多见。

（3）节律性。溃疡疼痛与饮食之间的关系具有明显的相关性和节律性。在一天中，凌晨3点至早餐的一段时间，胃酸分泌最低，故在此时间内很少发生疼痛。十二指肠溃疡的疼痛好在二餐之间发生，持续不减直至下餐进食或服制酸药物后缓解。一部分十二指肠溃疡病人，由于夜间

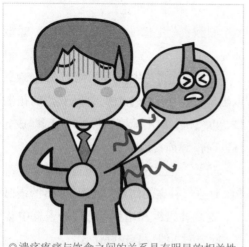

◎溃疡疼痛与饮食之间的关系具有明显的相关性和节律性

的胃酸较高，尤其在睡前曾进餐者，可发生半夜疼痛。胃溃疡疼痛的发生较不规则，常在餐后1小时内发生，经1~2小时后逐渐缓解，直至下餐进食后再复出现上述节律。

（4）疼痛部位。十二指肠溃疡的疼痛多出现于中上腹部，或在脐上方，或在脐上方偏右处；胃溃疡疼痛的位置也多在中上腹，但稍偏高处，或在剑突下和剑突下偏左处。疼痛范围约数厘米直径大小。因为空腔内脏的疼痛在体表上的定位一般不十分确切，所以，疼痛的部位也不一定准确反映溃疡所在解剖位置。

（5）疼痛性质多呈钝痛、灼痛或饥饿样痛，一般较轻而能耐受，持续性剧痛提示溃疡穿透或穿孔。

（6）影响因素疼痛常因精神刺激、过度疲劳、饮食不慎、药物影响、气候变化等因素诱发或加重；可因休息、进食、服制酸药、以手按压疼痛部位、呕吐等方法而减轻或缓解。

焦虑导致溃疡

研究证明，消化性胃溃疡和十二指肠溃疡与情绪刺激有非常密切的关系。焦虑情绪会使大脑皮层功能发生紊乱，增加胃酸和胃蛋白酶的分泌，使胃平滑肌痉挛，同时促使交感神经功能亢进，引起胃和十二指肠黏膜下血管痉挛，造成黏膜局部缺血，营养不良，从而易造成溃疡。溃疡一旦形成，提高胃酸分泌的任何刺激，就会使溃疡恶化，引起疼痛和出血。

心理医生发现，那些情绪易波动、受挫后一蹶不振、一有刺激便易焦虑紧张的

人最容易患溃疡。因此，消化性溃疡可以说是一种情绪疾病。

另外，除了消化性溃疡，焦虑还会引起口腔溃疡。通常，一个人得了口腔溃疡，我们会说他上火了，而这个"火"正是焦虑。工作繁忙使得人们的精神过度紧张、情绪波动、睡眠不足，这种情况下容易造成自主神经功能失调，引起口腔溃疡的可能性比较高。

因此，要想避免溃疡的产生，最重要的就是保持良好的精神状态，这样才能让自己时刻沐浴在健康的阳光中。

肝损害

肝是人体中最大的消化腺，是新陈代谢最旺盛的器官，担负着极其重要而复杂的功能，如脂肪、糖类及蛋白质的代谢和储存，调节血液中的物质的浓度，分泌胆汁，解毒等。

肝的主要功能如下：

（1）合成与贮存作用：大多食入的营养物质，通过胃与小肠消化吸收后，经门静脉进入肝脏，在肝脏中"加工"，通过肝细胞的作用合成许多人体所需的各种重要物质，如血浆蛋白（白蛋白、纤维蛋白原、凝血酶原、球蛋白）、脂蛋白、糖原、胆固醇、胆盐等。同时，肝脏还对糖原、维生素、铁等物质有贮存作用。

（2）分泌胆汁：肝细胞能将血液中血红蛋白分解的不溶性胆红素代谢成可溶性胆红素，并重新释放入血通过肾脏排出或释放胆小管内，与胆盐、胆固醇等组成胆汁，排入十二指肠。其中胆盐有助于脂肪的消化和吸收。

（3）解毒作用：肝脏能将吸收入体内的毒物或机体代谢过程中产生的有毒物质转变成为无毒或毒性较小的物质，加速其排泄，以保护机体免受毒害，维持正常生理功能。

（4）防御作用：肝内富含吞噬细胞，能吞噬和清除血中的异物，是机体防御系统主要组成部分。

（5）造血功能：在胚胎时期的肝脏有造血功能，正常成人肝一般已不参与造血，但仍具有这种潜在能力，在某些病理状态下，肝可以恢复一定的造血功能。

肝功能的作用如此重要，可是很多人意识不到这一点，要知道，任何不良的生活习惯都可能引起肝脏功能的减弱。

常见症状

（1）肝功能不好可以使消化功能减弱，有厌食症状，因为肝细胞持续受到损害会直接导致消化功能障碍，致食欲减退、厌油、恶心、呕吐等。

（2）当肝脏的肝细胞损害，会直接引起转氨酶升高，肝功能不好患者乏力、易倦、思睡。

（3）功能病情进一步加重会出现胆色素代谢异常，造成黄疸、出现蜘蛛痣、肝掌、脸色黝黑；严重时导致腹水、胸水等症状。

（4）当肝功能不好的症状最后导致

整个机体紊乱，造成皮肤粗糙、夜盲、唇舌炎症、水肿、皮肤流血、骨质疏松等症状；有的会导致牙龈出血、鼻出血、性欲减退、月经失调等症状。

掌纹特征

（1）1线发生断裂。

（2）部分严重者人手上可见9线和13线。

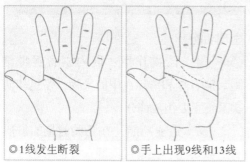

◎1线发生断裂 　◎手上出现9线和13线

（3）肝区有塌陷，内有"十"状纹；肝区夹角扩大或变小。

（4）肝区3线边缘伴有岛形样纹。

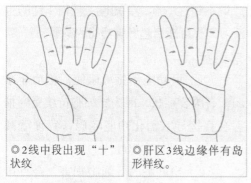

◎2线中段出现"十"状纹　◎肝区3线边缘伴有岛形样纹。

（5）脾区颜色变暗黄。

① 肝损害的饮食疗法

春季万物萌生，正是调养身体五脏的大好时机。俗语说：药补不如食补，养肝也要从食物上下功夫。

方法一：鸡肝味甘而温，补血养肝，为食补养肝之佳品，比其他动物肝脏补肝的作用更强，而且可以温胃。具体用法是：取新鲜鸡肝3只、大米100克，放在一起煮粥吃，可治中老年人肝血不足、饮食不佳、眼睛干涩或流泪。此外，老年人肢体麻木者，也可用鸡肝5只、天麻20克，两味同蒸服，每日一次，服用半月，便可见效。

方法二：醋具有平肝散瘀、解毒抑菌等作用，也是很好的补肝食物。肝阳偏亢的高血压老年患者，每日可食醋40毫升，加温水冲淡后饮服；也可用食醋泡鸡蛋或醋泡黄豆，食蛋或豆，疗效颇佳。平素因气闷而肝痛者，可用食醋40毫升、柴胡粉10克冲服，能迅速止痛。

方法三：补肝血，食鸭血。鸭血性平，营养丰富，取鸭血100克、鲫鱼100克、白米100克同煮粥服食，可养肝血，辅治贫血，同时这也是肝癌患者的保肝佳肴之一。

方法四：舒肝养血首选菠菜。菠菜在春天非常便宜，很多人家的房前屋后都会种着一些菠菜。菠菜具有滋阴润燥、舒肝养血等保健作用，可以按照喜欢的方式做来吃。

下面为大家介绍几种适合养肝食用的果品和食物。

（1）大枣

大枣的营养非常丰富。大枣内含较多的糖（鲜枣含糖量达20%～36%，干枣高达80%以上，比甘蔗、甜菜还要高）、蛋白质、脂肪、淀粉、维生素A、维生素B、维生素C、维生素P（维生素C含量在水果中名列前茅，有人称大枣为"天然维生素丸"，就是因其所含维生素C居百果

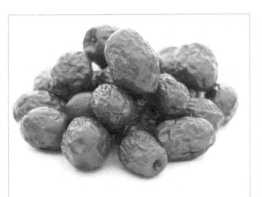

◎中医认为，大枣味甘、性平、无毒，向来把它当作清润补品

之首，比苹果、桃高100倍，比梨高140倍。维生素P含量为百果之冠）及胡萝卜素、单宁、硝酸盐、有机酸和磷、钙、铁等物质。大枣有提高体内单核吞噬细胞系统的吞噬功能，保护肝脏、增强肌力和增加体重等作用。大枣不但口感好，并且滋补入药，对人体有着很好的养颜益寿、祛病延年的保健价值。中医认为，大枣味甘性平无毒，向来把它当作清润补品。

（2）芦荟

芦荟味极苦，性大寒，功能泻下、杀虫、清热。主治肠热便秘、五痔、虫积、瘰疬、疥癣、胸膈烦热等。临床上用量为1~3克，只做丸剂、散剂服用，不入汤剂。外用时研末调敷，或用醋、酒泡涂。

芦荟能极好地清除肠道、肝脏毒素和清理血管。芦荟中含有多种植物活性成分及多种氨基酸、维生素、多糖和矿物质成分，其中芦荟素可以极好地刺激小肠蠕动，把肠道毒素排出去。芦荟因、芦荟纤维素、有机酸能极好地软化血管，扩张毛细血管，清理血管内毒素。同时，芦荟中的其他营养成分可迅速补充人体缺损的需要。芦荟既

能排毒又能补虚，具有与众不同的个性，芦荟的这种个性是非常出色的。

（3）山茼蒿

山茼蒿含丰富维生素A，可维护肝脏，有助体内毒素排出。将山茼蒿和柳丁、西红柿、胡萝卜、柚子、苹果、综合坚果等蔬果一起打成精力汤饮用是不错的选择。

（4）带鱼

冬季食用有利于滋补肝肾。带鱼味甘、咸，性微温。含丰富的蛋白质及其他矿物质。具有补益气血、滋养肝脏的作用，用于产后乳少、气血虚的补养以及肝炎的调养。此外，带鱼还有止血的功能。对于过敏体质和患有过敏性疾病者应慎食。

❷ 肝脏的常见问题

饮酒与肝脏的是是非非

对酒我们要做到"理要多知，酒要少吃"，这里特别提醒你"少饮"时，切莫这样饮。少量饮酒时对身体不无益处，但是少饮的同时也要注意以下几种情况。

（1）少喝冷酒

人们已知道，酒的度数高则易醉，易伤人，而对酒的温度则很少注意。即使在数九寒天下大雪的时候，也很少暖酒，仍是倒出即饮。晚秋风急，严冬酷寒，饮冷酒，内外皆寒，加上酒毒会埋下隐患，甚至当时发病。春、夏、初秋，更是饮酒以"解暑热"，殊不知这是饮酒中的一大误区，对体质健壮者似乎没有明显的影响，其实却也会伤元气。所以应四时俱暖酒而饮。

（2）切忌喝闷酒

人们在情绪不佳时喝闷酒，或睡眠不

足而饮酒时，特别容易酒醉伤身，因为情绪状态和健康状况也可以影响肝脏合成两种酶的速度，从而间接影响了酒量。

（3）慎服药酒

按中医理论，药酒（它是一种药，而不是单纯的酒）通常应在饭前服用，而不宜做佐餐饮用，以便药物可迅速和充分吸收，较快、较好地发挥治疗作用，且以温饮为佳。药酒饮用不当，也会适得其反。服用药酒有个剂量问题，不宜过多，还要考虑各人对酒的耐受力，每次饮10~30毫升，每日早晚饮服。滥服药酒、补酒会引起不良症状，例如多服了含人参的补酒可造成胸闷、不思饮食；多服了含鹿茸的补酒可造成发热、烦躁，甚至鼻出血等。饮用药酒还应避免不同治疗作用的药酒交叉饮用。治疗用药酒应病愈而止，不宜长久服用。

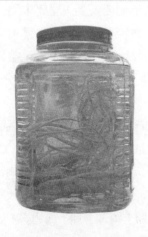

◎服用药酒一定要注意特有的饮用注意事项，只有喝对了才不会对身体带来危害。

（4）快饮易醉

喝酒过快，肝脏内解酒的酶来不及"生产"，即来不及充分发挥其"解酒"作用。访亲会友、宴宾待客都要与"开怀

畅饮"联系起来。喝的时候是痛快淋漓，酒后却是谁难受谁自知。要知道，"酒肉穿肠过，毒汁腹中留"的道理，"畅饮"时要有所顾忌。

（5）不宜空腹喝酒

空腹喝酒易醉，空腹虽然不会影响肝脏两种酶的含量水平，但由于空腹时饮酒，酒精吸收过快，肝脏内的两种酶便相对不足，即来不及充分发挥其"解酒"作用，所以容易醉酒。

（6）不要睡前饮酒

不少人认为睡前饮酒可以助眠，尤其是失眠者，不少人常用饮酒来帮助入睡，其实这种做法非常有害。饮酒虽可暂时抑制大脑中枢神经系统的活动，使人加快入睡，但酒后的睡眠节律与生理性睡眠完全不同。酒后大睡时，大脑活动并未停止，甚至比不睡时还活跃得多，因而在酒后醒来的人常会感到头昏脑涨、头痛等不适。经常夜间饮酒成习者，还可能导致酒精中毒性精神病、神经炎及肝脏疾病等。

（7）烟酒不能合并

尼古丁和酒精的结合对身体健康更是害上加害，尼古丁虽能降低酒精浓度，却不能减少酒精分解时产生的乙醛，使酒中的乙醛对大脑以及肝脏、心脏和其他器官产生更多毒害。

养肝四法，给"将军"一点小呵护

在中医看来，肝脏与人的心情有很大关系，肝的疏泄功能正常，心情则舒畅；肝的疏泄功能太过，则会出现急躁易怒、心烦不寐、多梦、头痛等肝气上亢的症状；肝的疏泄功能不足，则会出现情绪低

落、郁闷等症状。另外，从生理学角度来说，肝脏是人体的"生命塔"。人体的各种代谢和解毒、免疫功能都靠肝脏承担。因此，它也相当于我们的代谢核心和"排毒工厂"，既是保护人体的忠臣，更是需要呵护的弱者。因此，养肝护肝是不容马虎的。

根据中医理论，养肝当从以下几个方面着手。

（1）饮食要清淡不偏食

饮食要清淡，少食油腻、辛辣等刺激性强的食物，如肥肉、猪油、辣椒、油炸等上火食物；不能暴饮暴食，并注意食物禁忌，如不能饮酒，忌吃雄鸡、鲤鱼、牛、羊、狗肉等发物；要做到不偏食，注意五谷为养、五果为助、五荤为充，合理均衡地搭配饮食。

（2）平常不要动怒

中医认为肝"在志为怒"，所以七情中的"怒"与肝的关系最为密切。肝的疏泄失常可导致情志失常，而出现急躁易怒、心烦失眠，或抑郁寡欢，情绪低沉等症状。大怒伤肝，可导致肝的疏泄失常，而出现心烦易怒、面红目赤甚至吐血、不省人事等症状。调节情志，化解心中的不良情绪，使自己保持一个好心情是有益于肝养生保健的最好方法。

（3）保证睡眠时间

《黄帝内经》记载"卧则血归于肝"，也就是说，当人睡着时，体内的血就会归到肝里，肝的功能之一就是藏血，所以人要养好肝就要卧下休息，要有好的睡眠。那什么时候睡觉对养护肝脏是最好的呢？那就是丑时一定要处于熟睡的状态。丑时是凌晨1点到3点这段时间，此时是肝经当令，也就是肝的气血最旺的时候，这时人体内部阴气下降，阳气继续上升，我们的一切活动也应该配合这个过程，而不要违逆它。

（4）春季特别注意养肝

在阴阳五行中，肝属木，应自然春生之气，宜保持柔和、舒畅、升发、条达，既不抑郁也不亢奋的冲和之象，才能维持正常的疏泄功能。此时应多参加一些户外活动，如散步、踏青、打球、打太极拳等，既能使人体气血通畅，促进吐故纳新、强身健体，又能怡情养肝，达到护肝保健的效果。服饰要宽松，披散着头发，形体得以舒展，气血不致淤积，肝气自然顺畅，身体自然强健。

自我调养，防治肝病不求人

肝脏疾病的种类繁多，其中最常见的是病毒性肝炎。从儿童到老人，各个年龄段都有可能发病，我国约有1300万慢性乙肝病人，每年约有30万人死于肝硬化和肝癌。肝炎居我国法定传染病第一位。

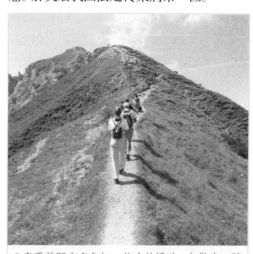

◎春季养肝应多参加一些户外活动，如散步、踏青、打球、打太极拳等

对于肝病，尤其是慢性肝病，世界上还没有一种特效药物，各种中西药物各有利弊。中医专家认为，与其单纯依靠药物治疗，不如着重进行生活调养。而如何加强自身调养，搞好养生之道，则应遵照《黄帝内经》中"起居有常，饮食有节，不妄作劳"的教导。

（1）起居有常

即日常生活起居要有规律，每天保证有足够的休息和睡眠时间，按时睡觉、起床和午休。这是因为休息是肝炎病人最重要的保健治疗基础。

实践证明，不注意休息是肝炎病人转为慢性和反复不愈的最常见原因。当然休息不是做家务，不是打牌和散步，而是卧床休息。

（2）饮食有节

即不能暴饮暴食，并注意食物禁忌，如不能饮酒，忌吃雄鸡、鲤鱼、牛、羊、狗肉等发物；少食油腻辛辣刺激性强的食物，如肥肉、猪油、辣椒、油炸上火等食物。做到不偏食，注意五谷为养、五果为助、五荤为充，合理均衡的搭配饮食。

（3）不妄作劳

随着人们年龄的增长，肝的重量逐渐减轻，肝细胞的数目逐渐减少，肝的储备、再生、解毒能力下降，过度劳累或精神紧张，肝很容易受到损害。

慢性非特异性溃疡性结肠炎

慢性非特异性溃疡性结肠炎又称溃疡性结肠炎，是一种原因不明的慢性结肠炎。其病变主要限于结肠黏膜，且以溃疡为主，多累及直肠和远端结肠，但可向近端扩展，乃至遍及整个结肠。本病按病程经过可分为四型，即慢性复发型、慢性持续型、急性暴发型和初发型；按病情程度又可分为轻度、中度和重度三种。本病可发生于任何年龄，但以青壮年最为多见，男性略多于女性。多数学者此病既受自身免疫系统的影响，也有遗传因素的作用。感染和精神因素只起到诱发作用。

按症状体征和过程分为四类。

（1）初发型：症状轻重不一，既往无溃结史，可转变为慢性复发型或慢性持续型。

（2）慢性复发型：症状较轻，临床上最多见，治疗后常有长短不一的缓解期。复发高峰多在春秋季，而夏季较少。在发作期结肠镜检查，有典型的溃结病变，而缓解期检查仅见轻度充血、水肿，黏膜活检为慢性炎症，易误为肠易激综合征。有的患者可转为慢性持续型。

（3）慢性持续型：起病后常持续有轻重不等的腹泻、间断血便、腹痛及全身症状，持续数周至数年，其间可有急性发作。本型病变范围较广，结肠病变呈进行性，并发症多，急性发作时症状严重，需行手术治疗。

（4）急性暴发型：多见于青少年，起病急骤，全身及局部症状均严重，高热、腹泻每天20～30次，便血量多，可致贫血、脱水与电解质紊乱、低蛋白血症、衰弱消瘦，并易发生中毒性结肠扩张、肠穿孔及腹膜炎，常需紧急手术，病死率高。

常见症状

腹泻和便秘，病初症状较轻，粪便表面有黏液，以后便次增多，重者每天排便10～30次，粪中常混有脓血和黏液，可呈糊状软便。一般为小量便血，重者可呈大量便血或血水样便。腹痛多局限左下腹或下腹部，轻症者也可能无腹痛，随病情发展腹痛加剧，排便后可缓解。溃疡引起的消化不良时常表现为厌食、饱胀、嗳气、上腹不适、恶心、呕吐等。全身表现多见于急性暴发型重症患者，出现发热、水电解质失衡、维生素、蛋白质丢失、贫血、体重下降等。

按照病理原因，可分为便秘性结肠炎、痢疾性结肠炎、过敏性结肠炎。

掌纹特征

（1）便秘性结肠炎：结肠区有"井""米""十"状纹，伴有脂肪堆积。

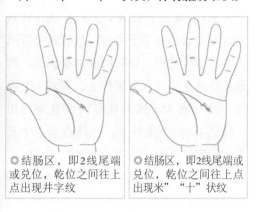

◎结肠区，即2线尾端或兑位，乾位之间往上点出现井字纹

◎结肠区，即2线尾端或兑位，乾位之间往上点出现米"十"状纹

（2）过敏性结肠炎：结肠区有"米""△""井"状纹，伴有9线。

（3）痢疾性结肠炎：结肠区有"十""△""口"状纹，伴有十指漏缝。

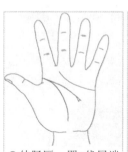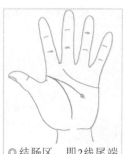

◎结肠区，即2线尾端或兑位，乾位之间往上点出现三角形状纹

◎结肠区，即2线尾端或兑位，乾位之间往上点出现方格形状纹

（4）结肠区有多个白色或红白相间的斑点。结肠区有老茧状凸起的斑块，为慢性结肠炎；有白色斑块，为急性肠炎。腹泻不消化食物，则斑点淡白微红。腹泻里急后重，则斑点潮红。情绪激动后腹泻，则斑点偏青暗。

❶ 慢性非特异性溃疡性结肠炎的调治方法

饮食疗法

对急性肠炎患者，除注意休息和针对病因积极治疗外，在饮食方面应采取易消化、少刺激、温热适度、营养丰富、少食多餐和适时补充水分的原则。

肠炎初期：是肠道急性充血、水肿、发炎和渗出的阶段，此时肠蠕动活跃或处于痉挛状态，其消化吸收功能都比较弱，所以，在起病后8～12小时内，患者可吃流质食物，如大米粥、藕粉、细挂面等。如腹泻严重或出汗较多，还应适当给病人多喝一些汤水，如米汁、菜汤、果汁、淡

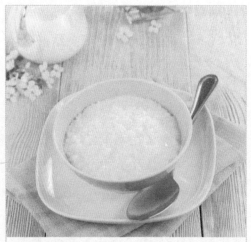

◎肠炎初期患者可吃流质食物，如大米粥、藕粉、细挂面等

盐开水等，以补充体内水、维生素和电解质的不足。

肠炎好转期：可给患者吃些容易消化及营养丰富的流质或半流质食物，如大米粥、细面条等。宜采用少食多餐的方法，每日进食4~5次。需要注意的是，此时不宜喝牛奶和吃大量的糖，因这些食物进入肠道后容易发酵产生大量气体，引起腹胀腹痛，增加患者痛苦。

肠炎恢复期：由于胃肠道尤其是肠道病理生理的改变，此时肠道对食物非常敏感，因此，要特别注意节制饮食，饮食上宜吃些清淡、软烂、温热的食物，避免过早地进食肥肉、油炸、生冷坚硬的食品以及多纤维食物，如芹菜等。恢复期后2~3天，即可按正常饮食进餐。

饮食原则为：

（1）少纤维、低脂肪食物有促进肠蠕动、刺激肠壁的作用，但不易消化，对肠道不利，故应限制。

（2）注意补充蛋白质及维生素。

（3）慢性肠炎如有脱水低钠现象时，应及时补充淡盐水，食用菜叶汤以补充水、盐和维生素的丢失。

（4）排气、腹泻过强时，应少食糖及易产生发酵的食物：如薯类、豆类、牛奶等。

（5）柿子、石榴、苹果都含有鞣酸及果胶成分，均有收敛止泻作用，慢性结肠炎可适量食用。

（6）慢性肠炎病人多是身体虚弱、抵抗力差，尤其胃肠道易并发感染，因而更应注意饮食卫生，不吃生冷、坚硬及变质的食物，禁酒及辛辣刺激性强的调味品。

（7）慢性结肠炎病人还应密切观察自己对各种食品的适应性，注意个体差异。

运动疗法

（1）做时全身放松，排除杂念，姿势取仰卧式，双眼微闭，深呼吸，先提肛30次，向上提时吸气，向下放时呼气。一提一放为一次。

（2）提肛时一定要意守肛门，做完30次后再揉腹200次，揉腹前要排净大小便，不宜过饱过饿。

（3）揉时手心向下，右手放在肚脐上，左手放在右手手背上，按顺时针方向揉腹，力度适中，揉的幅度由小到大，即先从肚脐开始，再慢慢扩大，直到整个腹部，揉一圈为一次，揉腹时要意守丹田（肚脐下约5厘米处），在揉腹前心中默念"消炎、止痛、痊愈"六字。

（4）做完运动之后，双手放在肚脐上，还是左手放在右手上，做深呼吸3次，平躺3分钟后起床。

此法要持之以恒，揉腹时如出现腹部温热感，肠鸣或排气现象均属正常。

❷ 慢性非特异性溃疡性结肠炎常见问题

肠道并发症

（1）急性结肠扩张与溃疡穿孔：急性暴发型溃结可使肠壁平滑肌张力减低，肠肌神经丛的神经节细胞破坏而肠扩张；低血钾、抗胆碱能药物的应用、灌肠治疗等均可造成结肠扩张，呈中毒性巨结肠。结肠炎症溃疡再加肠扩张，即易诱发肠穿孔。

（2）下消化道出血：溃疡侵蚀较大血管，可致大量出血。

（3）结肠假息肉形成：常为多发，大小不一，呈弥漫性分布，有时呈铺路石样。

（4）结肠狭窄：常见于直肠、横结肠，也可见于其他部位或为多发，系由黏膜肥厚广泛纤维化所致。

（5）癌变：溃疡病变广泛、童年期起病及病程超过10年者，较易发生癌变，癌变可发生在直肠、降结肠、横结肠。

慢性非特异性溃疡性结肠炎日常护理

（1）病情活动期或病情严重者应卧床休息，安定情绪有利病情恢复。饮食应柔软、易消化、营养丰富，且有足够的热量。

（2）精神刺激、劳累、饮食失调为发病诱因。因此，患者应保持乐观情绪，注意劳逸结合，避免不洁食物，注意饮食规律，及时补充有益菌，忌烟酒，调情志，适寒温，清心寡欲。

（3）在饮食上，要定时定量，不暴饮暴食，亦不要食用过冷、过热的食物，避免刺激性的食物，包括冷、辣食品，生猛海鲜等。不要吃隔夜的食品，要多吃熟食，尽量避免吃生的瓜果蔬菜，避免肠道感染诱发或加重病情，防止腹泻。

（4）在家居、穿衣方面要避免受冻，注意保暖，着凉极易促使溃疡性结肠炎发作。

（5）在生活、工作中，还要避免过度劳累，保证充足的睡眠。

（6）运动能加速新陈代谢的过程，适时定量，坚持不懈，可以增强脾胃功能。

便秘

究竟什么是便秘呢？便秘是指排便次数减少，每2～3天或更长时间一次，无规律性，粪质干硬，常伴有排便困难感，是一种临床常见的症状。便秘可分为急性与慢性两类。便秘多见于老年人。

人体的肠壁并不是光滑的，而是有褶皱。我们每天所吃食物的残渣就会一点一点地积存在这些褶皱里，如果食物残渣在大肠中移动过慢，使便体变得又干又硬，增加了排便的困难，因而就形成了便秘。一旦便秘，粪便堆积在肠道中，会产生相当多的毒素，这些毒素通过血液循环到达人体的各个部位，导致女性面色晦暗无光、皮肤粗糙、毛孔扩张、痤疮、腹胀腹痛、口臭、痛经、月经不调、肥胖、心情烦躁等症状，更严重的还会引起结肠癌。

便秘的并发症如下。

（1）引起肛肠疾患。便秘时，排便困难，粪便干燥，可直接引起或加强肛门直肠疾患。如直肠炎、肛裂、痔疮等。

（2）胃肠神经功能紊乱。便秘时，粪便潴留，有害物质吸收可引起胃肠神经功能紊乱而致食欲不振，腹部胀满，嗳气，口苦，肛门排气多等表现。

（3）形成粪便溃疡。较硬的粪块压迫肠腔使肠腔狭窄及盆腔周围结构，阻碍了结肠扩张，使直肠或结肠受压而形成粪便溃疡，严重者可引起肠穿孔。

（4）患结肠癌。可能是因便秘而使肠内致癌物长时间不能排除所致。

（5）诱发心、脑血管疾病发作。临床上关于因便秘而用力增加腹压，屏气使劲排便造成的心、脑血管疾病发作有逐年增多趋势。如诱发心绞痛，心肌梗死发作，脑出血，中风猝死等。

常见症状

急性便秘多由肠梗阻、肠麻痹、急性腹膜炎、脑血管意外、急性心肌梗死、肛周疼痛性疾病等急性疾病引起，主要表现为原发病的临床表现。

慢性便秘多无明显症状，但神经过敏者，可主诉食欲减、口苦、腹胀、嗳气、发作性下腹痛、排气多等胃肠症状，还可伴有头痛、易疲劳等神经官能症症状。症状的发生可能与肠蠕动功能失调有关，也可与精神因素有关。由于粪便干硬，或呈羊粪状，患者可有下腹痉挛性疼痛、下坠感等不适感觉。

掌纹特征

（1）小鱼际上部结肠区呈棕色或棕色斑点，结肠区凹凸。

（2）生命线下端处有细支线走流到地丘位为便秘，线长提示习惯性便秘。

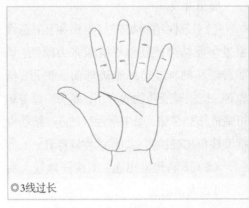

◎3线过长

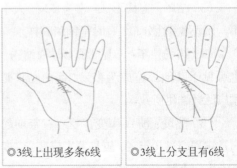

◎3线上出现多条6线　　◎3线上分支且有6线

（3）大鱼际处有血管露显，提示大便干燥。

（4）脑线很浅或无脑线，或既浅有短，提示此人自幼习惯性便秘。

（5）两太阳穴处蚯蚓团样静脉浮露，提示长期便秘。

（6）艮位呈青蓝色，有静脉曲张，左手出现者，二三日或更长时间排便；若右手出现者，虽每日大便，但粪质干燥、坚硬，排出困难。

（7）3线上有许多细小纹理，若3

线上既有分支和细小的纹理，又伴有掌部颜色变化，说明便秘已经引起多种疾病了。

① 便秘的调治方法

饮食疗法

便秘是指大便秘结不通，排便时间延长（隔两日以上排便一次）或虽无时间延长而粪质干燥坚硬排便困难。同时，便秘和消化不良除了身体感到难受，还是美容的大敌，会造成皮肤暗沉无光。抑制防御机体防御能力下降，免疫力自然降低。

预防便秘，饮食中必须有适量的纤维素。主食不要过于精细，要适当吃些粗粮；每天要吃一定量的蔬菜与水果，早晚空腹吃苹果一个，或每餐前吃香蕉1~3个，都有助于增加体内纤维素。晨起空腹饮一杯淡盐水或蜂蜜水，配合腹部按摩或转腰，让水在肠胃振动，加强通便作用。全天都应多饮凉开水以助润肠通便。

便秘患者要多吃新鲜蔬菜，每天加食糠皮、麦麸、粗粮等，可增加饮食中纤维的摄取量，以促进肠蠕动，减少便秘发生。大量饮水，对保持肠道清洁通畅，软化粪便大有益处。适量食用产气蔬菜及有软化作用的果胶食品。适量食用易产气蔬菜，如土豆、萝卜、洋葱、黄豆、生黄瓜等。气体在肠内鼓胀能增加肠蠕动，可下气利便。食用果胶含量多的食品，如苹果、香蕉、胡萝卜、甜菜、卷心菜、柑橘等可软化大便，减轻症状。常食用蜂蜜、淀粉，增加B族维生素食品。尽量选用天然、未经加工的食品，如粗粮、豆类、酵母等。

无花果、蕨菜、红薯、蜂蜜等都可以促进排便。《本草纲目》中有"无花果开胃、止泻痢、治五痔、咽喉痛"；"蜂蜜清热、补中、解毒、润燥、止痛"。

推拿疗法

（1）按揉合谷穴：以一侧拇指指腹按住合谷穴，轻轻揉动，以酸胀感为宜，每侧1分钟，共2分钟。合谷穴是全身四大保健穴之一，也是清热止痛的良穴，可以有效缓解因便秘造成的头晕、饮食不振、情绪烦躁、黄褐斑、痤疮和腹痛等症。

（2）按揉支沟穴：以一侧拇指指腹按住支沟穴，轻轻揉动，以酸胀感为宜，每侧1分钟，共2分钟。支沟穴是治疗便秘的特效穴。

（3）按揉足三里穴：坐于床上，两膝关节自然伸直，用拇指指腹按在同侧的足三里穴上，适当用力按1分钟，感觉酸胀为度。

（4）按揉三阴交穴：坐于床上，两膝关节自然伸直，用拇指指腹按于同侧的三阴交穴上，适当用力按揉1分钟，感觉以酸胀为度。

以上的自我按摩法能调理肠胃功能，锻炼腹肌张力，增强体质，尤其适于慢性便秘的人。但必须坚持早晚各按摩一遍，手法应轻快、灵活。

现代医学认为，揉腹可增加腹肌和肠平滑肌的血流量，增加胃肠内壁肌肉的张力及淋巴系统功能，使胃肠等脏器的分泌功能活跃，从而加强对食物的消化、吸收和排泄，明显地改善大小肠的蠕动功能，可起到排泄作用，防止和消除便秘，这对老年人尤

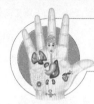

便秘的诊病方法

看手诊病

望面诊病

内眦有波纹状伸向角膜的深色血管

有形似蚯蚓团状的明显静脉血管

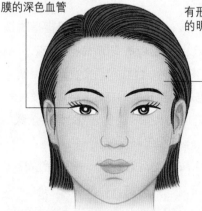

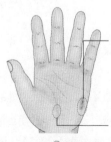

小鱼际发青

肾区青筋隐隐

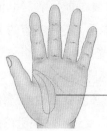

3线上出现许多支线

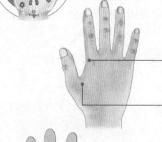

便秘的治疗方法

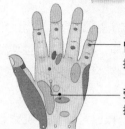

二间
揉法 20 次

合谷
揉法 20 次

肾穴
揉法 20 次

劳宫
揉法 20 次

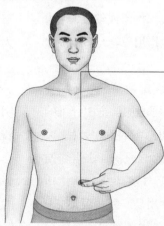

取穴技巧：
将食指、中指和无名指并拢，掌心朝内，置于腹部，无名指位于肚脐眼处，食指所在的位置就是。

商曲穴具有清热降温的功效。按摩此处，对腹痛、泄泻、便秘、肠炎、腹中积聚等不适症状有显著疗效。

药膳调理法·调肠通便菠菜猪血汤

原料菠菜 500 克，猪血 280 克。

做法菠菜洗净切段，猪血洗净切块，一同放入锅内，加水煮沸，加调料即可。

功效可调大肠、通大便，适用于便秘。

其重要。

腹部按揉的具体操作方法：一般选择在夜间入睡前和起床前进行，排空小便，洗清双手，取仰卧位，双膝屈曲，全身放松，左手按在腹部，手心对着肚脐，右手叠放在左手上。先按顺时针方向绕脐揉腹50次，再逆时针方向按揉50次。按揉时，用力要适度，精力集中，呼吸自然，持之以恒，一定会收到明显的健身效果。

② 便秘的常见问题

治疗便秘，少不了润肺生津

便秘是困扰现代人的一个常见问题，关于防治之策，五花八门，有食疗的，有用药的，有按摩的，但是办法多，出路少，最后能彻底解决问题的却是少之又少。

有过育儿经验的家长都知道，小孩子容易腹泻、咳嗽，而很少患便秘，从这个意义上说，便秘可谓是成年人的"专利"。为什么会有这种现象呢？

这和大肠经有关。中医认为大肠经有

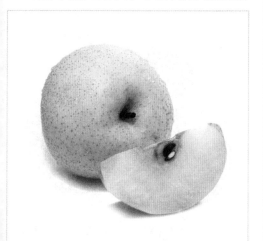

◎调摄肺气就要多吃些梨、莲藕等润肺生津的食物；另外，吞咽口水也可生津防便秘

个很重要的功能是"津"，所谓津一是指水液，二就是往外渗透的力量。如果这种力量过强，把里面的水液都渗透出去了，就会形成便秘；而如果这种力量特别弱时，就会拉稀、腹泻。

那么又是什么在控制这一力量的呢？是肺气。中医认为，肺主气，与大肠相表里，也就是说肺与大肠是紧密联系在一起的，肺气过实，津的渗透力量就会很强，反之则弱。而小孩子，尤其是刚出生不久的婴幼儿，肺气是弱的，所以他们容易咳嗽、腹泻。随着年龄的增长，肺气越来越强，超过了一定的限度，过强的时候，就会出现便秘，这也是为什么成人多便秘的原因。

由此可见，要解决便秘问题就要调理肺气，使其处于平衡和谐的状态，具体怎么做呢？调适呼吸，尽量用腹式呼吸法吸气呼气；肺喜润恶燥，调摄肺气就要多吃些梨、莲藕等润肺生津的食物；另外，吞咽口水也可生津防便秘。食物进入身体后，经过胃的消化，小肠的吸收后，食物残渣进入到大肠，最后由肛门排出体内，而平时有意识的咽咽口水，可以补充津液，增强排便动力，使大便顺畅地滑出肠道。

此外，值得一提的是痔疮，它多伴随着便秘而发生。痔疮最主要的症状是便血和脱出，大便时反复多次的出血，会使体内丢失大量的铁，引起缺铁性贫血。而用脚尖走路可以减轻痔疮的困扰，让身体进入健康的"良性轨道"。具体做法如下：走路时，双脚后跟抬起，只用双脚尖走路。在家中早晚2次，每次各走100米左右。长期坚持下去有利于提肛收气，又能让肛门静脉瘀血难以形成痔疮。

另外，冷敷也是个不错的方法。具体操作方法是：每天大便后，用毛巾或手指，蘸冷水敷或清洗肛门。因为冷水洗不但能清洁肛门，还能使肛门口收缩，防止由于大便引起的肛门发胀和下垂。只要坚持这一种简单的方法，就能不得痔疮，得了痔疮的人坚持这个方法也能减轻痛苦。

习惯性便秘的病因

（1）饮食组成不良：如米面过于精细，食量过少，食用含粗纤维特别是不消化纤维的蔬菜、水果、粮食过少，油脂太缺，饮水不足等。

（2）排便习惯不良：有便意时不及时排便，抑制便意。习惯排便时看书，不积极排便。依赖泻药排便或滥用泻药，使肠道排出敏感性降低。

（3）生活起居无规律，每日排便无定时，睡眠不足或久睡不起。长途旅行或因工作繁忙未养成按时排便习惯。

（4）老年体衰排便无力，多胎妊娠全身体力过弱，膈肌、腹肌、肠壁平滑肌无力等，均可造成排便困难。

孕产妇便秘的5大原因

（1）膨大的子宫体压迫结肠，使粪便运转速度减慢，导致不能正常排便。

（2）孕妇内分泌水平变化，孕激素增多，而孕激素能降低胃肠道平滑肌的张力，引起排便困难。

（3）孕妇膳食结构改进，粗粮减少，缺少膳食纤维，粪便量减少，缺乏对

肠壁刺激的推动作用。

（4）孕期活动减少，影响结肠的蠕动。

（5）孕妇可能服用各种药物，如镇静药物来缓解孕期不适症状，但这些药物有常对肠道功能产生副反应，这是造成孕妇便秘的又一重要原因。

便秘的日常护理

首先要注意饮食的量，只有足够的量，才足以刺激肠蠕动，使粪便正常通行和排出体外。特别是早饭要吃饱。

（1）饮食中必须有适量的纤维素。主食不要过于精细要适当吃些粗粮。

（2）每天要吃一定量的蔬菜与水果。早晚空腹吃苹果一个或每餐前吃香蕉1～3个。

（3）可以适量饮茶，茶具有清理肠道，及时补充水分等效果。

（4）晨起空腹饮一杯淡盐水或蜂蜜水配合腹部按摩或转腰，让水在肠胃振动加强通便作用。全天都应多饮凉开水以助润肠通便。

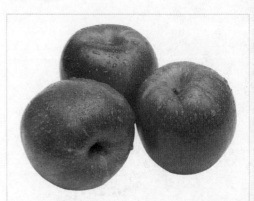

◎便秘日常生活中要早晚空腹吃苹果一个或每餐前吃香蕉1~3个

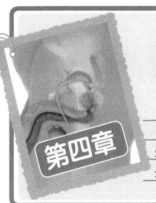

泌尿生殖系统疾病

◎生殖系统，人体重要的器官系统之一。是生物体内的和生殖密切相关的器官成分的总称。生殖系统的功能是产生生殖细胞，繁殖新个体，分泌性激素和维持副性征。

肾囊肿

肾囊肿是肾脏内出现大小不等的与外界不相通的囊性肿块的总称，常见的肾囊肿可分为单纯性肾囊肿、成人型多囊肾和获得性肾囊肿。

绝大多数肾囊肿并无症状。体格检查多为正常，偶于肾区可触及或叩及一包块。若囊肿发生感染时，胁腹部可有压痛。囊肿巨大时，在腰腹部可出现包块。

肾囊肿和先天性多囊肾的区别表现在：肾囊肿是根据影像检测对肾脏发现的一组无回声液性暗区。也就是通常所说的水泡。两个以下者称肾囊肿，两个以上者称为多囊肾，双肾均有多个囊块者首先应该考虑为先天性多囊肾。肾囊肿和先天性多囊肾不分年龄和性别均有可见。

肾囊肿：如果发现及时，可根据其部位不同，可手术，也可保守治疗。当然同样效果应是药物治疗为佳。一般不宜手术，以药物控制病情的发展，不至于出现组织受损和功能性变化。

肾积水是指肾盂或集合系统扩张和肾脏的某个部位存有液体的异常现象。多见于中老年男女，此病多由膀胱疾病或尿路不畅，以及其他原因所致。如治疗不及时将会导致肾组织受损和肾功能变化。

肾囊肿是根据影像检测对肾脏发现的一组无回声液性暗区。也就是通常所说的水泡。两个以下者称肾囊肿，两个以上者称为多囊肾，双肾均有多个囊块者首先应该考虑为先天性多囊肾。肾囊肿和先天性多囊肾不分年龄和性别均有可见。

常见症状

（1）腰腹部不适或疼痛：疼痛的特点为隐痛、钝痛，固定于一侧或双侧，向下部及腰背部放射。如有囊内出血或继发感染，则会使疼痛突然加剧。如合并结石或出血后血块阻塞尿路，则可出现肾绞痛。

（2）血尿：可表现为镜下血尿或肉眼血尿，发作呈周期性。

（3）腹部肿块：60%～80%的患者可触及肿大的肾脏。

（4）蛋白尿。

（5）高血压。

（6）肾功能减退。

掌纹特征

（1）肾区有岛形样纹、"米"状纹、三角纹，有白、红、黄色暗斑。

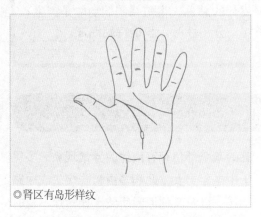

◎肾区有岛形样纹

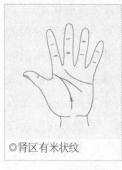

◎肾区有米状纹

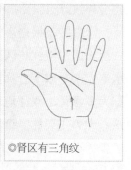

◎肾区有三角纹

（2）3线尾端有断裂或突然变浅消失，可有塌陷及6线穿过。

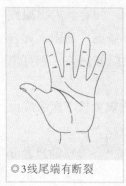

◎3线尾端有断裂

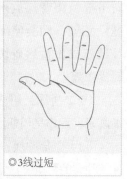

◎3线过短

（3）坤位有"米"状纹。

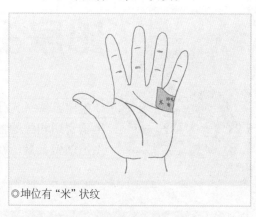

◎坤位有"米"状纹

① 肾囊肿的饮食疗法

（1）要注意过咸类不吃（包括腌制类）、辛辣刺激类不吃（包括辣椒、酒类、虾、蟹等）、被污染的不吃（包括腐烂变质的，剩饭剩菜等）、烧烤类不吃，而肾功能不全或发生尿毒症者还应注意豆类及其制品不吃、限制动物类高蛋白食品、油腻类食品等。

（2）水的摄入：各种肾脏疾病由于发病原因不同，病程不同，治疗措施也不相同。在轻度肾衰时，由于肾脏浓缩功能下降，体内代谢产物需要较多的水分才能从肾脏排出，因此，肾脏病如无明显的水肿、心衰、高血压时，不应盲目限水。特别提醒的是那些慢性肾衰的病人，不要认为肾衰就得严格限制水分，如果过分限水反易加重肾功能恶化。

（3）食盐的摄入：控制食盐时，根据病人病情和肾功能程度作调整，并非所有的慢性肾功能不全病人都要严格限盐。

（4）注意休息，避免剧烈的体力运动。

（5）讲营养肾囊肿患者宜食含优质蛋白质高的食物，注意高纤维、高维素食物的补充及低脂肪、适当的糖饮食。

（6）不偏食，五谷杂粮、新鲜蔬菜和水果、牛、羊、猪瘦肉、禽蛋类、牛奶、鱼虾等均可食用。

❷ 肾囊肿的常见问题

肾囊肿的八大因素

（1）先天的发育不良

由先天发育不良可产生多种疾病，对于囊肿性肾病而言，主要可造成髓质海绵肾、发育不良性多囊肾病等，先天发育异常的基因一般没有异常，因此它与基因遗传或基因突变是有区别的。

（2）基因突变（非遗传）

对于多囊肾病来说，大多是通过父母基因遗传的，分为常染色体显性遗传和常染色体隐性遗传，但也有的多囊肾患者既非父母遗传，也不属于先天发育不良性多囊肾病，而是胚胎形成时的基因突变。在胚胎形成过程中，由于各种因素的作用，使基因发生了突变形成了多囊肾病，此种情况虽然很少见，但还是可以发生的，因此，有些多囊肾患者可以没有父母遗传史。

（3）各种感染

感染可使机体内环境发生异常变化，从而产生有利于囊肿基因发生变化的环境条件，使囊肿的内部因素活性增强，这样便可促进囊肿的生成、长大；而身体任何部位的任何感染，又会通过血液进入肾脏从而影响囊肿，如囊肿发生感染，则除了使临床症状加剧外，还会促使囊肿进一步加快生长速度，并使肾功能损害加重等。常见的感染有上呼吸道感染（包括感冒）、尿路感染、肠胃道感染、皮肤感染、外伤感染、器械感染等，即不管是细菌感染还是病毒感染，均可对囊肿产生很大影响。

（4）毒素

毒素作用于人体，可使各种细胞组织器官造成损伤，从而发生疾病，甚至危及生命，并且也是产生基因突变、先天发育异常等现象的主要原因之一。常见的毒素诸如农药、某些化学药剂、放射线、污染等。尤其需要指出，一些药物也具有肾毒性，若使用不当则易造成肾损害，这些药物包括：卡那霉素、庆大霉素、磺胺类、利福平、消炎痛片等西药，以及蜈蚣、马钱子等中药。

（5）饮食

可能大家都知道，不良的饮食习惯可以造成很多疾病的产生，当然也是囊肿病产生、发展变化的重要因素。其中主要有：

①饮食不节，如过饥则营养不足；过饱则易伤及脾胃的消化、吸收功能并且发生气血流通障碍；过食肥甘厚味则易化生内热。

②饮食不洁，轻者易致肠胃疾病，重者发生中毒甚至危及生命。

③饮食偏嗜，如多食生冷寒凉，则易伤脾胃阳气，多食辛温燥热则可使胃肠积热，再有五味偏嗜，久则易伤内脏。上述几种饮食习惯对于机体的影响是显而易见的。它们也直接或间接地影响着囊肿性疾病的变化发展。而对于囊肿病来说，临床

上我们特别强调以下几个方面，辛辣刺激类：如辣椒、酒类、吸烟（包括被动吸烟）、巧克力、咖啡、海鱼、虾、蟹等"发物"；过咸类食物，特别是腌制类；被污染的食物如不卫生的食物、腐烂变质的、剩饭剩菜等；烧烤类食物；除此之外，还应限制动物类高蛋白、高脂肪以及油腻类食品，即上述之肥甘厚味；限制豆类及豆制品，特别是肾功能不全患者更需注意。

（6）劳逸失宜

劳累过度应包括三个方面：

①劳力过度，即较长时间的过度用力或剧烈运动则易积劳成疾；

②劳神过度：即思虑太过，心理压力过大，思想负担过重；

③房劳过度，即性生活不节制，房事过度。这些都与健康不利，当然也影响到囊肿性疾病的变化。此外，过度安逸，即过度安闲、不参加劳动、又不运动则又易使人体气血不畅从而引发他病，也就是"久卧伤气"的道理。

（7）情绪因素

现代医学研究证明：不良的情绪变化可使人体的神经及内分泌失调，从而通过神经体液作用改变人体的内环境。内环境的异常则又对囊肿造成了影响。而且不良的情绪还可使人的免疫力降低，从而有利于病菌和病毒的侵袭，从而又使囊肿受到影响。大量的临床实践证明，不良的情绪可使病情加重，特别是囊肿性疾病，而调摄心情，不悲不躁，则病情常可逐步好转。

（8）妊娠

一般情况下，妊娠对多囊肾的病程影响主要看肾功能状况，虽然目前尚没有资料证实妊娠会使多囊肾病程加速，但多次妊娠且合并有高血压者其预后常不良，且有1/4的多囊肾女性在妊娠中新发高血压或原有高血压加重，所以多次妊娠则对多囊肾女性的预后产生不利影响。当然这里说的还是肾功能尚正常者，如肾功能不正常的多囊肾女性妊娠危险性更大。

肾囊肿的日常保健

（1）严防感冒

研究证实，感冒是导致肾病患者肾脏损伤最主要的因素之一。临床表明，患有慢性肾炎的病人感冒当天或次日会使病情复发加重，肾脏加剧损伤。急性肾炎一般易在感冒后的10～14天出现，症状显示为水肿、尿血，如果检测肾功能，就会发现肌酐尿素氮迅速升高。很多患有慢性肾炎的病人都在看完感冒后就不得不"转战"肾内科，还有不少肾病患者则是在感冒中被发现发病。

有许多肾病患者的感冒属于隐匿型，这是由于身体免疫功能降低，不会出现发热头痛等明显的感冒症状，只出现怕冷怕风，咽喉痒痛等轻微不适感觉，这些往往不易引起患者重视，但实际上对肾脏的损伤同样非常严重。专家建议，冬季肾病患者一定要防止感冒，如感冒后有水肿、尿血等症状一定要赶紧去医院看病。一些患有尿毒症、糖尿病等肾病的病人更要注意。

（2）控制饮食

除感冒外，肾病的另一大诱因和加重

因素是饮食不当，摄取过高的蛋白质。临床统计显示，每年临近节日都是慢性肾病发病及复发加重的高峰期。

慢性肾病病人很容易在冬季因摄取过多蛋白质而导致肾病加重。起初可能表现为大吃大喝后胃口不好，很多人误为消化系统出毛病，可能会去消化科就诊。其实贫血、血压高、水肿、腰酸都可能是肾脏发病的前兆。所以，肾病患者在大吃大喝的时候，要多想想自己的健康，高蛋白、高脂肪的食物尽量少吃，尤其是肾功能不好的人，更要注意。

（3）加强锻炼

肾病患者由于天气寒冷，更加不愿意运动，整个冬天喜欢待在温暖的家里甚至卧床休息。医生提醒：这是极其错误和危险的做法，这样会使肾脏血流减缓，加重瘀滞和肾脏的硬化萎缩。肾病患者在冬季应该坚持合理的运动锻炼，一方面增强抵抗力，防止感冒，另一方面加强肾脏血液流通，有助于损伤修复，防止肾小球硬化。肾病患者的锻炼方式以步行为主，天气晴朗时尽量参加户外运动，不适合户外活动时也应该在室内散步，不要卧床。

肾囊肿的预防

（1）一般事项

避免剧烈的体育活动和腹部创伤，肾脏肿大明显时应避免腰带过紧，以防囊肿破裂。

（2）控制高血压

这在保护肾功能中起决定性作用。首选血管紧张素转换酶抑制剂，其他降压药如钙离子拮抗剂、血管扩张药。

（3）积极防治尿路感染

多见于女性。在饮食起居、个人卫生等方面都应加倍小心，要适当锻炼，要根据天气温度变化随时增减衣服，预防感冒和各种感染。注意高纤维、高维素食物的补充，不偏食。要忌饮酒，少吃辛辣、油炸食品；忌过甜食；忌盲目进补，或不要随意轻信广告宣传的补品，以免损害肝脏或增加肝脏负担。

尿道感染

尿道感染是由细菌、病毒、真菌或多种寄生虫引起的。尿道感染一般分为上泌尿道感染和下泌尿道感染。按细菌侵入的途径又可分为：血行感染、上行感染、淋巴道感染、直接感染。妇女大部分是上行感染，这是因为女性尿道直而短，细菌容易上行至膀胱造成感染，另外，女性尿道外口与阴道口、肛门很近，容易受粪便及阴道内排泄的细菌所污染，老年妇女膀胱完全排空能力减退，细菌极易在残余尿液中繁殖。临床上常见的为下尿道感染即膀胱炎，是老年妇女的常见病、多发病。

一般认为，尿道感染的途径有上行感染、血行感染和直接感染四种方式。

（1）上行感染：绝大多数尿感是由上行感染引起的。正常情况下，尿道口及其周围是有细菌寄生的，但一般不引起感染。当机体抵抗力下降或尿道黏膜有轻微损伤时，或者细菌的毒力大，黏附尿道黏膜和上行的能力强，容易侵袭膀胱和肾脏，造成感染。由于女性尿道口靠近肛门，且女性尿道远较男性为短而宽，女婴的尿道口常被粪便污染，故更易致病。

（2）血行感染：细菌从身体内的感染灶（如扁桃体炎、鼻窦炎、龋齿或皮肤感染等）侵入血流，到达肾脏，先在肾皮质引起多发性小脓疡，然后，沿肾小管向下扩散至肾乳头和肾盏、肾盂黏膜，但炎症亦可从肾乳头部有轻微损伤的乳头集合管（如尿中的结晶损伤）开始，然后向上向下扩散。血行感染途径较为少见，不及10%。血行感染比较多见于新生儿，或金黄色葡萄球菌败血症患者的血行性肾感染。

（3）淋巴道感染：下腹部和盆腔器官的淋巴管与肾周围的淋巴管有多数交通支，升结肠与右肾之间也有淋巴管沟通。当盆腔器官炎症、阑尾炎和结肠炎时，细菌也可从淋巴道感染肾脏。这种感染途径更为少见，甚至于这种感染途径是否存在，目前也有争论。

（4）直接感染：外伤或邻近肾脏的脏器有感染时，细菌可直接侵入肾脏引起感染，但是，这种情况临床上是十分罕见的。

常见症状

主要表现为：起病急骤，尿频、尿急、尿痛，或有黏液性分泌物。检查尿液有脓细胞、少量红细胞。

掌纹特征

（1）3线尾端出现断裂或者岛形样纹或被6线切过。

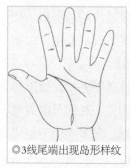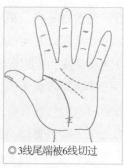

◎3线尾端出现岛形样纹　◎3线尾端被6线切过

（2）手上出现9线出现。

（3）11线深而长，且向1线延伸。

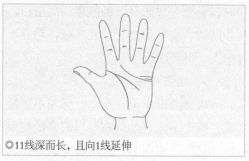

◎11线深而长，且向1线延伸

（4）坤位出现由小细纹形成的"十"字纹或岛形样纹。

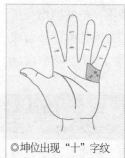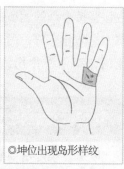

◎坤位出现"十"字纹　◎坤位出现岛形样纹

（5）肾区色泽发青，或呈暗红色。

❶ 尿道感染的饮食疗法

（1）用车前草、蒲公关、金银花、野艾、白茅根等淡煎或浸泡，代茶常饮。

（2）丝瓜子9克，焙干研末，用黄酒送服，每日1次或分2次服。

（3）绿豆衣或绿豆，煮汁服。

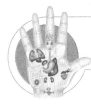

尿路感染的诊病方法

看手诊病

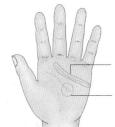

肾区青筋浮现

膀胱一区片状红晕

小鱼际颜色发青

1线呈锁链状

2线末端出现羽毛样干扰纹

望面诊病

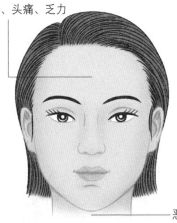

发热、头痛、乏力

恶心、呕吐

尿路感染的治疗方法

肾穴
按法20次

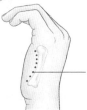

命门
按法20次

生殖区
按法20次

太渊
按法20次

取穴技巧：
正坐，双手置于小腹，掌心朝下，左手中指指腹所在位置的穴位就是。

　　关元穴具有培肾固本、调气回阳之效能。长期按压此穴，对腹泻、腹痛、痢疾、小便不利、尿闭、尿路感染、尿路结石、肾炎等病症，都有较好的调理保健效能。

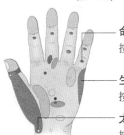

药膳调理法·豆浆桑叶汤

原料鲜桑叶15片，豆浆400毫升。

做法将上述两样材料一同煮，沸后取汤，加适量白糖调服。

功效适用于慢性肾盂肾炎。

（4）银花60克，加白糖120克同煎，额频饮服。或金银藤120克，水煎服。

（5）小蓟草15克，马兰根15克，水煎服。

❷ 尿路感染的常见问题

保持"废水处理系统"的通畅

人体通过消化系统排出固体垃圾和部分气体垃圾，但还有一些毒素已经被肠道吸收并渗入到血液中，这些毒素如果进入各脏腑器官，会严重干扰它们的工作，致使器官衰弱，进而产生各种疾病，因此，必须将这些毒素从血液中过滤掉。这个任务是由人体内的泌尿系统来完成的，它是世界上最天然、最先进的废水处理系统。

泌尿系统以肾脏为中心，此外还包括输尿管、膀胱和尿道。

肾脏是废水处理系统里的上游水库。它的作用是收集和过滤原尿，再制成终尿排出。我们体内都有一左一右两个肾，每个肾由100多万个肾单位组成，每个肾单

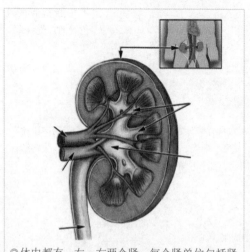

◎体内都有一左一右两个肾，每个肾单位包括肾小体和肾小管两部分

位包括肾小体和肾小管两部分，其中的肾小体又由肾小球和肾球囊两部分构成。肾小球其实就是一些盘曲的小血管球，当血流经它们的时候，把大量的水分、无机盐类和一些养料如葡萄糖、少量的蛋白质以及新陈代谢的废物和毒素过滤到肾球囊里去，这样形成了原尿。肾小管再将原尿里的有用物质，如葡萄糖、蛋白质、无机盐和大部分水都被重新吸收到血液里去参加身体的新陈代谢，而部分水、无机盐类和毒素则形成终尿。

输尿管相当于两条由高向低流的水渠，是人体废水处理系统中重要的排毒管道，分别连接左右两只肾和膀胱。输尿管有过滤功能，过滤后，把需要排出的尿液送到膀胱。

膀胱是废水处理下游的蓄水池，括约肌就是它的闸门，需要时开，不需要时关。因为我们大家都不可能像鸟儿一样随时随地地排出尿液，所以体内的尿液要在膀胱里暂存一下，当存到一定量时，我们的大脑就会收到提醒信号：水位即将超标，该开闸放水了。这时，我们就要去厕所走一趟了。这里需要提醒你一下：一定不要憋尿。因为膀胱的容量是有限度的，若是憋尿到500毫升还不排尿，膀胱就有破裂的可能。所以时刻要注意膀胱的库存，不要到快"决堤"时才想起"开闸泄洪"。

最后，一切准备就绪后，括约肌会接受大脑的指令，松开闸门。这样，尿液就通过泌尿系统的最后一个器官——尿道，顺畅地离开身体。

以上就是一个顺畅正常的泌尿系统的工作程序，一套完全有效运转的"废水处理系统"。有哪一个人工的废水处理系统能和它相比呢？为了保障这个废水处理系统的通畅，大家可别忘记有效地维护、保养，并且尤其要注意不要憋尿。

经常憋尿是一种不良习惯，影响了正常的规律性排尿功能，尿液滞留膀胱过久，增加了细菌生长繁殖的机会。所以若憋了一段时间的尿之后，除了尽快将膀胱排空外，最好的方法就是再补充大量的水分，强迫自己多几次小便，这对膀胱来说有冲洗作用，可以避免膀胱内细菌的滋生。

女性由于腹腔内器官结构较复杂，长期憋尿会影响膀胱功能，且发生尿路感染的概率高于男性。因为女性的尿道口接近肛门、会阴部，由于局部潮湿利于细菌生长繁殖，排尿少，细菌4～6小时会疯狂生长。

男性尿道长、膀胱容量大，而且比较

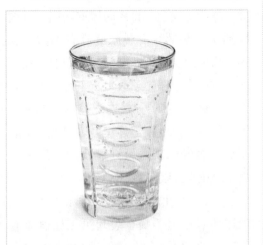

◎男性一天最好是能够喝2000～3000毫升水，这样可以有效防止膀胱结石的形成。

能忍尿，但是男性憋尿同样有"风险"。正常人每天白天排尿4～6次，夜间1～2次。冬季有些人怕冷，不想起床上厕所，还有些人干脆少喝水，减少去厕所的机会。但从健康角度而言，不主张因为怕憋尿而不喝水，正常人群一天要喝2000～3000毫升水，喝水排尿本身是一个排毒的过程。如果长时间不排尿，浓缩的尿液在膀胱结晶，会形成结石。长期憋尿的男士，除了易患膀胱结石之外，也易患前列腺炎、前列腺增生，而且，憋尿过程中因精神紧张，还有可能诱发心脏病。

尿路感染的日常护理

（1）保持外阴清洁

①女婴在大小便后应及时更换尿布，洗涤会阴和臀部，所用尿布必须干净清洁。1岁以后的孩子，不论男女，都不应穿开裆裤，不要就地而坐，以免外阴和尿道感染。

②成人应每日清洗外阴1次，勤换内裤，大便后擦拭肛门，应从前向后，避免将肛门污物带到尿道口。

③禁用坐浴，如果坐在浴盆内洗澡，污水容易浸入尿道，引起感染。因女性尿道短而宽，尿道口与阴道、肛门靠近，尤应注意。

（2）注意性生活卫生

泌尿系感染的发病原因，性生活卫生习惯不良较为常见，男女一方外阴或阴道、尿道的病菌极容易传给对方，也容易自身感染。因此性生活前，应清洗外生殖器。如果使用避孕工具，应将避孕工具清洗或消毒。性交前后，都应排尿一次。此外，戒除手淫，尤其是用器物手淫，防止尿道感染和损伤。

（3）防止尿液潴留

①有尿意时，及时排尿，不要憋尿，每晚临睡前，排空膀胱。

②怀孕5个月以上的妇女睡觉时以左侧、右侧卧位为宜，免得子宫压迫输尿管，引起尿流不畅。

③积极治疗引起尿路梗阻的疾病，如泌尿系结石、肿瘤、前列腺增生、包茎、肾下垂、瘢痕狭窄、泌尿系先天性畸形等。

（4）清除入侵病菌

①积极治疗感染性疾病，如扁桃体炎或外伤感染、胆囊炎、盆腔炎、阑尾炎、前列腺炎、龋齿感染、鼻窦炎等，要足量用药，彻底干净，防止病菌通过血行、淋巴道等进入泌尿系统，同时杀灭已经侵入泌尿道的病菌。

②多喝开水，增加尿量，使尿液不断地冲洗泌尿道，尽快排出细菌和毒素，保持泌尿道清洁。

前列腺炎

前列腺炎是男性生殖泌尿系统中最常见的疾病，可分为急性和慢性两种。通常是由身体其他部位的细菌感染入侵前列腺所致。前列腺炎完全或部分阻碍尿液由膀胱流出，导致尿液滞留。

中医认为前列腺炎为肾虚、膀胱气化不利所致。前列腺炎患者在饮食上宜选用具有补气益肾功效，营养丰富、清补的食物，如荸荠、甘蔗、葡萄、杨梅、猕猴桃、绿豆、猪瘦肉、乌鸡等都是前列腺炎患者理想的食物。

常见症状

（1）急性前列腺炎：发作时或形成脓肿时，有发热乏力虚弱厌食、恶心、寒战、虚脱等表现。排尿时尿道灼痛、可放散到阴茎头部、清晨尿道口有不洁分泌物。后尿道会阴部和肛门部位潮湿发黏不适、重压有饱胀感、久坐、下蹲或大便时为甚。胸10至骶3神经支配范围内都可发生放射痛、以下腰部疼痛多。出现性功能障碍。神经出现一系列症状如头晕、耳鸣、眼花、失眠多梦、忧郁等。

（2）慢性前列腺炎：排尿不适，出现尿频、尿道灼痛，晨起可见尿道口有黏液、黏丝及脓液分泌，尿液混浊或大便后流白。严重时可出现终末血尿及排

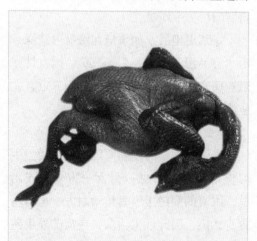

◎前列腺炎患者在饮食上宜选用具有补气益肾功效，如荸荠、甘蔗、葡萄、猪瘦肉、乌鸡等

尿困难。后尿道、会阴和肛门部不适、重压或饱胀感、下蹲或大便时为甚。前列腺或精囊有丰富的交感神经支配，炎症发生时腺体内部张力增大，可刺激交感神经引起转移性腰痛，疼痛可放射到阴茎、睾丸、阴囊、腹股沟、会阴、小腹、大腿、臀部直肠等处。性欲减退、早泄，青年未婚者多表现遗精、神经衰弱、精神抑郁。

掌纹特征

（1）生命线为尾端有三角纹，说明慢性前列腺炎。

（2）11线过长，直向无名指下方延伸，伴有"米"字纹或6线出现。

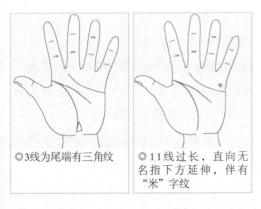

◎3线为尾端有三角纹

◎11线过长，直向无名指下方延伸，伴有"米"字纹

❶ 前列腺炎的调治方法

推拿疗法

前列腺炎是泌尿外科最常见的疾病，发病率非常高，患者甚多，由于其病因、病理改变、临床症状复杂多样，并对男性的性功能和生育功能有一定影响，严重地影响了患者的生活质量，使他们的精神与肉体遭受极大的折磨，甚至有人丧失治愈的信心。

其实，此病并非不可治愈，下面就向大家介绍一种操作简便的按摩疗法，以求促进患者病体早日康复。

具体操作方法有两种。

（1）他人帮助按摩

便后，清洁肛门及直肠下段即可行按摩治疗。患者取胸膝卧位或侧卧位，医生用食指顺肛门于直肠前壁触及前列腺后，按从外向上、向内、向下的顺序规律地轻柔按压前列腺，同时嘱患者做提肛动作，使前列腺液排出尿道口，并立刻小便。

（2）患者自我按摩

患者取下蹲位或侧向屈曲卧位，便后清洁肛门及直肠下段后，用自己的中指或食指按压前列腺体，方法同前，每次按摩3～5分钟，以每次均有前列腺液从尿道排出为佳。按摩时用力一定要轻柔，按摩前可用肥皂水润滑指套，以减少不适。每次按摩治疗至少间隔3天以上。如果在自我按摩过程中，发现前列腺触痛明显，囊性感增强，要及时到专科门诊就诊，以避免

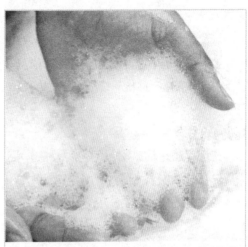

◎摩时用力一定要轻柔，按摩前可用肥皂水润滑指套，以减少不适

病情加重。

（3）阴陵泉、三阴交、太溪三穴是对治疗前列腺炎最有效的穴位。点按阴陵泉、三阴交、太溪各穴位100次，力度以胀痛为宜。还可以依照反射区做脚底按摩。

（4）在足底找到肾、脾、肺、肾上腺、膀胱、输尿管、生殖腺、脑垂体等反射区，按以下步骤按摩：

①按揉肾、肾上腺、胃、脾、生殖腺、膀胱各反射区100次，力度以酸痛为宜。

②推压输尿管100次，肺部50次，力度稍重。

③点按脑垂体50次，力度以胀为宜。

除按摩疗法外，前列腺炎患者还要养成健康的生活习惯，在饮食方面要注意多吃富含维生素的食品，多吃新鲜蔬菜和水果，饮食清淡易消化，并注意少食多餐，保持能量的供给，戒烟酒及刺激性食物。

患前列腺炎者应起居有规律，性生活有节制，避免房事过度、强忍精出。饮食有节，不过食肥甘厚味、辛辣之品，多食蔬菜水果，保持大便通畅。按摩治疗期间，可配合饮用荷叶汤，效果更佳，取荷叶50克，若为鲜荷，须加倍。将荷叶研末，每次取5克，每日早晚各1次，热米汤送服。

艾灸疗法

艾灸疗法是临床常用的一种灸法，就是指以艾绒为材料，点燃后直接或间接熏灼体表穴位的一种治疗方法。也可在艾绒中掺入少量辛温香燥的药末，以加强治疗效果。此法是一种补法，主要应用于慢性病的治疗上。

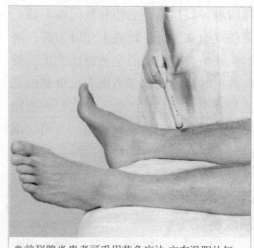

◎前列腺炎患者可采用艾灸疗法,它有温阳补气、温经通络、消瘀结、补中益气的作用

艾灸疗法的适应范围十分广泛，用中医的话说，它有温阳补气、温经通络、消瘀结、补中益气的作用。可以广泛用于内科、外科、妇科、儿科、五官科疾病，尤其对乳腺炎、前列腺炎、肩周炎、盆腔炎、颈椎病、糖尿病等有特效。因其制成的形式及运用方法不同，又可分为艾条灸、艾炷灸、灸器灸等数种。

在家中灸时，首先在手掌中放置艾草，并将它捻成细长状，然后在其尖端部分2~3厘米处摘下，制成大约米粒一半大小的金字塔形灸。

在实施灸法的时候，先用一点水把皮肤弄湿，在穴位上放上上面所说的灸，如此艾草才容易立起来。然后点燃线香，引燃艾草，在感到热时更换新的艾草。若没有特殊状况，一个穴道用上述的灸进行三"状"到五"状"的治疗（烧完一次艾草，称一"状"）。

除了直接燃烧艾草，最简单的灸疗法是线香灸。准备一根线香，点上火，将线香头靠近穴道，一感到热，便撤离。一个穴道反复5～10次。

② 前列腺炎的常见问题

饮酒助"性"非但不可取，还会伤害生殖系统

有些夫妇在性生活时，常常"以酒助性"，以提高性生活的质量。其实，这是一种很危险的做法。酒精除了会对人体肝脏等器官造成损害外，它还是一种性腺毒素。性交前男性饮酒过量可使性腺中毒，血中睾酮水平降低70%～80%，使男子发生阳痿不育。长期如此，还会导致完全性阳痿、睾丸萎缩。女性饮酒，可引起月经不调、停止排卵、性欲冷淡和男性化。因此，性生活中切忌以酒助"性"。

另外，平时饮酒最好不要过量和不能长期酗酒，因为酒精可抑制中枢神经系统，干扰性冲动刺激，抑制阴茎勃起，从而影响性功能的正常发挥，甚至降低年轻男子的睾酮和垂体激素水平。当然，急性

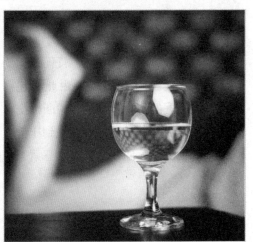

◎借酒助兴，醉后入房，久战不酣者，更是对男女双方都有伤害的做法

醉酒之后就更谈不上性行为了。

在长期酗酒致慢性酒精中毒者中，约有半数的男子和1/4的女子患性功能障碍。英国研究人员指出，酗酒可损害生殖功能，加快睾酮代谢，造成雌激素相对增多；由于有活性的雄激素减少，睾丸可能萎缩，进而可能出现阳痿。那些借酒助兴，醉后入房，久战不酣者，更是对男女双方都有伤害的做法。

酗酒对生殖系统的影响主要表现在以下几个方面。

（1）长期饮酒会造成男性生育能力低下。

（2）过度饮酒容易诱发前列腺炎，继而影响生育。

（3）酒精还能直接损伤精子。受到损伤的精子如果和卵子结合，会影响胎儿在子宫内的发育，引起流产；有时还会生出畸形怪胎或孩子出生后智力差，成为低能儿。

体外射精害处大

一些青年夫妇在过性生活时，采用体外排精的避孕方法，认为它简单易行，不影响快感。实际上，你勃起能力开始下降，这的确与之直接相关。

体外射精，指的是在性交的过程中临近性欲高潮即射精前突然停止性交，目的是让精液射出体外。这种性交，称为"间断性交"，亦称"性交中断"。

体外射精对双方来讲，非但不会延年益寿，相反，对男女双方的身心都有害无益。

危害之一：可诱发无菌性前列腺炎

正常房事射精后，阴茎勃起很快消退，几分钟内阴茎的血液减少50%～60%，随着10～20分钟，性器官血流状况会恢复常态。如果是性交中断，性器官血液的复原速度大大减慢，性器官会处于长久的充血状态。

危害之二：可诱发射精异常

通过性交中断强烈地抑制不射精，如果经常这样，会酿成射精障碍。轻者出现射精时间延迟、射精不爽快，重者压根就不再射精。

危害之三：可诱发阳痿

性交半途中断，无论大脑皮质的性中枢、各路性活动控制神经以及各个性器官依然处于兴奋状态，不能很快松弛下来，无形中就加重了神经系统与性器官的负担，造成一种"过度疲劳"现象。

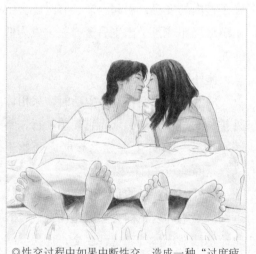

◎性交过程中如果中断性交，造成一种"过度疲劳"现象而诱发阳痿

危害之四：可诱发血精

与上述性器官充血消退较慢同样道理，精囊广泛与持久充血，精囊壁上的毛细血管会扩张破裂，导致血精。

危害之五：可诱发频繁遗精

性交过程中，随着性冲动的发生，各附属性腺分泌增多，精液量骤增。如果中断性交，这些精液没有去处，必然会通过遗精方式排出体外，易产生精液与诱发频繁遗精，对身体健康不利。

危害之六：容易使女方产生性冷感

性交过程中，当男方达到高潮时，女方此时常常未获得性满足，如果此时男方强行终止性交，进行体外射精，长此以往，会导致女性的性冷感。由此看来，体外射精不足为取，假如要避孕还是用科学的避孕方法为好。

危害之七：易造成夫妻不和

正常适量而又和谐的性生活可增进夫妻间的感情，但是体外射精这种不科学的避孕方法常造成夫妻间的隔阂。一旦女方因此而怀孕，男方常会认为不是自己的那小部分精液（体外射精前溢出的小部分）流入阴道造成（避孕失败），反而误认为是女方有外遇和不贞行为，由此引起口角，造成家庭的不幸。而强行中断性交，女方得不到完全满足，性心理受到压抑，对性交产生反感，同样给夫妻情感蒙上一层阴影。

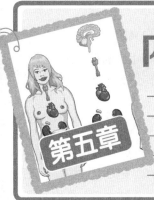

内分泌及新陈代谢疾病

◎内分泌系统的经典概念是指一群特殊化的细胞组成的内分泌腺。

新陈代谢是生物体内全部有序化学变化的总称，其中的化学变化一般都是在酶的催化作用下进行的。

第五章

高脂血症

高血脂是指血中胆固醇或甘油三酯过高或高密度脂蛋白胆固醇过低，现代医学称之为血脂异常。一般成人的血脂正常值是：胆固醇不超过250毫升，三酰甘油不超过150毫克。它是导致动脉粥样硬化的主要因素，是心脑血管病发生发展的危险因素。它发病隐匿，大多没有临床症状，故称为"隐形杀手"。

高血脂也叫高脂血症。高脂血症是由各种原因导致的血浆中的胆固醇、甘油三酯以及低密度脂蛋白水平升高和高密度脂蛋白过低的一种的全身质代谢异常的一种病，临床分为Ⅰ、Ⅱ、Ⅲ、Ⅳ、Ⅴ五种类型，五型中任何一型质代谢异常都会导致某特定脂蛋白升高，最常见的是Ⅱ和Ⅳ型。

高血脂与糖尿病、脂肪肝等被认为是"都市现代病"，是由工作脑力化、办公自动化、交通现代化、营养失衡等多种因素引起的。

高脂血症的主要危害是导致动脉粥样硬化，进而导致众多的相关疾病，其中最常见的一种致命性疾病就是冠心病。严重乳糜微粒血症可导致急性重症胰腺炎，是另一致命性疾病。高脂血症对身体的损害是隐匿、逐渐、进行性和全身性的。大量国内外临床研究显示，作为心脑血管疾病的独立危险因素，高脂血症导致心肌梗死的发生率为9%，而高血压为1.4%，糖尿病为1.5%。正常情况下，成人血甘油三酯含量为0.22~1.2毫摩尔/升，胆固醇含量为3.12~5.20毫摩尔/升。在血脂增高的初期一般无明显症状，患者可以正常进食和生活，但长期的高脂血症可以造成一些系统和脏器的病变，产生相应的表现：

（1）肥胖：约有2/3的高脂血症患者体重超标。

（2）动脉粥样硬化：由于脂质代谢异常影响到血管内皮细胞的营养摄取，造成血管内膜损害，脂肪组织很容易沉积在血管内膜下层。天长日久，血管内膜发生溃烂、硬化、形成血栓，这是心脑血管病的病理基础。

（3）脂肪肝：当血脂过高时，超出了肝脏代偿能力，就会使大量脂肪沉积在肝内，形成脂肪肝，进一步发展还会损害肝细胞，造成肝硬化。

（4）血黏度增高：由于高血脂会造成血中乳糜颗粒增多，导致血液黏度增加，血流速减慢，很容易堵塞小血管，是血栓形成的高危因素。

常见症状

（1）一般高血脂多表现为：头晕、神疲乏力、失眠健忘、肢体麻木、胸闷、心悸等。另外，高脂血症常常伴随着体重超重与肥胖。

（2）高血脂较重时会出现头晕目眩、头痛、胸闷、气短、心慌、胸痛、乏力、口角歪斜、不能说话、肢体麻木等症状，最终会导致冠心病、脑中风等严重疾病，并出现相应表现。

（3）长期血脂高，脂质在血管内皮沉积所引起的动脉粥样硬化，会引起冠心病和周围动脉疾病等，表现为心绞痛、心肌梗死、脑卒中和间歇性跛行（肢体活动后疼痛）。

（4）少数高血脂还可出现角膜弓和脂血症眼底改变。角膜弓又称老年环，若发生在40岁以下，则多伴有高脂血症，以家族性高胆固醇血症多见，但特异性不强。高脂血症眼底改变是由于富含甘油三酯的大颗粒脂蛋白沉积在眼底小动脉上引起光折射所致，常常是严重的高甘油三酯血症并伴有乳糜微粒血症的特征表现。

掌纹特征

（1）掌色红白夹杂。

（2）手指根部脂肪堆积。

（3）大小鱼际下方脂肪丘隆起。

（4）酸区扩大。

❶ 高血脂的饮食疗法

高血脂患者的饮食力求清淡，宜吃素但不宜长期吃素，适量饮茶，饥饱适度。宜低盐饮食，宜用植物油。脂肪摄入量每天限制在30～50克，限制高脂肪、高胆固醇类饮食，如动物脑髓、蛋黄、黄油、花生等。限制食用谷物和薯类等碳水化合物含量丰富的食物。少吃糖类和含糖较高的水果、甜食。控制全脂牛奶及奶油制品的摄取量。山楂是"三高"——高血压、高脂血症、高胆固醇患者理想的食物。韭菜、黑木耳、银杏叶等降血脂效果非常好。烟酒是血脂升高的重要病因，高脂血症患者应尽早戒除。不吃或少吃精制糖，如白糖、蜂蜜等。少喝咖啡。

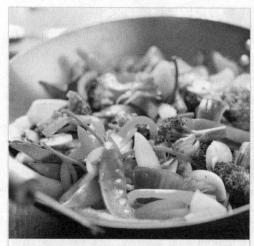

◎高血脂患者的饮食力求清淡，宜吃素但不宜长期吃素，适量饮茶，饥饱适度

另外，需要注意食用胆固醇高的食物易加重病情；甜食易使血脂升高；饮酒会加速血脂的升高；饮咖啡会使胆固醇增高；高脂血症病人应禁饮咖啡。

洋葱成菜，既可单独烹调，又可作为调味底料，是深受人们喜爱的一种大众蔬菜。不仅如此，洋葱还具有保健作用，研究发现，多吃洋葱有利于降脂。

洋葱的重要价值，主要在于降脂作用。20世纪70年代初有则趣闻：一个法国人将吃剩的洋葱给患有凝血病的一匹马吃了，不久发现马的凝血块消失，病也痊愈了。这一意外的疗效，引起了医学家们的重视，后经药理研究证实，洋葱中含有一种洋葱精油，可降低高血脂病人的胆固醇，提高高血脂病人体内纤溶酶的活性，对改善动脉粥样硬化很有益处。

美国的科学家还发现洋葱中含有前列腺素A，能降低人体外周血管阻力，降低血压，并使血压稳定，对血管有软化作用，具有舒张血管的功能。洋葱还含有较多的谷胱氨酸，这是一种抗衰老物质，能推迟细胞的衰老，老年人久食能延年益寿。洋葱性平味甘，有清热化痰、解毒杀虫、和胃下气的功效。

现代医学研究证明，洋葱对高血压、高血脂、糖尿病、动脉硬化，甚至癌症均有调理、治疗作用。

❷ 高血脂的常见问题

治疗高血脂，改变酸性体质是关键

我们知道，酸性体质是各种疾病滋生的"温床"，这些疾病的轻重程度和我们身体的酸化程度有着直接联系。人从25岁以后血液就会开始变酸，这虽然是正常的生理现象，但如果对这种情况视而不见的话，就容易引发大的疾病，如果血液中的酸性脂肪含量太高的话，就会让人的血脂升高，患上一系列的高血脂病。在治疗这些疾病的同时，改善自身的酸性体质，让身体的血脂降下来才是治本之道。

那么，怎样改变身体的酸性，将高血脂驱逐走呢？

第一，治疗高血脂，饮食是关键。在所有的高血脂患者中，大约80%的人存在着饮食结构不合理的问题。要使自己的身体达到酸碱平衡，那么高血脂患者就一定要严格控制自己饮食。要严格禁绝含有脂肪类的食物，脂肪类食物是指各种肉类和动物油脂，这些都是典型的酸性食物，在进入人体后，容易形成脂肪酸而堵塞血管。

此外，高血脂患者还应限制胆固醇的摄取。虽然胆固醇是人体必需的一种营养成分，但对于大多数高血脂患者来说，他们身体中的胆固醇通常是只多不少。要避免吃动物内脏、鱿鱼、蛋黄等胆固醇高的食品。

第二，对抗高血脂，情绪很重要。当一个高血脂患者处于紧张、焦虑、激动、愤怒、悲伤等情绪当中时，会促使体内的血清胆固醇和甘油三酯升高，从而提高血脂。所以，高血脂患者应该注意随时保持乐观开朗的情绪，遇事不要激动或生气，要尽量避免参与那些容易引发较大情绪波动的活动。

第三，治疗高血脂，良好生活习惯不可少。要治疗高血脂，首先要养成良好的睡眠习惯，如果高血脂患者睡眠不规律或者睡眠质量不高，都会促使血脂的进一步升高，所以保持良好的睡眠习惯非常重要。

第四，治疗高血脂，运动有必要。高血脂患者应该通过适当的体育锻炼来对抗自己身体中的疾病，改善自己的体质内环境。散步、快步行走、骑车、慢跑、登山都是比较适合高血脂患者的有氧运动。

高血脂是一种危险而棘手的疾病，但只要你找对了问题的症结所在，通过改善体质来对抗高血脂，那么相信你已经找到了一条光明大道了。当你走在这条大道上的时候，健康的终点也不远了。

健康自测：你是典型的高血脂病人吗

什么类型的人容易得高血脂呢？据统计，饮食不科学、生活无规律、患有代谢病的人群，比较容易得这种病。

大多数高血脂患者长期饮食不科学，比较爱吃甜食，暴饮暴食，进食无规律，常吃一些脂肪和胆固醇较高的食物，摄入过多的热量。

许多患者还喜欢晚睡晚起，大吃大喝，这样造成了消化吸收功能亢进。此外，体力活动减少也可以造成营养过剩导致高血脂的发生。

另外，一些代谢病人也往往容易患高血脂，如肥胖、糖尿病、遗传病等。由于身体缺乏某些代谢酶或因为某些激素水平过高，也是引发血脂增高的因素。

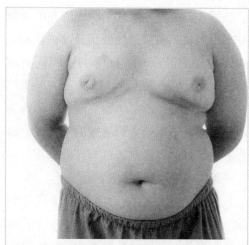

◎代谢病人也往往容易患高血脂，如肥胖、糖尿病、遗传病等

那么，应该如何判断自己是不是患有高脂血症呢？方法很简单，你完全可以通过下面方法进行自我判断：

（1）胆固醇过高时，皮肤上会鼓起小黄色斑块。多长在眼皮、胳膊肘、大腿、脚后跟等部位。

（2）中性脂肪过高时，皮肤内会出现许多小指头大小的柔软小痘状物，皮色正常，主要长在背、胸、腕、臂等部位，不痛不痒。

（3）手指叉处如果变成黄色，表示体内的胆固醇和中性脂肪都过高。

（4）肥胖者胆固醇积于肝脏内会引起肝大，在深呼吸时可触到肝脏下缘。

（5）睑黄疣是中年妇女血脂增高的信号。睑黄疣为淡黄色小皮疹，多发生在眼睑上，初起如米粒大，微微高出皮肤，与正常皮肤截然分开，边界不规则，甚至可布满整个眼睑。

甲亢

甲亢是甲状腺功能亢进的简称，是由多种原因引起的甲状腺激素分泌过多所至的一组常见内分泌疾病。主要临床表现为多食、消瘦、畏热、多汗、心悸、激动等高代谢症候群，神经和血管兴奋增强，以及不同程度的甲状腺肿大和眼突、手颤、胫部血管杂音等为特征，严重的可出现甲亢危相、昏迷甚至危及生命。

甲亢的并发症表现如下。

（1）甲亢性眼突

主要症状：眼突的急性阶段表现为眼外肌及眼球后组织的炎症性反应。眼外肌可显著变粗，较正常增加3至8倍，球后脂肪和结缔组织、浸润、体积增大可达四倍之多。慢性阶段性的改变以增生为主。泪腺中也有类似的病理改变。自觉症状有眼内异物感、灼痛、畏光及流泪等，当眼球肌部分麻痹时，眼球转动受限制，并发生复视。由于眼球突出明显，可至眼睑闭合困难使角膜及结合膜受刺激而发生角膜炎、角膜溃疡、结膜充血、水肿等，影响视力，严重时溃疡引起全眼球以致失明。

（2）甲亢性肝损害

主要症状：除甲亢症状以外主要为肝病改变，肝脏肿大、压痛、全身瘙痒、黄疸、尿色深黄、大便次数增多，但食欲尚好，无厌油。

（3）甲亢病白细胞减少症状及甲亢性贫血

与甲亢的免疫调节功能障碍、消耗增加、营养不良、铁代谢障碍、肝功能损害有关。

（4）甲亢合并低钾性周期麻痹

周麻的发生可能与甲代谢异常、免疫因素、精神因素有关。也很容易死于阿-斯综合征或呼吸肌麻痹者。

（5）甲亢型糖尿病

①甲亢引起糖尿病：甲状腺激素可以拮抗胰岛素的作用。甲亢时超生理的甲状腺激素含量拮抗胰岛素的作用更强，并且可以促进肠葡萄糖的吸收及促进糖原异生，因此引起血糖增高，导致糖尿病。这种糖尿病是由于甲亢引起，故可称为继生性糖尿病。甲亢引起的糖尿病在甲亢病情控制后，不予降血糖药物治疗，血糖即可完全恢复正常。

②甲亢和糖尿病并存：甲亢和糖尿病都和家族性遗传有一定的关系。这两种病的基因缺陷往往发生在同一对染色体上，因此可能会连锁在一起遗传给后代。在临床上，两种病同时发生在一个病人身上的病例并不少见。这种糖尿病属于原发性，不是继发于甲亢。在甲亢病情控制后，糖尿病依然存在，不予降血糖药物治疗，血糖不能降至正常。但是，甲亢可以加重糖尿病，使血糖进一步增高，故控制甲亢对减轻糖尿病也很重要。

常见症状

（1）高代谢症群：病人常疲乏无力、易饿、多食而消瘦。怕热多汗、皮肤温暖潮湿，伴有低热。危象时可有高热。

（2）精神、神经系统：多言多动、

紧张多虑、焦躁易怒、不安失眠、思想不集中、记忆力减退。有时有幻觉，甚至表现为亚躁狂症或精神分裂症。偶尔表现为寡言、抑郁、神情淡漠。也可有伸手、眼睑、伸舌细微震颤等。

（3）心血管系统：可有心悸、胸闷、气短。心率增快，重者有心房纤颤、心脏扩大和心力衰竭。收缩压升高，舒张压降低，脉压增大。

（4）消化系统：常有食欲亢进、多食消瘦。老年甲亢病人可有食欲减退、厌食。常有腹泻。

（5）肌肉骨骼系统：多数患者有肌无力及肌肉萎缩。慢性肌病主要是近端肌群无力和萎缩，男性病人可伴周期性麻痹。

（6）生殖系统：女性常有月经减少或闭经；男性有阳痿、乳房发育等。

（7）甲状腺肿大：多呈弥漫性、对称性肿大，肿大程度与甲亢轻重无明显关系，可随着吞咽动做上下移动。

掌纹特征

（1）2线起端呈锁链状或羽毛状，有小的岛形样纹纹、方形纹或大量6线穿过。

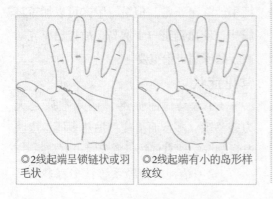

◎2线起端呈锁链状或羽毛状

◎2线起端有小的岛形样纹纹

（2）2线、3线夹角处有岛形样纹。

（3）3线变短，尾端有岛形样纹。

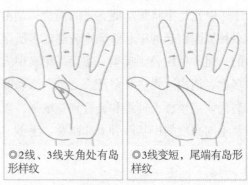

◎2线、3线夹角处有岛形样纹

◎3线变短，尾端有岛形样纹

（4）掌色黯淡，青、红色不均。

（5）食指与中指缝下方一有暗红色斑点。

❶ 甲亢的饮食疗法

（1）高热量：结合临床治疗需要和患者进食情况而定，一般较正常增加50%～70%，每人每天可供给3000～3500千卡热量。

（2）高蛋白：一般每人每天每千克体重1.5～2克蛋白质。

（3）高维生素：主要补充B族维生素和维生素C。

（4）适量矿物质：主要为钾、镁、钙等。

（5）忌碘：碘是合成甲状腺素的一个重要元素，在一定量的限度内，甲状腺素的合成量随碘的剂量的增加而增加，如果剂量超过限度，则暂时性抑制甲状腺素的合成和释放，使病人症状迅速缓解，但这种抑制是暂时性的。如果长期服用高碘食物或药物，则甲状腺对碘的"抑制"作用产生"适应"，甲状腺素的合成重新加

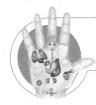

甲亢的诊病方法

▌望面诊病

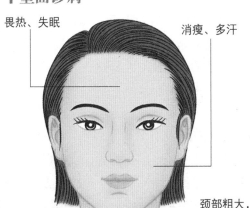

畏热、失眠

消瘦、多汗

颈部粗大，并有血管杂音

▌看手诊病

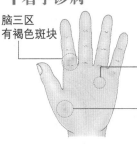

脑三区有褐色斑块

眼区有青黑色凸起

拇指根部有红色晕斑

5 线上有小横纹

小鱼际上有小横纹

甲亢的治疗方法

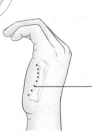

肾穴
按法 20 次

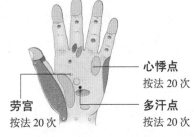

心悸点
按法 20 次

劳宫
按法 20 次

多汗点
按法 20 次

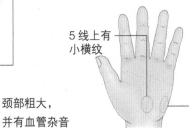

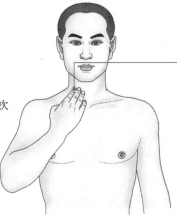

取穴技巧：
正坐或仰靠，拇指与小指弯曲，中间三指伸直并拢，将无名指位于喉结旁，食指指腹所在的位置即是。按摩时要避开颈总动脉。

人迎穴属足阳明胃经穴位，按压可治疗慢性咽炎、咽喉肿痛、气喘、瘰疬、瘿气、高血压等症状。配合足三里穴、神门穴等穴位，用针刺疗法可治疗甲亢。

药膳调理法·高粱甘蔗粥

原料高粱米 50 克，甘蔗汁 50 毫升。
做法将高粱米煮成粥后，加入甘蔗汁，再煮一会儿即可。
功效适用于甲亢。

速，甲状腺内的甲状腺素的积存与日俱增，大量积存的甲状腺素释放到血液中，引起甲亢复发或加重。

❷ 甲亢的常见问题

甲亢的日常护理

一般护理：

（1）适当休息与活动。临床症状显著时应及时卧床休息为主，尤其是食后1到2个小时应限制活动；临床症状明显改善时在注意休息的同时适当活动或进行体育锻炼，切忌过度劳累；无临床症状，各项实验室检查均正常可以不限制活动。

（2）情志护理中医认为人的精神状态与机体的脏腑气血密切相关，人的情志活动与心藏神的功能密切相关，凡是精神饱满.心胸开朗的病人，疗效一般较好，相反则较差。因此，在护理上要关心体贴病人，多与病人交谈，了解病人的思想状态，引导病人放下思想疑虑。

饮食护理：

饮食应以高热量、高蛋白、高维生素、适量脂肪和钠盐摄入为原则，少用辛辣刺激性佐料食物，食物应软易于消化，富于营养；不要多食高碘食物，比如海带、紫菜、海蜇、海苔以及藻类食物等，防止甲亢控制不良。不吸烟、不喝酒、忌饮浓茶和咖啡。

（1）给予充足的碳水化合物和脂肪。碳水化合物和脂肪有节约蛋白质的作用，若供应充足，可使蛋白质发挥其特有的生理功能。给予充足的维生素和无机盐。维生素利无机盐能够调节生理功能，

改善机体代谢，尤其是B族维生素和维生素C。应给予充足的钙和铁，以防缺乏。

（2）适当增加动物内脏，新鲜绿叶蔬菜，或补充维生素制剂。

（3）适当控制纤维素多的食物。甲亢病人常有腹泻现象，如过多供给富含纤维素的食品会加重腹泻。

甲亢的预防

（1）未病先预防：情志因素在甲亢的发病中具有重要的作用。《济生方·瘿瘤论治》说："瘿瘤者，多由喜怒不节，忧思过度而成斯疾焉。"故预防甲亢我们在日常生活中首先应保持精神愉快，心情舒畅。其次合理饮食避免刺激性食物，同样是重要的预防措施；同时起居规律，勿枉作劳；扶助脾胃，增强体质提高自身的免疫力和抗病能力等都很重要。

（2）既病防传变：防病于未然，是最理想的预防。但若甲亢已发生，则应早期确诊，早期治疗，以防止本病的传变，即防止病情发展加重和并发症的发生。《素问·玉机真藏论篇》云："五脏相通，移皆有次，五脏有病，则各传其所胜。"因而，要根据甲亢并发症发生的规律，采取预防性措施，防止并发症的发生，控制疾病的转变。

（3）愈后防复发：俗语说："病来如山倒，病去如抽丝。"形象的比喻病后机体尚有一个待恢复的状态。津液耗伤有一个恢复的过程，此时若不慎重，原有的病情有可能迁延和复发。因此，初愈阶段，药物、饮食、精神、药膳等要综合调理，并要定期检查，认真监控，是病后防

止复发的重要措施。

总的来说，沿海地区应注意膳食中含碘食物，建议勿用高碘饮食防止碘甲亢；内陆地区（缺碘地区）补碘应有限制，服用甲状腺片剂也应有时限；普查身体健康时应加测甲状腺B超或甲状腺功能，以早期发现甲亢患者，被动发现甲亢患者时病情多有延误2～3年之久。避免精神诱因，生活规律、劳逸结合对预防发病有好处。

内分泌紊乱

人体有内分泌系统，分泌各种激素和神经系统一起调节人体的代谢和生理功能。正常情况下各种激素是保持平衡的，如因某种原因使这种平衡打破了（某种激素过多或过少）这就造成内分泌紊乱，会引起相应的临床表现。内分泌于女人，犹如鱼和水。水乳交融时，女性看上去是清风明月，相反，则像枯萎的玫瑰。女性一生中会遇到很多身体上的烦恼，它们大都与内分泌有关。

内分泌紊乱的因素表现在以下几点。

（1）环境因素：空气中存在一些化学物质，经由各种渠道进入到人体后，便会经过一连串的化学反应，造成内分泌紊乱。

（2）生理因素：人体的内分泌腺激素会让人的生理处于平衡，但这一些生长调节剂通常会随年龄的增长而失衡，因此年纪越小内分泌越少，可伴随着年龄增长，便要给它更多关注。当然有的人的内分泌紊乱是源自于遗传。

（3）情绪因素：心理原因对内分泌的影响非常大。

（4）营养因素：营养是我们生存的根本，人体维持正常的生理功能就一定要有足够的，适度的营养，否则，身体便会产生内分泌问题。

常见症状

（1）肌肤恶化。脸上突然出现了很多黄斑、面色发暗，抹了不少的化妆品也无济于事，其实这不只是单单的皮肤问题，这些色斑也是内分泌不稳定时再受到外界因素不良刺激引起的。

（2）脾气急躁。更年期女性经常会出现一些脾气变得急躁，情绪变化较大的情况，出现出汗、脾气变坏等，这可能是女性内分泌功能出现下降导致的。

（3）妇科疾病。妇科内分泌疾病很常见，子宫内膜异位症、月经量不规律、痛经、月经不调等都是妇科内分泌的疾病，还有一些乳腺疾病也和内分泌失调有关，有些面部色斑也是由于妇科内分泌的疾病。

（4）肥胖。"喝凉水都长肉"，很多人经常发出这样的感慨。据内分泌科医生介绍，这可能和本人的内分泌失调有关系，高热量、高脂肪的食物，不注意膳食平衡等饮食习惯也会对内分泌产生影响。

（5）不孕。有的女性婚后多年，性生活正常，却怀孕无望。去医院检查，医生告之，先调节内分泌。究其原因，是因为内分泌失调，使得大脑皮层对内分泌的调节不灵；或是子宫内膜受损，对女性激素的反应不灵敏，反射性地影响内分泌的调节，降低了受孕成功的机会。

（6）乳房胀痛、乳腺增生。乳房胀痛、乳腺增生，其主要原因就是内分泌失调。乳房更重要的作用则是通过雌激素的分泌促进其生长发育，所以一旦内分泌失衡，紊乱，便容易形成乳腺增生及乳腺癌。

（7）体毛。不论男女，体内的内分泌系统都会同时产生与释放雄性激素与雌性激素，差别在于男生的雄性素较多，女性的雄性素较少，这样才会产生各自的特征。但当体内的内分泌失调时，女性雄性激素分泌过多，就可能会有多毛的症状。

（8）白发早衰。白发早生也可能是个内分泌问题。另外，内分泌失调，尤其是性激素分泌减少，是导致人体衰老的重要原因。

掌纹特征

（1）掌色偏红。

（2）3线向乾位、坎位延伸。

（3）乾位有大量的6线或杂乱纹。

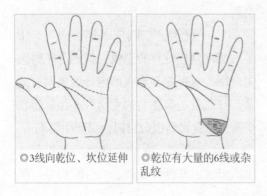

◎3线向乾位、坎位延伸　　◎乾位有大量的6线或杂乱纹

（4）拇指桡侧至手腕部挺直，小鱼际外缘膨胀呈弧状。

❶ 内分泌紊乱的调治方法

饮食疗法

中医的理论上说，人体有肾、肝、脾、心、肺五脏，而与荷尔蒙分泌有最密切关系的是肝、脾、肾。肾脏具有调节荷尔蒙分泌平衡的作用，对身体中出现的一些不良症状，它会首先做出反应；肝脏是在荷尔蒙分泌失调时，对身体起支撑作用的关键；而肝和肾能正常运作，这完全都要归功于脾。所以要改善荷尔蒙分泌失调导致的不良症状，首先要从健胃健脾开始。

中医认为：人是一个统一的有机体，五脏与五行、五味、五色是相生相克的关系。不同颜色的食物与人体五脏六腑有着阴阳调和的关系，合适地搭配饮食有助提高荷尔蒙的分泌。

（1）黄色食物健脾。黄色食物可以健脾，增强胃肠功能，恢复精力，补充元气，进而缓解女性荷尔蒙分泌衰弱的症状。代表食物：豆腐、南瓜、夏橘、柠檬、玉米、香蕉和鹌鹑蛋等。

（2）黑色食物补肾。黑色食物有助提高与肾、膀胱和骨骼关系密切的新陈代谢和生殖系统功能。可调节人体生理功能，刺激内分泌系统，促进唾液分泌，有促进胃肠消化与增强造血功能，对延缓衰老也有一定功效。代表食物：黑芝麻、黑木耳、黑豆、香菇、黑米、虾、贝类等。

（3）绿色食物补肝。绿色食物含有

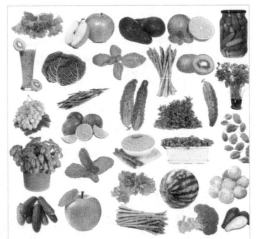

◎绿色食物含有对肝脏健康的叶绿素和多种维生素。能清理肠胃防止便秘，减少直肠癌的发病

对肝脏健康的叶绿素和多种维生素。能清理肠胃防止便秘，减少直肠癌的发病。另外，还能保持体内的酸碱平衡，在压力中强化体质。代表食物有菠菜、绿紫苏、白菜、芹菜、生菜、韭菜、西蓝花等。

健肾、健肝、健脾是恢复女性元气的秘诀，其中健脾是极为重要的。脾健康的话，能够很好地消化吸收对肾肝脾有益的食物，维持荷尔蒙分泌的平衡，避免身体出现不良状况。因此，黄色的食物材料是补充荷尔蒙的原动力。

推拿疗法

人体的内分泌系统和神经系统一起调节人体的代谢和生理功能。正常情况下各种激素应当是保持平衡的，如因某种原因使这种平衡打破了（某种激素过多或过少）就会造成内分泌失调，引起相应的临床表现，如肌肤干燥、暗淡无光、月经紊乱、带下异常、乳房松弛、局部肥胖、失眠多梦、情绪波动、烦躁忧虑，等等。内分泌失调不仅仅影响容貌，时刻威胁着女性健康。

那如何让内分泌回归平衡状态呢？不妨揉揉自己的三焦经，前面我们已经讲过了，三焦经是人体健康的总指挥，它主一身之气，是调气的一个通道。比如有人内分泌失调，但具体怎么失调说不清楚，到医院检查也得不出确切的结果，这时就可以调一下三焦经，以保证身体正常运行。三焦经的循行路线，是从无名指外侧指甲旁边1厘米开始，然后顺着手背、顺着胳膊的背部上头，到耳旁绕一圈，最后到眉毛旁边。下面就介绍几个容易操作的穴位。

（1）液门（荥水穴）

即津液之门，在无名指、小指缝间。此穴最善治津液亏少之症，如口干舌燥、眼涩无泪。"荥主身热"，液门还能解头面烘热、头痛目赤、齿龈肿痛、暴怒引发的耳聋诸症。此穴还善治手臂红肿、烦躁不眠、眼皮沉重难睁、大腿酸痛疲劳诸症。

（2）中渚（俞木穴）

此穴在手背侧，四、五掌骨间。俞主"体重节痛"，木气通于肝，肝主筋，所以此穴最能舒筋止痛，腰膝痛、肩膀痛、臂肘痛、手腕痛、坐骨神经痛，都是中渚穴的适应证。此穴还可治偏头痛、牙痛、耳痛、胃脘痛、急性扁桃体炎。此外，四肢麻木、腿脚抽筋、脸抽眼跳等肝风内动之症，都可掐按中渚来调治。

（3）外关（络穴）

此穴非常好找，在腕背横纹上2寸。外关即与外界相通的门户，胸中郁结之气可由此排出，外感风寒或风热可由此消散。此穴络心包经，因此外关可以引心包经血液以通经活络，可治落枕、肩周炎、感冒、中耳炎、痄腮、结膜炎。此穴更善调情志病，与胆经阳陵泉同用，有逍遥丸之效。与胆经丘墟穴配伍，有小柴胡汤之功。此穴还能舒肝利胆、散郁解忧，可治月经不调、心烦头痛、厌食口苦、胸胁胀满、五心烦热、失眠急躁之症。若脚踝扭伤，用力点按外关穴，可即时缓解症状。平日多揉外关穴，还可以防治太阳穴附近长黄褐斑和鱼尾纹，以及青少年的假性近视。外关穴功效众多，且又是防止衰老的要穴，不可小视。

三焦经的功效远不止这些，经络穴位，就是我们与身体交流的通道，想要真正认识自己，不必去远方寻求开悟，因为答案就在我们自己身上。

心理疗法

祸从口出，人人皆知，但病由心生，却一直被人们所忽视。情绪与心血管、肌肉、呼吸、泌尿、新陈代谢和内分泌等功能都存在着密切的关系。当情绪激动达到高潮时，便是愤怒，此时，自主神经系统中交感神经极度兴奋，大量释放肾上腺素，导致心跳突然增快，血压急速升高，如患有高血压，便容易导致脑血管破裂，引起脑出血；如患有冠心病，由于冠状动脉强烈收缩，引起心肌梗死，而危及生命。

清代医学家吴尚先说过："七情之病，看花解闷，听曲消愁，有胜于服药者也。"近代养生家丁福禄也曾说："欢笑能补脑髓，活筋络，舒血气，消食滞，胜于服食药耳，每日须得片刻闲暇，逢场作戏，口资笑乐，而益身体也。"由此可见，要想身体健康，保持乐观健康的心态很重要，药和营养品只起到外因作用，乐观健康的心态才是健康的内因。

心理学家提出，以下6种方法可以帮助人们保持乐观的心态。

（1）豁达法

人有很多烦恼，心胸狭窄是主要原因之一。为了减少不必要的烦恼，一个人应该心胸宽阔，豁达大度，遇到事情不要斤斤计较。平时要开朗、合群、坦诚，这样就可以大大减少不必要的烦恼了。

（2）松弛法

具体做法是被人激怒以后或感到烦恼时，应该迅速离开现场，进行深呼吸，并配合肌肉的松弛训练，甚至还可以进行放松训练，采用以意导气的方法，这样就可以逐渐进入佳境，使全身放松，摒除内心的私心杂念。

（3）制怒法

要有效地制止怒气是不容易的。就一般情况而言，克制怒气爆发主要依靠高度的理智。比如在心中默默背诵传统名言"忍得一日之气，解得百日之忧""将相和，万事休""君子动口不动手"，等等。万一克制不住怒气，就应该迅速离开现场，在亲人或朋友面前发泄一番。倾诉愤愤不平的怒气之后，自己应该尽快地平静下来。

（4）平心法

一个人应该尽量做到"恬淡虚

无""清心寡欲"，不要被名利、金钱、权势、色情等困扰，要看清身外之物，还要培养广泛的兴趣爱好，陶冶情操，充实和丰富自己的精神世界。

（5）心闲法

有一句话这样说"眼底无私天自高"，一个人只要有闲心、闲意、闲情等，就可以消除身心疲劳，克服心理障碍，保持健康的心态。

（6）健忘法

忘记烦恼，可以轻松地面临再次的考验；忘记忧愁，可以尽情地享受生活所赋予的种种乐趣；忘记痛苦，可以摆脱纠缠，体味人生中的五彩缤纷。忘记他人对你的伤害，忘记朋友对你的背叛，忘记你曾被欺骗的愤怒、被羞辱的耻辱，你就会觉得自己变得豁达宽容，活得精彩。

❷ 内分泌紊乱的常见问题

药用化妆品要慎用

药物是把"双刃剑"，既能够治疗疾病，也不可避免地存在副作用，药用化妆品由于含有某些药用成分，同样不能忽视其可能存在的副作用。

所谓药物化妆品，就是指声称化妆品成分中加入了某种特殊功效中草药的化妆品。虽然此类化妆品对某些皮肤病确实有一定治疗效果，但长期使用还是存在很多弊端。

一般药物都有毒性，在治疗各种皮肤疾病的同时，药物性化妆品不可避免地会对皮肤产生一定刺激，且这种刺激与化妆品中所含药性成分的浓度成正比。如含维

A酸和维生素A的化妆品，用量过大时会使皮肤出现灼热、脱屑、瘙痒等。

有的年轻人乱用营养性药物霜膏，甚至将皮炎平当化妆品，结果痤疮越来越多，这就是激素在作怪。像可的松、泼尼松之类的药物是绝对不能添加在化妆品中的，否则会抑制肾上腺功能，造成内分泌紊乱。

市场上推出的掺有少量激素的护肤脂（霜、膏）等，长期使用也会引起人体激素水平失衡，导致激素性皮炎、感染、毛细血管扩张、皮肤萎缩以及多毛症等。

假如长期使用这类化妆品，会使皮肤真的处于无菌状态。有害细菌将会在皮肤上滋生、泛滥。在杀灭致病菌的同时，还会杀灭上述皮肤上的常在菌，出现新的感染。

特别关注：男人的更年期与内分泌紊乱

一提到更年期，许多人都认为那是女生才会面临的问题，然而，你知道吗，其实男性也有更年期，只是被人们忽视了而已。男性的更年期大约从55岁开始，在这段特殊时期里，男性的心理往往很脆弱，需要亲情的温暖和友情的关怀。

男性的更年期，没有明显标志，但是反应有轻有重。面对更年期，男性不要害怕和恐慌，这是由中年过渡到老年的一个必经生理阶段，男性到了60岁以后，更年期特征会更明显，随着性激素分泌减少，引起垂体、肾上腺等的变化，导致整个内分泌紊乱，出现情绪、心理上的变化。

男性更年期综合征普遍的表现，从生理上来说由于自主神经功能紊乱引起的，

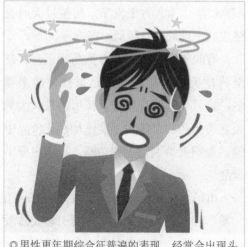

◎男性更年期综合征普遍的表现，经常会出现头晕、出虚汗、失眠、不想吃东西等情况

经常会出现头晕、出虚汗、失眠、不想吃东西等情况。而心理上变化更大，表现出来就是莫名其妙地烦躁、爱发无名火，尤其是平时脾气特好的男性，这时候会出现空前的暴躁。工作中有时思虑过度，常常会觉得心烦意乱，感到莫名的恐惧，太过紧张的话，还会产生心悸、耳鸣、眼前发黑等情况，每天都很疲惫，一到家就觉得浑身没力气；如果已经退休在家，会有些

许失落，觉得自己退休没事做，总丢三落四，体力下降，挫败感增强。

男性遇到更年期，如果不能很好地控制情绪，再加上生活、工作等一些外界压力，很容易使这种障碍进一步恶化，上升为更年期抑郁症。和女性相比，男性感受到的来自社会、工作、家庭的压力让男性心理负担更重一些。而一些外在的影响，比如生病、下岗等突发事件，如果自己控制不好，则很容易导致更年期抑郁症。

男性过了50岁，要有意识地控制一下自己的情绪，最好能以静制动，保持心理稳定，消除不必要的紧张。男性要培养良好的更年期心态，不要把自己闷在屋里想心事，当伤心、生气的时候，最好转移注意力，多做户外活动，让自己动起来。户外不仅可以呼吸到新鲜空气，还可以通过活动来调节自主神经，达到心情愉悦的目的。遇到事情要和家人、朋友倾诉，或者大哭一场发泄出来，不要不好意思，男人承受着那么大的压力，哭一场没关系。

痤疮

痤疮，俗称"青春痘"，中医又谓之"肺风""粉刺"，是一种毛囊、皮脂腺的慢性炎症。多见于16～20岁的男女青少年，其中男性多于女性。多发生于面部，以两颊、额部较多，严重时，背、胸部亦可发生。

这是由于青春期开始后，内分泌活动增强，性腺逐渐成熟，激素分泌量增多，促进了青春发育。其中之一的作用是促进

皮脂腺的皮脂分泌、溢出，过多的油脂比较黏稠，堆积在皮脂腺内，不易排出，引起皮脂潴留，变成乳酪样物质，使毛囊口阻塞，皮肤上就会鼓出一个个红或黑的小疙瘩，里面是脂肪颗粒，如用力挤掉后，就会留下一个小孔；也有的阻塞处经空气氧化和灰尘污染，变成"黑头粉刺"。粉刺容易被细菌感染而发炎，产生丘疹、脓疱或囊肿等，严重者会留下疤痕。

粉刺的发病原因较多，也较复杂，主要有外在因素和内在因素两类。

内在因素

（1）雄激素分泌过盛：是最主要的原因。特别是青春期男女雄激素分泌过盛是形成"青春痘"的主要原因。雄激素可直接刺激皮脂腺增多，促进毛囊的角化，堵塞毛孔引起炎症，造成粉刺、面疱的产生。

（2）与女性生理周期有关：有些女性在月经来临之前，面疱加剧，主要与激素分泌改变有关。

（3）身体内在疾病或功能紊乱：如胃、肾、肝等脏器病变，特别是胃肠功能紊乱，便秘等会诱发痤疮的产生。

（4）精神紧张、疲劳过度、睡眠不足等。

（5）过食油腻、酸辣等刺激性食物及甜食。

外在因素

（1）清洁不当致使毛孔堵塞，细菌感染引起。

（2）乱挤、乱抠、针挑不当：有些人长了粉刺后，乱挤压引起细菌感染。

（3）应用劣质化妆品，如两用粉饼、粉底等。

（4）紫外线及某些化学物质等。

光滑洁净的脸上长着痘痘确实有点难为情，尤其是处于青春期的孩子们，更是讨厌它，因为粉刺给他们的生活、学习带来了许多不方便。但是，痘痘并不可怕，只要我们正确求医治疗，一定可以摆脱粉刺的纠缠。

常见症状

（1）易出现部位：青春期开始发病，好发于面部、前胸及后背部皮脂腺发达部位，常对称分布。

（2）粉刺性痤疮：初发者有白头和黑头粉刺两种。白头粉刺又称闭合性粉刺，为皮色丘疹，开口不明显，不易挤出；黑头粉刺又称开放性粉刺，位于毛囊口的顶端，可挤出，叫硬脂栓。

（3）丘疹性痤疮：痤疮炎症可继续发展扩大并深入，表现为炎性丘疹和黑头粉刺者称丘疹性痤疮。

（4）脓包性痤疮：表现以脓包和炎性丘疹为主者称为脓包性痤疮。

（5）囊肿性痤疮：表现以大小不等的皮脂腺囊肿内含有带血的黏稠脓液，破溃后可形成窦道及瘢痕称囊肿性痤疮。

（6）结节性痤疮：脓包性痤疮漏治误治以后，可以发展成壁厚，大小不等的结节，位于皮下或高于皮肤表面，呈淡红色或暗红色，质地较硬，称为结节性痤疮，又称硬结性痤疮。

（7）萎缩性痤疮：丘疹或脓疱性痤疮破坏腺体而形成凹坑状萎缩性瘢痕者，称萎缩性痤疮。

（8）聚合性痤疮：数个痤疮结节在深部聚集融合，有红肿颜色青紫，称为融合性痤疮或聚合性痤疮。

（9）恶病质性青春痘：超重型青春痘，虽极少见，但却相当严重。损害为小米至黄豆大的紫红色丘疹、脓疱或结节，黑头粉刺不多，经久不愈；多并发于贫血、结核病或其他全身性疾病。

掌纹特征

（1）肺区色泽鲜红，说明是由于肺经风热引起。

（2）震位纹理杂乱，色泽红色，巽位出现"十""米"字纹。

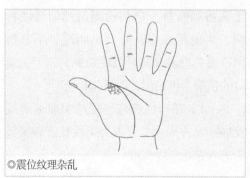

◎震位纹理杂乱

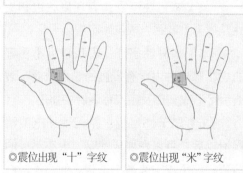

◎震位出现"十"字纹　　◎震位出现"米"字纹

（3）生命线尾端出现分支，手上出现大量6线。

❶ 痤疮的调治方法

饮食疗法

痤疮，也称"粉刺"，是一种毛囊与皮脂腺的慢性炎症皮肤病。各种毒素在细菌的作用下产生大量有毒物质，随着血液循环危及全身；而当排出受阻时，又会通过皮肤向外渗透，使皮肤变得粗糙，出现痤疮。本病多发生于青春期男女，男性多于女性，青春期过后，大多自然痊愈或减轻。

微量元素缺乏、精神紧张、高脂肪或高碳水化合物饮食也是痤疮的诱因。预防和治疗痤疮都要改变不良的饮食习惯，远离高脂食品，多吃能促进体内血液变成碱性的蔬菜、水果，宜吃富含维生素A和B族维生素的食物，金针菜、胡萝卜、西蓝花、小白菜、荠菜、菠菜、动物肝脏等。痤疮患者大多数有内热，饮食应多选用具有清凉祛热、生津润燥作用的食品。

痤疮的忌吃食物有：

（1）摄取过多油脂，饮食中的油脂又会刺激皮脂的分泌，引发痤疮；

（2）高糖类食品会使人体新陈代谢旺盛，皮脂腺分泌增多，从而使青春痘接连不断；

（3）腥发食物常可引起过敏而导致疾病加重，也常使皮脂腺的慢性炎症扩大而难以治愈；

（4）辛辣刺激食品性热，食后易上火，加重痤疮病情。

（5）补品大多为热性之品，补后使人内热加甚，更易诱发痤疮。

推拿疗法

很多人脸上爱长痘痘，这其实就是胃寒的象，例如现在很多人都爱喝冷饮，不管冬天夏天都爱喝，这就容易造成胃寒，而当身体遭遇到外界来的寒气，出于自保身体就会用自身散发的热来抵御寒气，这种热是燥火，燥火不停往外攻，皮肤就成为它的出口。所以说，痤疮就是体内的燥火，根源在于胃，治疗时从胃经入手就可以了。经常情绪不好的人也容易长痘痘，这也是由于胃寒造成的。

但是也有很多人，情绪也经常不好，

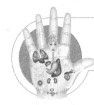

痤疮的诊病方法

┃ 看手诊病

┃ 望面诊病

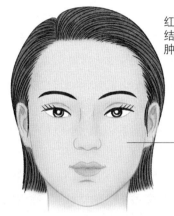

红色丘疹、脓疱、结节、脓肿、囊肿及疤痕

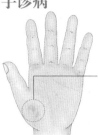

肺二区颜色鲜红

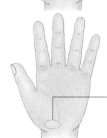

3 线尾端纹理紊乱

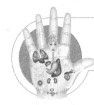

痤疮的治疗方法

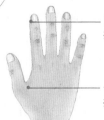

商阳
擦法 20 次

合谷
擦法 20 次

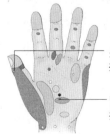

少商
擦法 20 次

胃肠点
推法 20 次

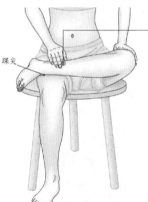

踝尖

取穴技巧：

正坐，抬脚置另一腿上，以另一侧手除拇指外的四指并拢伸直，并将小指置于足内踝上缘处，则食指下，踝尖正上方胫骨边缘凹陷处即该穴。

三阴交穴属足太阴脾经穴位，是妇科主穴，对妇科疾病疗效卓著。配合大椎、脾俞、足三里、合谷等穴位针灸，对痤疮治疗有较好的作用。

药膳调理法・清热凉血海带二豆汤

原料海带、绿豆、扁豆、甜杏仁各 15 克，玫瑰花 7.5 克，白糖适量。
做法上述材料放入锅中，加水适量煮至豆熟汤浓，以白糖调服。
功效可清热凉血、解毒散结，适用于痤疮。

也经常喝冷饮，但是很少长痤疮，这怎么解释呢？其实，不长痤疮不一定是好事，并不说他没有胃寒，而是他已经没有胃火供出来了。那么他的胃寒怎么疏解呢？虽然不再脸上，但是胃经会一直向下走，经过乳中（乳房的正中线），假如这个胃寒的是个女孩子，她就很可能会发生痛经、月经不调，并且在经期前后乳房胀痛和大腿根酸痛，这就是胃经不调的相。因为胃经经过乳房和大腿根，她的经血下不来，这些地方就会不通则痛。

胃经上分布着人体保健的第一大穴——足三里。足三里穴位于外膝眼下四指，用自己的掌心盖住自己的膝盖骨，五指朝下，中指尽处的凹陷处便是此穴。刺激足三里可以使肠胃蠕动有力而有规律，并能提高多种消化酶的活力，增进食欲，帮助消化，还可以改善心脏功能，调节新绿，增加红细胞、白细胞、血色素和血糖量，在内分泌系统方面，对肾上腺皮质系统有双向良性调节作用，并能提高抵御疾病的能力。

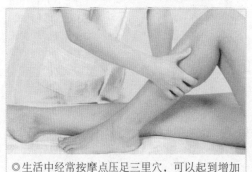

◎生活中经常按摩点压足三里穴，可以起到增加红细胞、白红胞、血色素和血糖量的作用。

❷ 痤疮的常见问题

痤疮的日常护肤提醒

（1）不要常洗脸。一天洗2次脸是你必须遵守的规则。常常洗脸，反而会刺激皮脂腺的分泌功能，因为一旦皮肤表面的油脂被洗净，皮脂腺就必须"加班"工作来进行它的天然保护功能，如此一来，皮脂腺会变得愈来愈毛躁，愈来愈活泼。

（2）不要经常用磨砂膏和收敛水。磨砂膏和收敛水会过度刺激表皮，恶化已在发炎的皮肤状况，同时也会激化皮脂腺的分泌功能，使情况更糟。此外，收敛水能使毛孔收缩，让原本已堵塞的毛孔洞口更小。

（3）千万别抠、挤、挑青春痘。每一个青春痘的生命周期，都仅有短短的3～4天，时间到了，它自然会消失或化脓而出，如果用手或工具去挤压，非但于事无补，反而会因手上的细菌而造成二次感染，或因挤压的力道，造成皮下瘀血，留下必须4～6个星期才会消失的瘀痕。此外，因抠挤而造成的伤口，经一再的刺激，皮肤增生，结果形成隆起的瘢痕。

（4）在购买化妆品时，先了解清楚是否含油分和阻塞毛孔。

（5）每星期做一至两次磨砂，彻底清理角质层（俗称死皮），防止毛孔阻塞。

（6）每星期使用一至两次深层清洁面膜（如含有陶土、活性炭等成分的面膜），保持毛孔畅通。

（7）可使用一些具消炎作用的护理产品（如茶树油、樟等植物成分）来对付暗疮。

（8）如暗疮又红又肿，可直接在患处点上茶树油、桉树油或浓水盐水，加速暗疮凋谢。

（9）如想淡化暗疮印，可在印上涂些含维生素 C 或果酸的乳霜，因多项实验证实，这两种物质能淡化色素。

（10）卸妆、洁面必须分别进行，因为只有含油分的卸妆液才能彻底清除同属油性的化妆品。

（11）要用专用海绵辅助洗脸，让油腻的皮肤变得清爽。先把洁面液在手心揉搓出泡沫，再用海绵使泡沫增加；把海绵从脖子、嘴巴四周、下巴、脸颊、鼻梁等处顺序轻刷，最后用温水冲走泡沫，再用冷水拍脸。

痤疮生长部位分析

（1）前额：代表心火旺、血液循环有问题，可能过于劳心伤神有关；亦代表肝脏排毒功能不佳，即是体内积聚了毒素。这时期的你脾气比较不好，就要多睡觉，多喝水，减少饮用酒精类饮品。

泡一壶杭白菊茶，有助清热解毒，对呼吸系统疾病及呼吸系统敏感亦有帮助。

（2）鼻梁：有可能脊椎骨出现问题，快找医生检查。除此之外，油脂分泌过盛、缺水也都是主要因素。多喝清水，多吸收维生素B₂、B₆也可使症状得到改善；或在一盆热水里滴入2滴洋甘菊精油，先蒸脸3分钟，待水冷后用来洗脸，会改善鼻子油脂分泌过盛的烦恼。

（3）鼻头：长在鼻头处，是胃火旺，或消化系统异常。若长在鼻头两侧，就可能与卵巢机能或生殖系统有关，快找医生检查。

（4）鼻翼：新陈代谢不佳，鼻翼附近会出现黑头、干纹和皮肤破裂，多用婴

儿油或加一两滴洋甘菊精油按摩，会有很好的效果。

（5）脸颊：可能是肺部功能失常。吸烟者经常出现双颊水肿、毛细血管爆裂这些现象，就是因为皮肤含氧量不足之故。

（6）嘴唇：嘴唇脱皮、冒痘痘、溃烂等现象表示你需要多吸收维生素B₂或复合维生素B了。

（7）嘴角：嘴角爆裂或许与铁质不足有关，吃苹果、猪肝是个不错的选择。

（8）下巴：表示肾功能受损或内分泌系统失调。女孩子在下巴周围长痘痘或许是因为月事不调引起。

胃寒与痤疮有关系吗

痤疮在脸上一般都长在胃经循行的地方，有的人还长在后背上。首先要了解痤疮由胃寒造成的，一般成因如下：

（1）冷饮。长痤疮的人往往喜欢喝冷饮，人体内部是一个恒温机制，假如喝了大量冷饮，慢慢就形成了胃寒。因为人体有自保功能，于是就会发出热来攻胃里的寒。当性质为阳明燥火的胃攻寒时，因为火性炎上，就会形成燥火裹挟寒邪上行，就形成了痤疮，所以痤疮就是外面红，而里面是白色粉刺的样子。可见胃寒与痤疮的形成是有关系的。

（2）长期的紧张郁闷也会造成胃寒。年轻人正在发育期，难免会有精神上的困惑，以及灵与肉的烦恼，表现出来就是痤疮。

（3）年轻人阳气足，裹挟胃寒出来的劲大，才会有痤疮。

抽烟对痤疮有影响吗

研究发现，吸烟容易导致痤疮，并加

重痤疮的病情。主动吸烟者痤疮的发病率明显比非吸烟者高。专家们还发现，痤疮的发病率和每天的吸烟数量存在着一定的线性关系，痤疮的严重程度和每天的吸烟量之间也存在明显的比例关系。如果你好想早日摆脱痤疮的烦恼，那么就该坚决地和香烟说"拜拜"。

失眠

失眠是指无法入睡或无法保持睡眠状态，导致睡眠不足。又称入睡和维持睡眠障碍，为各种原因引起入睡困难、睡眠深度或频度过短、早醒及睡眠时间不足或质量差等。

有的人躺在床上，十分想入睡，可就是睡不着，于是有人发明了数绵羊的方法，于是失眠者把精力都集中在数绵羊上，数到天亮还没有睡着，这种情况就是失眠。

失眠一般不会致命。但长期失眠会使人脾气暴躁，攻击性强，记忆力减退，注意力不集中，精神疲劳。失眠对人精神上的影响容易导致器质性的疾病，还会使人免疫力下降，使人的身体消耗较大，心理治疗在失眠治疗中起着重要作用。甚至有的睡眠障碍专家认为，对于心因性失眠来说，药物只是一种辅助治疗，只有心理治疗才能解决根本问题。

对失眠的恐惧心理会使失眠的治疗更加困难。保持平和的精神状态很重要，不要把失眠看得太重，试想，世界上那么多人失眠，他们不还是照样正常工作和生活吗？

如果实在睡不着，而且越来越烦躁，应该起来做点什么，等有了睡意再上床。如果强迫自己入睡，往往事与愿违。

引起失眠的原因有：

（1）因身体疾病造成的失眠

失眠的身体疾病有心脏病、肾病、哮喘、溃疡病、关节炎、骨关节病、肠胃病、高血压、睡眠呼吸暂停综合征、甲状腺功能亢进、夜间肌阵挛综合征、脑疾病等。

（2）因生理造成的失眠

环境的改变，会使人产生生理上的反应，如乘坐车、船、飞机时睡眠环境的变化；卧室内强光、噪音、过冷或过热都可能使人失眠。有的人对环境的适应性强，有的人则非常敏感、适应性差，环境一改变就睡不好。

（3）心理、精神因素导致的失眠

心理因素如焦虑、烦躁不安或情绪低落、心情不愉快等，都是引起失眠的重要原因。生活的打击、工作与学习的压力、未遂的意愿及社会环境的变化等，会使人产生心理和生理反应，导致神经系统的功能异常，造成大脑的功能障碍，从而引起失眠。

（4）服用药物和其他物质引起的失眠

服用中枢兴奋药物可导致失眠，如减肥药苯丙胺等。长期服用安眠药，一旦戒掉，也会出现戒断症状——睡眠浅，噩梦多。

茶、咖啡、可乐类饮料等含有中枢神

经兴奋剂——咖啡因，晚间饮用可引起失眠。酒精干扰人的睡眠结构，使睡眠变浅，一旦戒酒也会因戒断反应引起失眠。

（5）对失眠的恐惧引起的失眠

有的人对睡眠的期望过高，认为睡得好，身体就百病不侵，睡得不好，身体上易出各种毛病。这种对睡眠的过分迷信，增加了睡眠的压力，容易引起失眠。

常见症状

（1）入睡困难：辗转难眠，入睡时间比以往推后1~3个小时，患者说本来也很困，也想睡觉，可躺在床上就是睡不着，翻来覆去地想一些乱七八糟的事，心静不下来，睡眠时间明显减少。

（2）白天发困，昏昏欲睡，无精打采；夜间却兴奋不眠。学习，开会，上课打盹，看电视靠在沙发上就睡着，可往床上一躺就又精神了，说什么也睡不着。

（3）睡眠感觉障碍：缺乏睡眠的真实感，许多病人虽然能酣然入睡，但醒后坚信自己没睡着，而同房间的人或配偶却说他一直在打呼噜。

（4）睡眠浅容易做梦：病人自感睡不实，一夜都是似睡非睡的，一闭眼就是梦，一有动静就醒，不管几时入睡，早上三点钟准醒，醒后再入睡更难，只好瞪眼到天亮。失眠病人都知道，在睡不着觉的时候是最痛苦的。还有的病人经常做噩梦，从恐怖惊险的梦境中惊醒，出一身冷汗，紧张心悸，面色苍白，再也不敢入睡了。

（5）睡眠质量差：许多患者虽然能够入睡，可感到睡眠不能解乏，醒后仍有疲劳感。

掌纹特征

（1）智慧线断裂或尾端出现岛形样纹，提示失眠。

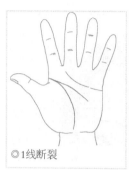
◎1线断裂

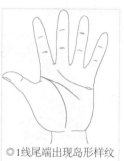
◎1线尾端出现岛形样纹

（2）巽位青筋浮现，延伸向食指，说明肝气郁结，性急好怒导致失眠。

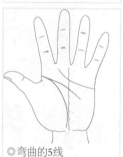
◎弯曲的5线

（3）手上出现5线，且呈弯曲状，提示心理状态不稳定，容易受外界因素干扰进而影响情绪。

（4）智慧线尾端出现三角形样纹，提示神经衰弱，导致失眠。

（5）中指离位下方纹路散乱或塌陷，青筋浮起，表明心火旺盛，扰乱心神导致失眠。

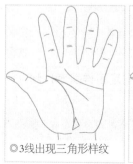
◎3线出现三角形样纹

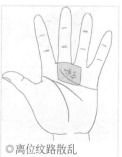
◎离位纹路散乱

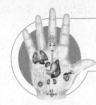

失眠的诊病方法

看手诊病

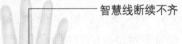

—— 智慧线断续不齐

—— 命运线呈波浪形

—— 智慧线尾端有三角形纹

望面诊病

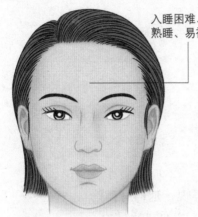

入睡困难、不能熟睡、易被惊醒

失眠的治疗方法

神门
摩法20次

关冲
摩法20次

安眠点
摩法20次

合谷
摩法20次

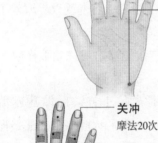

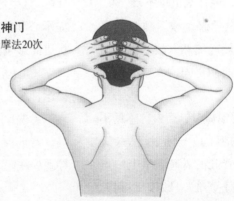

取穴技巧：

正坐或俯卧，伸双手过颈，置于后脑处，掌心向头，扶住后脑勺，四指指尖并拢向头顶，中指指尖所在位置的穴位即是。

强间穴属督脉穴位，位于头部，可治疗头痛、目眩、颈项疼痛、癫痫、心烦、失眠等症。并对脑膜炎、神经性头痛、血管性头痛、癔症等也有明显疗效。

药膳调理法·安定精神酸枣仁汁

原料酸枣仁 9 克。

做法酸枣仁研末，用水煎煮 20 分钟左右，煎至水还剩一半时服用。

功效可使精神安定，自然入睡，适用于失眠。

① 失眠的调治方法

饮食疗法

失眠就是人们无法获得正常的睡眠，或者是对自己的睡眠质量不满意的现象。失眠主要通过饮食调节来缓解直至消除。缓解失眠症状的食物有许多，常见的有牛奶、小米、核桃、大枣、蜂蜜等。

（1）牛奶

牛奶中含有两种催眠物质：一种是色氨酸，能促进大脑神经细胞分泌出使人昏昏欲睡的神经递质——五羟色胺；另一种是对生理功能具有调节作用的肽类，其中的"类鸦片肽"可以和中枢神经结合，发挥类似鸦片的麻醉、镇痛作用，让人感到全身舒适，有利于解除疲劳并入睡。对于由体虚而导致神经衰弱的人，牛奶的安眠作用更为明显。

（2）小米

在所有谷物中，小米含色氨酸最为丰富。此外，小米含有大量淀粉，吃后容易让人产生温饱感，可以促进胰岛素的分泌，提高进入脑内的色氨酸数量。

（3）核桃

在临床上，核桃被证明可以改善睡眠质量，因此常用来治疗神经衰弱、失眠、健忘、多梦等症状。具体吃法是配以黑芝麻，捣成糊状，睡前服用15克，效果非常明显。

（4）葵花子

葵花子含多种氨基酸和维生素，可调节新陈代谢，改善脑细胞抑制机能，起到镇静安神的作用。晚餐后嗑一些葵花子，还可以促进消化液分泌，有利于消食化滞，帮助睡眠。

（5）猪心

民间素有"以心补心"之说。猪心，其蛋白质含量是猪肉的2倍，而脂肪含量仅为猪肉的十分之一。此外，还含有较多的钙、磷、铁、维生素、烟酸等成分。可用来加强心肌营养，增强心肌收缩力。可治惊悸、怔忡、自汗、失眠等症。

（6）百合

百合有润肺止咳，清心安神之功效。对神经官能症、更年期综合征引起的心悸、失眠、多梦有较好疗效。

（7）龙眼肉

龙眼肉能补血安神、益脑力，是一种滋补健脑食品，尤其适宜思虑过度、心神失养引起的神经衰弱、健忘失眠、心慌心跳、头晕乏力等人食用。龙眼肉含有丰富的葡萄糖、蔗糖、酒石酸、维生素A、B族维生素等物质，这些物质能营养神经和脑组织，从而调整大脑皮层功能，改善甚至

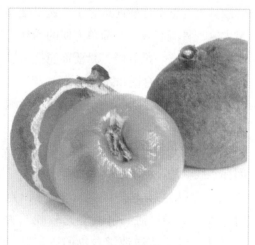

◎龙眼肉适宜思虑过度、心神失养引起的神经衰弱、健忘失眠、心慌心跳、头晕乏力等人食用

消除失眠、健忘症状，增强记忆力。

（8）葡萄

葡萄不仅含有很多糖分，还含有卵磷脂、蛋白质、氨基酸、果胶、维生素和矿物质等，有营养强壮作用，故神经衰弱者宜食，酿酒饮用亦佳。

（9）小麦

小麦有养心神、益心气的作用，尤其适宜妇女神经衰弱、神志不宁、失眠者食用。

（10）糯米

糯米补气血、暖脾胃，适宜一切体虚之人神经衰弱者食用，尤以煮稀饭，或与红枣同煮稀粥最佳，能滋润补虚、温养五脏、益气安神。

此外，大枣、蜂蜜、醋和全麦面包也是有助于睡眠的食物。

推拿疗法

治疗失眠，相信很多人一下子会说出很多办法：药疗、食疗、心疗……这些方法的效果如何先不谈，单讲它的副作用和麻烦程度就会令你敬而远之了。这里推荐给大家一种既有效，又简单方便的治疗失眠的好办法——敲肝经，只要你能持之以恒，收获的将是喜悦和健康。

如果一个人经常在夜里两点左右醒来，是肝经有热，敲肝经就能解决问题：平坐床上，让自己的大腿内侧面朝上，中间那条线就是肝经，用拳头敲就可以了。

之所以这样做是因为，1点到3点时，血液流经肝脏，肝气会比较旺。脾气暴躁、爱吃煎炸油腻食物的人，肝经本来就有热，这时就会产生一系列肝热

的表现，比如烦躁多梦、容易醒、一醒久久不能入睡等。这时候去敲肝经，一定会很痛，反复敲到肝经不痛了，肝热一清，不烦躁了，那个时候再睡，梦也少了，就不会醒了。

有的人可能会说，我晚上失眠了，白天睡觉补回来不就行了。事实上，晚上失眠，就算白天睡得再多，也是补不回来的。一个人的睡眠时间是由生物钟决定的，如果该睡觉的时间不睡，其他时间再怎样补眠也无用。因此，如果前一晚睡得不好，第二天不需要日间长时间补眠，反而应该继续日常活动，这样夜间自然会沉睡，睡眠质量就能得到保证，就可以充分地休息。

众所周知，冬天在睡前用热水泡脚有助于睡眠。如果在泡脚的热水里加入鹅卵石，泡脚的同时用鹅卵石磨脚，则能起到类似于针灸的效果，可治疗长期失眠。

在泡脚盆里加入鹅卵石，高低不平的石头表面可以刺激脚底的穴位（涌泉、

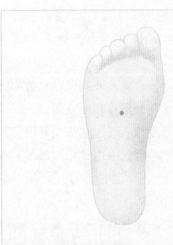

◎涌泉穴位于足前部凹陷处第2、3趾趾缝纹头端与足跟连线的前三分之一处

太溪等）或脚底反应区，起到类似足底按摩和针刺穴位的作用，从而促进人体脉络贯通，达到交通心肾、疏肝理气、健脾益气、宁心安神的功效，更好地改善睡眠。

泡脚用的鹅卵石并没有什么特别的要求，选择圆滑、大小相近的为佳。泡脚用的水应该保持在45℃左右，水深至少要高过踝关节，脚在鹅卵石上均衡地踩踏，浸泡20～30分钟。有心脑血管病和糖尿病的患者用热水泡脚时，要特别注意水温和时间的控制，以免出现头晕、头痛、乏力、心慌等情况。

此外，使用鹅卵石揉搓双脚时要注意力度和水温，要避免擦破或烫伤皮肤。脚部有损伤（包括关节胀痛、拉伤、扭伤等）、炎症还未痊愈的人，不宜用鹅卵石热水泡脚。

催眠疗法

失眠是焦虑者最常见的症状之一。一般来说，失眠的症状表现为：入睡困难、睡眠不深、易惊醒、自觉多梦早醒、醒后

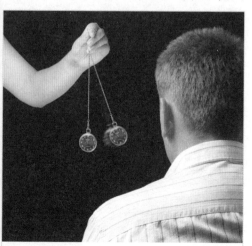
◎在所有心理问题当中，失眠是最容易用催眠来治疗的了，而且立刻可以获得成效

不易入睡、醒后感到疲乏或缺乏清醒感、白天思睡等。

引起失眠的原因有很多，而焦虑恐惧、精神紧张、担心失眠则是最常见的原因。反过来，失眠也会加重焦虑情绪。通常，失眠者会对失眠感到焦虑和恐惧，进而导致神经衰弱，身体免疫力低下。长期失眠，可能并发高血压、糖尿病、心脑血管等疾病。可以说，在所有心理问题当中，失眠是最容易用催眠来治疗的了，而且立刻可以获得成效。现在，我们先介绍一个最常用的入眠的自我催眠技巧，即下阶梯催眠法。

首先，用催眠引导技巧渐进式放松法，让自己进入催眠状态。

然后在内心暗示自己："我现在要睡觉了，我会睡得很好，睡得很熟，明天X点起床时，整个人精神抖擞，充满活力。"

"现在，我会从楼梯上走下去，每走一道阶梯，我就更接近睡眠状态，当我走到第二十个台阶时我就会睡着了。"

接着就在内心想象自己慢慢走下楼梯，每走下一级，就感觉自己更放松，意识更恍惚，这样一来，很快就会睡着了。

对于失眠不严重的人来说，自己使用自我催眠的方法就会很有效果。但是那些失眠症非常严重的人则必须利用他人催眠了。下面，我们也来简单介绍一下入眠的他人催眠技巧。这样，你不一定找专业的催眠师，请你的家人帮忙就可以搞定了。

催眠者要帮助被催眠者全身心及心理上处于松弛状态，这样比直接诱导被催眠者进入催眠状态的暗示效果更好。催眠者

只需将被催眠者导入浅度催眠状态，无须导入很深催眠状态，这两点是催眠者在治疗失眠症的过程中要注意的问题。

暗示诱导的程序如下。

（1）请将注意力集中于你的脚尖，渐渐地，你会感到双脚的力气消失了……你感到非常舒服……继续体验，继续体验双脚放松的舒适感……

（2）然后请将你的注意力集中在你的小腿，渐渐的，你会感到小腿、膝盖、大腿非常松弛……两条腿不想动，完全不想动……感到非常舒服，继续放松……继续体验小腿、膝盖、大腿力气消失后的舒服感觉……

（3）现在请将你的注意力高度集中于腹部，渐渐地，你的腹部非常松弛，紧张的力量消失了……你感到非常舒服……请你继续体验腹部气力消失后的舒服的感觉……

（4）现在请将你的注意力高度集中于胸部，胸部的力气渐渐消失了……放松，一直放松，持续体会腹部力气消失后的舒服感觉……

（5）现在请将你的注意力高度集中于肩部。放松肩部的肌肉，肩头的力气消失了，渐渐地消失了……感到非常舒服……放松，请你继续体验肩部力气消失后的舒服的感觉……

（6）现在，请将你的注意力高度集中于颈部，渐渐的，你的颈部开始慢慢放松，力气消失了，非常舒服……你继续体验颈部力气消失后的舒服感觉……

（7）现在放松你的双手，双手的力

气慢慢消失，对，力气消失非常舒服，你觉得双手很沉，但是非常舒服……继续体验双手力气消失后的舒服的感觉……

（8）好的，你的全部身心现在都已经完全松弛下来了，你感到非常轻松和舒服……现在你的眼皮很重、很重……你的全身非常放松，非常沉，深深下陷……你想睡了……你真的很困了……你好好地睡吧。

对于那些失眠症不是很严重的人，可以用自我催眠的方法来诱导自己进入催眠状态，整个过程与上述程序基本相同，不同的只是自己既是指令的发出者，又是指令的执行者，这样可以很好地缓解失眠的症状，同时也可以使自己的身心得到放松，也是排解压力的非常好的方法。

❷ 失眠的常见问题

《黄帝内经》说失眠

失眠在《黄帝内经》中又称"不得卧""不得眠""目不瞑"。我们知道想

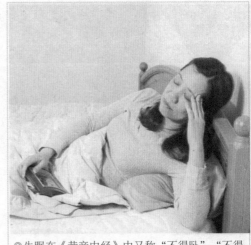

◎失眠在《黄帝内经》中又称"不得卧""不得眠""目不瞑"

睡睡不着的滋味是很难受的，那人为什么会失眠呢？

根据《黄帝内经》的理论，失眠是因为阳不交阴，具体可分为四种：

原因一：胃不和安。《黄帝内经》有"胃不和则卧不安"一说，白天是人体阳气生发的时候，吃的东西会被体内的阳气消化掉，而到了晚上，体内会呈现阴气，任何东西都是不容易被消化掉的。所以古人有"过午不食"，现在虽不主张大家不吃晚饭，但一定要少吃，否则会"胃不和安"，导致失眠。

原因二：精不凝神。精为阴，神为阳，精不凝神就是指阴阳不能和谐统一。肾主藏精，精不凝神就说明肾出现了问题，治疗时要从肾经入手。

原因三：思虑过度。思虑伤脾，一个人如果事情想太多，脾胃就会不和，人就会失眠。可以在晚上的时候喝些小米粥，这可以健脾和胃，有助于睡眠。

原因四：心火过旺。中医把心火太盛

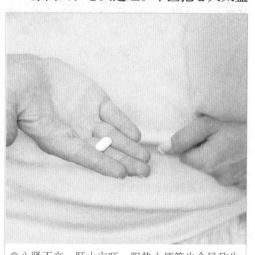

◎心肾不交、肝火亢旺、胆热心烦等也会导致失眠，失眠患者一定要分清原因，不可擅自服药

叫"离宫内燃"，离为南方，属心火。心火太盛的人不仅会失眠，还会出现舌头发红、小便发黄等症状。

此外，心肾不交、肝火亢旺、胆热心烦等也会导致失眠，失眠患者一定要分清原因，不可擅自服药。

老年人生活要规律，别让失眠找上你

随着岁月的流逝，人到老年之后免疫力就会变得低下、内分泌失调，各种疾病也会纷至沓来。其中，最让老年人感到手足无措的就是失眠问题。那么，老年人应该如何预防失眠呢？

（1）白天少睡。老年人白天活动比较少，这可以使他们白天的睡眠时间延长，而白天睡得太多就会影响夜间的睡眠质量。因此，老年人应该尽量坚持白天清醒，这样才能保证夜间有高质量的睡眠。但是每天下午一两点钟睡意来袭的时候，老年人可以小憩15~30分钟。

（2）饮食要合理。老年人的活动量相对较少，食欲差，所以应该合理安排饮食与作息的时间，尽量将晚饭安排在19点左右，晚饭后吃点水果有助于睡眠，也可以在睡前两个小时左右吃几块热量高的点心，但在临睡前应该禁食。

（3）不饮酒。有些老年人晚上睡不着，于是想"一醉解愁眠"，这种方法是极不可取的。酒精的不良刺激，非但不能催眠，反而会降低夜间睡眠的质量。

（4）晚上洗澡。睡前两小时洗个热水澡，可以促进血液循环，使身体彻底放松，这样对睡眠大有益处。

（5）少看电视。老年人由于白天活

动量少，晚上常常睡不着，因此晚上就会花大量时间来看电视，以此来打发无聊的时间。事实上，老年人晚上看电视不宜过长，这样更容易造成失眠。

（6）调整心态。老年人应该学着适应这种老年生活模式，加强心态调整，否则很容易陷入"我还没有老"的心理陷阱里面。我们说"老骥伏枥，志在千里"这种精神值得学习，但是人不能不服老，一定要尊重自然规律，否则很容易引起心理障碍，诱发睡眠障碍。

失眠主要通过饮食调节来缓解直至消除。

失眠的误区

（1）睡前运动。不但不能帮助睡眠，而且会让原本已经疲倦的肌肉更加紧张，大脑也会更清醒，反而睡不着。

（2）吃点安眠药。安眠药可不能乱吃！服用安眠药后的睡眠不同于生理睡眠，而是被动睡眠。因此，服药后即便整夜入睡，醒来依然会感觉疲乏。

（3）睡前读书。睡前如果忘情于一些情节紧张的小说，只会让大脑更兴奋，睡着后做梦浮想联翩。所以，睡前若想读书，还是轻松的散文为好。

（4）喝酒助睡。这可是愚蠢的想法，睡是睡着了，可是却容易呼吸困难、睡不安稳、胃疼、口渴，醒来头重混沌。

（5）每天强制睡够8小时。其实偶尔一两次睡眠时间不够并不会产生太大影响，因此，不要唯恐时间不足而精神紧张，这样反而更睡不好，甚至导致恶性循环。

睡眠不好的人不宜进行体育锻炼吗

睡眠不好，发展至失眠是一件很痛苦的事情，睡眠不好使体力得不到恢复，激素合成不足造成内环境失调，免疫功能下降，不少人打针吃药都不管用，但是就没有试一试晚上睡觉前进行适当的体育活动，能否帮助您入睡。

因为体育锻炼在使人的神经系统兴奋的同时，还有调节神经内分泌系统功能的作用。所以在入睡前进行合理的体育锻炼是可以促进睡眠的。关键是如何进行体育锻炼，入睡前的锻炼要注意不能过于剧烈，而应该进行一些比较轻松愉快的活动，如散步、养生功、太极拳等，练后洗个热水澡，助睡的效果会更好。

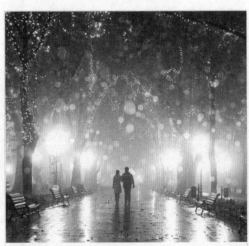

◎入睡前进行合理的体育锻炼是可以促进睡眠的，如散步、养生功、太极拳等

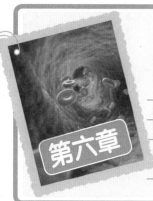

血液结缔组织疾病

第六章

◎结缔组织是人和高等动物的基本组织之一。由细胞、纤维和细胞外间质组成。细胞有巨噬细胞、成纤维细胞、浆细胞、肥大细胞等。纤维包括胶原纤维、弹性纤维和网状纤维，主要有联系各组织和器官的作用。

贫血

"贫血"是指人体外周血中红细胞容积的减少，低于正常范围下限的一种常见的临床症状。由于红细胞容积测定较复杂，临床上常用血红蛋白浓度来代替。我国血液病学家认为在我国海平面地区，成年男性Hb<120g/L，成年女性（非妊娠）Hb<110g/L，孕妇Hb<100g/L就有贫血。

贫血具体分为以下几类。

（1）缺铁性贫血

缺铁而影响血红蛋白合成所引起的贫血，见于营养不良性贫血、大量成长期小量出血和钩虫病；只要是女性就比较容易患上缺铁性贫血，这是因为女性每个月生理期会固定流失血液。所以平均大约有20%的女性、50%的孕妇都会有贫血的情形。

（2）出血性贫血

急性大量出血（如胃和十二指肠溃疡病、食管静脉曲张破裂或外伤等）所引起的。

（3）溶血性贫血

红细胞过度破坏所引起的贫血，但较少见；常伴有黄疸，称为"溶血性黄疸"。

（4）巨幼红细胞性贫血

缺乏红细胞成熟因素而引起的贫血，缺乏叶酸或维生素B_{12}引起的巨幼红细胞性贫血，多见于婴儿和孕妇长期营养不良；巨幼细胞贫血是指骨髓中出现大量巨幼细胞的一类贫血。

（5）再生障碍性贫血

伴有胃酸缺乏和脊髓侧柱、后柱萎缩，病程缓慢；造血功能障碍引起的贫血，再生障碍性贫血，是由多种原因引起的骨髓干细胞、造血微环境损伤以及免疫机制改变，导致骨髓造血功能衰竭，出现以全血细胞（红细胞、粒细胞、血小板）减少为主要表现的疾病。

常见症状

（1）头晕、头痛、面色苍白、乏力、易倦、心悸、活动后气短、眼花及耳鸣等。

（2）儿童、青少年发育迟缓、体力下降、智商低、容易兴奋、注意力不集中、烦躁、易怒或淡漠、异食癖和吞咽困难。

（3）小儿可有神经精神系统异常。

营养摄入不均衡使得铁，叶酸等造血物质摄入不足；吃得少，基础代谢率也比常人低，因此肠胃运动较慢，胃酸分泌较少，影响营养物质吸收。这些都是造成贫血的主要原因。

掌纹特征

（1）智慧线上出现"十"字纹或岛形样纹或有分支。

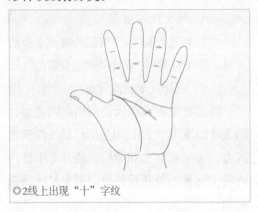

◎2线上出现"十"字纹

（2）生命线上出现大量浅短的6线；或出现分支切过；或尾端出现大的岛形样纹。

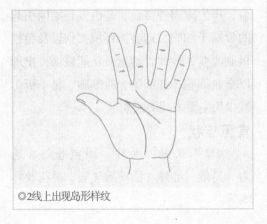

◎2线上出现岛形样纹

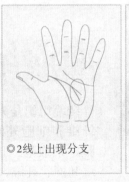

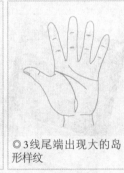

◎2线上出现分支　◎3线尾端出现大的岛形样纹

（3）手掌发白或是萎黄，艮位呈青白色。

（4）掌部有青筋浮现。

辅助诊断

（1）贫血者往往有不同程度的皮肤黏膜苍白。寒冷、惊恐、休克或主动脉瓣关闭不全等，会导致末梢毛细血管痉挛或充盈不足，引起皮肤苍白。

（2）如果一个人的嘴唇经常是苍白的，可能意味着贫血，这种现象在女性当中比较普遍。

（3）缺铁性贫血病人会有白青蓝斑。

（4）指甲常呈现苍白且无血色。

❶ 贫血的调治方法

饮食疗法

女人以血为用，养颜的根本就是滋阴补血，所以，补血应该伴随女人生命的大半时间，可以说一个女人从开始来月经以后就应该经常补血了。现在有很多人已经认识到了补血的重要性，于是很多保健药品就打着补血的旗号大行其道。其实补血是很简单的事，我们家庭常见常吃的食物中很多就有补血的功效，比如花生、大枣等。

（1）花生——补血乌发

花生是全世界公认的健康食品，中医认为花生的功效是调和脾胃，补血止血，降压降脂。

其中补血止血的作用主要就是花生外那层红衣的功劳。现代医学认为，花生红衣能抑制纤维蛋白的溶解，增加血小板的含量，改善血小板的质量，改善凝血因子的缺陷，增强毛细血管的收缩功能，促进骨髓造血机能。所以对各种出血及出血引起的贫血、再生障碍性贫血等疾病有明显效果。女性朋友，尤其是处于经期、孕期、产后和哺乳期的女性更应该常吃、多吃，因为这些时期的女性失血和消耗营养较多，花生红衣对于她们养血、补血很有好处。同时，花生红衣还有生发、乌发的效果。中医认为，"发者血之余"，脱发、白发是因为血亏，使发不得滋养所致。而花生红衣养血、补血，能使人的头发更加乌黑靓丽。

（2）大枣——气血双补

大枣富含蛋白质、脂肪、糖类、胡萝卜素、B族维生素、维生素C、维生素P以及钙、磷、铁和环磷酸腺苷等营养成分。其中维生素C的含量在果品中名列前茅，有"天然维生素丸"的美誉。

枣能气血双补，而且含有丰富的铁元素。对于女性来说，在月经期可以补血补气，平时还能帮助延缓衰老，所以有"一日食三枣，红颜永到老"的说法。

（3）红豆——益气补血

红豆含有多种营养成分，尤其是维生素C含量丰富，另外还含多种矿物质。李时珍称红豆为"心之谷"，可健脾益胃，通气除烦，益气补血，还有很好的利尿作用。

红豆富含铁质，能使人气色红润，多吃红豆还可补血、促进血液循环、增强抵抗力等，同时还有补充经期营养、舒缓经痛的效果，是女性健康的良好伙伴。

（4）黑木耳——补血养颜

黑木耳营养丰富，质地柔软，味道鲜美，是现代营养学家极力推荐的黑色食品，有"素中之荤"和"素食之王"的美誉。

现代研究表明，黑木耳含有能清洁血液并具解毒作用的物质，能帮助消除体内毒素，故有健身、美容、乌发等作用。因此对于女人来说，黑木耳是很好的排毒、补血养颜食物。

此外，黑木耳还可增强人体免疫功能，并具有抗氧自由基和抗衰老的作用。

（5）驴肉——滋阴补血

驴肉营养价值相当高，蛋白质含量比牛肉、猪肉都高，而脂肪含量比牛肉、猪肉低，是典型的高蛋白、低脂肪食物，还含有碳水化合物、钙、磷、铁及人体所需的多种氨基酸，能为体弱、病后调养的人提供良好的营养素。

中医认为，驴肉性味甘凉，有补气养血、滋阴壮阳、安神去烦功效。享誉中外的著名滋补药品阿胶，就是用驴皮熬制的，是女人常用的补血佳品。

（6）桃子——补血养阴

中医认为，桃味有甜有酸，属温性食物，具有补气养血、养阴生津、止咳杀虫等功效，可用于大病之后气血亏虚、面黄

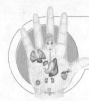

贫血的诊病方法

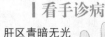

望面诊病

肝区青暗无光

眼区青筋浮现

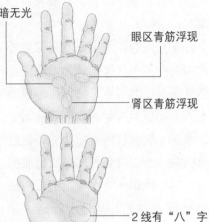

外眦现状充血，
睑结膜色泽无华

肾区青筋浮现

2线有"八"字
形分叉

贫血的治疗方法

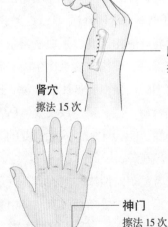

脾胃穴
擦法 15 次

肾穴
擦法 15 次

神门
擦法 15 次

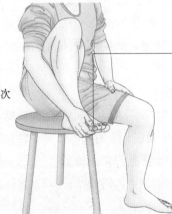

取穴技巧：
正坐，垂足，抬左
足跷置于座椅上，
伸左手，轻握左脚
趾，四指在下，弯
曲大拇指，用指甲
垂直轻轻掐按穴位
就是。

足窍阴穴对头痛、心烦、肋痛、咳逆不得息、手足烦热、
汗不出等病症有特效。又可治脑贫血、咽喉肿痛、失眠、多梦、
热病、肘不可举、卒聋不闻人声等病症。

药膳调理法·益气养血参须蒸乌鸡

原料乌骨鸡 1 只，参须 20 克。
做法鸡宰杀去毛去内脏洗净，参须切小段，一起放入碗中，加调料和水，上笼蒸熟即可。
功效益气养血，暖胃温阳，适用于贫血、虚弱、冬天手脚冰凉。

肌瘦、心悸气短者。

桃子含铁量较高，在水果中几乎占居首位，是缺铁性贫血病人的理想辅助食物。桃中所含的丰富果酸具有保湿功效，还可以清除毛孔中的污垢，防止色素沉着，预防皱纹。另外，桃子中还含有大量的B族维生素和维生素C，可促进血液循环，使面部肌肤健康、红润。

药物疗法

补血的方法有很多，我们应该结合自己的喜好、身体的特点，选择其中一两种，长期坚持下去，这样才能确保气血充足、身体安康。

补血理气的首选之食就是阿胶，因为阿胶能从根本上解决气血不足的问题，同时改善血红细胞的新陈代谢，加强真皮细胞的保水功能，对贫血的女性来说是最好不过的滋补食物。我们可以将阿胶捣碎，然后和糯米一起熬成粥，晨起或晚睡前食用。也可以将阿胶同鸡蛋一起煮成蛋花汤服用。

生姜红糖水也是补气血的不错选择，《本草衍义补遗》中有："干姜，入肺中利肺气，入肾中燥下湿，入肝经引血药生血，同补阴药亦能引血药入气分生血，故血虚发热、产后大热者，用之。止唾血、痢血，须炒黑用之。有血脱色白而夭不泽，脉濡者，此大寒也，宜干姜之辛温以益血，大热以温经。"生姜补气血，还能治痛经，食用时把姜削成薄片，放在杯子里，加上几勺红糖，然后加开水冲泡后，放在微波炉里热得滚烫后再喝，这样最有效。需要注意的是，最好不要在晚上喝生

姜红糖水，民间有"晚上吃姜赛砒霜"的说法，生姜能调动人体内的阳气，让人处于亢奋状态以致影响睡眠，危害健康。

② 贫血的常见问题

老年人不要盲目补铁，小心中毒

有的人误认为贫血都是缺铁引起的，因此，盲目服用补铁药物，大量食用含铁丰富的食物或各种补铁保健品。其实这样做是不正确的，因为日常的合理膳食完全可以满足人体对铁的需要，如果不是因为缺铁导致贫血，不要盲目补铁。

误服大量硫酸亚铁，或食用铁器煮的海棠、山里红等酸性食品，可能导致急性铁负荷过重；长期给非缺铁性贫血患者补充铁剂或高铁饮食，则会出现慢性铁负荷过重。即便是缺铁性贫血患者，补铁也要适可而止，并不是补得越多越好，过多会引起恶心、呕吐、腹泻、昏迷等急性铁中毒症状，甚至会致人休克、死亡。

虽然贫血患者中缺铁性贫血者占多数，但除此以外，还有巨幼细胞贫血、溶血性贫血、再生障碍性贫血等，如果不问贫血原因就盲目补铁，不仅不利于病情改善，还会危害身体健康。

据了解，成年人一般每日从食物中摄取铁量为10～15毫克。老年人因消化功能减退，可能会影响对食物中铁的吸收。另外，患有各种消化道疾病，如胃十二指肠溃疡、慢性胃炎、肠道肿瘤等疾病，同样易使铁的吸收减少，进而出现缺铁性贫血症状。不过，对于非缺铁因素引起的贫血，没有必要大量补铁。

人体内铁的代谢处于平衡状态，从食物中摄取的铁与丢失的铁保持动态平衡。成人需要的铁，约95%来自衰老的红细胞释放出的血红素铁，仅5%来自于食物，每天从食物中摄取的铁，足够补偿所丧失的少量的铁。

由此可见，老年人发生贫血，先要查清引起贫血的原因，然后对症施治，不可盲目补铁。正常情况下，用食物补铁是最安全有效的，当患有营养不良性缺铁性贫血时，除按医师指导用药外，还应多食用含铁高的食物，如血豆腐、豆制品等。

九招教你了解自己的气血是否充足

虽然到目前为止，还没有适当的仪器能方便地检测出人的气血水平，但是我们依然有办法知道自己气血水平的高低，秘诀就在你自己身上。

（1）如果一个人的头发乌黑、浓密、柔顺，代表气血充足。头发干枯、脱发、发黄、发白、开叉，都是气血不足的表现。

（2）如果一个人的眼白浑浊、发黄，有血丝，眼袋很大，眼睛干涩，眼皮沉重，则表明气血不足。眼睛随时都睁得大大的，说明气血充足。

（3）人的唇色变化多端，双唇泛白，属气血亏损，或阳虚寒盛，贫血，脾胃虚弱。唇色深红，并非气血佳，而是有热在身，属热证。唇红鲜艳如火的人，阴虚火旺。唇色深红兼干焦，则内有实热。唇色青紫，多属气滞血瘀，血液不流畅，易罹患急性病，特别是心血管疾病。唇边发黑，但内唇淡白，是有实热且气血亏结。

（4）如果一个人发现牙缝变大了，吃东西越来越容易塞牙，则说明身体的衰老在加快，因为牙龈萎缩说明气血不足。当然，小孩子不明显，主要指成人。

（5）皮肤粗糙，无光泽，暗哑、发白、发青、发红、长斑都说明气血不足。皮肤白里透红，有光泽、弹性，无皱纹、无斑代表气血充足。

（6）小孩子看耳朵形态可知气血情况。大人主要看色泽，有无斑点和疼痛。如果呈淡淡的粉红色、有光泽、无斑点、无皱纹、饱满，则代表气血充足；而暗淡、无光泽则代表气血已经下降。如果耳朵萎缩、枯燥、有斑点、皱纹多，则提示人的肾脏功能开始衰竭。

（7）摸一个人的手，如果四季都是温暖的，则说明此人气血充足；如果手心偏热或者出汗或者手冰冷，都是气血不足的表现。

（8）如果一个人的手指指腹饱满，肉多有弹性，则说明气血充足。如果手指指腹扁平、薄弱，或指尖细细的，则说明气血不足。

（9）正常情况下，除小指外，指甲上都应该有半月形。大拇指上，半月形应占指甲面积的1/4~1/5，食指、中指、无名指应不超过1/5，如果手指上没有半月形或只有大拇指上有半月形，说明人体内寒气重、循环功能差、气血不足，以致血液到不了手指的末梢。如果半月形过多、过大，则易患甲亢、高血压等病。

血小板减少症

人体血液里的"血小板"，正常人每立方毫米血液中含有10～30万个血小板，它的寿命平均为8～12天，由于多种原因导致血小板计数结果低于参考值下限，就是血小板减少。血小板减少如果严重了，可以引起一系列症状，如鼻出血，牙龈出血，口腔黏膜出血，胃肠道也可出血、还可出现月经血量多、血尿等。皮肤上可出现大小不等的出血点或瘀斑，多见于四肢，以下肢最常见，称为"紫癜"。医学上把这种病叫作"血小板减少性紫癜"。

血小板减少与白血病症状相类似，为加以辨别，下面将区别予以简单介绍。

血小板减少性紫癜病的典型症状表现为出血，在发病前期，皮肤会出现针扎样红点，之后会发展成块状血小板减少性紫癜，紫癜的大小不等，小的如黄豆粒，大的能达到手掌那么大。

出现血小板减少性紫癜的部位一般在体表皮肤比较松弛的部位，如颈部、眼睛周围、下肢等，并伴有肿痛，严重的会在口腔黏膜部位出现紫斑。血液中正常血小板数量为30万/立方毫米，患病时可减少到4～5万，当血小板数量降至2万时，患者就有可能出现消化道出血、颅内出血、血尿等，危及生命。

血小板减少性紫癜病跟白血病的一些症状相似，有些患者认为血小板减少性紫癜病就是准白血病，心理压力很大，其实完全没有必要。

常见症状

（1）急性型

可突然发生广泛而严重的皮肤黏膜紫癜，甚至大片瘀斑和血肿，皮肤瘀点多为全身性，以下肢为多，分布均匀，出血多见于鼻，齿龈，口腔可有血泡。

（2）慢性型

皮肤紫癜以下肢远端多见，可有出血多见于鼻，齿龈，口腔黏膜出血，女性月经过多有时是唯一症状，反复发作可引起贫血和轻度脾大，如有明显脾大，要除外继发性血小板可能性。

掌纹特征

（1）智慧线平直。

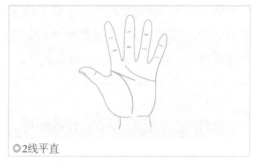

◎2线平直

（2）生命线轻浅，或出现断裂。

（3）手掌色泽呈青、红、白相间。

❶ 血小板减少的饮食疗法

（1）红枣羊骨粥

材料：红枣15枚，羊骨500克，大米200克。

做法：羊骨（以腿骨为佳）洗净，敲成2段，加水用文火煮1小时，捞起骨，将骨髓剔于汤中，加入大米红枣，煮成粥。

每日分两次服完。

功效：益气摄血，补髓生血。对于血小板减少性紫癜、过敏性紫癜、再生障碍性贫血有辅助作用。

（2）鲜藕粥

材料：粳米30～50克，鲜藕50克，白糖适量。

做法：先煮米做粥至半熟，加入洗净的鲜藕片，煮至粥熟，加糖少许，可做早餐食之。

功效：清热凉血生津。对于血小板减少性紫癜、过敏性紫癜的血热动血型有辅助。

（3）阿胶糯米粥

材料：阿胶20～30克，糯米100克，红糖15克。

做法：先将糯米淘洗净，入锅加清水煮沸，待粥熟时，放入捣碎的阿胶粒，边煮边搅均匀，加入红糖食之，每食适量。

功效：滋阴补虚，养血止血。

（4）花生红枣汤

材料：生花生米200克，红枣20枚，

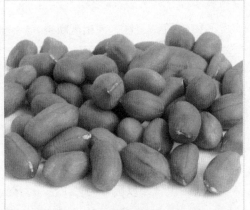

◎花生会减缓碳水化合物的吸收。如果早上吃点花生，那么你一天的血糖都不会过高

冰糖适量。

做法：将生花生米和红枣洗净后，一起放入锅内加清水煮至熟透，加入冰糖搅拌均匀，喝汤、嚼食红枣和花生。

功效：温补脾胃，养血益气，对于各种类型的血小板减少有辅助作用。

❷ 血小板减少的常见问题

血小板减少性紫癜中医治疗

中医认为，引起血小板减少性紫癜和人体气血不和、脏腑失调有关。《素问·宝命全形论》说："人以天地之气生。""天地合气，命之曰人。"是说人是物质，是靠天地之气而生养。《素问·六节脏象论》又说："气和而生，津液相成，神及自生。"就更说明了人的生命活动也是以气为物质基础。中医所说的气，一是构成人体和维持人体生命活动的精微物质，如水谷之气、呼吸之气。二是脏腑组织的生理功能，如脏腑之气、经脉之气，两者相互联系，前者是后者的物质基础，后者为前者的功能系统。

血小板减少性紫癜属于中医的血症，血症是血液不按常道，或上溢于口鼻诸窍，或下出于前后二阴，或外渗于肌肤的一类疾患。一般是指非外伤引起的出血，临床上有时只见一种出血，也有同时并见几种出血者，有的出血势缓量微，也有的势猛量多，此时可危及生命。

祖国医学对学的认识，早在《内经》就有记载，《灵枢·决气篇》曰："中焦受气，取汁变化而赤，是谓血。"又曰："心主血，肝藏血，脾统血。"《灵枢·本脏篇》曰："经脉者，所以行血气，而荣阴阳，筋骨，利关节也。"这些记载说明了血为水谷精微变化而成，其生化于脾，藏受于肝，总统于心，运行于脉中，环周不息，营养全身皮肉筋骨，脏腑，孔窍，四肢百骸。血的生成是以水谷精微，营气和精髓为物质基础，通过脾、胃、肺、心脉、肾、肝等脏器功能活动而完成。

血流的运行是在心、肺、肝、脾等内脏相互配合下进行的，所以其中任何一个功能失调，都可能引起血行失常的病变。引起血小板减少性紫癜大多由气血不和、脏腑功能失调，和久病肺肾阴亏、虚火妄动、络伤血溢而形成，所以在治疗上，主要以调理气血、脏腑，补气补血，兼滋阴泻火，从而达到标本兼治。

风湿性关节炎

风湿性关节炎，又称为"风寒湿性关节痛"，在发病初期治疗及时较容易根治，只需一些祛风、燥湿、通络的药物即可，如果病程冗长、反复发作，则必须辨证论治，审证发药，"扶正培本、益肾壮督治其本，钻透剔邪、蠲痹通络治其标"。

常见症状

（1）疼痛：关节疼痛是风湿病最常见的症状，全身关节都有可能发生疼痛，但是肢体和躯干部位的疼痛和可能引起内脏和神经系统的病变。

（2）肌肉也会出现疼痛症状，而且还可能出现肌无力、肌酶升高、肌原性损害等，如系统性红斑狼疮、混合性结缔组织病、皮肌炎等。

（3）不规律性发热：风湿出现之前会出现不规则的发热现象，不会出现寒战现象，用抗生素治疗无效，同时还会出现血沉快，如系统性红斑狼疮、急性嗜中性发热性皮病、成人斯帝尔病、脂膜炎等均可以发热为首发症状。

（4）皮肤黏膜症状：皮肌炎、干燥综合征、白赛病、脂膜炎等会出现皮疹、口腔溃疡、皮肤溃疡、网状青紫、眼部症状等。

（5）自身抗体血液指标异常：抗ENA抗体、抗ds-DNA抗体、抗血小板抗体、抗核抗体、抗心磷脂抗体、类风湿因子等。

掌纹特征

（1）3线尾端呈曲线状。

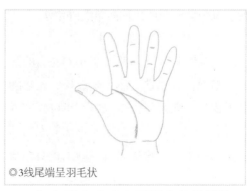

◎3线尾端呈羽毛状

（2）手上大小鱼际肌肉松软塌陷，无弹性，色泽暗淡。

（3）指甲光亮，指节上有竖纹出现，手指呈竹节状。

❶ 风湿性关节炎的调治方法

饮食疗法

关节炎是机体的一处或多处关节发炎，其主要特征是使关节疼痛、肿胀、僵硬、变形或活动范围受限。

为了减轻关节炎的症状，患者要多食含硫的食物，如芦笋、鸡蛋、大蒜、洋葱。因为骨骼、软骨和结缔组织的修补与重建都要以硫为原料，同时硫也有助于钙的吸收。更要多食稻米、小麦和黑麦，有利于清除机体过剩的金属。经常吃新鲜的菠萝，可减少患部的感染。

关节炎的忌食食物有：少食或不食花椒、茄子、番茄、土豆等茄属蔬菜；禁食牛奶、乳制品、香蕉、肥肉、多糖食品。

推拿及运动疗法

风湿性关节炎易在潮湿、寒冷的环境下或劳累过度时发作，所以，迅速缓解疼痛的关键在于驱寒、除湿、放松关节。要想达到这种效果，外治法不可忽视，下面我们就为大家介绍几种简单的外治法。

（1）热水泡澡或泡脚

风湿性关节炎患者，在40℃左右的热水中泡澡，会感觉身体完全放松，压迫随之减少，疼痛也可获得缓解。也可以在晚上用热水泡个脚，水温同样在40℃左右即可，但热水应能浸至踝关节以上，时间在15分钟左右，以促进下肢血液循环。

（2）药酒浴

饮辣椒酒，并用清洁棉球蘸酒擦抹患病关节，至发红、发热为止，每日2次。

（3）关节保健操

放松颈部，头向上下运动；慢慢向左右转动；向两侧屈，耳朵尽量贴向肩部。肩关节向前后、左右、上下各方向活动一次，做圆形运动；双手握在一起放在头后，双肘尽量向后拉。手腕上下、左右活动。双腿自然站立，分别向前、后、左、右活动髋关节、膝关节、踝关节、趾关节。

❷ 风湿性关节炎的常见问题

冬病夏治与风湿性关节炎

冬天的时候，不少人手足上长冻疮，一开春就慢慢地自然痊愈。有的医生会建议在夏天的时候用生姜或者辣椒用力摩擦手足，到了来年冬天，冻疮就不会复发了。为什么冬天生的病可以在夏天治呢？

人体阴阳和自然界阴阳变化是一致的，人应在春夏时节保护体内阳气的生长，以顺应自然阳气的生长；在秋冬之时保养人体的阴气，使体内阴气得以收藏。如易患冻疮之人，多为体内阳气不足，入冬以后，体内阴寒之气渐盛，血液循环就受到阻碍，肌肤失于濡养，冻疮则生。如果在春夏阳气旺盛之际，用生姜等摩擦手足，一方面借助夏季阳气生发，人体阳气随之旺盛，体内凝寒之气易解，可以扶阳祛寒；另一方面可以为秋冬储备阳气，到冬天体内就有足够的阳气去对抗阴寒之气，从而达到调整阴阳、提高抗病能力的目的。

所谓冬病，一般是指易于在冬季发病

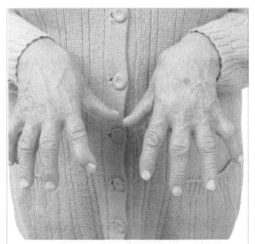

◎常见的"冬病"有慢性阻塞性肺气肿、风湿与类风湿性关节炎以及中医脾胃虚寒类疾病

或者在冬季病情容易加重的疾病。中医认为，"冬病"主要是人体易于受寒气侵袭的疾病。常见的"冬病"有感冒、支气管炎、支气管哮喘、慢性阻塞性肺气肿、过敏性鼻炎、风湿与类风湿性关节炎、老年畏寒症以及中医脾胃虚寒类疾病。这些疾病发作呈明显的季节性，并且在秋冬季发病率高，常反复发作。

所谓夏治就是针对冬季容易发作的疾病，在夏天的时候进行对症治疗，以期通过改善人体的阴阳平衡，来达到使冬天发病率降低或减缓病情的目的，坚持数年后，有些疾病甚至可以根治。

"冬病夏治"属于中医的内病外治法，其中使用最多的是敷贴疗法。通常采用药物在特定的穴位上进行敷贴，起到鼓舞正气、驱逐宿邪痰饮和瘀血、疏通经络、活血通脉、温经散寒等作用，使人体阳气充沛，抗寒能力增强，经络气血贯通，并可针对个体体质不同，通过益肺、健脾、补肾等药物扶助人体的阳气，纠正虚寒体质，使气血流通顺畅，水谷精微输布正常，从而达到治本的目的。

夏季睡眠不要只图凉快

夏季的炎热让有些人想出了一些睡眠措施，比如睡在室外、吹穿堂风等，事实上，这些都非常不利于身体健康，因此，夏天睡觉不要只图凉快。

（1）不要袒胸裸腹。尽管天气炎热，在晚上睡觉时仍应穿背心或薄衫，腹部、胸口盖条被单，以避免受寒、着凉而引起腹痛、腹泻。老年人、小孩更应盖好薄被。

（2）不宜在室外露宿。即使在夏季气温很高的夜晚，也不能因贪图凉快，在廊檐、室外露宿，以防蚊叮虫咬或因露水沾身而出现皮肤感染或头昏脑涨、四肢乏力。

（3）不要睡地板。很多人夏天喜欢睡在自家的地上，这样很容易因湿气、邪寒袭身，而导致风湿性关节炎、腰酸腿痛或眼睑水肿等病症。

（4）别吹穿堂风。夏季，通道口、廊前虽然风凉，但是在这样的地方睡觉，很容易受凉、腹痛、感冒。

（5）要远离塑料凉席。睡在塑料凉席上是很不科学的，因为塑料制品的透气性差，不能吸汗，水分滞留，不易蒸发，不但影响睡眠，而且危害健康。

（6）坚持睡午觉。夏季日长夜短，气温高，人体新陈代谢旺盛，消耗也大，容易感觉疲劳，而夏季午睡可使大脑和身体各系统都得到放松，也是预防中暑的措施之一。

风湿性关节炎治疗的注意事项

目前有不少病人错误地认为关节炎只是单纯的关节发炎，关节疼痛时，吃几片止痛药就行了，并未意识到关节以外的全身变化，对关节炎的治疗存在着不少误区。

误区一：不遵医嘱，胡乱治疗

有些病人不按医嘱坚持服药，也没有定期到门诊随访，一旦症状有所缓解，就自行停药，导致病情反复。我们知道，很多关节炎疾病，如类风湿关节炎及强直性关节炎等需要长期治疗，定期随访。医生一方面需要根据病人的具体情况，不断调整治疗方案，另一方面也可了解病人有无药物副作用，一旦出现了副作用，可以及时处理，以免发生不良后果。因此，关节炎病人要有打"持久战"的心理准备，积极配合医生，定期随访。

误区二：只知关节疾病，不晓得全身危机

很多关节炎病人不了解关节背后隐藏的危机，因而延误就诊，以致失去早期治

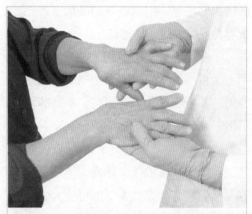

◎关节炎病人要有打"持久战"的心理准备，积极配合医生，定期随访

疗的机会。因此，对关节炎病人来说，要尽早明确诊断，并对症下药，合理治疗。当出现关节炎症状时需及时就诊，配合医生做一些必要的检查，包括血常规、血沉、类风湿因子、抗核抗体、抗双链DNA抗体、X线检查等。这些检查对正确诊断疾病、判断疾病的活动性并指导治疗很有帮助。如果还伴有全身性症状，如发热、皮疹、胸闷、气急等，则更要引起警觉，及时就诊，以免延误病情。

误区三：胡乱用药，错失良机

有些病人将镇痛药作为治疗关节炎的法宝。殊不知，这些止痛药往往只能缓解疼痛症状，非但不能控制疾病的发展，还可能导致病情加重，甚至出现一些严重并发症，严重者早期即可出现骨关节的破坏。也有的病人同时服用几种止痛药，导致出现胃肠道、肝脏等副作用，甚至出现消化道溃疡和穿孔，危及生命。

对关节炎病人而言，要取得良好的疗效，必须在医生指导下进行正规治疗，每一种关节炎的治疗都应有合理的治疗方案。

主要是以阿司匹林对风湿性关节炎有迅速而神奇的疗效，剂量每次0.9~1.2克，每日3次，饭后服。为了减少药物对胃的刺激，可将药片咬碎后咽下。疗程4~6周。服药过程中要定期查凝血酶原时间及转氨酶，有出血倾向可加用维生素K。不能耐受阿司匹林者可选用扶他林，25~50毫克，每日3次，或萘普生，0.375克，每日2次，或其他非激素类抗炎药。

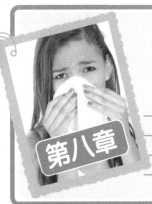

其他疾病

◎其他疾病主要包括：过敏体质、中耳炎、耳鸣、近视。其中过敏体质一般是将容易发生过敏反应和过敏性疾病而又找不到发病原因的人，称为"过敏体质"。

过敏体质

过敏体质一般是将容易发生过敏反应和过敏性疾病而又找不到发病原因的人，称为"过敏体质"。"过敏体质"的人呈现出来的过敏反应和过敏性疾病也是不一样的，如有的是患过敏性哮喘，有的则是湿疹、荨麻疹，有的对某些药物特别敏感，可发生药物性皮炎。但是偶尔对某种已知因素发生高反应性，不能称作"过敏体质"。

过敏体质又称特禀体质。造成"过敏体质"的原因是复杂而多样的，但由于皮肤是人体最大的器官，是保护身体的天然屏障，可以防止病原体入侵，它可以分泌一种"溶解酵素"，杀死入侵的细菌！皮肤上的汗腺对体温起着调节作用，使之维持在37度左右；皮肤对冷、热、痛、压等刺激能够敏感地觉察！它上面分布着200～400万个痛觉点，50万个触觉点，3万个热觉点！皮肤出现的问题是由内因外因共同作用所造成的，也就是基因和环境共同作用的结果！

人们经常用春暖花开来形容春天，但有些人却特别害怕春天的到来，因为春天的花粉，会使他们过敏，会给他们带来很多烦恼。特禀体质的人，就有这样的烦恼。春天花粉一飘，这类人就不停地打喷嚏，流眼泪。

过敏体质的人，从小就有一个先天性的原因，当然也有后天原因，所以现在有的人，一打喷嚏到医生那儿一化验，鱼过敏、虾过敏、桃过敏、小麦过敏、荞麦面过敏，什么也不能吃。

有些东西如果不从体质角度考虑，就只是防过敏，其实有些过敏是防不了的，有人螨虫过敏，是不是把这个屋子里的螨虫清理之后他才能进去呢？这不现实。很多过敏源是切不断的。大千世界过敏源太多，防不胜防。

常见的过敏源有以下几种：

（1）吸入式过敏源：如花粉、柳絮、粉尘、螨虫、动物皮屑、油烟、油漆、汽车尾气、煤气、香烟等。

（2）食入式过敏源：如牛奶、鸡

蛋、鱼虾、牛羊肉、海鲜、动物脂肪、异体蛋白、酒精、毒品、抗生素、消炎药、香油、香精、葱、姜、大蒜以及一些蔬菜、水果等。

（3）接触式过敏源：如冷空气、热空气、紫外线、辐射、化妆品、洗发水、洗洁精、染发剂、肥皂、化纤用品、塑料、金属饰品（手表、项链、戒指、耳环）、细菌、霉菌、病毒、寄生虫等。

（4）注射式过敏源：如青霉素、链霉素、异种血清等。

掌纹特征

（1）手上出现9线提示过敏体质。

（2）肝区出现9线说明是由于肝脏功能减弱导致的过敏体质。

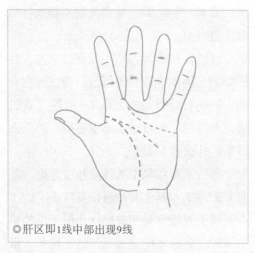

◎肝区即1线中部出现9线

① 过敏体质的饮食疗法

湿疹是一种常见的过敏性皮肤病，以瘙痒、易于渗出、皮疹呈多形性（如红斑、丘疹、水疱、糜烂、渗出及结痂等）、易复发为主要特点，任何年龄的人都可能发生。患者除了产生皮疹及瘙痒外，还会伴有脾胃症状，如大便稀软、腹胀、水肿、四肢沉重等体内水湿过多的症状。

营养方案：

注意调整饮食，多吃新鲜水果和蔬菜，根据自身体质选择食物。

忌吃食物有：

（1）冰冷食物，如饮料、西瓜、哈密瓜、生菜沙拉、椰子汁、奇异果等都尽量不要吃；

（2）腥味食物，如鱼、海鲜、贝壳类、肥腻肉类也避免食用；

（3）刺激性食物，如酒、辣椒等都不宜食用亡；

（4）香菇、杜果、竹笋、鸭肉等易引发过敏的食物也忌食；

（5）十全大补汤、羊肉炉等补药，都不适用。

② 过敏体质的日常护理

饮食宜清淡、均衡，粗细搭配适当，荤素配伍合理。少食荞麦（含致敏物质荞麦荧光素）、蚕豆、白扁豆、牛肉、鹅肉、鲤鱼、虾、蟹、茄子、酒、辣椒、浓茶、咖啡等辛辣之品、腥膻发物及含致敏物质的食物。

保持室内清洁，被褥、床单要经常洗晒，室内装修后不宜立即搬进居住。春季减少室外活动时间，可防止对花粉过敏。不宜养宠物，起居应有规律，积极参加各种体育锻炼，避免情绪紧张。

中耳炎、耳鸣

中耳炎就是中耳发炎，是一种常见病。中耳炎常发生于8岁以下儿童，其他年龄段的人群也有发生，它经常是普通感冒或咽喉感染等上呼吸道感染所引发的疼痛并发症。常见的中耳炎有分泌性、粘连性和急慢性化脓性中耳炎等。

中耳炎、耳鸣的诱病因素如下。

（1）鼻、咽部慢性疾病和鼻窦炎、扁桃体炎及增殖体肥大等，炎性分泌物易于进入咽鼓管内，而且病变妨碍了咽口引流所致。

（2）急性期延误治疗和用药不当等因素难辞其咎。

（3）继发于急性传染病如猩红热、麻疹和肺炎等，中耳黏膜急性坏死症侵及鼓窦乳突，尤其是继发于耐久性较大的变形杆菌和绿脓杆菌感染，治疗起来非常困难。

（4）乳突发育不良导致病变所致。

（5）上鼓室发生胆脂瘤、听骨坏死或鼓室外侧壁破坏。

（6）患有过敏性疾病，如上呼吸道黏膜变态反应性水肿、渗出，累及咽鼓管和中耳。

（7）慢性周身疾病如贫血、糖尿病、肺结核和肾炎等，机体抵抗力减弱也极易引起中耳炎。

（8）擤鼻涕方法不正确也可导致中耳炎。

（9）游泳时如果将水咽入口中，水通过鼻咽部而进入中耳，也可能引发中耳炎。

（10）如果婴幼儿仰卧位吃奶。

（11）吸香烟包括吸二手烟，也会引起中耳炎。

（12）长时间用耳机听摇滚类的大分贝的音乐。

常见症状

（1）分泌性中耳炎：表现为胸闷、听力减退，可伴耳鸣，以及吞咽时耳内有"咯咯"声或"砰砰"声。并有自声增强现象（即别人讲话听不见，而自己讲话觉声音很大），有时头位改变时，听力可有改善。

（2）粘连性中耳炎：表现为听力减退、耳鸣，但眩晕很少见。耳鸣鼓膜正常者较少，多呈肥厚、混浊、表面凹凸不平、光锥消失。动作受限，有时萎缩，有时瘢痕外有钙化斑，内陷粘连，有时和鼓岬粘在一起好像大穿孔样。

（3）化脓性中耳炎：除共有的耳流脓、耳聋及穿孔的症状和体征外，根据其

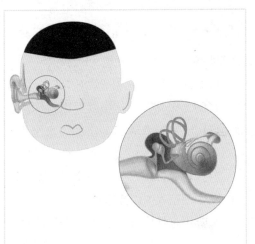

◎常见的中耳炎有分泌性、粘连性和急慢性化脓性中耳炎等

病变性质，将其分为三种类型：

（1）单纯性病变限于鼓室呈现黏膜充血、水肿或肥厚，故又称黏膜性。

（2）骨疡型病变侵及鼓室骨壁或听小骨，可见骨疡，常有肉芽组织增生，为持续性耳流脓，有臭味，检查见鼓膜紧张部大穿孔或边缘性穿孔，甚者紧张部鼓膜几乎完全损毁。

（3）胆脂瘤型非真性肿瘤。后天原发性胆脂瘤可无耳内流脓史，继发性者患耳长期持续流脓，脓量多少不等，脓液有特殊恶臭。鼓膜多在松弛部边缘或紧张部后上边缘穿孔。经穿孔可见灰白色鳞片状或腐乳状物质，有特异臭味。患者听力有不同程度的减退，早期为传导性耳聋；晚期为混合性耳聋。有时有耳鸣及眩晕感。胆脂瘤会严重破坏骨质，导致颅内、外并发症而危及生命。

耳鸣是指人们在没有任何外界刺激条件下所产生的异常声音感觉，常常是耳聋的先兆，因听觉机能紊乱而引起。由耳部病变引起的常与耳聋或眩晕同时存在。由其他因素引起的，则可不伴有耳聋或眩晕。

形成耳鸣的原因有下面几点：外耳或中耳的听觉失灵，不能吸收四周围的声音，内耳所产生的"副产品"就会变得清晰；内耳受伤，失去了转化声音能量的功能，"副产品"的声量就会变得较强，即使在很嘈杂的环境中都能听到；来自中耳及内耳之外的鸣声：某些肾病患者，其听觉器官附近头部或颈部的血液的质量因肾病而受到影响，将会使血液供应和流通变得不通畅，从而会产生一些声音；吸烟会导致血

管变窄，血液流通受到一定程度的阻碍，也会造成同样的后果。年老者也会因身体衰竭血液质量较差而出现这样的问题。因为靠近耳朵，这些因血液不通畅而产生的声音，对耳朵来说会被听得一清二楚，成了耳鸣。

掌纹特征

（1）1线的起始端有扁长的岛形样纹，提示患有慢性中耳炎、有中耳炎史或耳鸣。

（2）2线末端出现一条短平行线，提示耳鸣。

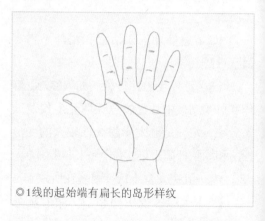

◎1线的起始端有扁长的岛形样纹

❶ 中耳炎、耳鸣的调治方法

饮食疗法

化脓性中耳炎俗称"烂耳朵"，中医学称其为"脓耳"，是中耳道因链球菌、葡萄球菌、肺炎双球菌等化脓性致病菌侵入而引起的炎症性病变，有急性、慢性之分。急性化脓性中耳炎易在全身抵抗力降低时发生，患者中以儿童更为多见。

预防化脓性中耳炎，人们平日的饮食宜清淡为主，注意补充蛋白质，多吃和新鲜蔬菜，使体内营养均衡，以增强身体抵

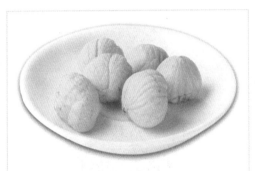

◎预防化脓性中耳炎，人们平日的饮食宜清淡为主，适当吃芝麻、板栗、红枣等食物

抗力。同时也要注意补肾健脾，适当吃土豆、红薯、芝麻、板栗、红枣等食物。

中医认为慢性化脓性中耳炎为肾元亏损及脾虚湿困，上犯耳窍所引起，饮食上要补肾健脾，祛湿排脓，多吃淮山、扁豆、苡米、党参、杞子、杜仲、芡实、核桃、栗子、黑豆、猪羊肾、狗脊骨、甲鱼等。

推拿疗法

耳鸣是一种常见的耳朵疾病。

肾开窍与耳，肾的精气充足则耳聪，听觉灵敏；如果精气不足，则耳鸣。此外，过度疲劳、睡眠不足、情绪过度紧张时，也可能产生耳鸣。对于前者引起的耳鸣治疗时应该去补肾精、补元气；后者只需将这些不良的生活方式戒除即可。

此外，如果在平时的生活中坚持进行保健按摩，对耳鸣的防治很有效果。

（1）先用食指和大拇指轻柔按摩听会穴（在耳屏的前下方与小豁口平齐，张嘴时的凹窝处）5分钟左右，350～400次。

（2）两掌搓热，用两掌心掩耳，十指按在头后部。再将食指叠在中指上，敲击枕骨下方约50次，使耳内听到类似击鼓的声音。

（3）用已搓热的两手掌心捂住两耳，手掌将耳朵完全封闭，然后两掌突然松开，这样重复捂耳30次。

（4）用食指和大拇指先从上至下按捏耳郭，然后从下至上按捏，这样反复按捏至双耳有发热感，共按捏耳郭100次。

（5）按摩合谷穴（伸掌，大拇指、食指两个手指并拢，在两指间肌肉最高处取穴）80次。

（6）提拉耳垂法

双手食指放在耳屏内侧，用食指、拇指提拉耳屏、耳垂，自内向外提拉，手法由轻到重，牵拉的力量以不感觉疼痛为限，每次3～5分钟。此法可以治疗头痛、头昏、神经衰弱、耳鸣等疾病。

（7）提拉耳尖法

用双手拇、食指夹捏耳郭尖端，向上提、揪、揉、捏、摩擦15～20次，使局部发热发红。此法有镇静、止痛、清脑明目、退热、抗过敏、养肾等功效，可防治高血压、失眠、咽喉炎和皮肤病。

（8）全耳按摩法

双手掌心摩擦发热后，向后按摩耳正面，再向前反折按摩耳背面，反复按摩15～20次。此法可疏通经络，对肾脏以及全身脏腑组织器官都有良好的保健作用。

（9）鸣天鼓法

自然合口，双手手掌紧贴耳孔，轻重适宜地交替按压、抬手，使自己能够听到压手和放手的声音。反复15～30次。然后双手压耳，以手指轻轻弹动头部，反复15～30次。此法可以有效提高听力，减轻耳鸣。

以上各种方法，可根据各人所需选择，或单项或几项配合进行，只要能持之以恒，一定能收到理想的效果。

② 中耳炎、耳鸣的常见问题

从年轻时就要保养耳朵

很多人在年轻时不注意耳朵的保健，年老后就会出现严重的听力减退。耳科专家表示，虽然没有很好的办法避免老年性听力减弱，但经常进行耳朵保健可以延缓耳朵衰老。关于耳朵的保健，日常生活中要注意以下几点。

（1）克服不良习惯——掏耳

掏耳容易损伤外耳道皮肤，把细菌带入外耳道，引起发炎，不仅痛苦而且难治。如果造成鼓膜穿孔，易引起感染，患中耳炎，影响听力。

如果耳痒难忍，可以用棉棒蘸酒精擦拭，但不要插入太深。

（2）预防游泳性耳病

硬块的耳屎会形成栓塞，耳朵进水，耳屎变软膨胀，影响听力，刺激耳道，引起发炎。所以如果耳膜已经穿孔，则不要游泳，以免引起各种疾病的复发。

平时游泳时最好也用耳塞，头部仰起，高于水面。

（3）预防药物中毒影响听力

可以致聋的药物主要有链霉素、庆大霉素、卡那霉素、新霉素等，这些药物易损害内耳、耳蜗（听觉感受器）、前庭（平衡感受器），造成耳聋和平衡失调。

耳蜗中毒症状主要有：用药期间或停药以后，出现高调耳鸣、听力下降，并且

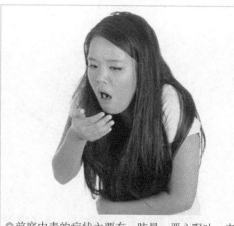

◎前庭中毒的症状主要有：眩晕、恶心呕吐，走路不稳和平衡失调

逐渐加重，直到全聋。

前庭中毒的症状主要有：眩晕、恶心呕吐，走路不稳和平衡失调。

致聋药物有交叉易感性，一种药不行，其他药物也不能用。

致聋药物可母婴感染，所以怀孕期间应避免使用各种耳毒性药物。

另外，耳聋还有家族易感性，如果家族中有人发现容易致聋，其他人更应注意。

（4）远离噪声

不规律、强刺激噪声，不仅会引起心理不适，而且会伤害听力。噪声损伤听力是缓慢的，进行性损伤，很难治疗。强烈刺激的音乐也会使听力下降。

（5）养成科学的饮食习惯

多食含锌、铁、钙丰富的食物，可减少微量元素的缺乏，从而有助于扩张微血管，改善内耳的血液供应，防止听力减退。

（6）保持良好的精神状态

当人情绪激动时，肾上腺素分泌会增加，可使内耳小动脉血管发生痉挛，小血管内血流缓慢，造成内耳供氧不足，导致

突发性耳聋。

（7）经常按摩耳朵

按摩可促进内耳血液循环，比如按摩耳郭、捏耳垂，按摩颈后发际两侧凹陷处的风池穴。也可闭目静坐，将两手食指分别插入两耳孔中，然后迅速抽出，如此连续做10次。

不要随便挖耳屎

很多人有挖耳朵的习惯，有的甚至拿木柴梗或其他又细又硬的东西，伸到耳朵里，七掏八掏，非把耳屎全部掏出来才感到满足。其实，耳屎对人的健康并没坏处，有时候还会对耳朵起到保护作用。

说到耳屎，就应该了解它是怎样产生的。人的皮肤中有很多皮脂腺，经常分泌出油性物质，这种物质能把耳道中脱落下来的皮屑或吹进耳道的脏东西粘在一起，结成一块一块的东西，于是就形成了耳屎。

身上的脏东西可以通过洗脸洗澡除去，但耳朵孔又细又深，不容易清除，时间久了就会越积越多。如此说来，掏耳朵就像洗脸洗澡那样必不可少了，其实并不是这样，因为在通常情况下，耳屎积多了就会自己掉出来，例如，我们平时吃饭说话，嘴巴一张一合，下巴骨牵动耳朵动来动去，就会慢慢把耳屎抖出来。

适量的耳屎在耳道中，有时还会带来意想不到的好处。例如，一只小虫子钻进耳道，如果让它长驱直入，进入到中耳地区，可能对耳膜造成伤害，一旦耳膜被损害，还会发生中耳炎，引起听力减退。但是，耳道中有了耳屎，就能防止这种意外发生，因为耳屎带有特殊的苦味，小虫子遇到后会自动退出。

挖耳朵带来的最大危害是容易损伤耳道。因为耳道里的皮肤非常娇嫩，一不留神就会碰破，容易使耳道感染上细菌，发炎化脓。当然，若是戳破了鼓膜，问题就更严重了。

所以，挖耳朵不是一个好习惯。

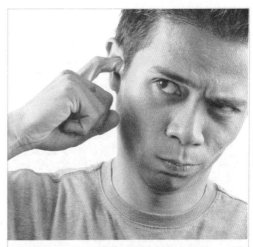

◎挖耳朵带来的最大危害是容易损伤耳道。一不留神就会碰破，使耳道感染上细菌，发炎化脓

近视

近视眼属于眼睛的屈光异常。是指在眼球调节静止时，平行光线在视网膜前结像的眼部疾患。除部分高度近视与遗传因素有关外，绝大多数的近视主要由后天用眼的不良习惯和环境因素造成。其发病机理主要是眼轴延长和屈光力增加，使物体

的光线进到眼内时不能恰好落在视网膜上，而是落在视网膜的前面，所以看到的物像模糊不清。

掌纹特征

手上出现多条细而短的7线，无名指下方的1线和2线中部有岛形样纹，提示眼睛近视或视神经障碍。

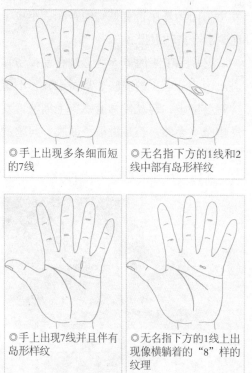

◎手上出现多条细而短的7线

◎无名指下方的1线和2线中部有岛形样纹

◎手上出现7线并且伴有岛形样纹

◎无名指下方的1线上出现像横躺着的"8"样的纹理

① 近视的调治方法

饮食疗法

饮食不当是造成近视的重要原因。预防近视，首先要建立合理的饮食习惯，饮食有规律，不挑食、偏食，均衡摄入营养不良，增强自身体质。预防近视可补充蛋白质、钙质、磷质，胡萝卜、豆芽、橘子、广柑、红枣、动物肝脏等食物也对预防近视也十分有益。

据调查，多数近视患者缺乏维生素A，且血钙、血清蛋白和血色素偏低，并伴有体内缺乏钙、锌、铬等微量元素的情况。近视患者可多吃些富含优质蛋白、钙、磷、维生素的食物，如猪肝、羊肝、鸡肝、猪腰等。饮食中增加蛋白质，减少碳水化合物供应，可使有遗传背景而发生近视的青少年减少或中止近视度数的增加。多吃新鲜蔬菜，如胡萝卜、菠菜等。另外，像瘦肉、鸡蛋、大米等也须多吃。

忌吃食物：不宜食糖、食盐过多，食糖过多，会使血液中产生大量酸性物质，酸与肌体内的食盐，特别是钙相结合，造成了血钙减少，这就会影响眼球壁的坚韧性，使眼轴易于伸长，助长了近视发生和发展。

推拿疗法

近年来，学生近视眼患病率呈不断上升趋势。发生近视除遗传因素外，多与孩子不注意用眼卫生有关，如灯光照明不良、坐姿不良、常躺着看书、在颠簸的车上读报、课程负担过重、印刷品质量太差、看电视时间过长或距离太近等，其他因素有营养不良、微量元素的缺乏、龋齿等，都与近视的发生有一定关系。

由眼的调节器官痉挛所引起的近视，称假性近视。假性近视一般不需要配戴眼镜。经过及时治疗和注意保护，使睫状肌放松，视力可以恢复正常。但是，如果在假性近视阶段不引起重视，继续发展下去，就会变成真性近视，就必须用配戴眼镜来矫治。

所以，当孩子刚开始出现视力下降的症状时，家长们首先要做的是帮助孩子矫正假性近视，而不是急于给孩子配眼镜。手穴疗法治疗假性近视效果较好，具有养血安神、明目定志、消除痉挛的作用。

这种方法主要是通过按摩或针刺手部特定穴位，经感觉神经传导至内脏和大脑等器官，以达到防治疾病的独特疗法。双手一年四季暴露在外，取穴、按摩或针刺不受季节条件限制，具有方便、灵活的优势。针刺手部穴位治疗假性近视，较为疼痛，有的人不易接受；而采用手穴按摩，基本无痛苦，刺激却能传导到眼部和肝脏，具有标本兼治、见效快的特点，且人人能做，方便适宜。

手穴疗法治疗假性近视的有效穴位有三：它们分别是掌面无名指第一、二节指骨间关节处的肝穴，掌面手心附近、心包区内的劳宫穴，以及手背侧小指走向下行的腕骨穴。当过度用眼而导致视力下降时，可轻缓地揉压这三个穴位，每日早、

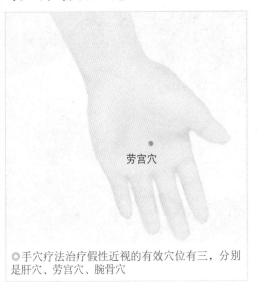

劳宫穴

◎手穴疗法治疗假性近视的有效穴位有三，分别是肝穴、劳宫穴、腕骨穴

中、晚三次，每次连续揉压108下，最后一下按压10秒左右。在实践中，遇到"眼睛感觉特别舒服"的时候，要稍加精心揉压、细细体会。只要坚持不懈，视力就会慢慢得到恢复。

❷ 近视的常见问题

眼睛的日常保健要点

在日常的眼睛保健中，我们应该注意什么呢？

（1）少吸烟

吸烟会令眼睛内的血管出现动脉粥样硬化及血栓形成，进而对晶状体和视网膜造成组织上和功能上的改变。吸烟也会促进游离基的产生，同时降低血液、玻璃体和眼球组织的抗氧化物能力。因此，吸烟人士受游离基和氧化作用的损害机会较大，眼睛有可能永久受损，增加永久失明的可能。

（2）少吃甜食

甜食在消化、吸收和代谢过程中会产生大量的酸性物质，与人体内的钙中和，可造成血钙减少，导致眼球壁的弹性降低，眼轴伸长。过量摄入甜食还容易引起眼内房水的渗透压改变，使晶状体凸出，影像模糊，从而导致近视眼。所以，特别是青少年，不要偏食高糖食物。

（3）用眼卫生

保护眼睛，用眼卫生是关键。长期使用电脑的人，眼睛与屏幕的距离应保持在50厘米以上，最好采用光下视20度的视角。电脑不应放置在窗户的对面或背面；环境照明要柔和，避免反光。在饮食上要

多吃些富含维生素A的食物，如豆制品、鱼、牛奶、核桃、青菜、大白菜、西红柿、空心菜及新鲜水果等。另外，最好工作一小时就休息一次，缓解眼睛的疲劳状态。

（4）日常保护

①经常以热水、热毛巾或蒸汽等熏浴双眼，促进眼部的血液循环，防止眼睛患病。

②适当运转眼球，锻炼眼球的活力，以达到舒筋活络、改善视力的目的。

③经常用手按摩双眼，不仅可保持眼部的青春活力，而且可预防视力下降。

④不要用沾上油污、灰尘等脏物的手巾去擦眼睛，不要和别人共用毛巾，尤其是不能用有眼病的人的毛巾。在强光下，最好戴墨镜、茶镜等护目镜。

⑤一旦得了眼病，除注意休息外，还要及时治疗，以免病情加重，如发现眼睛屈光不正，就要通过验光，选戴合适的眼镜。

眼睛不适，不妨找情绪算算账

青光眼、角膜溃疡、视力疲劳、飞蚊症是常见的眼科疾病，大量临床实践证明，眼睛的疾病与情绪有很大关系。

很多人都认为眼病主要是护眼不当所致，其实情绪也会直接影响眼部健康。有一位50多岁的青光眼病人是某公司的经理，生活工作都不错，营养更没话说，但为什么会得青光眼呢？原来他平时工作压力很大，精神长期抑郁。中医上讲的"情志不疏"，很可能就是这位病人眼疾的原因。

面对学习、工作等方面的压力，现代人已经习惯了快节奏的生活，这种情况下，尤其要保持心理健康，否则疾病将接踵而至。同时，缺乏锻炼很可能引发糖尿病，而糖尿病眼底病变就是全身疾病在眼部的典型表现之一。

因此，为了预防眼疾，平时我们一定要控制好自己的情绪。除此之外，下面介绍几种养护眼睛的好方法。

我们小的时候经常"打倒立"，这个动作看似简单，却充满了奥秘。因为倒立时大量血液涌向头部的各个器官，长期坚持不仅耳聪目明，还有美容效果。对治疗胃下垂，脱肛更有好处。

护眼还有一种办法就是常喝菊花枸杞茶，菊花和枸杞都是中药护眼的药材，泡出来的茶就是有名的"菊杞茶"。学生常在彻夜温习功课之后，出现眼睛疲劳的毛病，近视的人更是经常感到眼睛干涩，常喝菊花茶能改善眼睛的不舒服。还有一种像黑色米粒的决明子，煮成汁来喝，也是很好的护眼饮料。

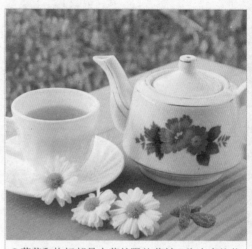

◎菊花和枸杞都是中药护眼的药材，泡出来的茶就是有名的"菊杞茶"

对于经常与电脑为伴的办公室一族来讲，仙人掌是不可缺少的防辐射"明星"。因为仙人掌是在日照很强的地方生长的，所以吸收辐射的能力特别好，因此也就能很好地保护眼睛。

③ 近视眼手术有关事项

近视眼手术的不适应人群

近年来，近视眼手术在国内流行起来，无论是追求美观还是工作需要，这都是无可厚非的。但是近视眼手术并不是人人都可以做，下面介绍一下不适合做手术的人群。

（1）未满18岁

18岁以下不宜做手术、手术要求患者的屈光状态是稳定的。屈光状态包括近视、远视、散光等屈光不正的现象。由于18周岁以下的青年正处于身体生长期，眼睛屈光度不稳定，若盲目接受手术，一两年后视力极有可能回退。最佳手术的年龄是25岁至30岁。

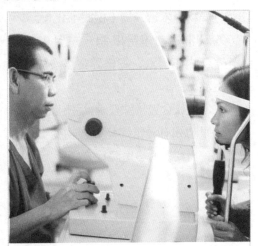

◎近视眼手术最佳手术的年龄是25岁至30岁，18岁以下不宜做手术

（2）先天眼病者

激光近视手术要求角膜有一定厚度，这个厚度因人而异，有些人先天不足就不能做激光手术。

（3）老花眼也不宜做手术

老花眼是因年龄增长调节力衰减所致，即使暂时治愈，也会因年龄进展而复发。

（4）从事水上运动的人也不宜做手术

准分子激光治疗近视手术必须具备以下几个方面的条件：一是年龄在18岁到50周岁之间；二是近视度数要稳定两年以上；三是无其他严重眼病及眼科手术史；四是无糖尿病以及瘢痕性体质。

激光近视手术术后注意事项

专家提醒广大近视患者，近视手术后保养和注意事项不可忽视。应遵医嘱进行术后定期复查，并了解近视手术注意事项，避免术后并发症的出现，同时，保证了手术效果。

做完准分子激光手术治疗后，马上就可以看到清晰的世界，确实令人兴奋不已，但是切莫忽视术后的护理，专家提醒一定要注意近视手术后注意事项。

（1）当日手术后

①激光治疗后，医生会给患者点眼药水并戴上透明眼罩保护。千万不要自己移开眼罩，更不要用纸巾等物品直接接触眼睛，勿做挤眼和揉眼动作。

②术后当日几小时内，可能会有流泪、畏光、眼内异物感的症状，极个别人术后可能感到轻度眼痛或眼结膜下出血，这是术后的正常现象，这些症状会自动消失。

③手术完成后视力仍呈模糊状态，约3～4小时才会逐渐清晰。

（2）手术后一天

①务必去医院复查，由医生会移去胶布和眼罩。

②开始点眼药水，一定严格按照医生要求点药。点药时可能会有轻微刺痛的感觉，是正常现象。避免瓶口触碰眼睛，两种以上眼药水应间隔5～10分钟。

③视力可能仍有些模糊，但会慢慢改善。多数人的眼部不适1～3天内即可缓解，结膜下出血（红眼睛）的症状一般1～2周即可自然吸收。

④注意休息，减少用眼。

（3）手术后几天

①手术后仍要按时点药。

②术后初期视远较近清晰，可能会出现双眼视力不均、视物双影、眼干、夜视力没有白天好、并且对光线敏感，这些症状都会随着时间很快改善。

③术后定期复查，以便医生观察效果。

（4）手术后复查时间

术后第二天、一周、一个月、三个月、半年、一年都要定期复查。

手术效果取决于术前最佳矫正视力、屈光度数高低、个人对激光治疗的反应程度和术后保养的恢复情况。只有通过各项检查，医生才能告诉患者预计的效果。

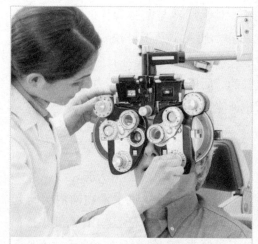

◎手术效果取决于术前最佳矫正视力、屈光度数高低、个人对激光治疗的反应程度和术后保养的恢复情况

（5）激光近视手术术后护理注意事项

①须严格遵医嘱点药。

②术后一周内避免接触宠物如鸟、猫、狗，避免感染。不要进入空气潮湿及粉尘较多的区域。

③术后三天内眼内切勿进水，一月内避免脏水溅入眼内。

④术后一个月内切勿揉眼，避免眼外伤及进异物。术后一周不做眼部化妆。

⑤日常运动不受限制，三月内不游泳，半年内不潜水、蹦极等突然增加眼内压的运动。

⑥术后饮食无特殊要求，忌烟酒。

⑦眼睛如有异常疼痛、视物变形等异常情况，需要及时去医院检查。